U0632048

全国中等卫生职业教育规划教材

案例版™

供护理、助产等相关专业使用

内科护理

（第二版）

主　编　张红洲　崔效忠

副主编　马中霞　郭爱卿　牛秀梅　陈春菊

编　者　（按姓氏汉语拼音排序）

　　　　陈春菊　崔　燕　崔效忠　郭爱卿

　　　　江景芝　李　妍　李志英　马　昕

　　　　马中霞　牛秀梅　张红洲

科学出版社

北　京

·版权所有 侵权必究·

举报电话:010-64030229;010-64034315;13501151303(打假办)

内 容 简 介

内科护理是中等职业教育护理、助产专业的一门重要专业课程。本书从培养高素质护理技术专业人才这一目标出发,以专业培养目标为导向,以职业技能培养为根本,以突出实用性、实践性为原则,按护理程序编写。全书共10章,每章疾病患者的护理,均按照概述、护理评估、护理诊断及合作性问题、护理目标、护理措施、护理评价、健康教育思路编写;培养学生整体护理的思维方式和工作方法。教材内容体现了理论与实践相结合,突出护理职业教育教材的个性,既反映当代护理理论和护理技术的发展方向,又立足于培养目标,加强针对性和应用性,把握住教学内容的深度和广度。书末附有参考文献、教学大纲及目标检测选择题参考答案。

本教材供全国中等卫生职业教育护理、助产等专业使用,也可供广大护理工作者学习、参考。

图书在版编目(CIP)数据

内科护理 / 张红洲,崔效忠主编 . —2 版 . —北京:科学出版社,2013.3
全国中等卫生职业教育规划教材
ISBN 978-7-03-036811-9

Ⅰ. 内⋯ Ⅱ. ①张⋯ ②崔⋯ Ⅲ. 内科学-护理学-中等专业学校-教材
Ⅳ. R473.5

中国版本图书馆 CIP 数据核字(2013)第 037775 号

策划编辑:袁 琦 / 责任编辑:袁 琦 / 责任校对:张小霞
责任印制:肖 兴 / 封面设计:范璧合

版权所有,违者必究。未经本社许可,数字图书馆不得使用

科 学 出 版 社 出版
北京东黄城根北街 16 号
邮政编码:100717
http://www.sciencep.com

源海印刷有限责任公司 印刷
科学出版社发行 各地新华书店经销

*

2010 年 2 月第 一 版 开本:850 × 1168 1/16
2013 年 3 月第 二 版 印张:15
2014 年 12 月第八次印刷 字数:480 000
定价:**32.80 元**
(如有印装质量问题,我社负责调换)

第二版前言

为适应我国中等卫生职业教育护理类专业教育发展与改革的需求,在各级领导的支持下,由科学出版社组织各校具有丰富临床、教学经验和高度责任感的名师队伍参与本教材的再版编写工作。编者在《内科护理》第一版的基础上,把部分内容重新优化,使本案例版教材更加完善,更具有知识性、实用性、科学性、启发性、思想性。

为了使全套教材达到整体优化的目的,在主编研讨会上,与临床其他各科护理学主编进行沟通,将各系统肿瘤(除血液系统外)患者的护理归入外科护理,急性肾小球肾炎归到儿科护理,理化因素中毒归到急救护理技术教材,避免了教学内容出现不必要的重复、交叉或脱漏。由于教学学时有限,结合全国护士执业资格考试大纲,重点编写常见病、多发病。

为了适应临床护理的需要以及与世界护理接轨,编者将整体护理的观念贯穿于教材始终。教材内容编写注重基本理论、基本知识、基本技能。以培养实用型、技能型、服务型护理人才为目标,重点突出、内容恰当、通俗易懂、结构合理。本教材除保留第一版的链接、案例外,又增加了一些案例;去掉学习目标,改为考点提示;使教材的重点更明显、更突出,便于老师教学,更便于学生学习,尤其是预习、复习和自学。既体现了知识的系统性,又突出了重点、难点。案例版的一大特点是每个疾病有案例及分析,把枯燥、抽象的理论与临床实践相结合,培养学生思考问题、解决问题的能力以及归纳、综合及表达能力,也为即将走上工作岗位奠定良好基础。目标检测的题型均为选择题,包括 A_1、A_2、A_3、A_4 型题,与全国护士执业资格考试题型相同;既减轻了学生学习的负担,又为取得护士执业资格证打好基础。

全体编者以高度认真负责的态度和积极饱满的热情,互勉互助、鼎力合作,如期圆满地完成了编写任务,对此表示衷心感谢。由于编者能力和水平有限,教材中可能有错误或疏漏之处。敬请读者和同仁批评指正。

编　者

2012 年 11 月

第一版前言

为适应我国中等卫生职业教育护理类专业教育发展与改革的需要,在各级领导的支持下,以各校名师为代表的具有丰富临床教学经验和高度责任感的专家参与了本案例版教材的编写工作。编者借鉴国内外卫生职业教育教学的经验和成果,不断完善和提升编写的水平和质量,使本案例版教材更加丰富、成熟、完善和新颖。

本案例版教材编写特点如下:

1. 坚持"三基、五性、四适应"的原则 "三基"即基本理论、基本知识、基本技能;"五性"即思想性、科学性、先进性、启发性、适应性;"四适应"即适应社会经济发展和人群健康需求变化、适应科学技术的发展、适应医学模式的变化与发展、适应医学教育的改革与发展。

2. 注重教材的整体优化 以培养实用型、技能型、服务型护理人才为目标,重点突出、内容适当、删繁就简、通俗易懂、整体结构合理,以适应广大学校的要求,减轻学生的负担。

3. 实现教材可读性和立体化建设 各章首设"学习目标"做引线,章末有"小结、目标检测题"做后盾,节前置"模拟病例分析题"为主题,正文间插入"链接"为亮点,激发学生的求知欲,加深对所学知识的理解,以达到事半功倍的效果。

4. 从最基本的做起 学生毕业时应具备通科临床护理的基本能力,通过国家护士执业资格考试,获得护士执业资格证书,经注册成为合格的注册护士,从事护理工作。为此在各章末的目标检测中重点突出了选择题并附有答案,其题型及题干与护士执业资格考试接轨,一部分是选自历年国家护士执业资格考试原题;一部分是模拟题,基本上能代表执业考试命题的想法、意图,参考价值甚大。

5. 可操作性强,与临床"零距离"接轨 每种疾病的开始皆是以临床案例分析呈现,凭借想象,如临其境,旨在帮助学生创设特定的情境对教材进行准确理解和全面复习,培养学生分析问题和解决问题的能力以及比较、归纳、综合及表达的能力。

虽然各位编者为本教材的编写付出了辛勤的劳动,很想把内科护理考点的方方面面纳入详解,但最终未能如愿。一是内科护理内容复杂,而执业考试考查的考点有限;二是编者能力有限,书中难免存在不足之处。希望同学们在学习过程中提出问题和建议,不断补充、更正,更希望同仁提出宝贵意见。

编 者

2009 年 11 月

目　　录

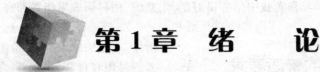

第1章 绪 论

内科护理是研究内科疾病的发生、发展规律,运用整体护理程序评估、诊断内科疾病患者的健康问题,制订有效的护理措施,达到预防疾病、减轻痛苦、促进恢复、增进健康的一门护理专业课程。随着社会文明的进步,医学科学技术的发展,由"生物医学模式"向"生物-心理-社会医学模式"的转变,"以人的健康为中心"的现代护理理念的建立和整体护理观的形成,内科临床护理工作正在日新月异地发生质和量的变化。内科护理的内容将不断地更新和拓展,内科护士的角色作用和素质要求也将大大地提高。

一、内科护理的范围和内容

内科护理的范围很广,它涉及解剖学、生理学、微生物学、病理学、生物化学、药理学、护理学、心理学等相关基础知识。与其他临床医学,如护理学基础、外科护理、妇科护理、急救护理、耳鼻喉护理、康复护理学、老年病学、预防医学等也是紧密相关。按中等卫生职业教育要求,护理专业的内科护理包括呼吸系统疾病、消化系统疾病、循环系统疾病、泌尿系统疾病、血液系统疾病、内分泌与代谢性疾病、风湿性疾病、神经系统疾病、传染病患者的护理。急症患者的护理归到急救护理技术,各系统肿瘤归到外科护理。本教材编写的基本结构是按照整体护理程序的思路,首先介绍疾病概述,然后按照护理评估、护理诊断及合作性问题、护理目标、护理措施、护理评价,最后介绍健康教育。思路清晰,内容简单、明了。

链接

整体护理概念的由来

1980年,美国波士顿大学护理专家李式鸢博士来华讲学,将"护理程序"引入我国,打开了中国护理与世界护理接轨的大门。1994年,美国乔治梅森大学护理与健康科学学院吴袁剑云博士来华,先后在北京、济南、杭州、上海、南京、青岛、大连、广州等地讲学。她根据了解到的中国护理临床和教育实际,设计了既适合中国国情又与国际先进护理接轨的系统化整体护理的护理改革,并帮助国内多家医院建立了模式病房。随后,整体护理在我国逐步普及,不断完善。

二、学习内科护理的目的和方法

学习内科护理的目的是学生通过学习,使其能运用内科护理的理论、知识和技能,用护理程序的方法为护理对象提供整体护理以解决健康问题,为维护和增进人民健康、为发展我国护理事业做出贡献。

在教学过程中,教师在传授理论知识的同时,要注重理论和实践相结合的原则,采用课堂教学、自学、讨论、实验、临床见习等形式,应用现代化的教学手段开展教学活动,使学生能理解、掌握护理评估的内容和方法、常见内科疾病的临床特征和对患者造成的身心痛苦;能运用所学知识和实践技能为患者提供有效的整体护理服务,在实践中树立尊重患者、关爱患者、以患者为中心的服务理念;同时,使学生掌握学习方法,为以后的学习和工作打好基础;并且培养学生分析问题、解决问题的能力。

在学习过程中学生要注意以下学习方法:

(1)掌握疾病的概念、常见病因和诱因,了解发病机制和治疗原则。

(2)按照护理程序的思路学习护理评估、护理诊断及合作性问题、护理目标、护理措施,掌握护理评估的相关内容,结合身心状况作出护理诊断;针对护理诊断制订护理目标。护理措施一般从心理护理、一般护理、病情观察、配合治疗等方面学习。了解心理护理,理解一般护理、病情观察,掌握配合治疗,尤其是急症的处理和配合;最后做一护理评价。对健康教育工作始终贯穿于护理过程中。

(3)结合教材提供的典型病例、考点提示,与实际相结合,处理好知识的系统性和重点、难点的关系;既要有护理的整体观,又要有重点。

(4)了解教材的链接内容,有利于拓宽知识面。

(5)重视实训课,尤其是毕业临床实习;通过这些学习,培训护理操作的技能,为走向工作岗位,从事护理工作奠定了良好基础。

(6)树立"生物-心理-社会医学模式",确立"以人的健康为中心"的护理理念,树立全心全意为护理对象服务的思想,养成关心、爱护、尊重护理对象的行为意识,表现出对患者的高度责任心、同情心和爱心。

(7)要有刻苦学习的态度,严谨求实的工作作风,团结协作的合作精神,良好的心理素质,较强的环境适应能力和创新意识,在学习和实践中培养良好的敬业精神和职业道德。

三、内科护士的素质要求

内科护理的服务对象是从青年、中年、老年直至高龄老人的成年人。服务的对象范围广,因而各种健康问题和对卫生保健的需求高度复杂。同时,临床护理中护士的角色作用在扩展和延伸,也对内科护士提出了新的更高的要求。内科护士不仅是患者的直接护理者,还应承担协作者、教育者、代言人、管理者和研究者的角色作用。必须具备以下素质,才能适应人类对健康日益增高的需求和护理事业的发展。

1. 专业素质　具备合理的知识结构,系统完整的护理专业理论知识和熟练的护理操作技能,必须的基础医学、临床医学的基本理论知识,以及敏锐的观察能力和综合、分析、判断能力,护理教育和护理科研能力等。只有具备这些专业素质,才能熟练运用护理程序对护理对象实施整体护理,解决患者身心两方面的健康问题。

2. 科学文化素质　现代护士具有一定的文化修养,掌握相应的数学、语文、物理、化学、外语和电子计算机应用技能知识,是深入理解和应用医学、护理学的必备条件。除此之外,还应具有自然科学、社会科学、人文科学等多学科知识,对培养护士观察力、欣赏力、鉴别能力、思维和表达能力尤为重要。同时,应具

有实事求是、勇于钻研的科学精神和应用科研成果的意识,用科研成果指导和完善护理临床实践。

3. 职业道德素质　热爱祖国,具有高尚的道德情操,有正确的人生观、价值观,有全心全意为人民服务的思想和自尊、自爱、自强、自制的品质。热爱护理事业,能关爱患者,忠于职守,对工作极端负责,勇于战胜困难,愿为护理事业的发展做出自己的贡献。

4. 人际交往能力　在内科护理工作中,要处理好医护关系、护理人员之间的关系、与其他同事之间的关系、尤其是医患关系。与医务人员要互敬互助、以诚相待、团结合作、密切配合;有圣洁仁爱的心灵和无私的奉献精神,以真心、爱心、责任心对待患者,尊重、关心、爱护患者;多与患者沟通,加强情感交流,正确处理和协调与患者、患者家属的关系,建立良好的护患关系。

5. 身心素质　内科护士应具有健康的身体和良好的心理素质。做到衣着整洁美观、举止端庄稳重、仪表文雅大方、待人热情真诚、彬彬有礼,工作精力充沛、朝气蓬勃;护士工作紧张明快、秩序井然,有条不紊、有始有终,保证各项工作能按计划要求一丝不苟地及时完成。护士应心胸开阔,有坦诚豁达的气度,严于律己,奋发图强;有高度的责任感,坚定的正义感,保持愉快乐观的心情;有较强的适应能力、应变能力、忍耐力及自控力,能不断自我完善、自我发展。

(张红洲　陈春菊)

第2章　呼吸系统疾病患者的护理

第1节　概　述

呼吸系统疾病主要病变在气管、支气管、肺部及胸腔。呼吸系统疾病在城市的死亡率占第4位，而在农村则占首位。近年来由于大气污染、吸烟、人口老龄化及其他因素，使慢性阻塞性肺疾病、支气管哮喘、肺癌、肺部弥散性间质纤维化及肺部感染等疾病的发病率明显增高，多数疾病呈慢性病程，引起肺功能损害，最终使患者致残甚至危及生命，严重危害人民健康。但随着医学科学技术的进步，对呼吸系统疾病的诊断更加灵敏和准确，新药物的不断问世，疾病治疗和护理的规范化以及呼吸监护病房的设置，很大程度上挽救了患者的健康和生命。

一、呼吸系统的解剖结构和生理功能

呼吸系统包括鼻、咽、喉、气管、支气管、肺泡、胸膜、胸廓及膈。呼吸系统主要功能是与外界进行气体交换，吸入氧气，呼出二氧化碳，并具有防御、免疫、神经内分泌及代谢功能。

（一）上呼吸道

上呼吸道是指从鼻腔开始到环状软骨，包括鼻、咽、喉。主要作用是调节吸入气体的温度和作为气体的输送通道。鼻腔对吸入气体有加温、过滤、保湿功能；咽是呼吸道和消化道的共同通路；声门在发声和咳嗽中起着重要作用。吞咽反射可防止食物进入下呼吸道。

（二）下呼吸道

下呼吸道指环状软骨以下的气管、支气管至终末呼吸性细支气管末端的气道。呼吸道逐级分支使气道口径越来越小，气道总面积增大，气体流速减慢。临床上将直径小于2mm的细支气管称为小气道，由于小气道管壁无软骨支持、气体流速慢、阻力小、易阻塞，是呼吸系统患病的常见部位，且不易早期发现和诊断。

（三）肺泡

肺泡是气体交换的场所。肺泡的上皮细胞包括Ⅰ型细胞、Ⅱ型细胞和巨噬细胞。Ⅱ型细胞分泌表面活性物质，以降低肺泡表面张力，防止肺萎缩。

（四）肺的血液循环

肺的血液循环有两类，即肺循环和支气管循环。肺循环由肺动脉-肺毛细血管-肺静脉组成，实现气体交换功能。支气管循环由支气管动脉和静脉构成，是支气管壁、肺泡和胸膜的营养血管。

（五）胸膜和胸膜腔

胸膜分为脏胸膜和壁胸膜，脏胸膜紧贴在肺表面，壁胸膜衬于胸壁内面，两层胸膜在肺根处相互移行，构成潜在的密闭腔隙，称为胸膜腔。正常胸膜腔为负压，腔内仅有少量浆液起润滑作用。因壁层胸膜有感觉神经分布，病变累及壁胸膜时可引起胸痛。

（六）肺的通气和换气功能

机体与外环境之间的气体交换称为呼吸。它由外呼吸、血液运输以及内呼吸组成。呼吸系统通过肺通气与换气两个过程完成了最关键的外呼吸。肺通气指肺与外环境之间的气体交换。肺换气指肺泡与血液之间的气体交换。气体交换通过呼吸膜以弥散的方式进行。

呼吸运动是一种自主性节律性活动。任何一部分在结构和（或）功能上发生障碍均会影响呼吸运动，导致通气障碍，甚至出现呼吸衰竭。

（七）防御功能

呼吸系统具有十分完善的防御机制，保护机体免受侵害使损害降至最低，主要有物理防御、吞噬细胞防御、免疫防御。

二、实验室及其他检查

（一）血液检查

呼吸系统感染时，中性粒细胞增多，严重时可伴

有中毒颗粒；嗜酸粒细胞增加提示过敏性疾病或寄生虫感染；其他血清学抗体试验，如荧光抗体、对流免疫电泳、酶联免疫吸附测定等，对病毒、支原体、细菌等感染的诊断有一定帮助。

（二）痰液检查

痰涂片在高倍镜视野里上皮细胞＜10 个，白细胞＞25 个为相对污染少的痰标本，定量培养菌量≥10^7cfu/ml 可判定为致病菌。若经环甲膜穿刺气管吸引或经纤维支气管镜防污染双套管毛刷采样，可防止咽喉部寄生菌的污染，对肺部微生物感染病因诊断和药物选用有重要价值。反复进行痰脱落细胞检查，有助于肺癌的诊断。

（三）胸部影像学检查

胸部 X 线透视及正侧位胸片检查，在临床上最常用，可发现被心、纵隔等掩盖的病变，还能观察膈、心血管活动情况；CT 能进一步明确病变部位、性质以及有关气管-支气管通畅程度；磁共振成像（MRI）对纵隔疾病和肺动脉栓塞的诊断有较大帮助；支气管造影检查有助于支气管扩张、狭窄、阻塞的诊断；支气管动脉造影和栓塞术可用于咯血的诊治。

（四）纤维支气管镜检查

纤维支气管镜能深入亚段支气管，直接窥视黏膜水肿、充血、溃疡、肉芽肿、肿瘤、异物等，作黏膜的刷检或钳检，可进行组织学检查；同时能作支气管肺泡灌洗，灌洗液的微生物、细胞学、免疫学、生物化学等检查有利于明确病原和病理诊断；可取出异物、诊治咯血；还可经高频电刀、激光、微波治疗良恶性肿瘤。

（五）呼吸功能测定

呼吸功能测定有助于了解疾病对肺功能损害的性质及程度。对部分肺部疾病的早期诊断有重要价值，如慢性阻塞性肺疾病表现为阻塞性通气功能障碍，而胸廓畸形、胸腔积液、胸膜增厚则表现为限制性通气功能障碍。其主要参考指标包括：肺活量（VC）、残气量（RV）、肺总量（TCL）、第 1 秒用力呼气容积（FEV_1）及用力肺活量（FVC）等。

（六）胸腔积液检查

胸腔积液检查能明确是渗出液或漏出液，对疾病的诊断及治疗有重要意义。

（七）肺活组织检查

肺活组织检查是确定疾病性质的重要方法。根据获取组织标本的不同部位选择不同的方法，如近胸壁的肿块可在胸透、超声或 CT 引导下作经胸壁穿刺肺活检，对于肺深部及纵隔部位的病变，可经纤维支气管镜获取标本并作活组织检查。

（八）放射性核素扫描

放射性核素扫描对肺区域性通气/灌注，肺血栓栓塞和血流缺损以及占位性病变诊断有帮助。

第 2 节　呼吸系统疾病常见症状与体征的护理

呼吸系统疾病常见的症状有咳嗽与咳痰、咯血和肺源性呼吸困难等。

一、咳嗽、咳痰的护理

咳嗽是一种反射活动，借以清除呼吸道分泌物和异物，是机体的重要防御功能之一。但频繁、剧烈的咳嗽也会对机体造成损害。咳痰是一种病理现象，是通过咳嗽反射将气管、支气管分泌物排出体外的动作。

（一）护理评估

1. 健康史、致病因素　了解患者有无呼吸道感染、支气管哮喘、呼吸系统肿瘤、肺结核等病史；有无受凉、吸烟、花粉或灰尘吸入、精神刺激等诱因；有无自发性气胸、胸膜炎、胸腔穿刺等；有无风湿性心脏病或其他心血管疾病所致左心衰竭引起的肺瘀血或肺水肿；是否服用过某些药物如血管紧张素转换酶抑制剂等。其中引起咳嗽与咳痰最常见的原因是呼吸道感染。

2. 身心状况

（1）症状评估

1）咳嗽的性质：据咳嗽是否伴有痰液分为干性咳嗽和湿性咳嗽。干咳常见于咽喉炎、支气管异物、支气管肿瘤、胸膜炎等；咳嗽伴咳痰多见于慢性支气管炎、支气管扩张症、肺脓肿、肺炎、空洞性肺结核等。

2）咳嗽出现的时间：突然发作的咳嗽多由吸入异物或刺激性气体、肿瘤压迫气道引起；夜间规律发作性干咳可见于支气管哮喘；长时间慢性咳嗽多见于慢性支气管炎、支气管扩张症、肺结核等。

3）咳嗽的音色：咳嗽伴声音嘶哑，多见于喉部炎症或肿瘤压迫喉返神经；金属音调咳嗽，多见于纵隔肿瘤、支气管肺癌压迫气管所致。

4）痰的性质和量：痰分为黏液性、浆液性、脓性和血性痰。白色黏液痰多见于慢性支气管炎；黄色脓痰提示化脓菌感染；铁锈色痰见于肺炎链球菌感染；

粉红色浆液泡沫痰见于急性肺水肿;血性痰多见于肺结核或肺癌;痰有恶臭味提示厌氧菌感染。痰量＞100ml/24h为大量痰;咳大量痰静置后出现分层现象是支气管扩张和肺脓肿的典型表现。

考点提示:痰的性状和量变化的常见疾病

5) 伴随症状:咳嗽伴发热常提示感染;咳嗽伴胸痛提示病变累及胸膜;剧烈咳嗽可引起气胸。

(2) 心理-社会状况:频繁、剧烈的咳嗽,可使患者疲乏、失眠、焦虑甚至抑郁,影响工作和生活。

3. 实验室及其他检查 痰的检查极为重要,可作痰菌、脱落细胞等检查。血白细胞增加提示感染。胸部X线及CT检查以确定病变部位、范围、性质。

(二) 护理诊断及合作性问题

1. 清理呼吸道无效 与无效咳嗽、痰液黏稠、胸痛、意识障碍等有关。

2. 有窒息的危险 与呼吸道分泌物增多、排痰无力、意识障碍有关。

3. 焦虑 与剧烈咳嗽、排痰不畅而影响休息及病情加重有关。

考点提示:咳嗽与咳痰的护理诊断

(三) 护理目标

1. 患者能保持呼吸道通畅,痰易咳出。

2. 患者和(或)家属能正确进行或配合有效咳嗽、体位引流、胸部叩击等处理,不发生窒息。

3. 焦虑程度减轻。

(四) 护理措施

1. 心理护理 护士应帮助患者了解咳嗽、咳痰的相关知识,给予患者心理支持,帮助患者树立战胜疾病的信心。

2. 生活护理

(1) 环境与体位:保持室内空气新鲜,温度、湿度适宜。避免接触烟雾、灰尘、花粉及刺激性气体。对吸烟者与其共同制订戒烟计划,远离吸烟的环境。休息时取舒适体位。

(2) 饮食护理:给予高蛋白、高维生素饮食,多饮水,每日饮水保持1500ml以上,以利于稀释和排出痰液。

3. 病情观察 密切观察并记录痰液的颜色、量与性质,正确采集痰液标本并及时送实验室检查,为医疗诊断提供可靠依据。

4. 配合治疗

(1) 促进排痰:遵医嘱给予抗生素、祛痰药物,并采取以下措施。

1) 指导有效咳嗽:适用于神志清醒尚能咳嗽的患者。患者取舒适体位进行5~6次深而慢的腹式呼吸,然后在深吸气末保持张口状短暂屏气,关闭声门然后突然开放,连续咳嗽2~3次,再用力咳嗽将痰排出;同时将自己的手按压在上腹部,可以帮助痰液排出。

2) 拍背与震荡胸壁:适用于长期卧床、久病体弱、排痰无力的患者。①胸部叩击的方法:患者取侧卧位,医护人员两手手指并拢,手背隆起,指关节微屈,从肺底由下向上、由外向内叩击胸壁,震动气道,边拍边鼓励患者咳嗽,以进一步促进痰液排出,每侧肺叶反复叩击1~3分钟(图2-1)。②胸壁震荡法:双手掌重叠并将手掌置于待引流的胸廓部位,吸气时手掌放开,从吸气最高点开始在整个呼气期手掌紧贴胸壁,施加一定压力并作轻柔的上下抖动,以震荡患者胸壁5~7次,每一部位重复6~7个呼吸周期。

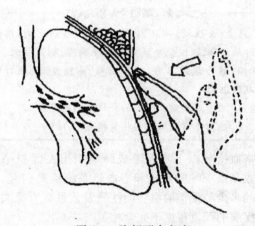

图2-1 胸部叩击方法

胸部叩击与胸壁震荡的注意事项:①若咯血、心血管状况不稳定,禁止叩击和震荡。②每次叩击或震荡时间以15~20分钟为宜;安排在餐前进行,并在餐前30分钟完成。③叩击力量要适中。

3) 湿化呼吸道:适用于痰液黏稠不易咳出者,常用蒸气吸入或超声雾化吸入。气管切开者可在插管内滴液。

4) 体位引流:适用于痰量较多、呼吸功能与一般情况尚好的支气管扩张症、肺脓肿等患者(详见本章第6节)。

5) 机械吸痰:适用于痰量较多而咳嗽反射弱者(昏迷或气管切开、气管插管者)。

考点提示:促进排痰的方法

(2) 药物治疗:遵医嘱给予抗生素、止咳药和祛痰药物等,并告知患者药物的正确使用方法及可能出现的不良反应,强调不宜滥用药物。

（五）护理评价

患者的痰液是否变稀；神志是否清清楚楚；呼吸是否平稳；情绪是否稳定，是否积极配合治疗和护理。

（六）健康教育

1. 避免对呼吸道的刺激　避免烟雾、粉尘及刺激性气体对呼吸道的刺激，告知患者要戒烟。

2. 预防呼吸道感染　嘱患者注意防寒、保暖，合理安排休息，避免淋雨、过度疲劳、吸烟等诱发因素。呼吸道感染流行期间，尽量少去公共场所。

3. 促进排痰　指导患者及家属掌握正确的促进排痰的方法，如能够有效咳嗽、正确操作超声雾化器及胸部叩击方法等。

二、咯血的护理

案例 2-1

患者，女性，23 岁。因低热、咳嗽、咯血 2 周，门诊以"肺结核"收入院。今晨突然出现胸闷、剧烈咳嗽、咯血不畅，随即烦躁不安、呼吸困难、唇指发绀、张口瞪目、双眼上翻。

问题：1. 该患者目前最主要的合作性问题是什么？

2. 应对患者采取哪些抢救措施？

咯血指喉以下呼吸道或肺组织出血经口咯出。大多数是由于呼吸系统和心血管系统疾病引起。咯血量的多少与受损的血管的性质及数量有直接关系，而与疾病的严重程度不完全相关。

考点提示：咯血的概念

（一）护理评估

1. 健康史、致病因素　了解有无肺结核、支气管扩张症、肺炎、支气管肺癌等呼吸系统疾病史；有无风湿性二尖瓣狭窄、急性肺水肿等心血管系统疾病史；有无血小板减少性紫癜、再生障碍性贫血、白血病等血液系统疾病史。在我国引起咯血最常见的疾病是肺结核。

考点提示：引起咯血最常见的疾病

2. 身心状况

（1）症状评估

1）咯血者常有胸闷、喉痒、咳嗽等先兆，咯血多为鲜红色，伴泡沫或痰，呈碱性。

2）咯血量：24 小时咯血量＜100ml 为小量咯血；24 小时咯血量在 100～500ml 为中等量咯血；24 小时咯血量＞500ml 或一次出血＞300ml 为大量咯血。

考点提示：咯血的程度

3）伴随症状：伴有发热、咳嗽、咳痰常见于肺炎、肺结核、支气管扩张等；痰中带血应考虑支气管肺癌；伴有杵状指常见于支气管扩张症、支气管肺癌等；伴有皮肤黏膜出血常见于血液病等。

4）窒息和低血容量性休克：大咯血者易发生窒息和低血容量性休克，是咯血者死亡的主要原因。应注意评估患者有无咯血不畅、胸闷、气促、喉头痰鸣音等窒息先兆表现，有无表情恐怖、张口瞪目、唇指发绀、意识障碍等窒息表现。失血性休克多见于咯血量超过体重的 30％（约达 1500ml 以上），患者出现面色苍白、四肢厥冷、出冷汗、脉搏细数、血压下降、少尿等表现。

考点提示：咯血引起窒息的先兆和窒息的表现

（2）护理体检：评估呼吸的频率、节律、深度的改变；了解呼吸音改变，如窒息时呼吸音减弱或消失；观察生命体征及尿量，判断有无休克发生。

（3）心理-社会状况：咯血无论其量多量少，患者均可能产生不同程度的紧张与恐惧等心理反应；了解患者对疾病的认识程度，保持良好的心态配合治疗与护理。

3. 实验室及其他检查　了解红细胞计数、血红蛋白含量；血小板计数、出凝血时间等；了解胸部 X 线检查、支气管镜检查结果。

（二）护理诊断及合作性问题

1. 有窒息的危险　与大咯血引起气道阻塞有关。

2. 焦虑或恐惧　与反复咯血或大咯血有关。

考点提示：咯血的护理诊断及合作性问题

（三）护理目标

1. 患者咯血得到及时控制，未发生窒息。

2. 患者恐惧感减轻，能配合治疗及护理。

（四）护理措施

1. 心理护理　患者咯血时护士应给予细致观察与护理，使之有安全感，并做必要的解释，使其身心放松，能配合治疗。及时把血迹清理干净，避免让患者看到，以免刺激患者，使其更加紧张。

2. 生活护理

（1）休息与体位：避免不必要的交谈，一般静卧休息能使小量咯血自行停止。大咯血患者应绝对卧床休息，减少翻动。协助患者取平卧位，头偏向一侧或患侧卧位，利于健侧肺通气或防止窒息。

（2）饮食护理：大咯血者暂禁食，小量咯血者宜进少量温凉流质饮食，避免饮用浓茶、咖啡、酒等刺激性饮料，保持大便通畅。

3. 病情观察 注意观察咯血的次数、量、程度及伴随症状,观察生命体征及意识状态等,做好出入量的记录。如果出现窒息先兆或发生窒息及失血性休克。应立即报告医师并协助抢救。

4. 配合治疗

(1)窒息的抢救

1)发现大咯血患者窒息时立即置患者头低脚高俯卧位,头偏向一侧,轻拍背部以利于血块排出。

2)迅速清除口腔、鼻腔内的血块,或迅速用鼻导管接吸引器插入气道内抽吸积血。无效时配合医师立即行气管插管或气管镜直视下吸取血块。

3)清除气管内血块后患者仍未恢复自主呼吸时,应行人工呼吸,给予高流量吸氧或遵医嘱应用呼吸兴奋剂,并密切观察病情变化,警惕再窒息的发生。

(2)用药护理

1)止血剂:遵医嘱用止血药物,注意观察药物疗效及不良反应。大咯血时使用垂体后叶素,应控制滴数。用药过程应注意观察有无面色苍白、出汗、心悸、胸闷、腹痛、腹泻等不良反应。因该药有收缩血管和子宫平滑肌的作用,因此冠心病、高血压及妊娠者禁用。

2)镇静剂:对烦躁不安者,遵医嘱可用镇静剂,如地西泮 5~10mg 肌内注射。禁用吗啡、哌替啶,以免抑制呼吸。

3)镇咳剂:咯血伴剧烈咳嗽时,遵医嘱可用镇咳剂,但年老体弱、肺功能不全者慎用,以免抑制咳嗽反射,血块不能咯出。

考点提示:咯血的护理措施

(五)护理评价

患者呼吸道是否通畅;恐惧感是否减轻。

(六)健康教育

向患者及家属解释引起咯血的原因,指导患者充分休息,避免剧烈运动。合理安排饮食,保持大便通畅,勿用力排便。注意药物治疗的注意事项和自我护理的方法。及时治疗原发病。

三、肺源性呼吸困难的护理

肺源性呼吸困难是由呼吸系统疾病引起通气、换气功能障碍,导致缺氧和(或)二氧化碳潴留所致。

考点提示:肺源性呼吸困难的概念

(一)护理评估

1. 健康史、致病因素 了解引起呼吸困难的病因,如气管-支气管炎及异物、支气管哮喘、肺气肿、肺炎、肺结核、胸腔积液、气胸等;了解有无诱发和加重的因素。

2. 身心状况

(1)症状和体征:按肺源性呼吸困难的临床特点将其分为 3 种类型:①吸气性呼吸困难,特点为吸气费力、吸气时间延长,重者可出现"三凹征"(胸骨上窝、锁骨上窝及肋间隙明显凹陷)。常见于喉、大支气管狭窄或阻塞等,如喉头水肿、气管异物。②呼气性呼吸困难,特点为呼气费力,呼气时间延长伴哮鸣音。常见于慢性阻塞性肺气肿、支气管哮喘等。③混合性呼吸困难,特点为吸气和呼气均感费力,呼吸浅而快。常见于重症肺炎、肺结核、大量胸腔积液、气胸等。

考点提示:肺源性呼吸困难的分型、各型的特点及常见疾病

(2)心理-社会状况:了解患者是否有情绪紧张、焦虑或恐惧等心理反应,或因患者劳动力下降,甚至造成家庭关系的变化。

3. 实验室及其他检查 动脉血气分析判断呼吸困难及缺氧程度;胸部 X 线、CT 检查可协助判断病因。

(二)护理诊断及合作性问题

1. 气体交换受损 与肺部病变广泛使呼吸面积减少、支气管平滑肌痉挛、换气功能障碍有关。

2. 活动无耐力 与呼吸困难引起组织缺氧有关。

考点提示:肺源性呼吸困难的主要护理诊断

(三)护理目标

1. 患者自诉呼吸困难程度减轻或消失。

2. 活动耐力逐渐提高,合理安排休息与活动。

(四)护理措施

1. 心理护理 增加巡视次数,进行必要的解释,以缓解其紧张情绪。

2. 生活护理

(1)环境与体位:提供整洁、舒适的环境,保持室内洁净、空气新鲜,保持合适的温度和湿度。严重呼吸困难患者应尽量减少活动和不必要的谈话,以减少耗氧量和能量消耗;病情许可时,鼓励患者有计划地逐渐增加每日活动量;避免紧身衣服或过厚被褥而加重胸部压迫感。帮助患者采取身体前倾坐位或半卧位,也可抬高床头,自发性气胸患者取健侧卧位,大量胸腔积液者取患侧卧位。

(2)饮食护理:嘱患者选择以营养丰富,高维生素的流质或半流质食物为主,忌食产气过多的食物,以防腹胀而影响呼吸。鼓励多饮水,以利痰液的排出。

3. 病情观察 观察患者呼吸困难的特点、呼吸频率、节律和深度的改变,监测生命体征,如有异常及时报告医师并协助处理。

4. 配合治疗

(1)保持呼吸道通畅:及时协助患者充分排出气道内分泌物。

(2)吸氧:氧疗是纠正缺氧,缓解呼吸困难最有效的方法,并能提高动脉血氧分压,减轻组织损伤,恢复脏器功能,提高机体运动的耐受力。根据病情及血气分析结果合理用氧,如缺氧严重而无二氧化碳潴留者,可用面罩给氧;缺氧伴有二氧化碳潴留者,可用鼻导管或鼻塞法给氧。应密切观察氧疗效果,以防发生氧中毒和二氧化碳麻醉。

(3)药物治疗:遵医嘱给支气管扩张剂、镇静剂等药物并观察药物的疗效和不良反应。

(4)呼吸功能训练:详见本章第7节。

考点提示:肺源性呼吸困难的护理措施

(五)护理评价

患者呼吸是否稳定;动脉血气分析结果是否正常。

(六)健康教育

向患者讲解缓解呼吸困难的方法,指导患者和亲属掌握合理的氧疗。指导患者合理饮食,制订休息与活动计划,坚持呼吸功能锻炼。

第3节 急性呼吸道感染患者的护理

一、急性上呼吸道感染患者的护理

案例 2-2

患者,女性,19岁。咽痛、鼻塞、流涕伴轻度声音嘶哑2天就诊。体检:鼻黏膜充血水肿,有稀薄分泌物,咽部发红。临床诊断:急性上呼吸道感染。
问题:1. 该患者主要的护理措施有哪些?
2. 健康教育的要点是什么?

(一)概述

1. 概念 由病毒或细菌引起的局限于鼻、咽、喉部的急性炎症统称为急性上呼吸道感染。本病是最常见的一种感染性疾病。发病率高,传染性强。

2. 病因及发病机制 急性上呼吸道感染有70%~80%由病毒感染,主要为流感病毒、副流感病毒、呼吸道合胞病毒、鼻病毒、埃可病毒、柯萨奇病毒等。细菌感染可直接或继发病毒感染之后,以溶血性链球菌多见。主要通过飞沫或被污染的用具传播。冬季多见,当受凉、淋雨、过度疲劳时,寄生于上呼吸道或从外界侵入的病毒和细菌可迅速繁殖引起急性上呼吸道炎症。

考点提示:急性上呼吸道感染的常见病因

3. 临床特征 急性上呼吸道感染根据身心状况不同,可分为普通感冒、病毒性咽炎和喉炎、咽结膜热、细菌性咽-扁桃体炎。临床特征为鼻塞、流涕、打喷嚏、声音嘶哑、咽痛等上呼吸道症状,可伴有畏寒、发热、头痛、全身酸困、乏力、食欲不振等全身症状。

4. 治疗原则及预后 呼吸道病毒感染目前尚无特效的抗病毒药物,以对症、休息为主;继发细菌感染除对症治疗外,应选用敏感的抗菌药物。本病预后良好,不留后遗症。少数可有鼻窦炎、心内膜炎、心肌炎及肾小球肾炎等并发症。

链接

甲型 H1N1 流感知多少?

甲型 H1N1 流感是由甲型 H1N1 病毒(属于甲型流感病毒,由禽流感病毒、猪流感病毒和人流感病毒的基因片段组成)感染引起。2009 年 3 月 18 日开始,墨西哥陆续发现感染、死亡病例,迅速蔓延至全世界。传染源是感染此病毒的人或动物,主要通过呼吸道传播,也可通过接触传播。潜伏期半天到 3 天,最长 7 天,传染期为发病前 1 天至发病后第 7 天。好发于 20~45 岁青壮年。主要症状与感冒相似,表现为突然发热、咳嗽、肌肉痛、疲乏,少数可有腹泻、呕吐、眼睛发红、头痛和流涕。治疗应尽早应用抗病毒药(可试用奥司他韦)及对症、支持治疗。

(二)护理评估

1. 健康史 了解发病前有无受凉、淋雨、劳累等诱因;平素身体状况;有无与感冒患者接触史。

2. 身心状况

(1)症状和体征评估

1)普通感冒:俗称"伤风"。多由鼻病毒、副流感病毒等引起。潜伏期短(1~3 天),起病急。初期有咽干、喉痒,继而出现打喷嚏、鼻塞、流涕,开始稀水样,2~3 天变稠可伴咽痛。一般无发热及全身症状。体检可见鼻黏膜充血、水肿,有分泌物。

2)病毒性咽炎和喉炎:咽炎是以咽部发痒和烧灼感为特征,腺病毒感染时可伴眼结膜炎;喉炎以声音嘶哑、说话困难、咳嗽时疼痛为特征。体检可见喉部水肿、充血,局部淋巴结肿大,有时可闻及喉部喘息声。

3) 疱疹性咽峡炎:明显咽痛、发热,病程约1周。检查可见咽部充血,软腭、悬雍垂、咽及扁桃体表面有灰白色疱疹及浅表溃疡。儿童多见,多发于夏季。

4) 咽结合膜热:常有发热、咽痛、畏光、流泪、咽及结膜明显充血。常发生于夏季,通过游泳传播。儿童多见。

5) 细菌性咽-扁桃体炎:起病急,有明显咽痛、畏寒、发热,体温可达39℃以上。体检可见咽部充血明显,扁桃体肿大、充血,表面有黄色点状渗出物,颌下淋巴结肿大、压痛。

考点提示:急性上呼吸道感染的症状和体征

(2) 心理-社会状况:出现并发症时患者是否有不良情绪等心理反应。

3. 实验室及其他检查

(1) 血常规:病毒感染时,白细胞计数多正常或偏低,淋巴细胞比例升高。细菌感染时,白细胞计数及中性粒细胞比例增高,可有核左移现象。

(2) 病原学检查:病毒分离、血清学检查,可判断病毒类型。细菌培养和药物敏感试验有利于判断细菌类型,并可指导临床用药。

(三) 护理诊断及合作性问题

1. 体温过高 与病毒或(和)细菌感染有关。

2. 急性疼痛:头痛、咽痛 与鼻、咽、喉部感染有关。

3. 潜在并发症 鼻窦炎、中耳炎、肾小球肾炎、心肌炎、支气管炎。

(四) 护理目标

1. 患者体温恢复至正常范围。

2. 头痛、咽痛、声音嘶哑消失。

(五) 护理措施

1. 心理护理 解释本病相关知识、关心体贴患者,给予心理支持。

2. 生活护理

(1) 环境与体位:保持室内空气新鲜和适宜的温度、湿度,适当休息。注意呼吸道隔离,避免交叉感染。

(2) 饮食护理:给予清淡、易消化的高蛋白、高维生素、充足热量、低脂肪流质、半流质饮食,避免刺激性饮食。鼓励患者多饮水。

3. 病情观察 观察患者体温变化,注意并发症的发生。如患者出现耳痛、耳鸣、听力减退、外耳道流

脓,提示合并中耳炎;如出现发热、头痛加重伴脓性鼻涕,提示合并鼻窦炎;如患者出现咳嗽加重、咳脓性痰、体温进一步升高,提示并发下呼吸道感染;恢复期患者出现心慌、胸闷、胸痛提示合并病毒性心肌炎;若出现眼睑水肿、血尿、血压升高等表现,提示合并肾小球肾炎。

4. 配合治疗 遵医嘱用药,勿滥用抗生素;密切监测体温变化,体温39℃以上时应对症治疗,采用正确、合理的降温措施,如用乙醇擦浴,冷盐水灌肠;口服退热剂。注意保证摄入充足的水分。及时更换汗湿衣服,保持口腔及皮肤清洁。寒战者注意保暖等。

(六) 护理评价

患者体温是否控制在正常范围;头痛、咽痛是否消失。

(七) 健康教育

1. 养成良好的生活习惯 生活规律,劳逸适度,坚持锻炼,是预防上呼吸道感染最有效的方法。

2. 养成良好的个人卫生习惯 避免受凉、淋雨、过度劳累等诱发因素。在流行季节尽量少去公共场所。

3. 增强机体抵抗力 对于经常、反复发生上呼吸道感染的患者,可酌情使用增强机体抵抗力的药物,如卡介苗素或黄芪口服液等。

4. 积极处理并发症 出现并发症能及早识别,并及时就诊。

二、急性气管-支气管炎患者的护理

案例2-3

患者,男性,22岁。近2天因感冒而咳嗽,咳少量黏液痰,不易咳出,体温37.6℃,双肺呼吸音粗糙,有散在的干啰音,其他情况良好。

问题:1. 请列出护理诊断。

2. 简述具体的护理措施。

(一) 概述

1. 概念 急性气管-支气管炎是由感染、物理、化学因素刺激或过敏反应等引起的气管-支气管黏膜的急性炎症。常见于寒冷季节或气候突变时,也可由急性上呼吸道感染迁延而来。

2. 病因及发病机制 该病主要是由病毒、细菌引起的感染,理化因素的吸入,过敏反应均可引起本病。上述因素刺激使气管、支气管黏膜充血、水肿、上皮细胞损伤脱落、黏液分泌增加,若细菌感染,分泌物

可呈黏液脓性。

3. 临床特征　主要表现为咳嗽和咳痰。

4. 治疗原则　治疗原则以抗感染、止咳、祛痰、解痉为主。

(二) 护理评估

1. 健康史、致病因素　询问发病前有无上呼吸道感染史;了解是否有刺激性气体、过敏物质的接触史;了解患者近期治疗经过及用药情况。

2. 身心状况

(1) 症状和体征评估:起病较急,常先有急性上呼吸道感染症状,尔后出现咳嗽、咳痰,可有气急和喘鸣,或伴有发热,多于3~5天降至正常。咳嗽和咳痰可延续2~3周。体检可闻及两肺呼吸音粗糙,散在干湿啰音,咳嗽后可减少或消失。

(2) 并发症:迁延不愈可演变为慢性支气管炎。

(3) 心理-社会状况:询问是否因咳嗽、咳痰而影响休息及出现焦虑不安等心理反应。

3. 实验室及其他检查　细菌感染时,白细胞计数可升高,以中性粒细胞增多为主;痰检查可发现致病菌;X线胸片正常或肺纹理增粗。

(三) 护理诊断及合作性问题

1. 清理呼吸道无效　与支气管炎症、痰液黏稠有关。

2. 气体交换受损　与支气管痉挛有关。

3. 焦虑　与咳嗽、咳痰而影响休息、工作有关。

考点提示:急性气管-支气管炎的护理诊断

(四) 护理目标

1. 痰液变稀,显示有效咳嗽,能顺利排出痰液,保持气道通畅。

2. 患者呼吸困难减轻或消失。

3. 咳嗽、咳痰得到改善,焦虑减轻或消失。

(五) 护理措施

1. 心理护理　鼓励患者说出焦虑的原因,向患者解释本病相关知识,以减轻心理压力,有利于休息与工作。

2. 生活护理　保持环境安静,适宜的温度、湿度、通气良好的居室,取舒适的体位,有利于休息。给予高热量、高维生素、产气少的饮食,做到少量多餐,避免因饱胀而引起呼吸困难。

3. 病情观察　观察呼吸的频率、节律和深度的改变,观察痰液是否容易咳出和体温的变化情况,休息时是否能够平卧,睡眠能否得到保证。

4. 配合治疗　遵医嘱给予抗病毒药或抗生素。有细菌感染征象者,可根据痰液病原菌检查选择抗生素,症状严重者可肌内注射或静脉滴注。痰稠不易咳出可给予雾化吸入。

(六) 护理评价

患者痰液是否变稀;是否显示有效咳嗽;呼吸困难是否减轻或消失;焦虑情绪是否得以改善。

(七) 健康教育

平时应加强耐寒锻炼,增强体质,预防上呼吸道感染。生活要有规律,避免过度劳累、受寒等。宣传不吸烟。改善劳动和生产环境,避免接触或吸入过敏原。督促患者按时服药。

第4节　肺部感染性疾病患者的护理

(一) 概述

1. 肺炎概述

(1) 概念:肺炎是指各种病因引起终末气道、肺泡和肺间质的炎症。

考点提示:肺炎概念

(2) 病因及发病机制:可由病原微生物、理化因素、过敏因素等引起,是呼吸系统的常见病,多发病。其中细菌性肺炎是最常见的肺炎,主要致病菌为肺炎链球菌、金黄色葡萄球菌、甲型溶血性链球菌、肺炎克雷白杆菌等。

肺炎发病机制包括:①病原体的侵入。②机体防御机制降低。当病原体侵入数量多、毒力强和(或)机体防御机制降低,即可引起病原体孳生繁殖,引起肺泡毛细血管充血、水肿,肺泡内纤维蛋白渗出及炎性细胞浸润,而发生肺炎。

(3) 肺炎的分类:肺炎可按解剖、病因或患病环境分类。

1) 按解剖分类:分为大叶性(肺泡性)肺炎、小叶性(支气管性)肺炎和间质性肺炎。

2) 按病因分类:分为细菌性肺炎、非典型病原体所致肺炎、病毒性肺炎、真菌性肺炎、其他病原体所致肺炎和理化因素所致的肺炎。

3) 按患病环境分类:分为社区获得性肺炎和医院获得性肺炎。①社区获得性肺炎:指在医院外罹患的感染性肺实质炎症,包括具有明确潜伏期的病原体感染而在入院后平均潜伏期内发病的肺炎。主要致病菌为肺炎链球菌、流感嗜血杆菌和非典型病原体。②医院获得性肺炎:指患者入院时不存在、也不处于潜伏期,而于入院48小时后在医院内发生的肺炎,也包括出院后48小时内发生的肺炎。常见病原菌为肺炎链球菌、流感嗜血杆菌、金黄色葡萄球菌、铜绿假单胞杆菌、大肠杆菌。

考点提示:肺炎的分类

(4)临床特征:表现为全身的中毒症状和呼吸系统症状。

(5)治疗原则及预后:抗感染治疗是肺炎治疗的最主要环节。本病大部分预后良好,免疫功能低下者预后较差,主要死因是感染性休克。

2. 肺炎链球菌肺炎概述

案例 2-4

　　患者,男性,28岁。3天前淋雨受凉后,出现畏寒、发热,体温达39～40℃,渐出现咳嗽、咳痰、右侧胸痛,胸痛深呼吸时加剧;今晨咳铁锈色痰,伴气促,急诊入院。查体:体温39℃,脉搏110次/分,呼吸24次/分,血压120/80mmHg,患者急性病容,呼吸急促,口唇发绀,右侧胸部语颤增强,叩诊浊音,可闻及支气管呼吸音及湿啰音。血白细胞$20×10^9$/L,中性粒细胞85%;胸部X线检查,右肺下野有大片均匀致密阴影。

问题:1. 该患者最可能的医疗诊断是什么?
　　　　2. 主要的护理诊断及合作性问题是什么?
　　　　3. 对该患者如何实施护理?

(1)概念:肺炎链球菌肺炎是由肺炎链球菌引起的肺叶或肺段急性炎性实变,为最常见的细菌性肺炎,多在机体抗病能力突然降低时发病,好发于青壮年男性和冬春季节。

考点提示:肺炎链球菌肺炎的概念

(2)病因及发病机制:肺炎链球菌为革兰阳性球菌,为健康人上呼吸道正常菌群,当健康人受到上呼吸道感染或淋雨、疲劳、醉酒、精神刺激等诱发因素影响时,使呼吸道防御功能受损,细菌被吸入下呼吸道在肺泡内繁殖,引起肺泡壁充血水肿,迅速出现白细胞、红细胞及大量浆液性渗出,含菌渗出液经孔蔓延至几个肺段或整个肺叶而致肺炎。因病变开始于肺的外周,故易累及胸膜。经过充血期、红色肝变期、灰色肝变期和消散期的病理变化过程。

考点提示:肺炎链球菌肺炎的病因、诱因及病理分期

(3)临床特征:表现突然起病,寒战、高热、咳嗽、咳铁锈色痰、可有胸痛。典型X线表现为肺段、叶实变。近年来随着抗菌药物的广泛应用,典型表现和大叶分布者较少见。

考点提示:肺炎链球菌肺炎的临床特征

(4)治疗原则及预后:本病一经诊断应立即给予抗生素治疗,首选青霉素。肺炎链球菌肺炎多数预后良好,多可康复。但年老体弱、原有慢性疾病、病情严重并发休克者预后较差。

考点提示:肺炎链球菌肺炎治疗首选药物

3. 葡萄球菌肺炎概述　葡萄球菌肺炎是由葡萄球菌引起的急性化脓性炎症。常发生于有基础疾病如糖尿病、获得性免疫缺陷综合征、肝病或原有支气管肺炎病者。儿童患流感或麻疹时也易罹患。多急骤起病,高热、寒战、胸痛、痰脓性,可早期出现循环衰竭。治疗强调应早期引流原发病灶,选用敏感的抗菌药物。近年来,金黄色葡萄球菌对青霉素的耐药率已高达90%左右,因此可选用耐青霉素酶的半合成青霉素或头孢菌素。早期诊断和积极有效的治疗多数可痊愈;少数病情严重、诊治延误、年老体弱及原有重要慢性疾病者病死率很高。

考点提示:葡萄球菌肺炎病因、临床特征及治疗首选药物

(二)护理评估

1. 健康史、致病因素　肺炎球菌肺炎患者应重点询问患者起病前有无受凉、淋雨、疲劳、醉酒等诱因;有无慢性支气管炎、支气管扩张症及心力衰竭等慢性疾病史;是否吸烟及吸烟量。葡萄球菌肺炎患者应询问患者有无糖尿病、血液病、肝病、营养不良及艾滋病等可致免疫功能低下的疾病;了解幼儿时期是否患有流感或麻疹;皮肤有无化脓性感染病灶。

2. 身心状况

(1)肺炎球菌肺炎

1)症状评估:起病急骤,以寒战、高热为首发症状,体温通常在数小时内上升达39～40℃,呈稽留热,伴全身酸痛。呼吸系统的症状有咳嗽、咳痰,早期为干咳或有少量黏液痰,之后转为黏液脓性痰,病程2～3天可咳铁锈色痰。部分患者可出现食欲减退、恶心呕吐、腹胀等症状易误诊为急腹症。病情严重可伴发休克的症状,如面色苍白、四肢厥冷、尿量减少等。

2)护理体检:急性病容,呼吸浅快,鼻翼煽动,口角及鼻周有单纯性疱疹,病变广泛可出现发绀。早期无明显肺部体征,典型患者有肺实变体征,消散期可闻及湿啰音,部分可有胸膜摩擦音。

3)并发症:感染严重者可发生感染性休克。近年来较少见。

考点提示:肺炎链球菌肺炎的症状和体征及并发症的表现

(2)葡萄球菌肺炎

1)症状评估:多数起病急骤、寒战、高热(弛张热或不规则热)等毒血症状明显;咳嗽、咳脓性痰、量多、可呈血性;病情严重者可早期出现周围循环衰竭。

2)护理体检:早期可无体征。常与严重的中毒症状和呼吸道症状不平行。病变较大或融合时可有肺实变体征。

（3）心理-社会状况：由于起病急骤，全身中毒症状明显和短期内病情迅速加重，患者及家属常会出现紧张、焦虑不安，甚至恐惧等心理反应。

3. 实验室及其他检查

（1）肺炎链球菌肺炎：外周血白细胞可达$(10\sim30)\times10^9/L$，中性粒细胞达80%以上，常伴核左移和中毒颗粒，少数老年患者白细胞计数可正常或减低；痰液检查可找到成对或短链状球菌；X线表现为大片炎症浸润阴影或实变阴影。

考点提示：肺炎链球菌肺炎血常规及X线表现

（2）葡萄球菌肺炎：血常规可见白细胞计数高达$(30\sim50)\times10^9/L$，中性粒细胞可达90%以上，伴核左移和中毒颗粒；痰菌检查有革兰阳性球菌，培养可有血浆凝固酶阳性的金黄色葡萄球菌生长；胸部X线可见片状阴影，可伴有空洞及液平，病灶有多变、多样和易变的特征。

（三）护理诊断及合作性问题

1. 体温过高　与病原体引起肺部急性渗出性炎症有关。

2. 气体交换受损　与肺部炎症致呼吸面积减少和气道内分泌物增多有关。

3. 疼痛：胸痛　与肺部炎症累及胸膜有关。

4. 清理呼吸道无效　与分泌物增多、痰液黏稠有关。

5. 焦虑　与明显的全身中毒症状及剧烈的咳嗽、咳痰及胸痛有关。

6. 潜在并发症　感染性休克。

考点提示：肺炎的护理诊断及合作性问题

（四）护理目标

1. 患者体温逐渐恢复至正常范围。

2. 患者呼吸平稳，缺氧状况改善。

3. 患者能运用缓解胸痛的方法，使疼痛减轻。

4. 患者呼吸通畅，痰液变稀，显示有效咳嗽，排痰顺利。

5. 患者焦虑减轻或消失，配合治疗与护理。

（五）护理措施

1. 心理护理　护士应做好解释工作，给予心理支持，使其能配合治疗，安心养病。护士应以诚恳、和蔼的态度耐心帮助患者，使患者产生信任感和安全感。

2. 生活护理

（1）环境与体位：病室应阳光充足、空气新鲜，室内通风良好。环境整齐、清洁、安静和舒适。室温18～20℃，相对湿度55%～60%。对胸痛明显者，协助取患侧卧位。

（2）饮食护理：给予富含优质蛋白、维生素和足够热量的易消化流质或半流质饮食。多饮水，以补充丢失的水分，并有利于咳嗽、排痰。

3. 病情观察　密切观察患者的生命体征和病情变化，观察咳嗽、咳痰的情况，当出现高热骤降至常温以下、休克征象时，立即与医师联系，配合医师抢救治疗。当患者神志逐渐清醒、情绪稳定、皮肤转红、脉搏慢而有力、呼吸平稳而规则、血压回升、尿量增多，表示病情已好转。

4. 配合治疗

（1）高热护理：高热时患者应卧床休息，安置有利于呼吸的体位（半卧位或高枕卧位）。寒战时注意保暖，高热时以物理降温为主，大量出汗时应及时更换衣服和被褥，做好口腔和皮肤护理。高热消退后，鼓励患者尽早下床活动，促进康复。

（2）促进排痰：鼓励患者深呼吸，协助翻身及进行胸部叩击，指导有效咳嗽，促进排痰，以保持呼吸道通畅。痰液黏稠不易咳出时，给以雾化吸入，或遵医嘱应用祛痰剂。

（3）缓解胸痛：对胸痛明显者，协助取患侧卧位，指导患者在深呼吸和咳嗽时用手按压患侧胸部以减轻疼痛。必要时遵医嘱酌用少量镇静剂。

（4）严格按医嘱使用抗菌药物，注意药物的浓度、配伍禁忌、滴速和用药间隔时间。用药前应详细询问过敏史，以免发生意外。用药期间应注意观察疗效和药物的不良反应。

（5）感染性休克的护理：协助患者采取去枕平卧位，尽量减少搬动，适当保暖（忌用热水袋）；高流量吸氧，维持PaO_2在60mmHg以上；尽快建立两条静脉通道，遵医嘱应用平衡盐溶液补充血容量；应用5%碳酸氢钠溶液静脉滴注时，宜单独输入；应用血管活性药物时（如多巴胺），根据血压随时调整滴速，维持收缩压在90～100mmHg；输液速度不宜过快，以免引起心力衰竭和肺水肿；如血容量已补足，尿量仍小于400ml/d，比重小于1.018，应及时报告医师。

考点提示：肺炎的护理措施

（六）护理评价

患者体温是否正常；呼吸是否平稳；胸痛是否消失；痰液排除是否顺利；能否密切配合治疗与护理。

（七）健康教育

向患者介绍肺炎的基本知识，强调预防的重要性。教育其平时应注意锻炼身体，预防上呼吸道感染。注意摄取营养,增强抗病能力。纠正吸烟等不良生活习惯等诱发因素。

第5节 支气管哮喘患者的护理

案例2-5

患者,女性,15岁。呼吸困难严重发作1天,当地诊所给予泼尼松及氨茶碱口服未见好转。曾患过敏性哮喘,对花粉敏感,平时很注意,随身携带气雾剂。入院体检:体温38.5℃,呼吸30次/分。表情紧张,口唇发绀,端坐、张口呼吸,不能流畅说话。呼气时间延长,两肺闻及哮鸣音,无湿啰音。心率130次/分,律齐,无杂音,无水肿。不愿意进食,担心病情不能及时控制,询问会不会有生命危险。

问题:1. 怎样进行护理评估,还需要做哪些实验室及其他检查?

2. 应作出哪些护理诊断?目前最主要的护理问题是什么?

3. 患者是否需要入重症病房抢救,护士应做好哪些抢救准备?

(一)概述

1. 概念 支气管哮喘(简称哮喘)是一种以嗜酸粒细胞和肥大细胞等多种炎性细胞参与的气道慢性炎症,这种慢性炎症导致气道反应性增高,并引起广泛的、可逆性气道阻塞。

考点提示:支气管哮喘的概念

2. 病因及发病机制 研究显示哮喘是多基因遗传同时受环境因素的影响而发生。目前认为是呼吸道炎症、变态反应、气道高反应性及神经因素相互作用,引起支气管平滑肌痉挛、黏膜肿胀和分泌亢进,导致气道可逆性痉挛、狭窄而引起哮喘发生。

3. 临床特征 典型表现为发作性呼气性呼吸困难,咳嗽,伴有哮鸣音。发作缓解后可无任何症状和体征。根据病因不同分为:外源性哮喘、内源性哮喘、混合性哮喘3类。

考点提示:支气管哮喘的临床特征

4. 治疗原则及预后 目前无特效治疗方法。哮喘治疗的目的是控制症状,减少发作,提高患者的生活质量。消除导致哮喘的过敏原及刺激物,是防治哮喘最有效的方法。β_2受体激动剂是控制哮喘急性发作症状的首选药物。糖皮质激素用于控制重症哮喘发作最有效药物。

考点提示:支气管哮喘的治疗

(二)护理评估

1. 健康史、致病因素 详细询问与哮喘有关的病因与诱因:有无滥用化妆品、饲养宠物、房屋装修、吸烟、酗酒;吸入花粉、烹调香味、虫螨、动物的毛、屑等;有无呼吸道感染史;有无鱼、虾、蛋、牛奶等食物史;有无阿司匹林、β受体阻滞剂、抗生素等药物过敏史及摄入史;有无情绪波动、紧张不安等精神因素的存在和影响;了解患者的职业,是否接触刺激性气体、化学物质、工业有机物等职业致敏原;了解哮喘发作是否与气候有关。

考点提示:支气管哮喘的致病因素

2. 身心状况

(1)症状评估:哮喘发作前常有鼻、眼睛发痒、打喷嚏、流泪、咳嗽等先兆症状。随后出现典型症状表现为发作性伴哮鸣音的呼气性呼吸困难或发作性胸闷、咳嗽。病情严重时采取被迫坐位或端坐呼吸,有干咳或咳大量白色泡沫痰。可在数分钟内发作,历经数小时至数天,用支气管舒张药后缓解或自行缓解。在夜间及凌晨发作或加重是哮喘的特征之一。

考点提示:哮喘的典型症状

链接

支气管哮喘病情分度

1. 轻度 行走时感气促,可平卧,说话成句,心率<100次/分,应用一般支气管舒张剂症状能得到控制,两次发作间无症状。

2. 中度 稍事活动感到明显气短,喜坐位,说话呈半句或断断续续,日常生活受限,心率100~120次/分,支气管舒张剂治疗后症状不能完全缓解。

3. 重度 休息时亦明显气促,端坐呼吸,常焦虑或烦躁不安,说话呈单字,日常生活明显受限,大汗淋漓,心率>120次/分,有奇脉、发绀,一般支气管舒张剂无效,需糖皮质激素治疗。

4. 危重 患者出现嗜睡或意识障碍,不能讲话,呼吸音、哮鸣音减弱或消失,胸腹矛盾运动,心动过缓,血压下降,严重脱水,有时严重发作可持续1~2天称为"重症哮喘"。

(2)护理体检:哮喘发作时,胸部饱满,呈过度充气状态,双肺叩诊呈过清音,两肺散在或布满哮鸣音,呼气相延长。重症哮喘常呈痛苦表情、端坐位、颈静脉怒张,心率增快、奇脉、发绀。严重哮喘发作时,哮鸣音可不出现,称为寂静胸。非发作期可无阳性体征。

考点提示:哮喘的体征

(3)并发症:发作时可并发气胸、肺不张;长期反复发作和感染可并发慢性支气管炎、肺气肿和肺源性心脏病。

（4）心理-社会状况：因哮喘发作时出现呼吸困难、濒死感而导致患者焦虑甚至恐惧的心理反应。

3．实验室及其他检查

（1）痰液检查：涂片可见大量嗜酸粒细胞。

（2）肺功能检查：哮喘发作时各项有关呼气流速指标均显著下降，第1秒用力呼气量（FEV_1）、第1秒用力呼气量占用力肺活量百分比值（$FEV_1/FVC\%$）和呼气峰值流速（PEF）均减少。缓解期上述指标可逐渐恢复。

（3）动脉血气分析：哮喘严重发作时，PaO_2降低。伴过度通气可使$PaCO_2$下降，pH上升，表现呼吸性碱中毒。病情进一步发展气道阻塞严重时，缺氧加重并出现二氧化碳潴留，$PaCO_2$上升，表现为呼吸性酸中毒。

（4）胸部X线检查：哮喘发作时，两肺透亮度增加，呈过度充气状态。缓解期无明显异常。

（5）特异性变应原的检测：有助于对患者的病因诊断，避免或减少对该致敏因素的接触。

（三）护理诊断及合作性问题

1．清理呼吸道无效　与支气管平滑肌痉挛、分泌物增多、黏稠有关。

2．低效性呼吸型态　与支气管平滑肌痉挛、气道炎症的气道高反应性有关。

3．焦虑或恐惧　与哮喘发作时呼吸困难、濒死感及反复发作有关。

4．潜在并发症　自发性气胸、肺气肿、肺不张、支气管扩张症、慢性肺源性心脏病。

考点提示：哮喘的护理诊断及合作性问题

（四）护理目标

1．能有效咳嗽、顺利排痰。

2．能维持最佳呼吸型态、呼吸困难缓解、能平卧。

3．情绪稳定。

（五）护理措施

1．心理护理　哮喘发作时患者常有精神紧张、烦躁，甚至出现恐惧心理，医护人员应陪伴在患者床旁，安慰患者，提供良好的心理支持，使其产生信任和安全感。

2．生活护理

（1）环境与体位：应保持室内空气流通、新鲜，温度、湿度适宜。改善环境，避免过敏原，防止尘土飞扬，室内不宜放置花草，忌用羽毛枕头、羊毛毯等。安排舒适的坐位或半卧位，充分休息。

（2）饮食护理：给予营养丰富、高维生素清淡的流质或半流质饮食，多吃水果和蔬菜，禁食可能诱发哮喘发作的食物，如鱼、虾、蛋等。

3．病情观察　根据病情，定期监测血压、脉搏、呼吸、心率；哮喘常在夜间或清晨发作，夜班护士应加强巡视和观察。严密观察患者神志、面容、出汗、发绀及呼吸困难的程度，及时发现呼吸衰竭、自发性气胸的征兆，并协助医师抢救。

4．配合治疗

（1）保持情绪稳定，必要时遵医嘱给予地西泮，但禁用抑制呼吸的镇静剂，如吗啡。

（2）协助排痰，改善呼吸，注意哮喘患者不宜用超声雾化吸入。

（3）正确给氧，重症哮喘遵医嘱给予持续低流量鼻导管吸氧，以免二氧化碳潴留。

（4）按医嘱使用支气管解痉药物、抗炎药物及补充液体，并注意观察疗效和不良反应。对于重度、危重哮喘患者使用氨茶碱静脉注射时，一定要稀释后缓慢注射，注射时间应大于10分钟，以免因用量过大或静脉注射过快引起恶心、呕吐、心律失常、血压下降、兴奋呼吸中枢，甚至引起抽搐而致死等不良反应。发热、妊娠、小儿或老年，有肝、心、肾功能障碍及甲状腺功能亢进者应慎用。

考点提示：哮喘的护理措施

🔍 **链接**

正确使用气雾剂

取下气雾剂保护盖充分振摇；双唇紧包气雾剂接口平静呼吸；深吸气（吸气起始揿压气雾剂瓶开关）深深吸入药液，移开气雾剂瓶；尽量长屏气，最好10秒后再呼气。

（六）护理评价

显示是否有效咳嗽；是否维持最佳呼吸和情绪是否稳定。

（七）健康教育

1．向患者介绍哮喘的基本知识。

2．协助安排生活起居，指导摄入营养丰富的清淡饮食，避免牛奶、蛋、鱼、虾等易过敏的食物及胡椒、生姜等刺激性食物，嘱戒烟酒，尽量不用可能诱发哮喘的药物，如阿司匹林、吲哚美辛、普萘洛尔等。

3．告知患者及其家属应保持室内空气新鲜，不宜放花草，不要饲养猫、狗、鸟等动物，不要使用地毯、羊毛毯、羽毛枕，不穿羽绒衣。

4．阐明哮喘发病与精神因素和生活压力的

关系。

5. 嘱患者随身携带止喘气雾剂,出现哮喘发作先兆时,应立即吸入并保持平静。

6. 指导患者有计划地进行体育锻炼和耐寒锻炼,增强抵抗力,减少复发。避免接触过敏原及非特异性刺激物。

7. 在发作季节前使用免疫增强剂,有哮喘发作及时就医。

考点提示:哮喘的健康教育

第6节 支气管扩张症患者的护理

案例 2-6

患者,男性,24岁。5年来反复咳嗽、咳痰,常在感冒后加重,痰为黄色脓痰,量较多;偶有咯血,咯血量不等,从痰中带血到咯血100ml以上不等。近3天来,因"感冒"再次加重,咳嗽、咳黄痰,伴发热,最高体温达39.4℃;咯血每日30～40ml。查体:杵状指(趾),左下肺可闻及水泡音,X线胸片示左下肺野肺纹理增粗,紊乱呈卷发样,末梢血白细胞计数及中性粒细胞分类均增高。

问题: 1. 为明确诊断还可采取哪些检查?

2. 作为责任护士,请列出具体的护理措施。

(一)概述

1. **概念** 支气管扩张症是由于支气管及其周围组织的慢性炎症,致支气管管壁破坏和管腔持久扩张和变形的一种慢性支气管疾病。

2. **病因及发病机制** 支气管扩张症的主要病因是支气管-肺组织感染和支气管阻塞。两者相互作用破坏了支气管壁,尤其是平滑肌和弹性纤维,削弱了管壁的支撑作用,周围肺组织纤维化,牵拉支气管管壁,使其变形扩张。其中婴幼儿时期支气管-肺组织感染是支气管扩张症最常见的病因。好发部位是左下叶。

3. **临床特征** 本病典型的症状为慢性咳嗽、咳大量脓痰,反复咯血以及继发肺部感染。

4. **治疗原则及预后** 治疗原则是促进痰液引流和防治呼吸道感染。对药物治疗不易控制,反复大咯血者,可选择手术治疗。本病的发病率已明显下降,经合理的治疗多数患者预后良好,少数患者可因大咯血、继发肺心病等而死亡。

(二)护理评估

1. **健康史、致病因素** 询问婴儿时期是否曾患百日咳、麻疹、支气管肺炎等疾病;有无肺结核、呼吸道感染反复发作史;了解有无支气管异物、肿瘤等阻塞或压迫支气管;是否有先天性支气管发育缺陷、遗传因素、免疫功能失调等病史。

2. **身心状况**

(1)症状评估:本病呈慢性经过,起病多在儿童期或青年期。

1)慢性咳嗽、咳大量脓痰:咳痰、痰量与体位改变有关,晨起或夜间卧床变换体位时咳嗽、咳痰加重。伴急性呼吸道感染时,痰量增多且呈黄绿色脓痰,每日可达数百毫升,静置后痰液有分层现象:上层为泡沫,中层为混浊黏液,下层为脓液及坏死组织。

链接 为什么支气管扩张症患者的咳嗽咳痰与体位有关?

支气管扩张感染后,管壁黏膜被破坏丧失了清除分泌物的功能,导致分泌物积聚;当体位变化时,分泌物受重力作用而移动,当接触并刺激到正常的黏膜时,引起咳嗽,使大量痰液咳出。

---

2)反复咯血:50%～70%的患者有程度不同的咯血,可以为痰中带血,亦可为大量咯血,咯血量与病情严重程度及病变范围不完全一致。部分患者仅有反复咯血的表现,称为"干性支气管扩张症"。

3)反复肺部感染:同一肺段反复发生肺炎并迁延不愈。

4)慢性感染中毒症状:可出现发热、乏力、食欲减退、消瘦、贫血等症状。

(2)护理体检:早期多无明显体征,病情重或继发感染时常可闻及下胸部及背部局限性、固定性湿啰音,部分患者伴有杵状指(趾)。

考点提示:支气管扩张症典型症状和体征

(3)并发症:大咯血易出现窒息,病变严重而广泛易出现肺气肿、肺心病等。

(4)心理-社会状态:由于本病迁延不愈,反复发作或并发大咯血,所以评估患者是否出现焦虑甚至恐惧的心理反应。

3. **实验室及其他检查**

(1)血常规:急性感染时,血白细胞总数和中性粒细胞计数增多。

(2)影像学检查:对支气管扩张症的诊断具有重要意义。典型X线表现为轨道征和卷发样阴影,感染时阴影内出现液平面。胸部CT检查显示管壁增厚的柱状扩张或成串成簇的囊状改变。支气管碘油造影可明确病变部位、性质、范围及程度,为手术治疗提供依据。

(3)纤维支气管镜检查:有助于发现部分患者的

出血部位和阻塞原因。

（三）护理诊断及合作性问题

1. 清理呼吸道无效　与痰多黏稠、咳嗽无力、体位不当致无效咳嗽有关。

2. 恐惧　与大咯血、反复咯血及担心预后差有关。

3. 营养失调:低于机体需要量　与反复感染导致机体消耗增加有关。

4. 潜在并发症　窒息。

（四）护理目标

1. 能掌握有效排痰技巧,正确进行体位引流,痰液能顺利排出。

2. 恐惧感减轻或消失,情绪稳定。

3. 营养失调改善,体重维持在理想范围。

4. 咯血减轻或停止,无窒息发生。

（五）护理措施

1. 心理护理　向患者介绍疾病的相关知识,解释肺部反复感染的原因及防治措施,减轻其紧张、恐惧心理,增强战胜疾病的信心。

2. 生活护理

（1）环境与体位:保持室内空气流通,维持适宜的温度和湿度。急性感染或咯血时应卧床休息,大咯血时患者应绝对卧床休息,取患侧卧位。

（2）饮食护理:给予高热量、高蛋白、高维生素饮食,以补充机体的消耗,增强抵抗力。保证摄入足够的水分,每日饮水量应在 1500~2000 ml,充足的水分有利于痰液的稀释,易于咳出。保持口腔清洁,咳痰后用清水或漱口剂漱口。

3. 病情观察　密切观察咳嗽、咳痰、咯血情况,观察咳痰与体位的关系,记录 24 小时痰液排出量。观察生命体征,及时发现窒息先兆症状,并立即报告医师配合处理。

4. 配合治疗

（1）体位引流:是利用重力作用使呼吸道内的分泌物排出体外,又称重力引流。

1）方法:①根据病变部位采取适当体位。原则上抬高患肺的位置,使引流支气管开口向下(图 2-2)。②根据病变部位、病情和患者体力,每日 1~3 次,每次 15~20 分钟,一般在餐前引流。③痰液黏稠不易引流时,可先用生理盐水超声雾化吸入或蒸气吸入,并可加入庆大霉素、α-糜蛋白酶、$β_2$ 受体激动剂等药物,使痰液变稀,防止支气管痉挛。④引流期间鼓励患者有效咳嗽,间歇做深呼吸,同时轻叩患者背部以提高引流效果。⑤引流后嘱患者休息,给予清水或漱口剂漱口,去除痰液气味,保持口腔清洁,减少呼吸道感染机会。观察痰液情况,记录排出的痰量及性质,观察生命体征和肺部呼吸音及啰音的变化,观察治疗效果。

2）注意事项:①引流宜在餐前 1 小时进行,避免引流诱发呕吐。②患者痰量较多时,应注意将痰液逐渐咳出,以防发生痰量过多涌出而窒息。

3）适应证:①慢性支气管炎、支气管扩张、肺脓肿、肺结核等有大量痰液而排出不畅的患者。②支气管碘油造影术前后。

4）禁忌证:①呼吸功能不全、有明显呼吸困难和发绀者。②近 1~2 周内曾有大咯血史者。③严重心血管疾病或年老体弱不能耐受者。

（2）指导有效咳嗽:参见本章第 2 节。

（3）咯血的护理:参见本章第 2 节。

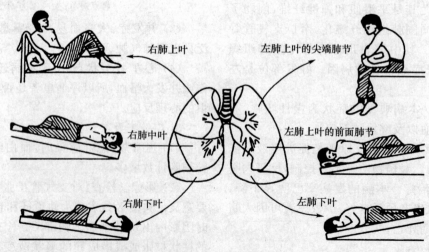

右肺上叶　　左肺上叶的尖端肺节

右肺中叶　　左肺上叶的前面肺节

右肺下叶　　左肺下叶

图 2-2　体位引流

（六）护理评价

患者能否掌握有效排痰技巧；咯血是否减轻或停止；是否能很好配合治疗和护理。

（七）健康教育

1. 向患者及家属介绍呼吸道感染、支气管阻塞与支气管扩张的发生、发展存在着密切的关系。

2. 培养患者自我保健的意识能力，让患者及家属了解体位引流与抗菌药物治疗同样重要。

3. 生活起居要有规律，注意劳逸结合。

4. 说明营养的补充对机体康复的重要意义。使患者能主动摄取必须的营养素，以增强机体的抗病力。

第7节　慢性支气管炎、阻塞性肺气肿患者的护理

案例 2-7

患者，男性，61岁。慢性咳嗽、咳痰20年，活动后气短3年，加重1周入院。3年前在劳动或上楼时出现气短，2年来平地走路快时也感气短；1周前受凉感冒后上述症状加重。吸烟史20年。体格检查：胸廓呈桶状，呼吸运动减弱，叩诊过清音，肺下界下移，听诊呼吸音减弱，并可闻及少许水泡音。X线示两肺透光度增强，肺纹理增粗、紊乱。

问题：1. 该患者主要的护理诊断及合作性问题有哪些？

2. 根据病情列出具体的护理措施。

3. 说出预防本病加重的主要措施是什么。

（一）概述

1. 概念　慢性支气管炎（简称慢支）是指气管、支气管黏膜及其周围组织的慢性非特异性炎症。长期反复发作可并发阻塞性肺气肿。阻塞性肺气肿（简称肺气肿）是指终末细支气管远端（呼吸细支气管、肺泡管、肺泡囊和肺泡）的气道弹性下降，肺组织过度充气、膨胀、肺容量增大或同时伴有气道壁结构的破坏。当慢性支气管炎或（和）阻塞性肺气肿患者肺功能检查出现气流受限，并且不能完全可逆时称为慢性阻塞性肺疾病（简称慢阻肺，COPD）。

考点提示：COPD 的概念

2. 病因

（1）吸烟：是重要的发病因素，吸烟的时间越长、吸烟量越大、慢支的发病率越高。吸烟者患慢支是非吸烟者的2倍。烟草中焦油、尼古丁等化学物质，可损伤气道上皮细胞，使气道净化能力减弱，容易继发

感染。

（2）感染：长期反复病毒或细菌感染，是慢支发生、发展的重要因素。反复感染可破坏气道正常结构，使气道防御功能下降。

（3）职业粉尘、化学物质及空气污染：可损伤气道黏膜，使纤毛清除功能下降，黏液分泌增加，易合并感染。

考点提示：慢支、肺气肿的病因

3. 临床特征　慢性支气管炎以咳嗽、咳痰或伴喘息为主，慢性支气管炎合并肺气肿时在原有的咳嗽、咳痰、喘息的基础上出现逐渐加重的呼吸困难及肺气肿的体征。

考点提示：慢支、肺气肿的临床特征

4. 治疗原则及预后　慢性支气管炎急性发作期的治疗原则以控制感染、祛痰为主，伴喘息时可予解痉平喘。当合并肺气肿时，应加强呼吸功能锻炼。阻塞性肺气肿一旦形成，易发展为慢性肺源性心脏病，预后较差。

（二）护理评估

1. 健康史、致病因素　详细询问患者吸烟史，工作环境中有无接触职业粉尘或化学物质，发病是否与寒冷季节或气候变化有关。对于肺气肿患者还应询问患者有无慢性支气管炎、肺疾病史。

2. 身心状况

（1）症状评估：慢性支气管炎起病缓慢，病程长，常在冬春寒冷季节发作或加重，夏季气候转暖时多自行缓解或减轻。病情重时一年四季均有症状。

1）慢性咳嗽：常清晨咳嗽较重，白天较轻；晚间睡前有阵咳。

2）咳痰：以清晨较多，一般为白色黏液或浆液泡沫痰，偶带血丝。合并细菌感染，痰量增多且呈脓痰。

3）喘息或胸闷：部分患者或急性加重时出现。

4）呼吸困难：早期仅在劳动、上楼或爬坡等重体力活动时出现；以后逐渐加重，日常活动或休息时也会出现；是 COPD 的标志性症状。

（2）护理体检：早期无明显体征，慢性支气管炎急性发作期肺部可闻及湿啰音，有喘息时可闻及哮鸣音及呼气延长。肺气肿体征：桶状胸、呼吸运动减弱，触觉语颤减弱，叩诊呈过清音、肺下界和肝浊音界下降，呼吸音减弱、呼气时间延长，心音遥远。

（3）心理-社会状况：慢性阻塞性肺疾病由于病程长，反复发作，病情逐渐加重，患者常情绪低落。

3. 实验室及其他检查

（1）血常规检查：急性发作时血白细胞总数和中性粒细胞增多。

（2）X线检查：①慢性支气管炎X线改变：肺纹理增多、增粗、紊乱。②肺气肿X线改变：胸廓扩张、肋间隙增宽、肋骨走向水平，两肺透亮度增加，肺纹理稀疏，膈肌下移，心影狭长。

（三）护理诊断及合作性问题

1. 气体交换受损 与呼吸道阻塞、肺组织弹性降低、通气功能障碍、肺泡呼吸面积减少有关。

2. 清理呼吸道无效 与痰液黏稠、咳嗽无力、支气管痉挛有关。

3. 活动无耐力 与肺功能减退引起慢性缺氧，导致活动时供氧不足有关。

4. 营养失调：低于机体需要量 与呼吸道感染致消耗增加而摄入不足有关。

5. 焦虑 与病程长、反复发作或缺乏有关信息有关。

6. 潜在并发症 自发性气胸、呼吸衰竭、肺源性心脏病。

考点提示：慢支、肺气肿的护理诊断及合作性问题

（四）护理目标

1. 学会有效的呼吸技术，呼吸困难减轻或消失。

2. 显示出有效咳嗽，痰液能顺利排出，保持呼吸道通畅。

3. 活动时耐力增强。

4. 食欲增进，摄入的热量能满足机体的需要。

5. 病情好转，焦虑减轻或消失，情绪稳定。

（五）护理措施

1. 心理护理 向患者介绍目前的病情、程度及与疾病相关的知识，应帮助患者消除焦虑、缓解压力。积极协助患者取得家庭和社会的支持，增强患者战胜疾病的信心。

2. 生活护理

（1）环境与体位：改善环境，避免有害的理化因素刺激；注意保暖，适当活动，协助患者取舒适的体位，如半卧位，以改善呼吸困难。

（2）饮食护理：应重视营养摄入，反复呼吸道感染和呼吸困难使能量消耗增加，体重指数下降是肺气肿患者死亡的危险因素。应给予高热量、高蛋白、高维生素、低盐、清淡易消化饮食。避免食用易引起便秘的食物，如油煎食物、干果、坚果等。避免食用汽水、啤酒、豆类、马铃薯和胡萝卜等易产气食品，防止便秘、腹胀而影响呼吸。少食用易造成痰液黏稠的高糖食物。

考点提示：慢支、肺气肿的饮食护理

3. 病情观察 观察并记录患者咳嗽、咳痰、呼吸困

难的程度及全身的表现；监测患者的生命体征，血气分析的结果等。如有异常，及时报告医师并协助处理。

4. 配合治疗

（1）氧疗护理：按医嘱合理给氧，以提高动脉血氧分压、纠正缺氧和改善呼吸功能。采用鼻导管或面罩给氧，应持续（氧疗时间≥15h/d）、低流量（1～2L/min）、低浓度（25%～29%）吸氧。注意观察氧疗效果，PaO_2 维持在60mmHg或略高即可，能够在改善缺氧的同时，防止因缺氧纠正，解除了低氧对外周化学感受器的刺激，使呼吸中枢受到抑制。

考点提示：COPD氧疗的护理

（2）遵医嘱使用抗感染、祛痰、镇咳、解痉平喘等药物，观察药物疗效及不良反应。

（3）呼吸功能锻炼：指导稳定期患者坚持正确、有效地进行缩唇呼吸和腹式呼吸训练。

1）缩唇呼吸：吸气时用鼻吸，呼气时将口唇缩成吹笛子状，气体经缩窄的口唇缓慢呼出称缩唇呼吸。缩唇呼吸可增加肺气肿患者呼气时气道内压力，防止小气道过早塌陷闭合，减少肺内残气量。训练方法如下：用鼻吸气用口呼气，呼气时口唇缩拢成吹口哨状，持续缓慢呼气，同时收缩腹部。吸与呼时间之比为1:（2～3）。缩唇大小程度与呼气流量，以能使距口唇15～20cm处，与口唇等高水平的蜡烛火焰随气流倾斜又不至于熄灭为宜（图2-3）。

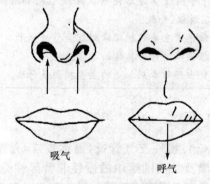

图2-3 缩唇呼吸锻炼

2）腹式呼吸：肺气肿患者呼吸幅度浅，呼吸效率低。让患者作深而慢的腹式呼吸，通过膈肌和腹肌的主动舒张与收缩，使肺泡通气量增加，改善通气/血流比值。训练方法如下：①体位，开始训练时以半卧位，膝半屈曲最适宜。立位时上半身略向前倾，可使腹肌放松，全身肌肉特别是辅助呼吸肌尽量放松，情绪安定，平静呼吸。②呼吸训练，用鼻吸气，经口呼气，呼吸要缓慢均匀，吸气时腹肌放松，腹部鼓起；呼气时腹肌收缩，腹部下陷。开始训练时，患者可将一手放在腹部，一手放在前胸，以感知胸腹起伏，呼吸时应使胸廓保持最小的活动度，吸与呼时间比例为1:（2～3），

每分钟10次左右,每日训练2次(图2-4)。

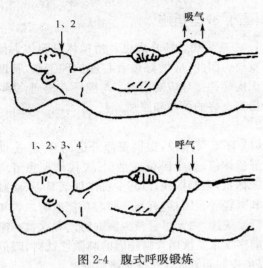

图2-4 腹式呼吸锻炼

(六) 护理评价

呼吸困难是否减轻或消失;患者能否顺利排出痰液;缺氧是否改善;是否学会有效的呼吸技术,摄入的热量能否满足机体的需要;情绪是否稳定。

(七) 健康教育

避免有害烟雾及刺激性气体,戒烟酒;防寒保暖,坚持锻炼,预防上呼吸道感染;坚持进行呼吸功能锻炼;坚持家庭氧疗;在发作季节前注射疫苗、核酸等,可提高机体免疫力;病情变化时及时就诊。

第8节 慢性肺源性心脏病患者的护理

案例2-8

患者,女性,68岁。慢性咳嗽、咳痰20余年,活动后气短7年,双下肢水肿1年,加重1周。查体:口唇发绀,神志恍惚,心率124次/分,桶状胸,双下肺可闻及干湿啰音,双下肢中度指凹性水肿。

问题:1. 该患者最可能的诊断是什么?

2. 作为责任护士,请列出护理诊断及合作性问题。

(一) 概述

1. 概念 慢性肺源性心脏病(简称肺心病)是由于支气管、肺、肺血管或胸廓的慢性病变引起肺组织结构和(或)功能异常,导致肺血管阻力增加,肺动脉压力增高,使右心室扩张或(和)肥厚,伴或不伴右心衰竭的心脏病。

2. 病因及发病机制 病因主要为支气管、肺疾病,以COPD多见(占80%~90%),其次为支气管哮喘、支气管扩张、重症肺结核等;其他如胸廓运动障碍性疾病、肺血管疾病等也可引起。上述多种因素导致肺功能和结构发生不可逆改变,同时反复发生的气道感染和低氧血症,导致一系列体液因子和肺血管的变化,使肺血管阻力增加,肺动脉血管的结构重塑,产生肺动脉高压;继而引起右心室肥厚、扩张,导致右心衰竭。呼吸道感染是导致肺心病病情加重的最常见诱因。

3. 临床特征 根据心、肺功能将病程分为代偿期和失代偿期。①代偿期:以肺动脉高压、右心室肥厚、扩大为主要表现。②失代偿期:表现为呼吸衰竭和右心衰竭症状和体征。严重时可以并发肺性脑病、电解质紊乱、消化道出血、弥散性血管内凝血(DIC)等。

考点提示:肺心病的临床特征

4. 治疗原则及预后 在急性加重期应积极控制感染;保持气道通畅、改善呼吸功能;纠正缺氧和二氧化碳潴留;纠正呼吸衰竭和心力衰竭、防治并发症。在缓解期应长期家庭氧疗、呼吸锻炼,增强患者的免疫功能。多数患者预后不良,本病病死率为10%~15%。

(二) 护理评估

1. 健康史、致病因素 询问有无COPD及其他慢性呼吸道疾病史,询问有无胸廓运动障碍性疾病、肺血管疾病病史。询问有无导致病情加重的诱因。

2. 身心状况

本病发展缓慢,除原有肺、胸疾病的各种症状和体征外,主要是逐渐出现肺、心功能不全以及其他器官损害的征象。根据肺、心功能代偿情况将其分为代偿期与失代偿期。

(1) 肺、心功能代偿期:主要为原发病的表现,如慢性咳嗽、咳痰、气促、活动后心悸、呼吸困难及活动耐力下降。体检:肺气肿体征明显,合并感染时有干湿啰音。肺动脉瓣区第二心音亢进,提示肺动脉高压。三尖瓣区出现收缩期杂音或剑突下心脏搏动增强,提示有右心室肥厚。

(2) 肺、心功能失代偿期:主要表现为呼吸衰竭和心力衰竭。①呼吸衰竭:是失代偿期最突出的表现,多由呼吸道感染诱发。患者表现为呼吸困难加重;缺氧合并二氧化碳潴留时对全身多系统、器官影响的相应表现(详见呼吸衰竭)。体检:皮肤、黏膜发绀,球结膜充血、水肿,病情加重时可有视网膜血管扩张、视乳头水肿等颅内压升高的表现。高碳酸血症时可出现周围血管扩张,如皮肤潮红、多汗。②心力衰竭:主要为右心衰竭,表现为双下肢水肿、心悸、食欲减退、腹胀等。体检:颈静脉怒张、心率快、剑突下可闻及收缩期吹风样杂音、肝大、肝颈静脉回流征阳性，下肢水肿，严重时可有腹水。

考点提示：肺心病的失代偿期的护理评估

（3）并发症

1）肺性脑病：因呼吸功能不全导致缺氧，二氧化碳潴留而引起的神经精神症状称为肺性脑病。患者有头痛、神志恍惚、白天嗜睡、夜间兴奋，加重时出现谵妄、肌肉抽搐，直至昏迷。肺性脑病是肺心病患者死亡的首要原因。

2）电解质紊乱、酸碱平衡失调：以呼吸性酸中毒最为常见。

3）消化道出血：严重缺氧和二氧化碳潴留使胃肠道黏膜充血水肿、糜烂，易形成溃疡。

（4）心理-社会状况：由于肺心病病程长，反复急性发作，病情逐渐加重，给患者及家庭带来较重的经济负担和精神压力，患者常情绪低落，甚至对治疗丧失信心。

3. 实验室及其他检查

（1）血常规：血红细胞和血红蛋白可升高；合并感染时，白细胞总数及中性粒细胞增加。

（2）动脉血气分析：可出现低氧血症或伴高碳酸血症，当 $PaO_2 < 60mmHg$ 伴或不伴 $PaCO_2 > 50mmHg$，说明有呼吸衰竭存在。

（3）X线检查：可见右下肺动脉干扩张，肺动脉段凸出和右心室肥大征象。

（4）心电图检查：右心室肥大、右心房肥大的表现，如电轴右偏、右室高电压、肺型 P 波等。

（三）护理诊断及合作性问题

1. 气体交换受损　与肺通气和换气功能障碍，肺血管阻力增高有关。

2. 体液过多　与钠水潴留，心肌收缩力下降、心排血量减少有关。

3. 清理呼吸道无效　与呼吸道感染、痰液过多而黏稠有关。

4. 活动无耐力　与缺氧、心功能减退有关。

5. 睡眠型态紊乱　与肺心功能严重损害，心理压力大及环境因素有关。

6. 潜在并发症　肺性脑病，水电解质紊乱及酸碱平衡失调，消化道出血。

考点提示：肺心病护理诊断及合作性问题

（四）护理目标

1. 患者呼吸困难缓解，动脉血气分析结果正常。

2. 水肿减轻或消失。

3. 显示有效咳嗽，痰液量减少。

4. 缺氧有所改善，活动耐力增加。

5. 睡眠良好，情绪稳定。

（五）护理措施

1. 心理护理　肺心病患者精神休息和体力休息同等重要。因此，应做好患者心理护理工作，帮助患者认识疾病并指导应对措施。与照顾者沟通，争取使患者得到良好的关注和照顾。

2. 生活护理

（1）环境与体位：提供安静舒适的环境，协助患者取舒适体位，如半卧位或坐位；失代偿期患者应绝对卧床休息，限制探视，以减少机体耗氧量，从而减慢心率和减轻呼吸困难，有利于肺心功能改善。告知患者生活要规律，白天尽量减少睡眠时间和次数。避免在睡前多饮水及饮用含咖啡因的刺激性饮料，睡前排尿，以免夜间频繁起床排尿影响睡眠。

（2）饮食护理：提供高热量、高蛋白、富含维生素、清淡易消化、低盐的饮食，防止便秘而避免加重心脏负担。

3. 病情观察　密切观察病情变化，根据病情定时测量并记录患者的生命体征、意识状态的变化，咳嗽、咳痰、呼吸困难和发绀的程度，定时监测血气分析。如有尿量减少、下肢水肿、心悸、腹胀、腹痛等提示有右心衰竭的可能；如发现患者注意力不集中、烦躁不安、神志恍惚为肺性脑病的先兆，应立即报告医师并协助抢救。

4. 配合治疗

（1）及时清除痰液，改善肺泡通气：对体弱卧床、痰多而黏稠的患者，宜每2～3小时帮助翻身1次，同时鼓励患者咳嗽，并在呼气期给予拍背，促进痰液排出。对神志不清者，可进行机械吸痰，需注意无菌操作，抽吸压力要适当，动作轻柔，每次抽吸时间不超过15秒，以免加重缺氧。

（2）氧疗的护理：给予持续低流量、低浓度吸氧，以免高深度吸气抑制自主呼吸，加重二氧化碳潴留。严重呼吸困难患者可通过面罩或呼吸机给氧。

（3）水肿患者的护理：宜限制水钠摄入；做好皮肤护理；正确记录24小时出入液量，每日测体重1次；遵医嘱应用利尿剂，注意观察水肿严重程度的变化。

（4）遵医嘱给予祛痰、平喘、抗感染的药物并观察药物的疗效及不良反应。利尿剂应以缓慢、少量和间歇用药为原则。烦躁不安时切勿随意使用镇静安眠药，以免诱发或加重肺性脑病。患者可因缺氧和感染对洋地黄类药物耐受性降低，易发生中毒，用量宜少，一般为常规剂量的 1/2～2/3，如毒毛花苷 K0.125～0.25mg，或毛花苷丙 0.2～0.4mg 加于 10% 葡萄糖溶液内缓慢静脉注射。

考点提示：肺心病患者的护理措施

（六）护理评价

患者呼吸困难缓解；血气分析结果正常；痰液量减少；活动能力增强；水肿减轻或消失。

（七）健康教育

1. 向患者及家属介绍疾病发生、发展过程，积极防治引起本病加重的诱发因素，尤其是呼吸道感染。鼓励患者戒烟，注意保暖，合理饮食，增强体质。

2. 指导患者加强呼吸肌锻炼，如腹式呼吸和缩唇呼吸；全身锻炼，如进行呼吸操和有氧活动；耐寒锻炼，如用冷水洗脸和洗鼻等。

3. 指导患者合理用药，坚持家庭氧疗，出现病情变化及时就医。

第9节　肺结核患者的护理

案例2-9

患者，女性，23岁。因低热、乏力、咳嗽，伴食欲减退、消瘦1个月，2小时前突然咯血约100ml入院。查体：体温38.1℃，神志清楚，表情紧张。右锁骨上可闻及湿啰音。胸片示右上肺片状阴影，中间可见一透亮区。

问题：1. 最可能的临床诊断是什么？

2. 列出主要的护理诊断及合作性问题。

3. 健康教育的要点是什么？

（一）概述

1. **概念**　肺结核是结核分枝杆菌感染引起的慢性呼吸道传染病。结核杆菌可累及全身多个器官，但以肺部最常见。我国结核病疫情呈"三高一低"的特点，即高感染率、高患病率、高耐药率、低递减率。

2. 病因及发病机制

（1）**结核杆菌**：分为人型、牛型、冷血动物型和鼠型4种类型，对人致病的主要是人型结核杆菌。结核杆菌为需氧菌，生长缓慢，具有抗酸性，可抵抗盐酸、乙醇的脱色作用，所以又称抗酸杆菌。对干燥、冷、酸、碱等理化因素的抵抗力强。但在太阳光直射2～7小时、紫外线照射30分钟、70％乙醇溶液消毒2分钟，可被杀灭。对于痰中排菌的肺结核患者的痰液最简易的灭菌方法是将痰吐在纸上直接焚烧。

考点提示：结核分枝杆菌的特性

（2）**传染途径**：肺结核主要的传染源为痰中排菌的肺结核患者（尤其是痰涂片阳性，未经治疗者），主要传播途径是呼吸道飞沫传播，其次是经消化道感染。

考点提示：肺结核的主要传染源及传播途径

（3）**发病机制**：人体感染结核杆菌后是否发病，与感染结核杆菌的数量、毒力和人体免疫力及变态反应有关。人体对结核杆菌的免疫力分为非特异性免疫力和特异性免疫力。前者通过先天获得，又称先天性免疫；后者是通过接种卡介苗或感染结核杆菌后获得的，又称后天性免疫；特异性免疫力强于非特异性免疫力，但两种免疫力对结核病的防护作用都是相对的。结核杆菌侵入人体后4～8周，机体组织对结核杆菌及其代谢物所发生的敏感反应属于第Ⅳ型（迟发型）变态反应。

3. **临床特征**　有午后低热、乏力、盗汗、食欲减退、体重减轻、月经失调等全身中毒症状和咳嗽、咳痰、咯血、胸痛、呼吸困难等呼吸系统表现。

考点提示：肺结核的临床特征

4. **治疗原则及预后**　抗结核药物的合理应用对结核病的控制起决定性作用。凡是活动性肺结核患者均须进行抗结核药物治疗，并必须坚持早期、联合、适量、规律和全程的用药原则（表2-1）。

考点提示：肺结核的治疗原则

表2-1　常用抗结核药物主要不良反应和注意事项

药名	缩写	主要不良反应	注意事项
异烟肼	H,INH	周围神经炎、胃肠道反应、偶有肝功能损害	用药前应询问有无精神、神经系统方面的病史；不宜与抗酸药同服；定期监测肝功能
利福平	R,RFP	肝功能损害、过敏反应	空腹服用；服药后尿液、汗液、唾液等可呈橘黄色；与对氨基水杨酸钠、乙胺丁醇合用会加重肝毒性；定期监测肝功能
链霉素	S,SM	听力障碍、眩晕、肾功能损害	有链霉素过敏史禁用；定期检查尿常规和肾功能；用药前每月1～2个月进行听力检查
吡嗪酰胺	Z,PZA	胃肠不适、肝功能损害、高尿酸血症、关节痛	服药期间嘱患者增加饮水量，注意关节痛，监测血尿酸；监测肝功能
乙胺丁醇	E,EMB	视神经炎	定期做视力、视野、眼底、色觉的检查；幼儿禁用
对氨基水杨酸钠	P,PAS	胃肠不适、过敏反应、肝功能损害	饭后服用；减轻胃肠道症状；定期监测肝肾功能

注：其中异烟肼、利福平、链霉素、吡嗪酰胺、乙胺丁醇为抗结核病一线药，对氨基水杨酸钠为抗结核病二线药。

考点提示：抗结核药的不良反应

（二）护理评估

1. 健康史、致病因素　询问有无与肺结核患者密切接触史；有无糖尿病、尘肺、艾滋病感染等病史；是否有生活贫困、居住拥挤、营养不良等社会因素；是否接种过卡介苗；是否使用过可能被结核菌污染的食物或食具；是否有长期过度劳累或睡眠不足的生活习惯。

2. 身心状况

（1）症状评估：不同的临床类型，临床表现形式和症状的轻重不同，结核病的临床类型如下：

1）原发型肺结核：包括原发综合征及胸内淋巴结结核。多见于少年儿童，无症状或症状轻微，仅表现咳嗽、少量白痰。结核菌素试验多为强阳性。X线胸片表现为哑铃形阴影。原发病灶一般吸收较快，可不留任何痕迹（图2-5）。

2）血行播散型肺结核：包括急性、亚急性及慢性血行播散型肺结核。急性多见于婴幼儿和青少年，起病急，持续高热，全身中毒症状严重而呼吸系统症状轻。X线可见两肺野呈大小、密度和分布一致的粟粒状结节阴影，结节直径2mm左右。亚急性及慢性血行播散型肺结核，起病较缓，呼吸系统症状和全身症状均较轻。X线胸片呈双上、中肺野为主的大小不等、密度不同和分布不均的粟粒状或结节状阴影（图2-5）。

3）继发型肺结核：多发生在成人，病程长，易反复。呼吸系统症状和全身中毒症状均明显。包括以下三种类型：①浸润性肺结核，X线表现多发生在肺尖和锁骨下，为小片状或斑点状阴影，可有空洞形成。②干酪样肺炎，多发生在机体免疫力下降和体质衰弱，又受到大量结核杆菌感染的患者。干酪样肺炎X线呈大叶性密度均匀毛玻璃状阴影或小叶斑片阴影，逐渐出现溶解区，呈虫蚀样空洞，可出现播散病灶，痰中能查出结核分枝杆菌。多发生在双肺中下部。③慢性纤维空洞性肺结核，特点是病程长，可达数年，逐渐发展恶化，肺组织破坏重，肺功能严重受损，单侧和双侧出现纤维厚壁空洞和广泛的纤维增生，造成肺门抬高和肺纹理呈垂柳样，患侧肺组织收缩，纵隔向患侧移位（图2-5）。

4）结核性胸膜炎：含结核性干性胸膜炎、结核性渗出性胸膜炎、结核性脓胸（图2-5）。

5）其他肺外结核：按部位和脏器命名，如骨关节结核、肾结核、肠结核等。

考点提示：结核病的临床分型

（2）护理体检：取决于病变性质和范围。病变小或位于肺组织深部，可无明显体征。如病变范围大，可有患侧肺实变体征。因肺结核好发于肺上叶尖后

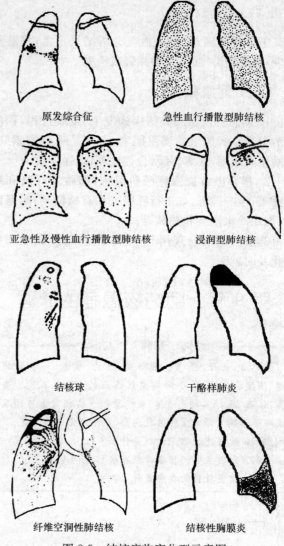

原发综合征　　急性血行播散型肺结核

亚急性及慢性血行播散型肺结核　　浸润型肺结核

结核球　　干酪样肺炎

纤维空洞性肺结核　　结核性胸膜炎

图2-5　结核病临床分型示意图

段、下叶背段，故肩胛区和锁骨上、下区的细湿啰音，对肺结核的诊断有重要意义。

（3）心理-社会状况：由于患者对结核病缺乏正确的认识，担心能否治愈，害怕传染给亲属，加之治疗时间长，患者常可出现恐惧、悲观、自卑、焦虑、孤独、猜疑等心理反应。还应了解家属和社会对患者的态度，支持能力和关爱程度。

3. 实验室及其他检查

（1）痰结核杆菌检查：是确诊肺结核最可靠的方法。检查方法有直接涂片、集菌法、培养法，应连续多次送检。痰菌阳性说明病灶开放排菌，有传染性；痰菌转阴为判断肺结核疗效的最主要指标。

考点提示：确诊肺结核最可靠的方法

（2）影像学检查：胸部X线检查是诊断肺结核的重要方法。可早期发现病灶，并可用于分型、部位、范围、指导治疗和疗效的判断等。

（3）结核菌素试验：结核菌素试验对儿童、少年

和青年的结核病诊断有参考意义。目前世界卫生组织与国际防痨和肺病联合会推荐使用的结核菌素（PPD）为纯蛋白衍生物。

结核菌素试验选择左侧前臂屈侧中上部 1/3 处，0.1ml（5IU）皮内注射，注射后应能产生凸起的皮丘，边界清楚，上面可见明显的小凹。于 48～72 小时后观察和记录结果，手指轻摸硬结边缘，测量硬结的横径和纵径，得出平均直径＝（横径＋纵径）/2，而不是测量红晕直径，硬结为特异性变态反应，而红晕为非特异性反应。硬结直径≤4mm 为阴性，5～9mm 为弱阳性，10～19mm 为阳性，≥20mm 或虽＜20mm 但局部出现水疱和淋巴管炎为强阳性反应。结核菌素试验反应越强，对结核病的诊断，特别是对婴幼儿的结核病诊断越重要。在儿童，结核菌素试验阴性，一般来说，表明没有受过结核杆菌的感染，可以除外结核病。成人结核菌素试验阳性反应仅表示受过结核菌感染或接种过卡介苗，并不表示一定患病，成人结核菌素试验阴性反应，一般可视为没有结核菌感染。但某些情况结核菌素试验可呈假阴性：①结核分枝杆菌感染后 4～8 周内，处于变态反应前期。②患有营养不良、HIV 感染、麻疹、水痘、癌症、严重的细菌感染包括重症结核病（如粟粒型结核病和结核性脑膜炎等）、使用免疫抑制剂等。

考点提示：结核菌素试验的意义、方法及结果判断

（4）血液检查：血常规检查白细胞多数正常或降低，淋巴细胞比例升高；可有红细胞减少；红细胞沉降率常加快。

（三）护理诊断及合作性问题

1. 营养失调：低于机体需要量　与结核病变致机体消耗增加和食欲减退、营养摄入减少有关。

2. 活动无耐力　与结核中毒症状有关。

3. 体温过高　与结核分枝杆菌感染有关。

4. 有传播感染的危险　与开放性肺结核患者痰液中含菌量多有关。

5. 焦虑　与缺乏结核病的知识有关。

6. 潜在并发症　窒息等。

（四）护理目标

1. 能说出加强营养的重要性，接受合理的饮食计划，营养状态得到改善。

2. 活动耐力逐渐增强。

3. 体温逐渐恢复至正常范围。

4. 能叙述消毒隔离的意义和方法，未发生结核的传播。

5. 能适应病房的环境，说出自己的心理感受，能运用减轻焦虑的调节方法，保持稳定的情绪。

（五）护理措施

1. 心理护理　根据患者的情绪反应，及时给予帮助治疗，鼓励其叙述焦虑的原因和心理感受，热情向患者及家属介绍有关结核病的知识，给予心理安慰，使其尽快适应环境，消除孤独感。指导患者自我调节情绪的方法。

2. 生活护理

（1）休息与体位：急性期应卧床休息，避免活动加重呼吸困难和疲劳感。病情稳定可适当增加活动，如散步、打太极拳、做保健操等，以增加机体免疫功能，增强抗病力。大咯血时应绝对卧床休息，取患侧卧位，以免病灶扩散。

（2）饮食护理：结核病是一种慢性消耗性疾病，要加强营养。指导患者选择高热量、高蛋白质、富含维生素的食物，如牛奶、豆类、鱼、瘦肉、蔬菜、水果等，成人每日蛋白质摄入量在 1.5～2.0g/kg，以维持足够的营养。提供色、香、味佳的饮食，鼓励进食。鼓励患者多饮水，以补充发热、盗汗等导致的水分丢失，促进体内毒素排泄。每周测体重一次并记录。

3. 病情观察　观察全身情况如体温、体重、食欲、体力等情况。注意呼吸系统症状的变化，如有咯血，应记录咯血的量和颜色，以估计出血的速度，并观察有无咯血不畅、胸闷、气促等窒息先兆症状；如患者出现表情恐怖、张口瞪目、唇指发绀、冷汗淋漓等，提示已发生窒息，应立即配合抢救。

4. 配合治疗

（1）督导化疗：化疗是结核病治疗的关键，护士不但要向患者及其家属解释化疗的意义，用药时的注意事项，还要督导患者服药。同时注意观察药物的不良反应。

（2）咯血的护理：①小量咯血应卧床休息，大量咯血时应绝对卧床休息并协助患者取患侧卧位，防止病灶向健侧扩散，同时有利于健侧肺的通气。②告知患者咯血时不能屏气，以免诱发喉头痉挛、血流不畅，形成血块导致窒息。嘱患者轻轻将气管内存留的积血咯出，保持呼吸道通畅。③大咯血不止时可经纤维支气管镜局部注射凝血酶或行气囊压迫止血，护士应做好相应的准备与配合。④遵医嘱应用垂体后叶素，可使小动脉收缩，减少肺血流量，从而减轻咯血。⑤咯血时患者情绪极度紧张、咳嗽剧烈时，遵医嘱可给予小剂量镇静剂、止咳剂。并注意观察有无咳嗽反射和呼吸中枢受抑制的情况。

（3）对症护理：高热、盗汗时，嘱患者多饮水及时用毛巾擦干身体和更换衣被，必要时遵医嘱给予物理降温或小剂量解热镇痛药。对做特殊检查，应提前做好解释工作,避免产生恐惧心理,积极配合检查,如胸腔穿刺抽液。

考点提示:肺结核的护理措施

(六) 护理评价

患者能否充分休息;营养状况是否改善;能否完成治疗计划;预防措施是否得到落实。

(七) 健康教育

1. 预防控制

(1) 控制传染源:是控制肺结核传播的首要措施,对痰中排菌的肺结核患者做好呼吸道隔离。

(2) 切断传播途径:严禁随地吐痰。打喷嚏、咳嗽时用手帕或双层纸巾掩住口鼻。痰吐在纸上用火焚烧。患者用物如衣服、被褥、书籍应经常在烈日下暴晒2小时以上。就餐完毕的餐具应先煮沸5分钟后再清洗。患者外出或探视患者均应戴口罩。

(3) 保护易感人群:给易感人群如新生儿、儿童及青少年接种卡介苗,使机体产生对结核分枝杆菌的获得性免疫力,以减轻感染后的病情。

2. 生活指导　肺结核活动期的患者应注意休息,避免疲劳,戒酒及维持良好营养。

3. 用药指导　为获得疾病的彻底治愈,督促患者坚持早期、规律、联合、适量、全程化疗是最重要的教育内容,因为不规则用药或过早停药是治疗失败的主要原因。定期复查,了解病情变化和治疗反应。

第10节　呼吸衰竭和呼吸窘迫综合征患者的护理

案例 2-10

> 患者,男性,65岁。慢性咳嗽、咳痰20余年,活动后气短10余年。近3年来,常因受凉、感冒等原因引起皮肤、口唇发绀,呼吸困难加重,双下肢水肿,病情时轻时重,7天前开始发热、咳黄色痰,逐渐出现烦躁不安、嗜睡等症状。动脉血气分析示 PaO_2 45mmHg, $PaCO_2$ 65mmHg。
>
> 问题:1. 该患者最可能的医疗诊断是什么?
>
> 2. 患者最后陷入昏迷状态,痰鸣音增多,为促进排痰应采取什么方法?

一、呼吸衰竭患者的护理

(一) 概述

1. 概念　呼吸衰竭指各种原因引起肺通气和(或)肺换气功能严重障碍,以致在静息状态下亦不能维持足够的气体交换,导致缺氧伴(或不伴)二氧化碳潴留,进而引起一系列病理生理改变和相应临床表现的综合征。呼吸衰竭的临床表现缺乏特异性,为明确诊断需做动脉血气分析,即在静息状态下,呼吸空气条件下,动脉血氧分压(PaO_2)<60mmHg伴(或不伴)二氧化碳分压($PaCO_2$)>50mmHg,可诊断呼吸衰竭。

2. 病因及发病机制　损害呼吸功能的各种因素都可导致呼吸衰竭。常见的病因有气道阻塞性病变、肺组织病变、肺血管疾病、胸廓与胸膜病变、神经肌肉病变等。发病机制与肺通气不足、弥散障碍、通气/血流比值失调等有关。

3. 分类

(1) 按动脉血气分析分类:①Ⅰ型呼吸衰竭,缺氧而无明显二氧化碳潴留,即 PaO_2 <60mmHg, $PaCO_2$ 正常或降低,是肺换气功能障碍所致,如急性呼吸窘迫综合征(ARDS)。②Ⅱ型呼吸衰竭,缺氧伴二氧化碳潴留,即 PaO_2 < 60mmHg, $PaCO_2$ >50mmHg,是肺泡通气不足所致,如慢性阻塞性肺疾病。

(2) 按病程分类:急性呼吸衰竭和慢性呼吸衰竭。急性呼吸衰竭是由于某些突发致病因素,导致肺通气和(或)换气功能迅速出现严重障碍,在短时间内引起呼吸衰竭。慢性呼吸衰竭是在呼吸和神经肌肉系统原有慢性疾病的基础上,造成逐渐加重的呼吸功能损害,经过较长时间发展为呼吸衰竭,其中慢性阻塞性肺疾病最常见。

4. 临床特征　呼吸衰竭除原发病症状外,主要表现为缺氧和二氧化碳潴留引起的呼吸困难和多脏器功能障碍。

5. 治疗原则及预后　在保持呼吸道通畅的情况下,积极纠正缺氧、二氧化碳潴留和代谢紊乱,防治多器官功能损害,积极治疗原发病。对原有胸肺疾病相对较轻、诱因明确又易消除者,经积极的治疗多能缓解;原有基础疾病严重、反复发生呼吸衰竭或多种严重并发症者预后不良。

本节主要介绍慢性呼吸衰竭患者的护理。

(二) 护理评估

1. 健康史、致病因素　了解患者有无慢性阻塞性肺疾病、重症哮喘、严重肺结核、肺间质纤维化及尘肺等病史;有无胸部手术、外伤、广泛胸膜增厚、胸廓畸形等病史;有无呼吸道感染、高深度吸氧及麻醉等诱因,其中呼吸道感染是呼吸衰竭最常见的诱因。

2. 身心状况

(1) 症状评估:除原发病的症状外,主要表现为缺氧和二氧化碳潴留引起的多脏器功能障碍。

1) 呼吸困难:为最早最突出的症状。病情较轻时表现为呼吸费力伴呼气延长,严重时发展为浅快呼吸及点头或抬肩样呼吸。合并二氧化碳麻醉时,可出现浅慢呼吸或潮式呼吸,严重时还可出现间歇样呼吸。

2) 发绀:是缺氧的典型体征,以口唇、指(趾)甲及舌表现明显。发绀主要取于缺氧程度,也受血红蛋白量、皮肤色素及心功能状态的影响。

3) 精神神经症状:轻度缺氧时,可出现注意力不集中,智力或定向力减退;缺氧加重时,出现失眠、烦躁、神志恍惚、嗜睡及昏迷等。二氧化碳潴留早期表现为失眠、烦躁、夜间失眠而白天嗜睡等兴奋症状,随着二氧化碳潴留的加重,表现为神志淡漠、肌肉震颤、间歇抽搐、昏睡,甚至昏迷等,这类因缺氧和二氧化碳潴留而引起的神经精神症状称为肺性脑病,又称二氧化碳麻醉。

4) 循环系统症状:二氧化碳潴留可使外周体表静脉充盈、皮肤充血、温暖多汗及血压升高;多数患者出现心动过速。严重缺氧和酸中毒时可导致周围循环衰竭、血压下降、心律失常,甚至心脏骤停。因脑血管扩张患者可产生搏动性头痛。

5) 消化和泌尿系统症状:严重缺氧和二氧化碳潴留可引起上消化道出血、黄疸、蛋白尿及肝肾功能的损害。

(2) 护理体检:外周体表静脉充盈、皮肤潮红、温暖多汗及球结膜充血水肿;血压早期升高,后期下降;心率多增快。右心衰竭时可出现体循环瘀血体征。

(3) 并发症:病情严重者可以引起肺性脑病、消化道出血、休克及心力衰竭等并发症。

(4) 心理-社会状况:对于呼吸衰竭患者病情严重时,患者可因呼吸窘迫而产生恐惧心理,对预后感到绝望;或者正在使用呼吸机的患者,因建立人工气道影响与他人的交流,可出现烦躁不安或情绪低落,而在撤离呼吸机时又可出现焦虑、紧张和依赖心理。

3. 实验室及其他检查

(1) 动脉血气分析:可确定有无发生呼吸衰竭,并可对呼吸衰竭进行分型。

(2) 电解质测定:呼吸性酸中毒合并代谢性酸中毒时,常伴有高钾血症;呼吸性酸中毒合并代谢性碱中毒时,常有低血钾和低血氯。

(三) 护理诊断及合作性问题

1. 低效性呼吸型态 与肺泡通气不足、通气与血流比值失调、肺泡弥散障碍有关。

2. 清理呼吸道无效 与呼吸道分泌物增多而黏稠、咳嗽无力、意识障碍或人工气道有关。

3. 急性意识障碍 与缺氧和二氧化碳潴留所致中枢神经系统抑制有关。

4. 焦虑 与病情危重、死亡威胁及需求未能满足有关。

5. 潜在并发症 水、电解质紊乱及酸碱平衡失调,上消化道出血,休克,心力衰竭等。

(四) 护理目标

1. 缺氧和二氧化碳潴留症状得到改善。
2. 痰液变稀、容易咳出或被吸出,呼吸道通畅。
3. 意识状态好转。
4. 能正确应对病情,焦虑感减轻或消失。
5. 无并发症发生。

(五) 护理措施

1. 心理护理 护士应经常巡视,主动亲近患者,安慰、关心、体贴患者,了解患者的心理状况及需求,以便提供必要的帮助。在进行临床的各种检查、治疗和护理操作之前先向患者解释,取得患者的信任和配合。

2. 生活护理

(1) 休息与体位:患者应卧床休息,尽量少活动,协助患者取舒适且利于改善呼吸状态的体位,可取半卧位或坐位。以减轻体力消耗,降低耗氧量。

(2) 饮食护理:鼓励神志清醒的患者自行进食,给予高热量、高蛋白、富含维生素、易消化、少刺激的流质或半流质饮食;对昏迷患者应给予鼻饲提供营养,鼻饲期间必须观察有无腹胀、腹泻或便秘等不适应症状,必要时遵医嘱给予静脉补充营养。

3. 病情观察 安置患者于监护室进行特别监护,观察呼吸频率、节律、深度和呼吸困难的程度;有无缺氧和二氧化碳潴留的表现及其程度;应注意血压、心率和心律的情况;一旦发现肺性脑病的表现,应及时通知医师。

4. 配合治疗

(1) 指导并协助患者进行有效咳嗽和咳痰,遵医嘱给予祛痰剂,进行雾化吸入,辅以胸部叩击,以利痰液引流排出。对病情严重不能配合治疗、昏迷、呼吸道大量痰液潴留伴有窒息危险或$PaCO_2$进行性增高的患者,若常规治疗无效,应及时建立人工气道和机械通气支持。

(2) 氧疗的护理:氧疗是呼吸衰竭患者重要的治疗措施,可减轻组织损伤,恢复脏器功能,提高机体耐受力。

1) 氧疗的适应证:呼吸衰竭患者当$PaO_2 <$ 60mmHg,应给予吸氧。

2) 氧疗的方法:包括鼻塞、鼻导管、面罩、气管内和呼吸机给氧。临床根据患者病情和血气分析结果选择不同的给氧方法和给氧浓度。缺氧伴二氧化碳潴留者，可给予鼻导管或鼻塞吸氧；缺氧而无二氧化碳潴留可给予面罩吸氧。吸入氧浓度与氧流量的关系为：吸入氧浓度（%）=21+4×氧流量（L/min）。

3）氧疗的原则：根据呼吸衰竭的类型不同，应采取不同的给氧原则。①Ⅰ型呼吸衰竭：多为急性呼吸衰竭，缺氧不伴有二氧化碳潴留，可给予高浓度（>50%）氧气面罩吸入。②Ⅱ型呼吸衰竭：缺氧伴二氧化碳潴留，应给予低流量（1~2L/min）、低浓度（<35%）持续鼻导管吸氧，以免因高浓度吸氧抑制自主呼吸、减少肺通气量，加重二氧化碳潴留。慢性呼吸衰竭，通常要求氧疗后 PaO_2 维持在 60mmHg 以上或 SaO_2 在 90% 以上。

4）氧疗疗效的观察：在给氧过程中应密切观察氧疗效果。若呼吸频率正常、心率减慢、发绀减轻、尿量增多、神志清醒、皮肤转暖，提示组织缺氧改善，氧疗有效；若发绀消失、神志清楚、精神好转、PaO_2 >60mmHg，$PaCO_2$ <50mmHg，可考虑停止氧疗。在停止吸氧前，必须间断吸氧几日，方可完全停止氧疗。

考点提示：呼吸衰竭氧疗的护理

（3）应用呼吸机进行机械辅助呼吸过程中，需注意呼吸机与患者人工气道连接接口是否紧密、合适，防止脱落或漏气；观察呼吸机机械部件运转情况，发现节奏异常或音响异常应及时排除故障，以保证患者安全；观察通气量是否合适，发现通气异常应及时与医师联系，进行处理。

（4）遵医嘱使用呼吸兴奋剂，应适当提高吸入氧流量及氧浓度，静脉滴注时滴速不宜过快，应密切观察药物反应如出现恶心、呕吐、烦躁、面色潮红及皮肤瘙痒等现象，提示呼吸兴奋剂过量，需要减量或停药。遵医嘱正确使用抗生素，对长期应用抗生素患者应注意有无"二重感染"。对烦躁不安，夜间失眠患者，禁用麻醉剂，慎用镇静剂，以防止引起呼吸抑制。

（六）护理评价

能否使患者保持呼吸道通畅；排痰是否顺利；食欲是否增进；缺氧和二氧化碳潴留症状是否得到改善；情绪是否稳定；能否配合治疗。

（七）健康教育

护士应根据呼吸衰竭患者的不同情况做好有针对性的保健指导。

（1）向患者及其家属讲解疾病的发生、发展与转归。语言力求通俗易懂。尤其对一些文化程度不高的老年患者应反复讲解。使患者理解康复保健的目的。

（2）促进患者康复，严防肺功能恶化，教会患者缩唇呼吸、腹式呼吸、体位引流、有效咳嗽、咳痰的技术。

（3）指导低氧血症患者和家属学会合理的家庭氧疗方法和注意事项。

（4）增强体质，避免各种引起呼吸衰竭的诱因。①教会患者预防上呼吸道感染的方法，如冷水洗脸等耐寒锻炼。②鼓励患者改进膳食，加强营养，提高机体抵抗力。③避免吸入刺激性气体，劝告吸烟患者戒烟。④避免日常生活中不良因素刺激，如情绪激动会加重气急而引起呼吸衰竭。⑤少到人群拥挤的地区去，应尽量减少与感冒者接触，减少呼吸道感染的机会。

二、急性呼吸窘迫综合征患者的护理

（一）概述

1. 概念　急性呼吸窘迫综合征（ARDS）是指原心肺功能正常，由于严重的感染、休克、创伤、弥散性血管内凝血等肺内外严重疾病而引起肺毛细血管炎症性损伤和（或）通透性增加，继发急性高通透性肺水肿和进行性缺氧性呼吸衰竭。

2. 病因及发病机制　引起 ARDS 发病的相关基础疾病有严重创伤、严重感染、休克、弥散性血管内凝血、吸入刺激性气体或误吸胃内容物、溺水、烧伤、糖尿病酮症酸中毒、肺脂肪栓塞、急性胰腺炎、妊娠高血压综合征、氧中毒、药物或麻醉品中毒、大量输血等。上述病因最终引起肺毛细血管损伤，通透性增加和微血栓形成；肺泡上皮损伤，表现活性物质减少或消失，导致肺水肿，引起肺的氧合功能障碍，导致顽固性低氧血症和呼吸窘迫。

3. 临床特征　主要表现为严重低氧血症和急性进行性呼吸窘迫。

4. 治疗原则及预后　尽快纠正缺氧、克服肺泡萎陷、改善肺循环、消除肺水肿和控制原发病。其中纠正缺氧为首要的治疗措施，一般需用高浓度给氧，并应尽早进行机械通气。同时应维持适当的液体平衡和积极治疗基础疾病。

ARDS 病死率在 40%~70%，与其原发病和严重程度有关。常死于原发病、多器官功能衰竭和顽固性低氧血症。存活者大部分能完全恢复，部分遗留肺纤维化，但多不影响生活质量。

（二）护理评估

1. 健康史　了解有无与 ARDS 相关的病史如严

重创伤,休克,感染,弥散性血管内凝血,吸入刺激性气体、溺水、大量输血、急性胰腺炎、药物中毒等。询问发病后的临床特点及治疗经过。

2. 身心状况

(1) 症状评估:常表现为急性起病,呼吸加快,28次/分以上,并呈进行性加重的呼吸困难,发绀,常伴烦躁、焦虑、出汗。患者呼吸困难的特点是常感到胸廓紧束、严重憋气,即呼吸窘迫,不能用通常的吸氧疗法改善,亦不能用其他原发心肺疾病如气胸、肺气肿、肺不张、肺炎、心力衰竭等解释。

(2) 体征评估:早期肺部多无阳性体征,中期可闻及湿啰音,后期除广泛湿啰音外,还可闻及管状呼吸音。

(3) 并发症:多器官功能衰竭。

(4) 心理-社会状况:由于本病起病突然,病情进展快,进行性呼吸窘迫等可使患者感到极度恐惧,甚至绝望。应用呼吸机的患者无法用语言表达意愿,可出现急躁和不耐烦。

3. 实验室及其他检查

(1) X线胸片:早期可无异常,或呈轻度间质改变,表现为边缘模糊的肺纹理增多。继之出现斑片状以至融合成大片状的浸润阴影,大片阴影中可见支气管充气征。

(2) 动脉血气分析:典型的改变为 PaO_2 降低,$PaCO_2$ 降低,pH 升高。

(三) 护理诊断及合作性问题

参见"呼吸衰竭"。

(四) 护理措施

1. 心理和生活护理　参见"呼吸衰竭"。

2. 病情观察　应安置患者于监护室实行特别监护。监护生命体征和意识状态。尤其是呼吸和发绀状况的变化。准确记录出入液量,应特别注意每小时尿量变化。遵医嘱及时采集和送检血气分析和生化检测标本。

3. 配合治疗

(1) 纠正缺氧:采取有效措施,尽快提高 PaO_2。一般需高浓度给氧,使 $PaO_2 \geq 60mmHg$ 或 SaO_2(动脉血氧含量)$\geq 90\%$。轻度者可使用面罩给氧,但多数患者需使用机械通气。

(2) 机械通气:尽管 ARDS 机械通气的指征尚无统一的标准,多数学者认为一旦诊断为 ARDS,应尽早进行机械通气。目前,ARDS 的机械通气治疗采用肺保护性通气策略,主要措施包括 PEEP(呼气末正压)和小潮气量机械通气,也可选择双相气道正压通气、反比通气、俯卧位通气、压力释放通气等。

(3) 消除肺水肿,维持适宜的血容量:①控制液体入量,原则是保证血容量足够、血压稳定的前提下,要求总的出入液量呈轻度负平衡($-1000\sim-500ml$),液体入量一般每日 $1.5\sim2L$ 为宜;②使用利尿剂,促进水肿消退:可用呋塞米 $40\sim60mg/d$,治疗过程中应随时纠正电解质紊乱;③一般认为 ARDS 早期不宜补胶体,胶体液可渗入间质加重肺水肿。若血清蛋白浓度低,在 ARDS 后期可输入人体白蛋白、血浆等胶体液,以提高胶体渗透压。

(4) 肾上腺皮质激素:糖皮质激素的作用有保护毛细血管内皮细胞;防止白细胞、血小板聚集和黏附管壁形成微血栓;保护肺泡II型细胞分泌表面活性物质;抗炎和促进肺间质液体吸收;缓解支气管痉挛及抑制后期肺纤维化作用。一般主张早期、大剂量、短程治疗。

(5) 补充营养:ARDS 患者处于高代谢状态,往往缺乏营养,应及时补充高热量和高蛋白、高维生素饮食,可通过鼻饲或全胃肠外营养使机体有足够的能量供应,避免代谢功能和电解质紊乱。

> **链接**
>
> ### 无创、有创正压机械通气的区别
>
> 现代机械通气技术(主要是正压机械通气技术)作为临床救治呼吸衰竭的最主要手段,使得重症呼吸衰竭的病死率从 20 世纪 70 年代 90% 以上降至目前的 40% 左右,挽救了众多患者的生命,广泛应用于各临床科室。临床应用的正压机械通气包括无创和有创通气部分。无创正压通气(NPPV)是指不需建立人工气道进行的正压机械通气方式,临床多应用口鼻面罩或鼻罩进行正压通气,另外也有采用全面罩、鼻塞等方式进行 NPPV 治疗。有创正压通气是指通过建立人工气道(经鼻或经口气管插管、气管切开)进行的正压机械通气方式。无创通气具有设置简便、患者易于接受、不容易继发肺损伤和肺部感染等特点,但是也有人机同步性较差、潮气量不稳定、不利于气道分泌物引流等缺点。有创通气具有管路密闭性能好,人机配合较好,可以准确设置吸入氧浓度,但是也有管路连接复杂,无法保留患者正常的生理功能的缺点。

(五) 护理评价

呼吸困难缓解,低氧血症得到纠正,发绀减轻或消失。

(六) 健康教育

1. 向患者及其家属讲解疾病的发生、发展与转归。

2. 教会患者缩唇呼吸、腹式呼吸、体位引流、有效咳嗽、咳痰的技术。

3. 指导低氧血症患者和家属学会合理的家庭氧

疗方法和注意事项。

4. 根据患者具体情况指导患者制订合理的活动与休息计划,避免进行耗氧量较大的活动,在活动中应注意休息。

5. 避免吸入有害烟雾和刺激性气体,应戒烟。

小　结

呼吸系统疾病患者常见的症状有咳嗽、咳痰、咯血、呼吸困难、发绀、胸痛等。常见的体征有呼吸频率、节律、深度的改变,肺实变征、肺气肿征、肺不张征及胸腔积液征等。实验室及其他检查以胸部X线的变化最明显,其次是痰液检查、血常规检查以及血气分析等。治疗以止咳、祛痰、平喘、抗感染为原则。常见的护理诊断有清理呼吸道无效、气体交换受损、活动无耐力、有窒息的危险、营养失调、疼痛、焦虑及潜在并发症等。护理措施有调节患者不良情绪;合理安排休息与活动;保证足够的营养;保持呼吸道通畅;促进有效排痰;合理氧疗;指导呼吸肌功能锻炼;教会患者和家属有关药物、仪器的使用方法及注意事项;密切观察病情的变化;学习分析有关检查结果;遵医嘱正确使用止咳、祛痰、平喘、抗感染及呼吸兴奋剂等药物,并能观察药物的不良反应,对患者及家属做好有针对性的健康教育。

呼吸系统各类疾病的护理重点亦有区别。如感染性疾病(急性呼吸道感染、肺部感染、慢性支气管炎、支气管扩张症、肺结核等)以遵医嘱应用药物抗感染为主;功能障碍性疾病(阻塞性肺气肿、肺源性心脏病、呼吸衰竭等)以改善通气和换气功能、合理氧疗为主要措施;过敏性疾病(如支气管哮喘)除采取对症护理外,还应指导患者避免诱因,减少复发。

目标检测

A_1 型题

1. 呼吸系统最主要的功能是(　　)
   A. 气体交换功能　　　　B. 代谢功能
   C. 免疫功能　　　　　　D. 防御功能
   E. 神经内分泌功能

2. 呼吸系统疾病最常见的症状是(　　)
   A. 呼吸困难　　　　　　B. 咳嗽、咳痰
   C. 咯血　　　　　　　　D. 胸痛
   E. 胸闷

3. 下列关于咳嗽描述不正确的是(　　)
   A. 是一种保护性防御机制
   B. 可以清除呼吸道分泌物和异物
   C. 是一种反射活动
   D. 剧烈咳嗽不会对机体造成损害
   E. 是呼吸系统最常见的症状

4. 下列细菌感染常见铁锈色痰的是(　　)
   A. 肺炎链球菌　　　　　B. 真菌

C. 厌氧菌　　　　　　　D. 结核杆菌
   E. 肺炎克雷白杆菌

5. 咳恶臭痰常提示患者呼吸道有(　　)
   A. 病毒感染　　　　　　B. 真菌感染
   C. 结核杆菌感染　　　　D. 厌氧菌感染
   E. 肺炎链球菌感染

6. "清理呼吸道无效"的诊断依据不包括(　　)
   A. 痰液黏稠　　　　　　B. 肺通气功能障碍
   C. 意识障碍　　　　　　D. 胸痛
   E. 没有掌握咳痰技巧

7. 在我国引起咯血最常见的病因是(　　)
   A. 肺炎　　　　　　　　B. 肺癌
   C. 肺结核　　　　　　　D. 支气管扩张症
   E. 支气管哮喘

8. 大咯血时最危险也最常见的合作性问题是(　　)
   A. 严重贫血　　　　　　B. 休克
   C. 窒息　　　　　　　　D. 继发感染
   E. 肺不张

9. 大咯血患者发生窒息时,首要的护理措施是(　　)
   A. 心理安慰　　　　　　B. 止血
   C. 输血　　　　　　　　D. 维持呼吸道通畅
   E. 吸氧

10. 呼吸衰竭患者最早、最突出的表现是(　　)
    A. 发绀　　　　　　　　B. 呼吸困难
    C. 心率加快　　　　　　D. 血压下降
    E. 肝、肾功能损害

11. 下列咳嗽、咳痰护理措施中,错误的是(　　)
    A. 保持室内空气新鲜、清洁
    B. 咳脓痰者注意口腔护理
    C. 痰稠不易咳出时应多饮水
    D. 协助痰多的卧床患者翻身
    E. 痰多体弱无力咳嗽者施行体位引流

12. 急性呼吸道感染最常见的细菌为(　　)
    A. 肺炎链球菌　　　　　B. 葡萄球菌
    C. 流感嗜血杆菌　　　　D. 革兰阴性杆菌
    E. 溶血性链球菌

13. 支气管哮喘最典型的表现是(　　)
    A. 反复发作的伴哮鸣音的吸气性呼吸困难
    B. 反复发作的伴哮鸣音的呼气性呼吸困难
    C. 反复发作的伴哮鸣音的混合性呼吸困难
    D. 逐渐加重的咳嗽、咳痰及呼吸困难
    E. 突然发作的持续性呼吸困难

14. 肺癌的早期症状是(　　)
    A. 剧烈胸痛　　　　　　B. 胸闷、气促
    C. 消瘦、发热　　　　　D. 刺激性干咳
    E. 痰中带血

15. 肺炎球菌肺炎患者出现哪种表现提示有并发症发生(　　)
    A. 咳铁锈色痰　　　　　B. 胸痛
    C. 寒战、高热　　　　　D. 体温退后复升

E. 口唇疱疹

16. 医院获得性肺炎最常见的致病菌是（　）
    A. 肺炎链球菌　　　　B. 流感嗜血杆菌
    C. 革兰阴性杆菌　　　D. 支原体
    E. 厌氧菌

17. 易引起周围神经炎的抗结核药物为（　）
    A. 异烟肼　　　　　　B. 利福平
    C. 链霉素　　　　　　D. 对氨基水杨酸
    E. 乙胺丁醇

A₂ 型题

18. 上呼吸道感染患者,为避免交叉感染,家属应做好（　）
    A. 室内熏蒸食醋预防　B. 多休息
    C. 服用中药预防　　　D. 服用抗生素预防
    E. 呼吸道隔离

19. 患者,女性,24 岁。主诉有鼻塞、打喷嚏、咽痛、声音嘶哑、流眼泪等急性上呼吸道感染症状。血常规示血白细胞计数偏低。应考虑为（　）
    A. 流感嗜血杆菌感染　B. 溶血性链球菌感染
    C. 病毒感染　　　　　D. 葡萄球菌感染
    E. 革兰阴性杆菌感染

20. 某结核病患者咯血突然中止,出现呼吸极度困难,表情恐怖,两手乱抓,首要的处理措施为（　）
    A. 即刻通知医师
    B. 立即给予吸氧
    C. 立即用呼吸兴奋剂
    D. 置患者于头低脚高位并拍背
    E. 立即输血

21. 患者因发热、胸痛、咳痰 2 天入院,护理体检:体温40.0℃,右下肺闻及湿啰音,血白细胞 12.0×10⁹/L,入院诊断:发热待查(肺炎)。下列哪项可作为该患者的护理问题（　）
    A. 发热待查　　　　　B. 肺炎
    C. 体温过高　　　　　D. 肺部啰音
    E. 白细胞增高

22. 某男性患者,35 岁,常在晨起及晚间躺下时咳大量脓痰,伴少量鲜血,并且痰液放置后分三层,有麻疹病史。所患疾病最可能是（　）
    A. 慢性支气管炎　　　B. 肺癌
    C. 肺结核　　　　　　D. 支气管扩张症
    E. 肺气肿

23. 某患者,多次外出春游出现过胸闷、窒息感,呼气性呼吸困难,两肺可闻及广泛哮鸣音,回家休息后好转。最可能的诊断为（　）
    A. 气管异物　　　　　B. 支气管扩张症
    C. 肺气肿　　　　　　D. 喘息性支气管炎
    E. 支气管哮喘

24. 某患者因自行停药致哮喘重度发作,表现为端坐张口呼吸,大汗淋漓,心率132 次/分,有奇脉。经用药、吸氧及对症治疗,病情缓解。护士应特别加强哪个时间段的巡视和病情观察（　）

    A. 早晨　　　　　　　B. 傍晚
    C. 睡前　　　　　　　D. 夜间或凌晨
    E. 全天

25. 某慢性阻塞性肺气肿患者,剧烈咳嗽后突然出现右侧剧烈胸痛,呼吸困难加重,右胸叩诊鼓音,应考虑的并发症为（　）
    A. 慢性肺心病　　　　B. 肺炎
    C. 自发性气胸　　　　D. 肺不张
    E. 胸膜炎

26. 某患者慢性支气管炎、肺气肿病史 30 多年,每于天气转凉时出现咳嗽、咳痰、呼吸困难加重。指导该患者进行腹式呼吸功能训练时,下列哪项做法错误（　）
    A. 吸气时腹部鼓起　　B. 经口呼气
    C. 呼气时腹部收缩　　D. 用鼻吸气
    E. 深吸快呼

27. 某肺心病患者,血气分析:PaO₂ 45mmHg,PaCO₂ 75mmHg,应给予哪种氧疗法（　）
    A. 持续低流量、低浓度给氧
    B. 持续高流量、高浓度给氧
    C. 间歇低流量、低浓度给氧
    D. 间歇高流量、高浓度给氧
    E. 间歇高流量、乙醇湿化给氧

28. 某呼吸衰竭患者在应用人工呼吸器和呼吸兴奋剂过程中出现恶心、呕吐、烦躁、颜面潮红、肌肉颤动等现象,应考虑（　）
    A. 继发感染　　　　　B. 通气量不足
    C. 呼吸兴奋剂过量　　D. 呼吸性碱中毒
    E. 痰液壅塞

29. 某男性患者,32 岁。患浸润型肺结核 2 个月,给予利福平、异烟肼、链霉素治疗,近 1 周自诉耳鸣、听力下降。可能是（　）
    A. 肺结核的临床表现
    B. 利福平对听神经的损害
    C. 异烟肼对听神经的损害
    D. 链霉素对听神经的损害
    E. 异烟肼对周围神经的损害

30. 某患者男性,66 岁。咳嗽、咳痰多年,近 1 周呼吸困难加重并伴有双下肢水肿。心电图示:右心室肥大。应考虑为（　）
    A. 冠心病　　　　　　B. 慢性肺源性心脏病
    C. 风湿性心脏病　　　D. 慢性支气管炎
    E. 阻塞性肺气肿

31. 某患者患支气管扩张症 40 多年,近日痰中带血,为预防咯血引起窒息,护理措施中哪项不妥（　）
    A. 不宜屏气
    B. 注意观察有无窒息先兆
    C. 出现窒息立即清理呼吸道内积血
    D. 可用镇咳剂
    E. 严重者气管切开

32. 某男性患者,70 岁。肺心病,双下肢水肿,呼吸困难严

重呈端坐呼吸,为警惕肺性脑病的发生,护士应特别注意观察(　　)

A. 体温　　　　　　　　B. 饮食状况

C. 姿势和步态　　　　　D. 意识状态

E. 皮肤、黏膜

33. 某男性患者,25 岁。突然畏寒、发热伴胸痛 2 天。胸透示右肺中叶有大片炎性阴影,咯铁锈色痰。患者可能的诊断是(　　)

A. 慢性支气管炎　　　　B. 支气管哮喘

C. 肺炎球菌肺炎　　　　D. 支气管扩张症

E. 肺癌

34. 某男性患者,38 岁。诊断为支气管扩张症,胸片示病变位于右肺下叶,体位引流选择的合适体位是(　　)

A. 取坐位

B. 左侧卧位

C. 右侧卧位

D. 左侧卧位,床肢抬高 30～50cm

E. 右侧卧位,床肢抬高 30～50cm

A_3/A_4 型题

(35～37 题共用题干)

患者,男性,67 岁。患慢支并发阻塞性肺气肿 15 年。近日因受凉病情加重,发热、咳脓痰,严重呼吸困难,明显紫绀,昼睡夜醒,球结膜充血水肿。

35. 此时首先应考虑其并发(　　)

A. 肺梗死　　　　　　　B. 肺性脑病

C. 自发性气胸　　　　　D. 急性肺部感染

E. 右心衰竭

36. 此患者血气分析结果提示为Ⅱ型呼吸衰竭。其吸氧最适宜的流量为(　　)

A. 1～2L/min　　　　　B. 3～5L/min

C. 4～6L/min　　　　　D. 6～8L/min

E. >8L/min

37. 采取上述氧疗的原理是(　　)

A. 防止氧中毒

B. 防止解除对颈动脉窦化学感受器的刺激

C. 加快二氧化碳排出

D. 缺氧不严重

E. 防止代谢性酸中毒

(38～40 题共用题干)

患者,男性,65 岁。因慢性支气管炎、肺部感染、呼吸衰竭入院。护理体检:气促,不能平卧,痰黏呈黄色,不易咳出。血气分析 PaO_2 40mmHg, $PaCO_2$ 70 mmHg。

38. 给其氧疗时,氧浓度和氧流量应为(　　)

A. 29%,2L/min　　　　B. 33%,3L/min

C. 37%,4L/min　　　　D. 41%,5L/min

E. 45%,6L/min

39. 帮助王先生排痰,哪种措施较好(　　)

A. 超声雾化吸入　　　　B. 定时翻身拍背

C. 鼓励用力咳嗽　　　　D. 鼻导管吸痰

E. 体位引流

40. 护士巡视时,发现王先生烦躁不安,呼吸频率及心率加快,球结膜充血,应(　　)

A. 使用镇静剂　　　　　B. 加大氧流量

C. 使用呼吸兴奋剂　　　D. 降低氧浓度

E. 作气管切开准备

(41～42 题共用题干)

患者,男性,58 岁。患有慢性支气管炎并阻塞性肺气肿。近日因感冒咳嗽、喘息加重,并有低热。就诊前 2 小时突然喘息加剧,出大汗,用解痉平喘药不能缓解。查体:喘息状态,口唇发绀,左肺叩诊清音,右肺鼓音,右肺呼吸音消失,左侧呼吸音粗并有少量干啰音。

41. 右肺的病情变化可能是发生了(　　)

A. 肺不张　　　　　　　B. 肺气肿

C. 胸腔积液　　　　　　D. 胸膜增厚

E. 自发性气胸

42. 除上述外,查体时还应有的体征是(　　)

A. 气管居中　　　　　　B. 气管左移位

C. 气管右移位　　　　　D. 胸廓凹陷

E. 右肺呼吸运动增强

(43～44 题共用题干)

患者,男性,31 岁。患支气管扩张症已 10 余年。1 周来因受凉咳嗽、咳痰加重,痰呈脓性,每日约 500ml,体温 37.8℃。

43. 此患者的基本病因是(　　)

A. 支气管防御功能减退

B. 支气管感染和阻塞

C. 支气管平滑肌痉挛

D. 支气管先天发育异常

E. 支气管变态反应性炎症

44. 清除此患者痰液最有效的措施是(　　)

A. 应用祛痰药　　　　　B. 湿化呼吸道

C. 机械吸氧　　　　　　D. 体位引流

E. 翻身、拍背

(马　昕)

第3章 消化系统疾病患者的护理

第1节 概 述

消化系统由消化管和消化腺组成,前者包括口腔、咽、食管、胃、小肠和大肠;后者包括唾液腺、肝、胰和消化管壁内的小消化腺。消化系统的主要生理功能是摄取、消化食物、吸收营养和排泄废物。此外,还有内分泌功能。

消化系统疾病主要包括食管、胃、肠、肝、胆、胰等脏器的疾病。消化系统疾病发病率高与其结构、功能有密切关系,消化道直接与外界相通,其黏膜接触致病因素的机会较多,容易发生炎症、损伤、肿瘤等。对于消化系统疾病的防治及护理,尤其强调整体观念和综合措施。

一、食 管

食管是连接咽和胃的通道,长约 25cm,有 3 个狭窄,分别在环状软骨下缘水平(食管起始端)、左主支气管与食管交叉处以及通过膈肌的食管裂孔处,这也是食管癌的好发部位。食管壁由黏膜层、黏膜下层与肌层组成,没有浆膜层,故食管病变易扩散而延及纵隔,食管下段的静脉易充盈曲张,甚至破裂出血。

二、胃

胃可分为贲门部、胃底、胃体和幽门部(或称胃窦)四个部分。一餐混合性食物经胃排空需 4～6 小时。胃壁由黏膜层、黏膜下层、肌层及浆膜层组成。胃的外分泌腺主要有贲门腺、泌酸腺和幽门腺。其中,泌酸腺主要分布在胃底和胃体,主要由 3 种细胞组成:①壁细胞,分泌盐酸和内因子。盐酸激活胃蛋白酶原使其转变为具有活性的胃蛋白酶,能杀灭随食物进入胃内的细菌,内因子可协助维生素 B_{12} 吸收。慢性萎缩性胃炎因内因子缺乏可发生巨幼细胞性贫血。②主细胞,分泌胃蛋白酶原,胃蛋白酶原被盐酸或已活化的胃蛋白酶激活后参与蛋白质的消化。③黏液细胞,分泌碱性黏液,可中和胃酸、保护胃黏膜。幽门腺含有黏液细胞和 G 细胞,黏液细胞分泌黏液、HCO_3^- 及胃蛋白酶原;G 细胞分泌促胃液素,促使壁细胞分泌盐酸。

三、小 肠

小肠由十二指肠、空肠和回肠构成,为消化管中最长的一段。十二指肠始于幽门,呈"C"形,包绕胰头,分球部、降部、横部、升部四段。球部为十二指肠溃疡的好发部位。胆总管和胰管分别或汇合开口于降部内后侧壁十二指肠乳头,胆汁和胰液由此进入十二指肠。升部与空肠相连,在连接处被屈氏韧带固定——此处为上、下消化道的分界,也是空肠起点的标志。小肠为消化吸收的主要场所。一般食物在小肠停留 3～8 小时。消化作用大部分靠胰腺分泌的各种消化酶来完成,维生素 B_{12} 主要在回肠远端进行选择性吸收。

四、大 肠

大肠分为盲肠、阑尾、结肠、直肠和肛管,全长约 1.5m。大肠的主要功能是吸收水分和盐类,并吸收结肠内细菌产生的 B 族维生素和维生素 K,最后使食物残渣浓缩形成粪便排出体外。各种原因导致水分吸收不完全可致腹泻;如肠内容物停留时间过长,水分吸收过多,则可引起便秘。

五、肝胆系统

肝主要分为右叶和左叶,其基本结构单位为肝小叶。肝的主要功能有:①参与物质代谢,胆色素和胆汁酸代谢,糖、脂、蛋白质代谢;维生素和激素代谢;肝是合成白蛋白和某些凝血因子的唯一场所;②解毒保护作用;③生成胆汁。胆汁经左、右肝管出肝,在肝下面合并为肝总管,与胆囊管汇合成胆总管,开口于十二指肠大乳头。胆囊为储存和浓缩胆汁的器官。

六、胰 腺

胰腺分胰头、颈、体、尾四部分。胰腺具有内分泌和外分泌的双重功能。胰腺的外分泌功能主要分泌胰液。胰液中的碳酸氢盐含量很高，能中和进入十二指肠的胃酸，保护肠黏膜。胰液中含多种消化酶，如胰淀粉酶、胰脂肪酶和胰蛋白酶等，帮助消化淀粉、脂肪和蛋白质。胰腺中的胰岛是内分泌腺。胰岛中含有多种分泌细胞，其中 A 细胞分泌胰高血糖素，促进糖原分解和葡萄糖异生，升高血糖。B 细胞分泌胰岛素，使全身各组织加速摄取、储存和利用葡萄糖，促进糖原合成，抑制葡萄糖异生，降低血糖。D 细胞分泌生长激素抑制素。胰腺还分泌胰多肽、胰抑素等多种激素，这些激素对维持正常的代谢有重要作用。

第 2 节　消化系统疾病常见症状与体征的护理

消化系统疾病的常见症状与体征主要有恶心和呕吐、腹痛、腹泻、呕血与黑便、黄疸等。

一、恶心和呕吐的护理

恶心为上腹部不适、紧迫，欲将胃内容物经口吐出的特殊不适感。呕吐指通过胃的强烈收缩，迫使胃或部分小肠内容物经过食管反流由口腔排出体外的现象。两者均为复杂的反射动作，可单独出现，但多数患者先有恶心，继而呕吐。

（一）护理评估

1. 健康史　恶心与呕吐的病因很多，最常见于消化系统疾病，如急性胃炎、慢性胃炎、消化性溃疡伴幽门梗阻、肠梗阻、胃癌、腹腔脏器急性炎症、胃肠神经症、神经性畏食等；也可见于全身性疾病、神经系统疾病、药物中毒等。

2. 身心状况

（1）症状评估

1）恶心：患者多有上腹部不适及胀满感，可伴有迷走神经兴奋的表现，如皮肤苍白、出汗、流涎、血压降低及心动过缓等。恶心一般为呕吐的前驱表现，但也可见仅有恶心无呕吐，或仅有呕吐无恶心的现象。

2）呕吐：病因不同，呕吐的表现不同。消化性溃疡伴幽门梗阻所致的呕吐常在餐后发生，大量呕吐后症状可缓解，呕吐物含发酵酸性宿食；低位肠梗阻引起的呕吐，呕吐物带有粪臭味；急性胰腺炎所致呕吐，剧烈而频繁，呕吐物为胃内容物和胆汁；上消化道出血，呕吐物为咖啡渣样或鲜红色；中枢神经系统性疾病引起的呕吐，多呈喷射性，常无恶心先兆，与饮食无关，吐后无轻松感；精神性呕吐，多见于青年女性，常与精神和情绪有关，进餐后即呕吐，无恶心，吐后即可进食。

（2）伴随症状：如伴有腹痛、腹泻、腹胀、发热，常见于急性胃肠炎、细菌性食物中毒、腹腔脏器急性炎症；伴剧烈头痛、不同程度意识障碍见于中枢神经系统性疾病；眩晕、眼球震颤者多见于前庭器官疾病；剧烈呕吐可致食管贲门黏膜撕裂，诱发上消化道出血；长期剧烈呕吐可致水电解质紊乱和代谢性碱中毒、营养缺乏及体重减轻等；意识障碍患者发生呕吐时，易发生误吸，引起肺部感染，甚至窒息等严重后果。

（3）护理体检：全身状况主要检查生命体征、神志、营养状况及有无失水表现。腹部有无腹胀、腹肌紧张、压痛及反跳痛；肠鸣音是否正常；有无胃、肠型及蠕动波；有无肝脾大及移动性浊音。

（4）心理-社会状况：长期或反复的恶心与呕吐，使患者易产生紧张、焦虑、甚至恐惧等不良心理反应。

3. 辅助检查　血、尿、便常规，必要时对呕吐物做毒物分析和细菌培养，呕吐量大者监测电解质及酸碱平衡等。并根据病情选择性地进行肝、肾功能检查，心电图、X 线、B 超、CT、MRI、内镜及脑脊液检查等。

（二）护理诊断及合作性问题

1. 有体液不足的危险　与大量呕吐引起体液丧失和摄入量减少有关。

2. 活动无耐力　与频繁呕吐、食物摄入量减少有关。

3. 焦虑　与频繁呕吐、不能进食有关。

（三）护理目标

1. 恶心、呕吐减轻或停止，不发生水、电解质紊乱及酸碱平衡失调。

2. 逐渐恢复进食，能够摄入机体所需热量，活动耐力恢复。

3. 焦虑程度减轻，情绪良好。

（四）护理措施

1. 心理护理　向患者解释精神紧张不利于呕吐的缓解，且会影响消化道的功能。稳定患者的情绪，给患者提供热情的帮助，及时清理呕吐物，以消除紧张和恐惧的心理。

2. 生活护理

（1）环境与体位：病室内应保持空气清新，开窗通风，以减少不良刺激。患者呕吐时，帮助其采取合适的体位，病情轻者可取坐位；病情重及体力差者，采取侧卧位或仰卧位、头偏向一侧，避免发生误吸。吐毕即漱口，及时清理被污染的衣服及环境。

(2) 饮食护理：呕吐不严重者，可每次进少量清淡易消化食物。呕吐剧烈不能进食或有严重水电解质紊乱时，遵医嘱静脉补液。呕吐停止后，酌情给予清淡易消化的饮食，注意少量多餐，逐渐增加进食量。

3. 病情观察 观察呕吐的方式和次数，呕吐物量及性状、颜色、气味，必要时留取标本送检。呕吐严重者需注意监测生命体征，有无尿少、口渴、皮肤黏膜干燥、弹性降低等脱水现象。准确记录每日的出入量以做补液参考。随时观察实验室检查结果，及时了解水电解质及酸碱平衡状态。

4. 配合治疗

(1) 指导患者进行缓慢深呼吸，或转移注意力以减轻和控制恶心、呕吐。

(2) 遵医嘱给予止吐剂，如甲氧氯普胺及多潘立酮等。注意观察药物的疗效及不良反应。

(3) 配合医师针刺内关、中脘、足三里等穴位以缓解症状。

(4) 及时补充水分和电解质，非禁食者给予口服补液，注意少量多次，以免引起恶心、呕吐。严重呕吐不能进食或水电解质紊乱者，需静脉补液予以纠正。

（五）护理评价

生命体征是否平稳；能否避免水、电解质紊乱和酸碱平衡失调的发生；活动耐力是否恢复；恶心、呕吐能否减轻或停止；焦虑程度能否减轻。

（六）健康教育

1. 向患者和家属解释恶心、呕吐的原因，教会患者缓解恶心、呕吐的方法，消除诱因，积极治疗原发疾病，遵医嘱服药，并注意药物的不良反应。

2. 告知患者紧张、焦虑会影响食欲和消化功能，保持心情愉快、情绪稳定有利于缓解症状。

二、腹痛的护理

腹痛指腹部的感觉神经纤维受到某些因素（如炎症、缺血、理化因子或直接侵犯等）刺激后，产生冲动传至痛觉中枢所产生的疼痛或不适感。临床上按起病急缓、病程长短分为急性腹痛和慢性腹痛。

（一）护理评估

1. 健康史 询问有无腹痛发生的相关病史或诱因，了解腹痛与进食、活动、体位等因素的关系；起病的缓急、持续时间、腹痛的部位、性质和程度；腹痛发作时的伴随症状，如呕吐、发热、寒战、黄疸等；有无缓解疼痛的方法及效果；有无精神紧张、焦虑不安等心理反应。如有消化性溃疡病史要考虑溃疡穿孔；有酗酒、暴饮暴食史考虑急性胰腺炎、急性胃炎。

2. 身心状况

(1) 症状评估：腹痛的部位、性质、程度、放射部位及伴随症状，常与疾病有关，一般腹痛部位多为病变所在部位。如胃、十二指肠溃疡，疼痛部位在剑突下偏左和偏右；急性胰腺炎常出现中上腹部剧烈疼痛，为持续性刀割样痛或绞痛，并向腰背部呈带状放射；急性阑尾炎为右下腹疼痛；阵发性剑突下钻顶样疼痛为胆道蛔虫症的典型表现；胆石症或泌尿系统结石常为剧烈、阵发性绞痛，致使患者辗转不安。

考点提示：各类疾病腹痛的特点

(2) 伴随症状：伴发热者，提示腹腔内脏器或组织急性感染，见于急性胆囊炎、腹腔脓肿等；伴黄疸者提示肝、胆、胰疾病，如肝癌、胆结石、胰头癌等；伴休克常见于肝、脾破裂、胃肠穿孔、急性出血坏死性胰腺炎、异位妊娠破裂等，亦可见于急性心肌梗死等；伴呕吐者提示胃肠道梗阻；伴腹泻者见于肠道炎症等；伴血尿提示泌尿系统结石等。

(3) 护理体检：检查时应注意患者的生命体征、神志、体位、营养状况及有关疾病的相应体征。腹部注意有无腹胀、腹肌紧张、压痛及反跳痛、腹部肿物、肠鸣音是否正常等。

(4) 心理-社会状况：患者因疼痛而产生精神紧张、焦虑，甚至恐惧等情绪反应。

3. 辅助检查 血、尿、便常规检查，粪隐血试验，血、尿淀粉酶测定，心肌酶谱，腹部 X 线、CT、超声波、腹腔穿刺、内镜检查等。有助于腹痛的病因诊断和病情监测。

（二）护理诊断及合作性问题

1. 疼痛：腹痛 与腹腔脏器炎症、平滑肌痉挛、缺血、梗阻、肿瘤、溃疡及腹膜刺激等有关。

2. 焦虑 与反复、持续、剧烈腹痛有关。

（三）护理目标

1. 患者学会缓解疼痛的方法，积极配合治疗，腹痛减轻或消失。

2. 患者紧张、焦虑减轻，情绪稳定。

（四）护理措施

1. 心理护理 关心、爱护患者，尽量满足患者提出的要求，缓解患者的焦虑情绪。告知患者紧张可使疼痛加剧，情绪稳定有利于增加对疼痛的耐受性。

2. 生活护理

(1) 环境与体位：病室内清洁、光线柔和、环境安静，保持情绪稳定，避免刺激性语言。协助患者保持舒适的体位以减轻疼痛。急性腹痛患者应卧床休息，以减轻疲劳感和能量消耗，提高对疼痛的耐受力，取仰卧或侧卧位，下肢屈曲，使腹部肌肉放松，减轻疼痛；慢性腹痛患者，保证充足的睡眠，注意劳逸结合。

考点提示：急性腹痛患者的体位

（2）饮食护理：急性腹痛的患者，在诊断未明时宜禁食，应静脉补液，保证体液平衡，必要时行胃肠减压。慢性腹痛患者，应进食营养丰富、易消化、富含维生素饮食。指导患者合理饮食，如消化性溃疡患者禁食酸性食物；胆结石和急慢性胆囊炎患者禁食油腻食物。

3. 病情观察　注意观察患者的神志、面容、生命体征等变化，腹痛的部位、性质及程度，发作的时间、频率、持续时间，以及相关疾病的其他临床表现。观察非药物性缓解疼痛和（或）药物止痛治疗的效果。

4. 配合治疗

（1）教会患者非药物缓解疼痛的方法。

1）分散注意力、指导式想象：指导患者数数、谈话、听音乐、深呼吸、回忆一些有趣的往事，转移对疼痛的注意力，减轻疼痛。

2）局部热疗法：除急腹症外，对疼痛局部热敷，解除肌肉痉挛达到止痛效果。

3）针灸止痛：根据不同疾病和疼痛部位选择穴位针灸以缓解疼痛。

（2）药物止痛：遵医嘱合理使用镇痛药，观察疗效及不良反应。严禁在未确诊前随意使用强效镇痛药或激素，以免掩盖症状，延误病情。癌性疼痛应遵循按需给药的原则，疼痛缓解或消失后及时停药，减少药物不良反应及患者对药物的耐药性和成瘾性。

考点提示：止痛药物使用的注意事项

（五）护理评价

患者腹痛是否减轻或消失；焦虑是否减轻，情绪是否稳定。

（六）健康教育

1. 向患者及家属解释腹痛的原因和诱因，阐明积极治疗原发病和预防诱因的重要性。

2. 指导患者遵循正确的饮食原则和教会其缓解腹痛的方法。

3. 对慢性腹痛反复发作者，遵医嘱用药，建议定期门诊复查。

三、腹泻的护理

腹泻指排便次数增多、粪质稀薄、水分增加，或带有未消化的食物、黏液、脓血。腹泻分为急性和慢性两种，病程超过2个月者为慢性腹泻。腹泻多由肠道疾病引起，其他原因有药物、全身性疾病、过敏和心理因素等。发生机制为肠蠕动亢进、肠分泌增多和吸收障碍。

（一）护理评估

1. 健康史　了解患者有无与腹泻相关的疾病病史或不洁饮食史；询问腹泻次数，粪便的性状、量、气味及颜色；有无腹痛、里急后重、发热、恶心呕吐等伴随症状。急性腹泻多由食物中毒、肠道和全身性感染、药物不良反应、变态反应等引起。引起慢性腹泻的原因很多，包括慢性肠道感染性和非感染性疾病以及全身性疾病，如溃疡性结肠炎、肝胆胰源性腹泻、甲状腺功能亢进、系统性红斑狼疮、尿毒症等。

2. 身心状况

（1）症状评估：急性腹泻起病急，病程短，多为感染或食物中毒所致，多伴有腹痛，每日排便可达10次以上；慢性腹泻起病缓慢，病程较长，多见于慢性感染、非特异性肠炎、肠道肿瘤或神经功能紊乱，每日排便数次。急性细菌性痢疾为脓血便；小肠性炎症引起的腹泻，粪便多稀薄或水样，可有未消化的食物残渣；阿米巴痢疾粪便呈暗红色果酱样；霍乱粪便呈米泔水样，量大。

考点提示：各类疾病腹泻的特点

（2）伴随症状：伴发热者见于急性细菌性痢疾、伤寒及肠结核；伴里急后重者，提示病变在乙状结肠下端、直肠，见于急性细菌性痢疾、直肠炎症或肿瘤；伴消瘦者见于甲状腺功能亢进、肠道恶性肿瘤等；伴有重度失水者见于霍乱、细菌性食物中毒及尿毒症。

（3）护理体检：严重腹泻者观察失水体征及电解质紊乱和酸碱失衡，有无排便频繁及粪便刺激引起的肛周皮肤糜烂。长期慢性腹泻者注意营养状况。

（4）心理-社会状况：慢性腹泻迁延不愈，加之受凉、劳累、饮食不当、精神紧张等因素，可随时诱发或加重腹泻。因此，患者会产生紧张、焦虑、恐惧、抑郁等不良情绪。

3. 辅助检查　正确采集新鲜粪便标本，及时送检，进行显微镜和粪便细菌学检查。急性腹泻应注意监测电解质及酸碱平衡状况。

（二）护理诊断及合作性问题

1. 腹泻　与肠道疾病和全身疾病有关。

2. 营养失调：低于机体需要量　与长期慢性腹泻有关。

（三）护理目标

1. 患者的腹泻及其引起的不适减轻或消失。

2. 营养状况得到改善。

(四) 护理措施

1. 心理护理　关心体贴患者,通过解释,告知其精神紧张可加重病情,使患者认识到积极配合检查、治疗对疾病康复至关重要,帮助患者稳定情绪,树立战胜疾病的信心。

2. 生活护理

(1) 休息与活动:保持病室环境清洁,提供较安逸的如厕和清洗条件。肠道传染病引起的腹泻,应严格进行隔离消毒。根据病情调整休息和活动。急性起病、全身症状明显的患者应卧床休息;慢性、轻症者应多休息,减轻腹泻症状。并注意腹部保暖,减轻肠蠕动,减少排便次数,以利于缓解腹痛。

(2) 饮食护理:合理的饮食是防治腹泻的重要措施。腹泻者应摄取营养丰富、少纤维、低脂、易消化、少渣食物。忌食生冷及刺激性食物,以防加重腹泻。根据病情变化酌情采取禁食、流质、半流质或软食,病情好转后逐渐增加食量。

(3) 皮肤护理:腹泻患者排便次数多,粪便的刺激,可使肛周皮肤糜烂和感染。便后温水坐浴或清洗,用软纸或软布轻轻拭干,保持肛周皮肤清洁干燥,或涂凡士林、抗生素软膏保护肛周皮肤。

3. 病情观察　注意观察排便次数和量、粪便的颜色、气味及性状,有无腹痛及疼痛的部位,有无里急后重、恶心、呕吐、发热等伴随症状;有无排便频繁及粪便刺激,引起肛周皮肤糜烂;有无口渴、疲乏无力、尿量减少等失水表现;严重腹泻可致水电解质紊乱和酸碱失衡,严密监测患者的生命体征、神志、尿量、血液生化指标,并准确记录出入量。长期慢性腹泻要注意患者的营养状况,有无消瘦、贫血。

4. 配合治疗　腹泻的治疗以病因为主,遵医嘱给予抗生素、止泻剂、解痉、止痛剂等药物治疗,并注意药物的不良反应,对腹泻诊断不明者应慎用止泻剂。严重腹泻者应及时补充水分、电解质和营养物质,以维持电解质和酸碱平衡。静脉补液时要根据患者的情况调整输液速度。

(五) 护理评价

患者的腹泻及其引起的不适是否减轻或消失;营养状况是否得到改善。

(六) 健康教育

1. 向患者或家属解释腹泻的原因,嘱患者积极治疗原发疾病和避免诱因。

2. 遵医嘱用药,切忌不能自行应用止泻药。

3. 教育患者养成良好的饮食卫生习惯,合理饮食可预防和缓解病情。

4. 保持良好的心理状态,避免精神刺激。

四、黄疸的护理

黄疸是由各种原因引起的胆红素代谢障碍,使血清中胆红素浓度增高而致皮肤、黏膜、巩膜黄染。正常血清胆红素的浓度为 $1.7\sim17.1\mu mol/L$,当血清胆红素在 $17.1\sim34.2\mu mol/L$ 时,肉眼不易发现黄染,称隐性黄疸。当血清胆红素超过 $34.2\mu mol/L$ 时,临床上可见皮肤、黏膜、巩膜黄染,称显性黄疸。根据病因和发病机制分为溶血性、肝细胞性、胆汁淤积性和先天性非溶血性黄疸。临床上以前三者多见。

(一) 护理评估

1. 健康史　了解有无各种溶血性贫血、血型不合引起的输血反应史,有无肝病、胆石症、胆管手术史及胆管蛔虫。与饮食有无关系,如葡萄糖 6-磷酸脱氢酶缺乏症患者食蚕豆后可诱发急性溶血,引起黄疸。

2. 身心状况

(1) 症状评估:重点评估黄疸出现的部位、程度及伴随症状。

1) 溶血性黄疸:一般为轻度黄疸,皮肤颜色呈浅柠檬色,不伴皮肤瘙痒。

2) 肝细胞性黄疸:皮肤、黏膜浅黄至深金黄色,尿色加深,粪便颜色改变不明显。

3) 胆汁淤积性黄疸:黄疸多较严重,皮肤呈暗黄色,完全梗阻时颜色加深,呈黄绿色或绿褐色。伴有心动过缓,皮肤瘙痒显著,粪便颜色变浅或呈白陶土色。

考点提示:各类黄疸的临床表现

(2) 伴随症状:伴发热者见于肝、胆感染性疾病;伴腹痛者见于胆石症、胆道蛔虫症等;伴腹水者见于肝硬化失代偿期、肝癌腹膜转移等;伴肝大者见于肝炎、肝癌等;伴脾大者见于肝硬化、先天性溶血性黄疸等。

(3) 护理体检:观察粪便、尿液颜色,皮肤色泽深浅,是否伴有瘙痒及其严重程度,以及其他伴随症状。

(4) 心理-社会状况:严重黄疸使患者外观发生改变,周围人群对黄疸的认识不足,害怕传染而不愿与患者接触,导致患者产生自卑、抑郁、焦虑、恐惧等心理。

3. 辅助检查　检测血清胆红素、尿胆红素、尿胆原、丙氨酸氨基转移酶、凝血酶原时间、胆固醇,进行B超、X线、CT、MRI、肝穿刺活检及腹腔镜等检查,协助黄疸的病因诊断及分类。

（二）护理诊断及合作性问题

1. 有皮肤、黏膜完整性受损的危险　与瘙痒有关。

2. 焦虑　与黄疸所致外观改变有关。

（三）护理目标

1. 黄疸减退或消失，未发生皮肤破损。

2. 情绪稳定，能正确面对现实。

（四）护理措施

1. 心理护理　向患者解释有关黄疸的病因，说明随疾病的康复，肤色会逐渐恢复正常。告知患者家属及周围人群，要关爱、接纳患者，帮助其树立战胜疾病的信心。

2. 生活护理

（1）休息与活动：急性期患者应卧床休息，病情康复时可逐渐恢复活动。保持病室安静，避免不良刺激。急性病毒性肝炎所致的肝细胞性黄疸患者应隔离治疗。

（2）饮食护理：给予清淡、易消化、富含维生素的食物，蛋白质摄入量视肝功能情况而定；戒烟忌酒。伴胆管阻塞的患者因肠道内胆汁缺乏致脂肪和脂溶性维生素吸收、代谢障碍，应给予低脂和富含脂溶性维生素的饮食，必要时遵医嘱肌内注射脂溶性维生素。

（3）皮肤护理：保持皮肤清洁，避免用热水、肥皂水擦洗，勤修剪指甲，以免抓破皮肤，遵医嘱局部应用止痒剂或服用抗过敏药物。建议患者穿棉质、柔软、宽松的内衣。

3. 病情观察　观察患者的尿色、粪色和皮肤、巩膜黄染的动态变化及治疗效果；注意观察意识和精神状态的改变，及时发现肝性脑病的先兆症状；观察有无败血症、感染性休克等危重并发症的发生。

4. 配合治疗　黄疸以病因治疗为主，在治疗原发病的基础上对症治疗，遵医嘱合理用药，并注意观察药物的不良反应。

（五）护理评价

黄疸是否逐渐减轻或消失；能否掌握避免皮肤受损的知识和方法；皮肤有无破损或发生破损后是否得到及时处理；情绪是否稳定。

（六）健康教育

1. 疾病知识的宣传教育，向患者及家属讲解黄疸发生的原因。

2. 教会患者做好自我护理，注意皮肤卫生。

3. 遵循合理的饮食原则，劳逸结合。遵医嘱按时、按量用药。

第3节　胃炎患者的护理

胃炎指各种病因引起的胃黏膜炎症。按临床发病的缓急和病程的长短，一般将胃炎分为急性胃炎和慢性胃炎。

一、急性胃炎患者的护理

> **案例 3-1**
>
> 患者，女性，35 岁。午餐吃酒席，于晚 18：00 左右出现上腹痛，伴呕吐。查体：体温 37.7℃，上腹部压痛（+），无放射痛，肠鸣音亢进。血、便常规无异常。
>
> 问题：1. 初步诊断是什么？
> 　　　2. 存在哪些护理诊断及问题？

（一）概述

1. 概念及分类　急性胃炎是指胃黏膜的急性炎症病变。根据病因不同将胃炎分为急性单纯性胃炎、急性糜烂出血性胃炎、急性腐蚀性胃炎。以急性单纯性胃炎最常见。

2. 病因及发病机制

（1）理化因素：物理因素如进食过冷、过热、粗糙食物或暴饮暴食；化学因素如进食浓茶、烈酒、浓咖啡、辛辣食物；误服或自服强酸、强碱、农药等。

（2）感染因素：进食被微生物污染的食物如幽门螺杆菌感染、沙门菌属、金黄色葡萄球菌毒素等。

（3）药物：最常见为非甾体类抗炎药，如阿司匹林、吲哚美辛等，其次为抗肿瘤药、铁剂或氯化钾口服液等，可损伤胃黏膜上皮层。

（4）急性应激：大手术、严重创伤、大面积烧伤、休克等造成胃黏膜缺血、缺氧，引起糜烂和出血。

3. 临床特征　病因不同症状有所不同；可出现上腹痛、饱胀、恶心、呕吐、呕血等。腐蚀性胃炎严重时可引起穿孔。

4. 治疗要点　主要治疗是针对原发病和病因采取防治措施。去除病因，一般预后良好。

（二）护理评估

1. 健康史　了解患者有无服用非甾体类抗炎药、肾上腺皮质激素、抗肿瘤药等；是否有大面积烧伤、大手术、休克等应激病史；了解其饮食习惯，有无长期饮酒、进食刺激性食物及浓茶、咖啡等饮料；有无不洁饮食史。

2. 身心状况

(1) 症状评估：多数急性起病，症状轻重不一；主要表现为上腹疼痛、饱胀、食欲减退、恶心、呕吐、嗳气等，如果伴有腹泻，称为急性胃肠炎。严重者可导致水电解质紊乱，酸碱平衡失调；少数可发生上消化道出血，表现为呕血和黑便。

(2) 护理体检：上腹部有不同程度的压痛。

(3) 心理-社会状况：常因急性起病，上腹部不适、呕血、黑便，患者易产生紧张、焦虑等心理。

3. 辅助检查

(1) 便潜血试验可呈阳性反应。

(2) 纤维胃镜检查可确诊，一般在出血后 24～48 小时内进行。镜下可见胃黏膜多发性糜烂、出血灶和黏膜水肿、浅表溃疡等急性黏膜病变。

（三）护理诊断及合作性问题

1. 腹痛　与胃黏膜损害有关。
2. 有体液不足的危险　与出血、呕吐有关。
3. 焦虑　对疾病缺乏了解。
4. 潜在并发症　上消化道出血。

（四）护理目标

1. 腹痛缓解或消失。
2. 无水、电解质紊乱及酸碱平衡失调。
3. 病情明显好转，情绪稳定。
4. 避免上消化道出血。

（五）护理措施

1. 心理护理　关心、体贴患者，安慰和稳定患者的情绪，告知患者有关疾病的知识，说明积极配合治疗和护理，能获得满意的疗效，以消除患者的紧张、焦虑等心理。

2. 生活护理

(1) 休息与活动：患者要注意休息，避免劳累。急性出血时应卧床休息。保持病室安静、舒适、温度适宜，以保证患者良好的睡眠。

(2) 饮食护理：进少渣、温凉、半流质饮食。如有少量出血可给牛奶、米汤等流质食物以中和胃酸，有利于胃黏膜的修复。进食应定时、定量、少量多餐，不可暴饮暴食，避免辛辣刺激性食物。如有急性大出血或呕吐频繁者应禁食，以免加重出血。

3. 病情观察　注意观察腹部疼痛症状的变化、呕吐及呕吐物的颜色、量，观察生命体征、粪便颜色，做粪便潜血试验，及早发现病情变化。如有大出血、穿孔征象，应及时报告医师，积极配合抢救。

4. 配合治疗　遵医嘱给予 H₂ 受体拮抗剂、胃黏膜保护剂（用药方法及护理参见消化性溃疡）。对出血量大、呕吐频繁者应立即建立静脉通道，遵医嘱补液，并根据病情调整输液速度，必要时配血、输血。以保证水、电解质及酸碱平衡。

（六）护理评价

腹痛是否减轻或消失；有无脱水及电解质、酸碱平衡失调；生命体征是否正常；情绪是否稳定；能否避免上消化道出血。

（七）健康教育

1. 向患者及家属讲解急性胃炎的有关知识、预防方法和自我护理措施。

2. 减少生活和工作中的压力，保持良好的心理状态。

3. 注意饮食卫生，进食要规律，避免过冷、过热、辛辣等刺激性食物及浓茶、咖啡等饮料，戒烟酒。

4. 避免使用对胃黏膜有损害的药物，必须用时要在饭后服用制酸剂。

二、慢性胃炎患者的护理

~~~ 案例 3-2 ~~~

患者，男性，39 岁。近期反复上腹部疼痛，伴恶心，食欲不振。否认有肝炎病史，有烟酒嗜好。查体：消瘦，上腹部轻度压痛，但无放射痛，血、便常规未见异常。胃镜见胃黏膜呈颗粒状，黏膜血管显露，色泽灰暗，皱襞细小，幽门螺杆菌检测阳性。

问题：1. 你认为该患者最可能患哪种疾病？
　　　2. 提出相应的护理诊断。

（一）概述

1. 概念　慢性胃炎是由各种病因引起的胃黏膜慢性炎症，发病率随年龄增长而上升，在各种胃病中居首位。

2. 病因及发病机制

(1) 幽门螺杆菌（Hp）感染：目前研究认为 Hp 感染是慢性胃炎的主要病因。

考点提示：引起慢性胃炎的主要病因

(2) 饮食与环境因素：流行病学资料显示，饮食中高盐、缺乏新鲜蔬菜水果与慢性胃炎的发生密切相关。

(3) 自身免疫：自身免疫反应引起的胃炎。血清中有壁细胞抗体，可损伤壁细胞，使含壁细胞的胃黏膜萎缩。壁细胞分泌的内因子缺失，影响维生素 B₁₂ 的吸收而导致恶性贫血。

(4) 其他：长期食用刺激性食物、饮酒、吸烟，服用非甾体抗炎药以及各种原因引起的十二指肠液反流等均可损伤胃黏膜。

3. 临床表现 无特异性症状。慢性胃炎一般分为浅表性胃炎和萎缩性胃炎。慢性萎缩性胃炎又分为胃体胃炎（A型）和胃窦胃炎（B型）两大类。

4. 治疗要点 根治 Hp 感染；消除病因、对症治疗；防治癌前病变。

（二）护理评估

1. 健康史 详细询问患者饮食习惯，是否有长期摄入粗糙或刺激性食物、酗酒、高盐饮食；有无经常服用非甾体类抗炎药、糖皮质激素；有无慢性右心衰竭、肝硬化门静脉高压症等引起胃黏膜瘀血缺氧的疾病；家族成员中有无萎缩性胃炎以及自身免疫性疾病的患者等。

2. 身心状况

（1）症状评估：慢性胃炎病程迁延，进展缓慢。绝大多数患者可无任何症状，部分患者有上腹痛或不适、食欲减退、饱胀、嗳气、反酸及恶心等。久之出现营养不良、消瘦、贫血；尤其是胃体胃炎，由于维生素 B_{12} 缺乏导致恶性贫血。胃窦胃炎有少数癌变。

（2）护理体检：有时有上腹部压痛。

（3）心理-社会状况：因慢性胃炎病程迁延、病情时轻时重，且有癌变可能，患者易产生焦虑及恐惧等心理。

3. 辅助检查

（1）胃镜及胃黏膜活组织检查：是最可靠的诊断方法。必要时胃黏膜活组织检查明确诊断。浅表性胃炎表现为胃黏膜充血、水肿（红白相间），可有糜烂、出血；显微镜下炎性细胞浸润，胃腺正常。萎缩性胃炎表现为黏膜呈灰白或苍白色，皱襞变细、平坦、黏膜变薄而使之血管分支透现；显微镜下除炎性细胞浸润外，黏膜变薄、腺体减少或消失。

考点提示：慢性胃炎最可靠的诊断方法

（2）血清学检查：A型胃炎，抗壁细胞抗体、抗内因子抗体可呈阳性，血清促胃液素水平明显升高。B型胃炎，血清促胃液素水平正常或偏低。

（3）Hp检测：详见消化性溃疡患者的护理。

（三）护理诊断及合作性问题

1. 疼痛 与胃黏膜炎症有关。
2. 营养失调：低于机体需要量 与畏食和消化不良有关。
3. 焦虑 与病情迁延，担心癌变有关。

（四）护理目标

1. 腹痛缓解或消失。

2. 食欲增加，营养改善，体重增加。

3. 患者能乐观地看待疾病，并能采取积极应对措施，消除焦虑和恐惧心理。

（五）护理措施

1. 心理护理 给患者讲解有关慢性胃炎的知识，说明不良情绪会诱发或加重病情。对于不典型增生者，要严密随访观察，即使有恶变，手术切除可获得满意的疗效。帮助患者树立信心，消除紧张、恐惧的心理。

2. 生活护理

（1）环境与休息：保持环境清洁、空气新鲜、温度适宜，避免环境中的不良刺激。急性发作时应卧床休息；病情缓解时，注意劳逸结合。

（2）饮食护理：协助患者制订合理的饮食计划，营造良好的进餐环境，规律进餐，少量多餐，细嚼慢咽。进食高热量、高蛋白、高维生素、易消化的食物，避免摄入刺激性食物，以免诱发疼痛。

3. 病情观察 密切观察患者腹痛的部位、性质、呕吐物与粪便的颜色、量及性状，及时发现病情变化。检测有关营养指标，了解患者的营养状况。

4. 配合治疗

（1）遵医嘱根治 Hp 治疗时，注意观察药物的疗效及不良反应。解痉止痛药（阿托品、溴丙胺太林等）应餐前服用；制酸剂宜在餐后服用；促胃肠动力药（多潘立酮、西沙必利等），加速胃排空，宜在餐前服用，不宜与解痉药合用；胃酸缺乏者，服1%稀盐酸溶液，宜用吸管直接送到舌根部咽下。

（2）对症护理：腹痛患者可用深呼吸、转移注意力等非药物性方法缓解；亦可针刺足三里、合谷、内关等穴位；腹部热敷及遵医嘱给予解痉止痛药。

（六）护理评价

腹痛是否减轻或消失；食欲是否恢复，体重是否增加；情绪是否稳定。

（七）健康教育

1. 向患者及家属介绍本病的病因和预后，指导其避免诱发因素，保持良好的心态，日常生活要有规律，劳逸结合。

2. 注意饮食卫生，养成良好的饮食习惯，避免刺激性食物，戒烟酒，加强营养。

3. 嘱患者遵医嘱用药，并告知可能出现的不良反应，避免使用对胃黏膜有刺激性的药物，定期门诊复查，以便早期发现病变，及早治疗。

第4节 消化性溃疡患者的护理

案例3-3

患者,男性,35岁。上腹部间歇性疼痛5年,空腹及夜间痛明显,进食后可缓解,劳累时易发作。近3天疼痛加剧,部位和规律同前,自服中药后无明显减轻来诊。发病以来无恶心、呕吐和呕血,大小便正常,体重无明显变化。查体:剑突下偏右压痛(+)。

问题:1. 为明确诊断,首先应采取的检查是什么?

2. 初步考虑什么病?

3. 请提出对该患者的护理措施。

(一) 概述

1. **概念** 消化性溃疡主要是指发生在胃和十二指肠的慢性溃疡,包括胃溃疡(GU)和十二指肠溃疡(DU),因溃疡的形成与胃酸、胃蛋白酶的自身消化作用有关而得名。临床上DU较GU多见,两者之比约为3:1。DU可见于任何年龄,但以青壮年居多。GU好发于40~50岁,DU好发于20~35岁,GU发病年龄较DU平均晚10年。秋冬和冬春之交为本病的好发季节。

2. **病因及发病机制** ①幽门螺杆菌感染:是消化性溃疡的重要致病因素。②胃酸分泌过多:破坏了黏膜屏障;同时加强了胃蛋白酶的消化作用,是黏膜破坏形成溃疡。③非甾体抗炎药:在酸性环境中穿透上皮细胞破坏黏膜屏障;同时削弱了前列腺素对黏膜的保护作用,形成溃疡。④其他因素:如吸烟、遗传、急性应激、胃十二指肠运动异常、饮食不当、神经精神因素等,在消化性溃疡形成过程均有一定作用。目前认为主要是由于对胃溃疡、十二指肠黏膜有损害作用的侵袭因素与黏膜自身防御-修复因素之间失去平衡所致。GU主要是防御-修复因素的减弱,DU则主要是侵袭性因素的增强。

考点提示:胃溃疡和十二指肠溃疡主要病因

3. **临床特征** 主要表现为慢性、周期性、节律性上腹痛,其次伴有消化不良等症状。

4. **治疗要点** 消化性溃疡的治疗目的是消除病因、控制症状、促进溃疡愈合、预防复发和防止并发症。本病治愈率高,但易复发。极少数胃溃疡患者可发生癌变。

(二) 护理评估

1. **健康史** 询问患者发病的年龄、季节、饮食习惯,有无烟酒嗜好,职业,是否长期使用某些药物,有无胃炎病史,有无家族史。应询问不良的饮食习惯,如进食过快、长期食用过冷、过硬、过热、刺激性的食物。

2. **身心状况**

(1) 症状评估:主要表现是上腹痛。典型消化性溃疡有以下特点(表3-1)。

1) 慢性:腹痛长期反复发作,病程可达数年至数十年。

2) 周期性:发作期与缓解期交替,发作期可为数天或数周,继之有较长时间的缓解,以后又复发。发作有较明显的季节,一般多在秋冬或冬春之交发病。

3) 节律性:大多数患者腹痛具有节律性。

表3-1 GU、DU 疼痛特点比较

	胃溃疡(GU)	十二指肠溃疡(DU)
疼痛的性质	钝痛、灼痛、胀痛或剧痛	钝痛、灼痛、胀痛或剧痛,也可仅有饥饿样不适感
疼痛的部位	剑突下或偏左	剑突下或偏右
疼痛发作时间	餐后0.5~1小时出现,下次进餐前消失	餐后3~4小时,一般称空腹痛、饥饿痛,可有夜间痛
疼痛节律	进餐—疼痛—缓解	疼痛—进餐—缓解

此外,患者常伴有胃肠道症状,反酸、呕吐等消化不良的表现,以GU较DU多见。还可表现为自主神经功能失调的症状如失眠、多汗,也可表现为营养不良的症状如贫血、消瘦等。

考点提示:胃溃疡和十二指肠溃疡疼痛的特点

 链接

特殊类型的消化性溃疡

1. **球后溃疡** 发生于十二指肠球部远段的溃疡。

2. **幽门管溃疡**

3. **巨大溃疡** 直径大于2cm。

4. **复合溃疡** 胃、十二指肠同时发生溃疡。

5. **老年人消化性溃疡** 症状不典型,溃疡多位于胃体上部甚至胃底,较大,易误诊为胃癌。

6. **无症状溃疡** 约15%无溃疡症状,以出血、穿孔为首发症状。

(2) 护理体检:发作时剑突下有一固定而局限的压痛点,缓解时无明显体征。

(3) 并发症

1) 出血:是消化性溃疡最常见并发症。消化性溃疡是上消化道出血最常见原因。轻者仅表现为呕血和黑粪。出血量大者,可出现失血性休克。

2) 穿孔:常发生于溃疡活动期。表现为突发的上腹部剧痛,并迅速波及全腹;患者表情痛苦,常取仰卧双腿屈曲体位,以缓解疼痛。腹肌紧张呈板状腹,有明显压痛及反跳痛,肠鸣音减弱或消失,肝浊音界消失。少数患者可出现休克。

3) 幽门梗阻:多见于十二指肠溃疡和幽门管溃疡。表现为胃排空延迟,上腹疼痛,常于餐后加重,且有反复大量呕吐,呕吐物为发酵酸性宿食,吐后症状可缓解。严重呕吐可引起低氯、低钾血症,代谢性碱中毒和营养不良。体检可见上腹部振水音、胃型及胃的蠕动波、空腹抽出胃液量>200ml 为幽门梗阻的特征性表现。

4) 癌变:少数 GU 可发生癌变,尤其是 45 岁以上的患者。上腹部疼痛失去节律性,症状顽固经严格内科治疗无效,粪便潜血试验持续阳性者应考虑癌变。

考点提示:消化性溃疡的并发症及最常见并发症

(4) 心理-社会状况:患者因病程长、反复发作或易出现并发症而产生焦虑、恐惧等心理。

3. 辅助检查

(1) 胃镜检查及黏膜活检:是确诊消化性溃疡的首选方法。胃镜检查可对胃和十二指肠溃疡进行直视、摄影,并可在直视下对溃疡边缘及邻近黏膜活检,借此可鉴别良恶性溃疡和 Hp 检测,对治疗有指导意义。

考点提示:确诊消化性溃疡的首选方法

(2) 幽门螺杆菌的检测:方法有侵入性和非侵入性两种。前者需胃镜检查取活组织进行检测,有快速尿素酶试验、组织学检查和 Hp 培养;后者主要为 ^{13}C 或 ^{14}C 尿素呼气试验,敏感性和特异性高,不需胃镜检查,为根治后复查的首选方法。其次为粪便 Hp 抗原检测。

链接

幽门螺杆菌(Hp)的发现和研究

2005 年诺贝尔生理学和医学奖授予澳大利亚科学家巴里·马歇尔和罗宾·沃伦,他们于 1997 年 4 月发现了幽门螺杆菌。现已确认幽门螺杆菌是慢性胃炎的主要病因、消化性溃疡的重要致病因素、胃癌的高危因素、胃黏膜相关组织淋巴瘤的重要病因。现已总结出根除幽门螺杆菌的有效疗法。幽门螺杆菌被根除后,消化性溃疡复发率由过去的 70%~80% 下降到 10% 以下,以往被认为是终生疾病的消化性溃疡已有可能被彻底治愈。

(3) X 线钡餐检查:直接征象为龛影,是诊断溃疡的重要依据。

(4) 胃液分析:GU 患者胃酸分泌正常或低于正常,DU 患者胃酸分泌增多。

(5) 粪便潜血试验:溃疡活动期呈阳性,经治疗 1~2 周内转阴。如持续阳性提示癌变的可能。

(三)护理诊断及合作性问题

1. 疼痛　与胃酸刺激溃疡面,引起化学性炎症反应,致胃平滑肌张力增加或穿孔有关。

2. 营养失调:低于机体需要量　与溃疡病所致摄入不足、消化吸收障碍或并发症致营养损失过多有关。

3. 焦虑　与溃疡迁延不愈、出现并发症使病情加重有关。

4. 潜在并发症　出血、穿孔、幽门梗阻、癌变。

(四)护理目标

1. 疼痛减轻或消失。
2. 营养状况改善,体重增加。
3. 焦虑减轻,舒适感增加,能配合治疗及护理。
4. 避免并发症的发生。

(五)护理措施

1. 心理护理　向患者介绍疾病的发病规律及治疗效果及预后,增加其对治疗的信心。告知患者不良情绪会加重病情,不利于病情恢复。

2. 生活护理

(1) 休息与活动:安排患者入住环境安静、舒适的病室,腹痛较轻者,适当休息,可参加轻微的工作,注意劳逸结合。溃疡活动期及粪便潜血试验阳性患者应卧床休息 1~2 周。

(2) 饮食护理:合理饮食可减少疼痛发作,改善营养状况。向患者说明摄取足够营养对溃疡的修复及全身状况恢复的重要性。提供舒适的进食环境,少量多餐,每日 5~6 餐,少量可避免胃窦部过度扩张引起的胃泌素分泌增加,以减少胃酸对病灶的刺激,利于溃疡面的愈合。定时进餐,使胃酸分泌有规律。进餐应充分咀嚼,以助消化。选择营养丰富、易消化的食物,以牛奶、稀饭、面条等偏碱性食物为主。忌食刺激性食物,如酸辣、生冷、油炸、多纤维素食物、浓茶、咖啡等。恶心呕吐剧烈者应暂禁食,可静脉给予营养,病情恢复后逐步由流质、半流质、软食恢复到正常饮食。进餐前后保持良好的口腔卫生,以增加食欲。脂肪少量摄入,牛乳、豆浆不易多饮。戒除烟酒。

3. 病情观察　观察患者疼痛特点,包括疼痛的部位、程度、持续时间、诱发因素,疼痛与饮食的关系,有无放射痛、有无恶心、呕吐等伴随症状出现。重点观察有无上消化道出血、急性穿孔、幽门梗阻及癌变征象。一旦出现上述迹象,立即通知医师,并配合做好各项护理工作。

4. 配合治疗

(1) 遵医嘱用药,注意观察药物的疗效及不良反应。

1）抑制胃酸药物：①H_2受体拮抗剂，如西咪替丁，应在餐中或餐后即刻服用，也可1天的剂量睡前顿服，若需同时服用抗酸药，则两药应间隔1小时以上。若静脉滴注应注意控制滴速，滴速过快可引起低血压和心律失常。少数患者可出现一过性肝损害和粒细胞缺乏，头痛、头晕、皮疹，停药后可消失。因药物随母乳排泄，哺乳期应停药。②质子泵抑制剂，奥美拉唑不良反应较少，可有头晕，因此不宜开车或高空作业。兰索拉唑主要不良反应有荨麻疹、皮疹、瘙痒、头痛、口苦、肝功能异常等。泮托拉唑不良反应较少，偶可引起头痛和腹泻。上述不良反应较重时及时停药。③抗酸药，氢氧化铝、铝碳酸镁，餐后1小时和睡前服用。避免与奶制品同服，易形成络合物。不宜与酸性食物及饮料同服。氢氧化铝阻碍磷的吸收，老年人长期服用可引起骨质疏松。

2）胃黏膜保护剂：①硫糖铝，全身不良反应少见，可引起便秘；因药物在酸性环境下有效，宜在餐前1小时服用；如需同时使用制酸药，制酸药需在硫糖铝服前半小时或服后1小时服用。②米索前列醇，腹泻是常见不良反应，能引起子宫收缩，孕妇忌用。③胶体铋，如枸橼酸铋钾，还具有杀灭Hp的作用；短期服用可使牙齿、舌发黑，吸管直接吸入；部分患者服药后可出现便秘、黑便，停药后自行消失；长期服用可能发生铋在体内积蓄产生神经毒性，不宜长期使用；因药物在酸性环境下有效，故餐前半小时口服，不宜与制酸剂、牛奶同服。

3）根除幽门螺杆菌治疗：①阿莫西林，服用前应询问患者有无青霉素过敏史，服用过程中注意有无迟发性过敏反应的出现，如皮疹。②甲硝唑，可引起恶心、呕吐等胃肠道反应，应在餐后半小时服用，可遵医嘱用甲氧氯普胺等拮抗胃肠道反应。目前主张以质子泵抑制剂或胶体铋为基础加两种抗生素的三联治疗方案。

考点提示：消化性溃疡的三联治疗方案，用药注意事项

（2）疼痛的护理：评估患者疼痛的特点，与饮食的关系，饭后痛或饭前痛，有无放射痛。如DU若有空腹痛或午夜痛，则指导患者随身携带碱性食物（如苏打饼干等），在疼痛前或疼痛时进食，或服用制酸剂。也可采用松弛术、局部热敷或针灸止痛。去除加重或诱发疼痛的因素，如非甾体抗炎药等。

（3）并发症护理

1）出血：见上消化道大出血患者的护理。

2）穿孔：卧床休息，取适宜体位以减轻疼痛，禁食并胃肠减压，密切观察患者的病情变化，遵医嘱补液，控制感染。如患者全身情况好，空腹穿孔者，经上述处理穿孔有望好转。反之，尽快做好术前各项准备工作。

3）幽门梗阻：观察和记录呕吐的量及性状，指导患者禁饮和禁食。禁食期间行胃肠减压，注意口腔卫生，静脉补液，保持水电解质与酸碱平衡和营养需要。需手术治疗时，配合做好术前各项准备。

（六）护理评价

腹痛是否减轻或消失；能否合理进食，营养指标是否在正常范围内；患者情绪是否稳定；能否说出可能导致疾病复发和加重的主要因素和应对措施。

（七）健康教育

1. 宣传疾病常识　消化性溃疡是常见的慢性病，症状较轻时易被患者和家属忽视。护理人员应向患者讲解消化性溃疡的病因和诱发因素，保持良好的心态，减少生活和工作压力。认识规律生活和休息对溃疡病恢复的重要性。

2. 合理饮食　选营养丰富、易消化的食物，少量多餐，规律进餐，避免暴饮暴食和进食刺激性饮食，以免加重对胃黏膜的损伤。告诉患者碱性食物和抑酸剂可缓解十二指肠溃疡引起的空腹痛。

3. 掌握药物的使用方法和不良反应的观察　遵医嘱用药，忌用或慎用对胃黏膜有损害作用的药物。对服用非甾体消炎药者，若病情允许遵医嘱停用。即使患者未服此类药物，亦应告诫其今后慎用。戒烟酒，避免紧张劳累。

4. 定期复诊　教会患者了解本病及其并发症的相关知识和识别方法，若有异常情况立即就诊。年龄偏大的GU患者，嘱其定期门诊复查，防止癌变。

第5节　肠结核与结核性腹膜炎患者的护理

案例3-4

患者，女性，26岁。反复右下腹疼痛、腹泻3个月，大便呈糊状，无黏液及脓血，每日排便2～4次。查体：X线钡剂检查示回盲部有跳跃征。

问题：1. 初步诊断为什么病？
　　　2. 提出相应的护理诊断。

肠结核是由结核分枝杆菌侵犯肠道引起的慢性特异性炎症。结核性腹膜炎则是由结核分枝杆菌侵犯腹膜引起的慢性弥漫性腹膜炎症。过去我国肠结核和结核性腹膜炎比较常见；近年患病率有逐渐下降趋势，但仍不少见。多见于中青年，女性略多于男性。

一、肠结核

(一) 概述

1. 病因及发病机制　肠结核主要由人型结核分枝杆菌引起，占90%以上。少数患者感染牛型结核分枝杆菌而致病。

(1) 感染途径有：①经口感染，是结核分枝杆菌侵犯肠道的主要途径。患者多有开放性肺结核或喉结核，因经常吞咽含结核分枝杆菌的痰液而致病；或因经常和开放性肺结核患者共餐，餐具未消毒；或饮用未经消毒的牛奶和乳制品等。②血行播散：肠结核可由粟粒型肺结核血行播散引起。③直接蔓延：由腹腔内结核病灶如女性生殖器结核直接蔓延侵犯肠壁引起。

(2) 肠结核主要位于回盲部，其他部位按发病率高低依次为升结肠、空肠、横结肠、降结肠、阑尾、十二指肠和乙状结肠，少数见于直肠。

2. 病理　本病的病理变化随人体对结核分枝杆菌的免疫力与过敏反应的情况而定。若人体过敏反应强，病变以渗出为主；感染的结核分枝杆菌数量多、毒力强，可有干酪样坏死，形成溃疡，称为溃疡型肠结核；如人体免疫力较强、感染轻，则表现为肉芽组织增生、纤维化，称为增生型肠结核；兼有两种病变者称为混合型肠结核。

3. 临床特征　多数起病缓慢，病程较长。主要症状为腹痛、腹泻、便秘及全身结核毒血症的表现。

4. 治疗要点　强调早期治疗、消除症状、改善全身情况、促使病灶愈合及防治并发症。本病如能早期诊断，早期治疗，一般预后良好。

(1) 抗结核化学药物治疗：是肠结核治疗的关键。治疗按早期、适量、联合、规律、全程的原则进行。目前多主张短程疗法，疗程6～9个月。

(2) 对症治疗：适当休息，加强营养，适量补充维生素A、维生素D或静脉高营养，纠正水电解质紊乱和酸碱平衡失调。腹痛用解痉、止痛药物。对不完全肠梗阻者，需行胃肠减压。

(3) 手术治疗：对内科治疗未见好转的肠梗阻、肠穿孔均适宜手术治疗。

(二) 护理评估

1. 健康史　询问患者有无与肺结核患者密切接触史、疫苗接种史及既往结核病病史；是否使用过可能被结核菌污染的食物或餐具；有无导致机体免疫功能降低的疾病，如糖尿病、艾滋病及营养不良等；了解患者的生活环境、居住条件和家庭经济状况。

2. 身心状况

(1) 症状评估

1) 腹痛：多位于右下腹，呈隐痛或钝痛。进食可诱发或加重疼痛，便后疼痛可有不同程度的缓解。并发肠梗阻时，有腹部绞痛，伴有腹胀、肠鸣音亢进、肠型与蠕动波。

2) 腹泻和便秘：腹泻是溃疡型肠结核的主要表现之一，每日排便2～4次不等，重者可达每日10余次，粪便呈糊状，无黏液及脓血，如直肠未受累，无里急后重感。此外，可间有便秘，粪便呈羊粪状。这种腹泻与便秘交替是由于肠结核引起胃肠功能紊乱所致。增生型肠结核多以便秘为主要表现。

考点提示：溃疡型肠结核腹泻的特点

3) 全身症状和肠外结核表现：溃疡型肠结核常有结核的毒血症状，如午后低热、盗汗、乏力、食欲减退、消瘦等；同时可有活动性肺结核的表现。增生型肠结核一般情况较好，不伴有肠外结核的表现。

(2) 护理体检：患者呈慢性病容，倦怠、消瘦、苍白。增生型肠结核常在右下腹扪及肿物，较固定，质地中等，伴有轻、中度压痛。

(3) 并发症：见于晚期患者，肠梗阻多见，慢性穿孔可有瘘管形成，肠出血少见，也可以并发结核性腹膜炎、急性肠穿孔。

(4) 心理-社会状况：由于结核毒血症状、腹痛、腹泻等不适，加之病程长，需长期用药，患者易产生焦虑情绪。

3. 辅助检查

(1) 血液检查：红细胞、血红蛋白轻、中度降低，白细胞总数一般正常。红细胞沉降率多明显加快，可作为评估结核病活动程度的指标之一。

(2) 结核菌素试验(PPD试验)：呈强阳性反应有辅助诊断的价值。

(3) X线检查：X线胃肠钡餐造影或钡剂灌肠检查对肠结核的诊断具有重要意义。溃疡型肠结核X线钡影呈跳跃征象，即钡剂在病变段排空快、充盈不佳，呈激惹状态，而病变的上、下两端充盈良好。增生型肠结核表现为肠管狭窄、收缩畸形、肠管充盈缺损，黏膜皱襞紊乱等X线征象。对并发肠梗阻者只宜做钡剂灌肠检查。

考点提示：溃疡型肠结核X线钡影检查

(4) 粪便检查：溃疡型肠结核粪便多为糊状，一般无肉眼黏液、脓血，显微镜下可见少量脓细胞和红细胞。

(5) 纤维结肠镜检查：可观察病变范围及性质，并可做肠黏膜活组织检查，对肠结核的诊断有重要价值。

（三）护理诊断及合作性问题

参见结核性腹膜炎。

（四）护理目标

参见结核性腹膜炎。

（五）护理措施

参见结核性腹膜炎。

（六）护理评价

参见结核性腹膜炎。

（七）健康教育

参见结核性腹膜炎。

二、结核性腹膜炎

（一）概述

1. 病因及发病机制 结核分枝杆菌是致病的根本因素，当机体抵抗力低下时，腹腔内的结核病灶如女性生殖器结核直接蔓延至腹膜所致。少数由血行播散引起，肠外结核病灶经血行播散侵犯肠道，多见于粟粒型肺结核。

2. 病理 结核性腹膜炎的病理改变与结核菌的数量、毒力及人体的免疫力有关，可分为渗出、粘连、干酪三型。粘连型最多见，干酪型最少见，同时有两种及以上病变者称混合型。渗出型结核性腹膜炎的主要病理改变为腹膜充血、水肿，表面覆有纤维蛋白渗出物；粘连型结核性腹膜炎主要表现为大量纤维组织增生，腹膜、肠系膜明显增厚；干酪型结核性腹膜炎则以干酪样坏死为主。

3. 临床特征 多数缓慢起病，少数以急性腹痛、高热而急骤发病。主要表现为低热、盗汗、腹痛、腹泻、便秘及腹胀，还可引起肠梗阻、肠穿孔及肠瘘等并发症。

4. 治疗要点

（1）抗结核治疗：是结核性腹膜炎治疗的关键。治疗按早期、适量、联合、规律、全程的原则进行。因本病抗结核药物疗效较肠结核差，故药物联合应用需加强，最好做药物敏感试验或选用以往未用过的抗结核药。经正规抗结核治疗，预后一般较好；如出现并发症，预后较差。

（2）手术治疗：对内科治疗未见好转的肠梗阻、肠穿孔及肠瘘均适宜手术治疗。

（二）护理评估

1. 身心状况

（1）症状评估

1）全身症状：结核毒血症常见，主要以低热与盗汗为主。高热伴明显毒血症状，主要见于渗出型或干酪型病变，或伴粟粒型肺结核、结核性脑膜炎等重症结核。

2）腹痛：多位于脐周或右下腹，常为痉挛性阵痛。如腹痛呈阵发性加剧，应考虑并发不完全性肠梗阻，或因肠系膜淋巴结核、肠结核急性穿孔、腹腔内其他结核的干酪样坏死病灶破溃引起急性腹膜炎所致。

3）腹泻与便秘：腹泻常见，一般每日 2～4 次，呈糊状便。有时腹泻与便秘交替出现。

4）腹胀：患者可有不同程度的腹胀。多由结核毒血症和肠功能紊乱引起，少数为腹水、肠梗阻所致。

（2）护理体检

1）全身状况：呈慢性病容，后期可有明显消瘦、水肿、贫血、舌炎、口角炎等营养不良表现。

2）腹部压痛与反跳痛：压痛一般轻微，少数可有明显的压痛、反跳痛，常见于干酪型结核性腹膜炎。

3）腹壁揉面感：因腹膜受炎症刺激及腹膜增厚所致。

4）腹部肿块：多位于脐周，大小不一，表面粗糙，边缘不整，活动度小。多见于粘连型或干酪型，由增厚的大网膜、肿大的肠系膜淋巴结、干酪样坏死物或粘连成团的肠曲积聚而成。

5）腹水：少量至中等量，超过 1000ml 时可出现移动性浊音。

（3）并发症：肠梗阻常见，多发生在粘连型结核性腹膜炎。也可出现肠瘘、肠穿孔及腹腔内脓肿。

2. 辅助检查

（1）血液检查和结核菌素试验（OT 或 PPD）：同肠结核。

（2）腹水检查：腹水为渗出液，多呈草黄色，少数为血性，比重一般超过 1.018，蛋白质含量在 30g/L 以上，白细胞计数超过 $0.5 \times 10^9/L$，以淋巴细胞为主。腹水浓缩直接涂片或培养极少数可检出结核分枝杆菌，动物接种阳性率可达 50% 以上。

（3）X 线检查：腹部 X 线平片可见到钙化影。钡餐造影可见肠结核、肠瘘、肠粘连、肠腔外肿块等征象，有辅助诊断价值。

（三）护理诊断及合作性问题

1. 疼痛：腹痛 与结核分枝杆菌侵犯腹壁有关。

2. 腹泻 与结核分枝杆菌感染致肠功能紊乱有关。

3. 便秘 与肠道狭窄或梗阻有关。

4. 营养失调：低于机体需要量 与结核毒血症、消化吸收功能障碍有关。

5. 焦虑 与疾病病程长、治疗疗程长有关。

6. 潜在并发症 肠梗阻、肠穿孔等。

(四)护理目标

腹痛减轻或消失；排便恢复正常；营养状况得到改善；无焦虑情绪；减少或避免并发症的发生。

(五)护理措施

1. 心理护理 多与患者交谈，介绍有关疾病的相关知识，说明只要早期、合理、适量应用抗结核药物，症状可以逐渐缓解，甚至痊愈。指导患者掌握放松技巧，改变不良的生活方式，保持轻松愉快的心情，缓解紧张、焦虑的情绪。

2. 生活护理

(1)休息与活动：嘱患者卧床休息，减少活动，以降低代谢，减少毒素的吸收。

(2)饮食护理：结核病是一种慢性消耗性疾病，只有保证充足的营养供给，提高机体抵抗力，才能促进疾病痊愈。提供舒适的进餐环境，促进患者食欲，给予高蛋白、高热量、高维生素、易消化饮食，如新鲜蔬菜、水果、牛奶、肉类及蛋类等。腹泻明显的患者应少食乳制品、富含脂肪的食物和粗纤维食物，以免加快肠蠕动。肠梗阻者应禁食，给予静脉营养。便秘者应增加食物中的纤维素，多吃新鲜水果、蔬菜，每日摄入足够的水分，可喝淡盐水、蜂蜜水或温开水。

3. 病情观察

(1)疼痛的观察：严密观察腹痛的性质、特点，正确评估病情进展状况。如患者疼痛突然加重，压痛明显，或出现便血等应及时报告医师并积极配合采取抢救措施。

(2)腹泻的观察：监测患者的排便情况、伴随症状、全身情况及便常规的检查结果，及时发现病情变化。

4. 配合治疗

(1)遵医嘱给予抗结核药物：帮助患者制订一个切实可行的用药计划，嘱患者按时、按量服药。

(2)疼痛的护理

1)与患者多交流，分散其注意力，以提高疼痛阈值，减轻疼痛感。

2)采用按摩、热敷、针灸法，缓解疼痛。

3)按医嘱用解痉、止痛药：向患者解释药物作用和可能出现的不良反应，如阿托品可松弛胃肠道平滑肌，缓解痉挛，但其同时抑制唾液腺的分泌，引起口干，应嘱患者多饮水。

4)对肠梗阻所致疼痛加重者，行胃肠减压。

(3)对便秘患者遵医嘱适当给予导泻剂，如硫酸镁等，必要时灌肠通便。

(六)护理评价

腹痛是否减轻或消失；排便是否恢复正常；营养状况是否得到改善；焦虑是否减轻或消失；是否减少或避免并发症的发生。

(七)健康教育

1. 疾病知识指导 向患者及家属介绍有关疾病的知识，指导患者做好消毒、隔离，防止疾病的传播，如注意个人卫生，牛奶消毒后饮用，提倡用公筷进餐和分餐制，对结核患者的粪便及时消毒处理。

2. 生活指导 加强身体锻炼，与患者及家属共同制订饮食计划，生活规律，劳逸结合，保持良好的心态，增强抵抗力。便秘者可循升结肠→横结肠→降结肠顺序进行腹部按摩，可促进肠蠕动，避免用力排便，以防意外发生，尤其是老年人。

3. 用药指导 指导患者坚持按医嘱服药，不要漏服或自行停药，同时注意药物的不良反应，定期复查，及时了解病情变化，及时调整治疗方案。

第6节 溃疡性结肠炎患者的护理

> **案例 3-5**
>
> 患者，女性，22岁。2年前无明显诱因出现左下腹隐痛，黏液脓血便，每日2～3次，病情常反复发作。腹痛加重1个月，排便次数增多至6～7次/日，便后疼痛减轻，且伴里急后重、低热及食欲不振。查体：生命体征正常，情绪低落，消瘦，除左下腹压痛阳性外，未发现阳性体征。结肠镜检查见：乙状结肠多发性浅溃疡，表面附有脓性分泌物。
>
> 问题：1. 初步诊断是什么疾病？
>
> 2. 明确诊断还需进行哪些检查？
>
> 3. 提出该患者目前存在的护理诊断。

(一)概述

1. 概念 溃疡性结肠炎是一种病因不明的直肠和结肠慢性非特异性炎性疾病。可发生于任何年龄，以20～40岁多见，男女发病率无明显差别。

2. 病因及发病机制 病因尚未完全明确。目前认为本病与环境、感染、免疫因素、遗传等有关。

3. 病理 病变部位主要在直肠、乙状结肠的黏膜和黏膜下层。由于病变反复发作和慢性经过，可形成炎性息肉，少数患者可能发生癌变。

考点提示：溃疡性结肠炎的好发部位

4. 临床特征 根据病情轻重程度分为轻型、中型和重型。各型患者均以腹泻、腹痛及黏液脓血便为主要表现。

5. 治疗要点 治疗原则主要是控制急性发作，防治并发症，减少复发。首选药物为柳氮磺胺吡啶。

糖皮质激素特别适用于重型活动期患者及急性暴发型患者。

考点提示：溃疡性结肠炎治疗首选药物

（二）护理评估

1. 健康史　了解患者有无饮食失调、劳累、精神刺激、长期慢性腹泻病史等。有无溃疡性结肠炎的家族史。

2. 身心状况　多数起病缓慢，少数急性起病。病程呈慢性经过，可迁延数年至十余年，发作期与缓解期交替，或持续并逐渐加重。偶见急性暴发过程。

（1）症状评估

1）消化系统表现：①腹泻，是最主要的症状，因炎症刺激使肠蠕动增快和肠内吸收障碍所致。黏液脓血便是本病活动期的重要表现。轻者每日排便2～4次，粪质多糊状，混有黏液、脓血，便血轻或无；重者每日腹泻达10次以上，大量脓血，甚至呈血水样粪便。因病变累及直肠，故常伴里急后重。偶有腹泻与便秘交替。②腹痛，轻症患者或在病变缓解期可无腹痛或仅有腹部不适，活动期为轻至中度左下腹或下腹的阵痛，亦可波及全腹，有疼痛—便意—便后缓解的规律。若并发中毒性结肠扩张或炎症波及腹膜，则腹痛剧烈而持久。③其他症状，常有腹胀，严重病例有食欲不振、恶心、呕吐。

考点提示：溃疡性结肠炎腹泻的特点，腹痛的规律

2）全身表现和肠外表现：轻者低热，重者可出现衰弱、消瘦、贫血、低蛋白血症、水电解质紊乱。急性暴发型或有并发症者可有高热。肠外表现有口腔黏膜溃疡、结节性红斑、外周关节炎等。

（2）护理体检：患者呈慢性病容。轻型患者除左下腹有轻压痛外，无其他阳性体征。重症或暴发型者有明显鼓肠。如有腹肌紧张、腹部压痛和反跳痛、肠鸣音减弱，提示中毒性巨结肠和肠穿孔等并发症。

（3）并发症

1）中毒性巨结肠：最严重的并发症，预后较差，易引起急性肠穿孔。

2）直肠、结肠癌变：发生率较低，主要发生在重症患者、病变累及全结肠和病程长的患者。

3）其他并发症：大量出血、急性穿孔、肠梗阻，偶见瘘管形成、肛门直肠周围脓肿。

（4）心理-社会状况：因本病病程漫长，反复发作，迁延不愈，患者易产生焦虑、紧张等心理反应；治疗期间由于饮食受限制、用药时间长，患者易出现不配合治疗和护理的现象。

3. 辅助检查

（1）结肠镜检查：是确诊的检查方法，可直接观察肠黏膜病变并进行活检，确定病变范围及程度。

考点提示：溃疡性结肠炎确诊的检查方法

（2）血液检查：可有贫血，多因慢性失血和营养不良所致。活动期白细胞计数增高、红细胞沉降率增快与C反应蛋白增高，是活动期的标志。

（3）X线钡剂灌肠检查：应用气钡双重对比造影，有利于观察黏膜形态。重症患者不宜检查，以免加重病情。

（4）粪便检查：常有黏液脓血便，显微镜检见红、白细胞和巨噬细胞。不能检出致病性病原体，但粪便的病原学检查目的主要排除感染性结肠炎。

> **链接**
>
> **溃疡性结肠炎要与哪些疾病鉴别？**
>
> 1. 慢性细菌性痢疾　病变部位、腹泻症状相似，但粪便菌培养痢疾杆菌阳性，抗菌药物治疗有效。
>
> 2. 肠结核　病变部位在回盲部，由结核分枝杆菌经口感染，渗出型以腹泻为主，粪便呈糊状，无黏液脓血及里急后重。增生型以便秘为主。肠梗阻为最常见并发症。
>
> 3. 阿米巴痢疾　病变部位主要在右侧结肠，也可累及左侧，粪便呈果酱样，无里急后重，结肠溃疡较深，粪便或溃疡渗出物可找到溶组织阿米巴原虫滋养体或包囊。抗阿米巴治疗有效。

（三）护理诊断及合作性问题

1. 疼痛：腹痛　与肠道炎症、溃疡、痉挛有关。

2. 腹泻　与肠道炎症和肠道功能紊乱有关。

3. 营养失调：低于机体需要量　与长期腹泻，食欲减退有关。

4. 焦虑　与病情反复、迁延不愈有关。

5. 潜在并发症　中毒性巨结肠、出血、穿孔、癌变。

（四）护理目标

1. 腹痛减轻或缓解。

2. 腹泻次数减少或排便恢复正常。

3. 营养状况改善，体重增加并恢复到原有水平且保持稳定。

4. 焦虑和恐惧心理缓解，情绪稳定。

5. 减少和避免并发症的发生。

（五）护理措施

1. 心理护理　由于本病经久不愈、反复发作，患者精神比较紧张，需要认真倾听患者诉说，帮助其解除思想顾虑。

2. 生活护理

（1）休息与活动：轻症可以少量活动，但应注意

休息;重症应卧床休息。

(2) 饮食护理:给予高热量、高蛋白、丰富维生素、质软、易消化、少纤维的食物,以减轻对肠黏膜的刺激,并有利于机体的吸收。避免食用水果、冷饮、多纤维及刺激性食物,忌牛奶及奶制品(可能为过敏因素)。病情严重者应禁食,给予静脉高营养,改善全身状况。

3. 病情观察 观察排便次数、粪便的量及性状,监测生命体征、营养指标及水电解质改变;注意并发症;了解营养状况的改善。

4. 配合治疗 服用柳氮磺胺吡啶(SASP),适用于轻型、中型患者及重型经糖皮质激素治疗缓解的患者,可出现恶心呕吐、皮疹、粒细胞减少、关节痛等,应嘱患者饭后服用,定期监测血象。用激素者,遵医嘱停药,以防反跳现象。

(六) 护理评价

腹泻能否减轻或缓解;进食量有无增加,营养是否改善;情绪是否保持平稳。

(七) 健康教育

1. 疾病知识指导 告诉患者及家属本病呈慢性过程,反复发作,让患者及家属对疾病的发生、发展、诊疗有一定的了解。指导患者及家属以平和的心态对待疾病,保持稳定的情绪,树立战胜疾病的决心。

2. 生活指导 告诫患者合理休息与活动,注意劳逸结合,避免食用生、冷、多纤维、辛辣刺激性食物,忌牛奶和乳制品。

3. 用药指导 按疗程治疗,不要随意换药或停药,服药期间应大量饮水;教会患者识别药物的不良反应。

4. 随时就诊 如出现腹痛性质突然改变,腹胀、便血或不排气等,及时就诊。病程漫长者癌变危险性增加,应注意复查。

第 7 节　肝硬化患者的护理

━━━ 案例 3-6 ━━━

患者,男性,58 岁。腹胀、食欲减退、乏力 8 个月,今日因劳累突发呕血约 700ml,排暗红色大便 1 次,伴有头晕、心悸。既往有乙型肝炎病史,无烟酒嗜好,否认血吸虫疫水接触史。查体:体温 37.2℃,脉搏 110 次/分,呼吸 22 次/分,血压 90/60mmHg,营养差,慢性肝病面容,神志清楚,巩膜无黄染,颈部及前胸可见蜘蛛痣 3 枚,无颈静脉怒张,心肺未见异常。腹膨隆,腹壁静脉可见,移动性浊音(＋),肝掌,两下肢轻度可凹性水肿。

问题:1. 初步诊断为什么病?
　　　2. 有哪些护理诊断及合作性问题?

(一) 概述

1. 概念 肝硬化是由一种或多种病因长期或反复作用于肝而引起的慢性、进行性、弥漫性肝病。病理改变为广泛肝细胞变性坏死、再生结节形成,结缔组织增生和假小叶形成。临床上以肝功能损害和门静脉高压为主要表现。

2. 病因及发病机制 引起肝硬化的病因很多,常见病因如下。

(1) 病毒性肝炎:主要是乙型、丙型肝炎发展成肝炎后肝硬化,是我国导致肝硬化的主要原因。

考点提示:在我国引起肝硬化的主要原因

(2) 乙醇中毒:长期大量饮酒,引起酒精性肝硬化,是国外肝硬化主要原因。

(3) 工业毒物或药物:长期接触磷、砷、四氯化碳等,可引起中毒性肝炎,最终发展为肝硬化。

(4) 其他:循环障碍、胆汁淤积、日本血吸虫病、营养障碍、代谢及遗传性疾病等均可致肝硬化。

3. 临床特征 起病隐匿,发展缓慢,分肝功能代偿期与失代偿期,失代偿期症状明显,有食欲减退、明显出血倾向,门静脉高压所致脾大、腹水,晚期出现上消化道出血等严重并发症。

4. 治疗要点 本病目前尚无特效治疗,关键在于早期诊断,加强病因和一般治疗,使病情缓解,延长代偿期。其预后与病因、肝功能受损程度、有无并发症及治疗和护理等有关。病毒性肝炎肝硬化,肝功能受损严重或伴有严重并发症者预后均较差。

(二) 护理评估

1. 健康史 询问患者有无肝炎或输血史、血吸虫病、是否长期饮酒或接触损害肝脏的药物和有毒物质,有无慢性心力衰竭、胆管疾病、慢性肠道感染、缩窄性心包炎、肝豆状核变性等病史。

2. 身心状况 肝硬化病程发展缓慢,起病隐匿,可隐伏 3~5 年或更长时间。肝功能代偿期和失代偿期界限常不清楚或有重叠。

(1) 代偿期:症状一般较轻,无特异性。主要有消化不良、食欲减退、厌油腻、恶心、腹胀、腹泻、乏力、体重减轻及右上腹隐痛不适等,多呈间歇性,因劳累或伴发病而出现,经休息或治疗后好转。

(2) 失代偿期

1) 肝功能减退的临床表现:①全身表现,一般情况及营养状况均较差,消瘦乏力,精神不振,皮肤干枯粗糙,面色黝暗无光泽(肝病面容),常有不规则低热、水肿、维生素缺乏致夜盲、舌炎等。②消化道表现,食欲明显减退为最常见症状,进食后常感上腹饱胀不适、恶心呕吐。稍进油腻食物即可引起腹泻。可有腹痛,肝区隐痛由肝大累及包膜所致。黄疸提示肝细胞有进行性或广泛坏死。③出血倾向和贫血,可有鼻出血、牙龈出血、皮肤紫癜和胃肠出血,女性常有月经过多。与肝合成凝血因子减少、脾功能亢进和毛细血管脆性增加有关。因脾功能亢进、胃肠出血,患者常有不同程度的贫血。④内分泌紊乱,肝脏对雌激素的灭活功能减退,致雌激素在体内蓄积,使雄激素、肾上腺糖皮质激素减少。由于雌、雄激素平衡失调,男性表现为性欲减退、乳房发育、睾丸萎缩及毛发脱落。女性有闭经、月经失调、不孕等。部分患者在面部、颈、上胸、肩背和上肢出现蜘蛛痣。手掌大小鱼际和指端腹侧部位皮肤发红斑,称为肝掌。均与雌激素增多有关。

2)门静脉高压的临床表现:①脾大,脾因长期淤血而肿大,多为轻、中度肿大,部分可达脐下。晚期脾大常伴脾功能亢进,出现外周血白细胞、血小板、红细胞计数减少。②侧支循环的建立及开放,门静脉压力增高,导致门静脉系统许多部位和腔静脉之间建立门-体侧支循环(图3-1)。食管下段-胃底静脉曲张:常因进食粗糙食物的机械损伤、食管炎、胃食管反流、腹内压突然增高,致曲张静脉破裂出血,出现呕血、黑便甚至休克等。腹壁静脉曲张:使脐周静脉呈水母头状。痔静脉扩张:形成痔核,破裂时引起便血。③腹水,是肝硬化失代偿期最突出的表现,失代偿期75%以上的患者有腹水。腹水时患者常有腹胀,尤以饭后明显,大量腹水时腹部膨隆,呈蛙状腹,腹壁紧绷发亮,可有脐疝。膈肌抬高,可出现呼吸困难。腹部检查有移动性浊音。

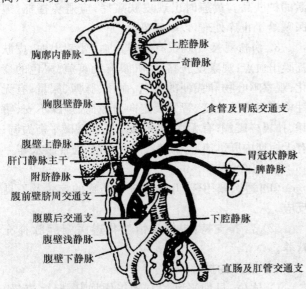

图 3-1　门脉高压侧支循环建立

胸廓内静脉
上腔静脉
奇静脉
胸腹壁静脉
食管及胃底交通支
腹壁上静脉
肝门静脉主干
胃冠状静脉
脾静脉
附脐静脉
腹前壁脐周交通支
腹膜后交通支
下腔静脉
腹壁浅静脉
腹壁下静脉
直肠及肛管交通支

考点提示:肝硬化失代偿期的主要表现。门静脉高压的三大临床表现

链接

腹水形成的机制

(1)门静脉压力增高,组织液回吸收减少而漏入腹腔。

(2)低白蛋白血症,血浆胶体渗透压降低,致血浆外渗。

(3)肝淋巴液生成过多。

(4)肾的因素。

(5)血管升压素及继发性醛固酮增多。

(3)护理体检:肝脏触诊,早期增大,表面尚平滑,质中等硬;晚期缩小,表面呈结节状,质地坚硬,肋下不可触及。脾明显增大。有腹水时,移动性浊音阳性。

(4)并发症

1)上消化道出血:为最常见并发症,因食管下段或胃底静脉曲张破裂,突然发生大量呕血和黑便,导致出血性休克和诱发肝性脑病,死亡率高。

2)感染:由于患者抵抗力低下、门-腔静脉侧支循环的开放等因素,增加了细菌入侵的机会,易并发感染,如胆管感染、肺炎、自发性细菌性腹膜炎等。

3)肝性脑病:是本病晚期严重并发症和主要死亡原因之一。

4)原发性肝癌:肝硬化患者在短期内出现肝脏迅速增大,持续性肝区疼痛,腹水增多且为血性,不明原因发热,应考虑并发原发性肝癌。

5)肝肾综合征:主要表现为难治性腹水基础上出现少尿、无尿和氮质血症、稀释性低钠血症。

6)电解质紊乱和酸碱平衡失调:低钠血症,长期低盐饮食、利尿和大量放腹水所致;血管升压素分泌增多,水潴留大于钠潴留而出现稀释性低钠血症;低钾低氯血症与代谢性碱中毒,易诱发肝性脑病。

考点提示:肝硬化并发症,最常见并发症及最严重并发症

(5)心理-社会状况:肝硬化患者因病程长,疗效不佳,预后差而产生焦虑、恐惧、绝望等心理反应。再加上长期治疗,家庭经济负担加重,使患者或家属易出现悲观、失望等不良情绪。

3.辅助检查

(1)肝功能检查:代偿期正常或轻度异常,失代偿期,如肝细胞受损严重,ALT增高明显,肝细胞坏死严重,AST高于ALT。血清白蛋白(A)降低,球蛋白(G)增高,A/G降低或倒置,凝血酶原时间有不同程度延长。

(2)腹水检查:一般为漏出液,如继发感染和癌变,则有相应的改变。

链接

腹水有哪些不同的表现?

1. 肝硬化腹水　为漏出液(非炎性),淡黄色透明或微混,不易凝固,如合并自发性腹膜炎,透明度降低,介于漏出液与渗出液之间,白细胞数增多,常在 $500×10^6/L$ 以上,以中性粒细胞为主,腹水细菌培养阳性。

2. 结核性腹膜炎　腹水为草黄色渗出液(炎性、肿瘤),易凝固,白细胞数在 $500×10^6/L$ 以上,以淋巴细胞为主,腹水细菌培养阴性,浓缩找到结核杆菌的机会很少。

3. 腹水为血性,怀疑癌变。

(3)血常规:代偿期多正常;失代偿期可有不同程度的贫血,伴脾功能亢进时,白细胞和血小板计数减少。

(4)尿常规:代偿期多正常;失代偿期可有蛋白尿、血尿和管型尿。有黄疸时,胆红素、尿胆原增加。

(5)免疫功能检查:病毒性肝炎致肝硬化者,乙型、丙型、丁型肝炎病毒标记可呈阳性。

(6)影像学检查:X线钡餐检查,食管静脉曲张显示虫蚀样或蚯蚓状充盈缺损,胃底静脉曲张显示菊花样充盈缺损。B超、CT、MRI检查可显示肝、脾的形态、门静脉及脾静脉内径增宽及腹水。

(7)内镜检查:上消化道内镜可观察到食管-胃底静脉曲张,腹腔镜检查可直视肝、脾情况,并可在直视下对病变明显处进行穿刺做活组织检查。

(三)护理诊断及合作性问题

1. 营养失调:低于机体需要量　与肝硬化所致的食欲减退、消化不良及营养吸收障碍有关。

2. 体液过多:腹水、水肿　与肝硬化所致的门脉高压、低蛋白血症及水钠潴留有关。

3. 有皮肤完整性受损的危险　与营养不良,皮肤干燥、水肿、瘙痒及长期卧床等有关。

4. 有感染的危险　与机体抵抗力降低、门-腔静脉侧支循环开放有关。

5. 焦虑　与病程漫长、症状复杂多变、病情重及预后差有关。

6. 潜在并发症　上消化道出血、感染、肝性脑病、电解质紊乱和酸碱平衡失调。

(四)护理目标

1. 认识到合理营养对疾病的重要性,自觉遵守饮食计划,摄入的营养物质能满足机体的需要,营养状况好转。

2. 能主动配合治疗,腹水及水肿减轻,身体舒适感增加。

3. 保持皮肤黏膜完整性。

4. 预防感染发生。

5. 情绪稳定,能配合治疗和护理,紧张、恐惧减轻或消失。

6. 减少和避免并发症的发生。

(五)护理措施

1. 心理护理　同情和关怀患者,给予精神安慰和支持,鼓励患者说出心中的感受,向其解释肝硬化的有关知识,学会自我调节情绪。保持情绪稳定,遇事豁达开朗,树立战胜疾病的信心。

2. 生活护理

(1)休息与活动:病房安静清洁,空气新鲜。代偿期患者一般可参与轻体力活动,避免过度疲劳。失代偿期患者应卧床休息,早期取平卧位,休息可以减少能量消耗,减轻肝代谢的负担。

(2)饮食护理:给予高热量、高维生素、低脂、易消化的食物,禁烟酒和避免摄入粗糙或刺激性的食物,多食蔬菜和水果以补充维生素,同时有利于大便通畅。食物以糖类为主,蛋白质应选鸡蛋、牛奶、鱼肉、鸡肉、瘦猪肉等优质蛋白。肝功能显著损害或有肝性脑病先兆时,应限制或禁食蛋白质,待病情好转后,逐渐增加摄入量,以植物蛋白为主。减少脂类摄入。注意饮食卫生,有利于预防自发性腹膜炎的发生。

考点提示:肝硬化饮食护理

(3)皮肤护理:保持皮肤清洁、温水沐浴;避免使用刺激性的肥皂或沐浴液。皮肤干燥可用柔和无刺激的护肤品。黄疸时出现皮肤瘙痒,应避免搔抓,遵医嘱给予止痒处理,以防感染。

3. 病情观察　观察有无鼻出血、牙龈出血、皮肤黏膜出血点;观察皮肤黏膜、巩膜有无黄疸、尿色的变化;观察呕吐物和粪便的颜色、血压、脉搏、尿量;有无性格和行为的改变、智力及定向力障碍、烦躁不安、嗜睡、扑翼样震颤;有无水、电解质紊乱和酸碱平衡失调;有无短期内肝迅速增大,持续肝区疼痛、血性腹水等。

4. 配合治疗

(1)遵医嘱用药,并注意观察药物的疗效及不良反应。

(2)营养支持:根据病情变化遵医嘱静脉补充营养。

(3)腹水的护理

1)体位:早期平卧位有利于增加肝、肾血流量,有助于肝细胞的修复,提高肾小球滤过率,抬高下肢,减轻水肿。大量腹水取半卧位,使膈肌下降,减轻呼吸困难和心悸。阴囊水肿者,用托带托起,有利于水肿消退。避免腹内压骤增的情况,如剧烈咳嗽、打喷嚏、用力排便等。

2）限制水、钠的摄入：腹水时应少盐或无盐，限制盐在 1.2～2.0g/d，并少食含钠多的食物，低盐饮食影响患者的食欲，可添加柠檬汁或食醋调味以增进食欲。进水量每天在 1000ml 左右。

考点提示：腹水时饮食护理

3）用药护理：合理使用利尿剂，首选醛固酮拮抗剂螺内酯，但螺内酯与呋塞米联合或交替应用。利尿速度不宜过快，以每天体重减轻不超 0.5kg 为宜，准确记录出入量，观察电解质钠、钾、氯的变化，低钾患者给予含钾丰富的食物，如香蕉、橘子等。

考点提示：利尿剂使用注意事项

4）配合放腹水或腹水浓缩回输治疗：对顽固性腹水的患者可采取腹腔穿刺放腹水或腹水浓缩回输。

链接

腹水浓缩回输术

自身腹水浓缩回输是治疗难治性腹水的较好方法。可放腹水 5000～10 000ml，通过浓缩处理（超滤或透析），去除腹水中水分及小分子毒性物质，回收腹水中清蛋白等成分，通过外周静脉再回输给患者，一般可浓缩 7～10 倍。术后尿量明显增加，腹水消退后可持续一段时间，对于经济条件并不富裕的患者或血制品来源有困难的地区，此方法可作为首选。不良反应和并发症有发热、感染、电解质紊乱等。注意有感染的腹水不可回输。

（4）并发症护理：上消化道出血最常见，应密切观察病情变化，如出现大量呕血，应立即卧床、禁食、迅速建立静脉通道，及时补充血容量、止血等抢救处理。并做好双气囊三腔管压迫止血及内镜下止血的术前准备。

链接

双气囊三腔管压迫止血术注意事项

1. 适应证　仅适用于门静脉高压引起的食管下段-胃底静脉曲张破裂出血。

2. 操作前护理　应仔细检查双气囊三腔管的性能，如三腔管是否通畅、气囊是否漏气等。

3. 操作过程

（1）从鼻腔或口腔插管至胃，插管 65cm 时，抽取胃液，确保管端在胃内。

（2）抽吸胃液，保持患者口、鼻腔清洁。向鼻腔内滴入少量石蜡油 2 次/日，以免三腔管黏附于鼻黏膜。

（3）气囊充气加压 12～24 小时后，应放松牵引，食管气囊放气 15～30 分钟，并将三腔管向胃内送入少许，以解除胃气囊对胃底的压迫，避免食管胃底黏膜因受压过久而糜烂、坏死。

（4）一般压迫 2～3 日，若出血停止可考虑拔管，拔管前放气留管观察 24 小时，仍无出血，可拔管。拔管前抽净 2 个气囊内的气体，嘱患者吞服石蜡油 20～30ml，然后缓慢将管拔出。

（六）护理评价

患者的营养状况是否得到改善；腹水及水肿是否减轻；有无皮肤黏膜破损及感染发生；情绪是否稳定；有无并发症的发生。

（七）健康教育

1. 疾病知识指导　肝硬化的发生与病毒性肝炎的关系密切，向患者说明防治肝炎的重要性。学会早期识别病情变化，有并发症及时就医。疾病缓解期要定时复查和检测肝功能，以监测病情变化。

2. 休息与活动指导　合理安排休息时间，保证充足的睡眠，代偿期患者如无明显精神萎靡、体力减退，可适当活动，避免过度劳累；失代偿期患者以卧床休息为主，但活动应根据病情以不感疲劳或加重症状为度。

3. 生活指导　制订合理的营养食谱，少食含钠较高的食品，如酱菜、松花蛋、咸肉等。多食蔬菜和水果，防止便秘。严格戒烟、禁酒。避免诱发食管静脉破裂的因素，如食用菜泥、肉末、软食，细嚼慢咽，避免粗糙、坚硬的食物。养成良好的生活习惯，注意保暖和个人卫生，保持皮肤清洁，防止感染。

4. 用药指导　嘱患者一定要遵医嘱用药，不可擅自用药、停药。避免应用对肝有损害的药物，不要滥用保肝药，以免加重肝负担。向患者详细介绍所用药物的名称、剂量、作用、用药方法及注意事项，教会其观察药物的疗效及不良反应。

第8节　肝性脑病患者的护理

案例3-7

患者，男性，56 岁。有慢性肝炎病史 10 年，诊断肝硬化 5 年。近日睡眠时间较长，可唤醒，有扑翼样震颤。入院查体：体温 37℃，脉搏 110 次/分，呼吸 22 次/分，血压 90/60mmHg。一般情况差，面色晦暗，巩膜无黄染、面部及颈部可见蜘蛛痣三枚。腹软隆起，移动性浊音阳性。肌张力增高，脑电图异常。

问题：1. 初步诊断是什么疾病？
　　　2. 归纳患者的护理诊断。
　　　3. 应采取哪些护理措施？

（一）概述

1. 概念　肝性脑病又称肝昏迷，由严重肝病引起以代谢紊乱为基础的中枢神经系统功能失调综合征，其主要临床表现为意识障碍、行为异常和昏迷。

2. 病因及发病机制

(1) 病因:大部分肝性脑病是由各型肝硬化(病毒性肝炎后肝硬化最多见)引起,其次为门静脉高压门体分流手术、重症病毒性肝炎、中毒性肝炎,较少见的病因有肝癌、妊娠期急性脂肪肝、严重胆管感染等。

考点提示:引起肝性脑病最常见的病因

肝性脑病的发生多有明显的诱因,特别是门体分流术后。常见诱因有:上消化道出血、感染、高蛋白饮食、大量排钾利尿、放腹水、外科手术、麻醉药、使用安眠镇静药、低血糖、便秘、尿毒症等。

考点提示:引起肝性脑病最见的诱因

(2) 发病机制:肝性脑病的发病机制迄今尚未完全阐明。一般认为产生肝性脑病的病理生理基础是肝衰竭和门-腔静脉之间手术造成或自然形成的侧支循环。主要是来自肠道的许多毒性代谢产物,未被肝脏解毒和清除,直接经侧支进入体循环,通过血-脑脊液屏障进入大脑,引起中枢神经系统功能紊乱。主要学说有:①氨中毒学说;②假性神经递质学说;③γ-氨基丁酸/苯二氮(GABA/BZ)复合体学说;④氨基酸代谢不平衡学说;⑤其他。

3. 临床特征 分为急性肝性脑病与慢性肝性脑病,前者常见于暴发型肝炎所致的急性肝衰竭,患者常无明显诱因,在起病数周内昏迷死亡。后者常见于肝硬化及门体分流手术,有明显诱因,表现为意识障碍和行为异常。

4. 治疗要点 治疗肝性脑病目前尚无特效疗法,治疗应采取综合措施。包括消除病因和诱因,改善肝细胞的功能,减少肠内有毒物质的生成和吸收,促进毒物的代谢、清除,防治脑水肿等对症治疗,终末期肝病可进行肝移植。

链接

人 工 肝

目前对人工肝的研究,只是用一种装置或系统来暂时代替肝的某些功能,如清除肝衰竭时的毒性物质;治疗肝昏迷及调整氨基酸平衡来协助患者渡过危险期;等待肝细胞再生或肝移植,因而许多学者称其为"人工肝辅助"。

(二) 护理评估

1. 健康史 询问患者有无肝病史,尤其是肝硬化病史以及发展过程、治疗,有无门体分流手术史。有无上消化道出血、进食少、呕吐、腹泻、摄入过多的含氮食物或药物、感染、大量排钾利尿、放腹水、便秘、应用镇静安眠药、麻醉药及手术等诱发因素。

2. 身心状况 肝性脑病的临床表现往往因原有肝病的性质、肝细胞损害以及诱因的不同而异。将肝性脑病由轻微精神改变到深昏迷分为 4 期。

(1) 一期(前驱期):轻度的性格改变和行为失常,表现有欣快激动或淡漠少言,衣冠不整或随地便溺。应答尚准确,但吐词不清且较缓慢。可有扑翼(击)样震颤,亦称肝震颤,脑电图正常。此期历时数天或数周,有时症状不明显,不易发现。

(2) 二期(昏迷前期):以意识错乱、睡眠障碍和行为失常为主,定向力和理解力均减退,不能完成简单的计算和智力构图。言语不清、书写障碍、举止反常等较常见,多有睡眠时间倒错,昼睡夜醒,甚至出现幻觉、恐惧、狂躁而被看成一般的精神病。此期患者有明显的神经体征,腱反射亢进、肌张力增高、踝阵挛及锥体束征阳性。扑翼样震颤存在,脑电图有特征性改变。

(3) 三期(昏睡期):以昏睡和精神错乱为主,大部分时间呈昏睡状态,但可以唤醒。醒后尚能应答,但常有神志不清和幻觉。各种神经体征持续或加重,扑翼样震颤仍可引出,脑电图明显异常,腱反射亢进、锥体束征阳性、肌张力明显增高。

(4) 四期(昏迷期):神志完全丧失,不能唤醒,脑电图明显异常。浅昏迷时,对痛刺激有反应,锥体束征阳性,腱反射和肌张力仍亢进,由于患者不能合作,扑翼样震颤无法引出。深昏迷时,瞳孔常散大,各种反射消失,肌张力降低,可出现阵发性惊厥、踝阵挛和过度换气。

考点提示:肝性脑病的分期

3. 心理-社会状况 肝性脑病是严重肝病病情加重的结果,由于长期治疗及预后不佳,患者家属会产生焦虑、恐惧等心理,尤其当患者处于昏迷状态时,家属更加紧张。

4. 辅助检查

(1) 血氨:正常人空腹静脉血氨为 23.49 ~ 41.1 μmol/L(40~70 μg/dl)。慢性肝性脑病尤其是门体分流性脑病患者多有血氨增高;急性肝衰竭所致脑病多正常。

考点提示:肝性脑病时血氨的测定

(2) 脑电图检查:有利于诊断及判断预后。

(3) 影像学检查:做 CT、MRI 检查,急性肝性脑病有脑水肿,慢性肝性脑病有不同程度的脑萎缩。

(4) 简易智力测验:对于诊断早期肝性脑病包括亚临床脑病最有价值。

(三) 护理诊断及合作性问题

1. 意识障碍 与血氨增高、干扰脑细胞能量代谢和神经传导有关。

2. 有感染的危险 与长期卧床、营养失调、抵抗力降低有关。

3. 照顾者角色紧张 与患者意识障碍,家庭经济负担过重有关。

4. 知识缺乏 缺乏预防肝性脑病的相关知识。

(四) 护理目标

1. 意识逐渐恢复正常,未发生受伤和误吸等意外。

2. 抵抗力增加,无感染发生。

3. 照顾者情绪稳定。

4. 了解疾病知识,并能积极配合护理和治疗。

(五) 护理措施

1. 心理护理 肝性脑病患者由于病情重,常使照顾者角色紧张,护士应与照顾者建立良好的关系,了解其经济、时间、体力等方面存在的困难,制订一个切实可行的照顾计划,还可争取社会支持,帮助解决经济上的困难。对清醒患者提供感情支持,安慰、关心体贴患者,满足患者提出的要求,保持患者心情愉快,稳定情绪。对性格改变、行为失常的患者,应尊重其人格,避免嘲笑。

2. 生活护理

(1) 环境与体位:安置患者与重症监护室,绝对卧床休息,专人护理,保持室内空气新鲜,环境安静,限制探视。兴奋躁动不安或抽搐者需床档,必要时宜用保护带,以防坠床。

(2) 饮食护理:①保证足够的热量,总热量保持在每日 5.0～6.7kJ,以糖类为主。昏迷患者可鼻饲 25%的蔗糖或葡萄糖溶液;必要时深静脉插管滴注高糖维持营养。糖类除可提供足够的热量外,可减少机体蛋白质分解,也可促进氨与谷氨酸结合形成谷氨酰胺而降低血氨。②暂停蛋白质摄入,因为摄入的蛋白质在肠道经细菌和消化酶的作用可产生氨,自肠道吸收后进入脑组织加重病情。故在病初的数日内应禁食蛋白质,待神志清楚后,逐渐增加蛋白质的摄入,以植物蛋白为好,因其含芳香族氨基酸少,含支链氨基酸多。③减少脂肪摄入。④注意补充维生素和维持水、电解质平衡。

3. 病情观察 注意观察肝性脑病的早期征象,判断患者意识障碍的程度。严密监测生命体征及瞳孔变化,定期测定血氨、肝、肾功能、电解质的变化。观察原发肝病的症状有无加重及严重并发症,如上消化道出血、感染等,一旦发现异常应及时通知医师并配合处理。

4. 配合治疗

(1) 去除和避免诱发因素

1) 避免快速利尿和大量放腹水,及时处理严重的呕吐和腹泻,防止有效循环血容量减少、大量蛋白质丢失以及低钾血症,以免加重肝损害和意识障碍。

2) 避免应用镇静催眠、麻醉药物:因可直接抑制大脑或呼吸中枢,引起脑组织缺氧,进而降低脑对氨的耐受性。

3) 预防和控制上消化道出血:出血停止后应及时灌肠或导泻清理肠道积血,以减少氨的吸收。

4) 保持大便通畅:便秘者采用灌肠或导泻的方法清除肠内毒物,灌肠应使用生理盐水或弱酸性溶液,忌用肥皂水等碱性溶液灌肠。

考点提示:灌肠液的选择

5) 防止感染:感染可加重肝脏负担及产氨增加,应注意观察,一旦合并感染,遵医嘱及时准确应用抗生素有效控制。

6) 避免低血糖的发生:由于禁食或限制饮食、补液不当常可发生低血糖,而低血糖影响脑内去氨过程,增加氨毒性。

(2) 用药护理

1) 谷氨酸钾、谷氨酸钠:为碱性制剂,血 pH 偏高者不宜用,尿少及肝肾综合征者慎用或禁用谷氨酸钾,明显腹水、脑水肿者慎用或禁用谷氨酸钠。

2) 精氨酸:为酸性制剂,不宜与碱性药物配伍。静脉输液速度不宜过快,注意有无流涎、呕吐、面色潮红等不良反应。

3) L-鸟氨酸-L-门冬氨酸:促进体内鸟氨酸循环而降低血氨,应检查肝肾功能,严重肾衰竭者禁用,静脉给药时应控制速度,避免出现恶心、呕吐等消化道不良反应。

4) 新霉素:长期服用新霉素的患者,可出现听力或肾功能损害,故使用不宜超过 1 个月,用药期间注意监测听力、肾功能。

5) 乳果糖、乳梨醇:乳果糖有轻泻作用,应用时宜从小剂量开始,以每日排便 2～3 次为宜,该药在肠内产气较多,可引起腹胀、腹痛、恶心、呕吐及电解质紊乱。乳梨醇,甜度低,口感好,不良反应少。

6) 支链氨基酸:支链氨基酸可以补充能量,降低血氨,输液速度不宜过快。

考点提示:用药注意事项

(3) 对症护理

1) 保护脑细胞:对有抽搐、脑水肿的患者,遵医嘱应用脱水剂时要注意滴速和尿量。

2) 昏迷患者:取仰卧位头偏向一侧,以防舌后坠,阻塞呼吸道。随时清理呼吸道分泌物,保持呼吸道畅通,吸氧。保持床铺平整、清洁干燥,定时协助患者翻身拍背,按摩受压部位,预防压疮。指导家属给患者做被动肢体运动,防止静脉血栓形成和肌肉萎缩。

(六)护理评价

患者意识是否恢复正常,生命体征是否平稳;是否发生感染;照顾者情绪是否稳定;能否正确描述预防肝性脑病的相关知识。

(七)健康教育

1. 疾病知识指导　介绍有关肝性脑病的知识,让患者和家属认识疾病的严重性,加强自我保健意识。避免肝性脑病的各种诱因,如合理的饮食、戒烟酒、避免各种感染、保持大便通畅等。指导患者家属学会观察病情变化,识别肝性脑病的早期征象,及早发现患者性格、行为、睡眠等方面的改变,及时就诊。

2. 用药指导　按医嘱用药,掌握药物的名称、剂量、用法及不良反应,避免使用对肝有损伤的药物,定期随访。

第9节　急性胰腺炎患者的护理

案例 3-8

患者,男性,38岁。既往有胆结石,大量饮酒后突发中上腹部持续性钝痛4小时,并向腰背部呈带状放射,伴恶心、呕吐,呕吐物中含有胆汁,吐后腹痛无减轻。查体:体温38℃,脉搏80次/分,呼吸18次/分,血压100/70mmHg,痛苦表情,中上腹部压痛明显。化验血淀粉酶2500U/L。

问题:1. 初步诊断是什么病?
　　　2. 该患者存在哪些护理问题?
　　　3. 急需采取哪些护理措施?

(一)概述

1. 概念　急性胰腺炎是指胰腺分泌的消化酶在胰腺内被激活而引起胰腺组织自身消化的化学性炎症。临床上以急性腹痛、恶心、呕吐、发热、血尿淀粉酶增高为特点,是常见的消化系统急症之一。少数重症患者伴有腹膜炎、休克等严重并发症,病死率高。

2. 病因及发病机制　其病因很多,主要包括:①胆道疾病,在我国为最常见病因,尤其以胆石症最常见。其次为胆道感染、胆道蛔虫症等。②大量饮酒和暴饮暴食。③胰管阻塞,胰道结石、狭窄、肿瘤或蛔虫钻入等均可引起胰管阻塞。④其他,内分泌与代谢障碍;药物;手术与创伤;传染性单核细胞增多症;急性传染病。

考点提示:在我国引起急性胰腺炎最常见病因

3. 临床特征　急性胰腺炎分为轻症急性胰腺炎(也称水肿型)和重症急性胰腺炎(也称出血坏死型)。前者多见,约占80%,腹痛为本病的主要表现,后者有胰腺出血、坏死,常继发腹膜炎、感染及休克等严重并发症,发病率约20%,但病死率可高达80%,预后差。

4. 治疗要点　减轻腹痛、减少和抑制胰液分泌、防止并发症。

(二)护理评估

1. 健康史　询问患者有无急、慢性胆道疾病及胰、十二指肠疾病病史;有无酗酒和暴饮暴食等诱因;有无内分泌与代谢疾病、腹部手术与创伤、急性传染病史;是否服用糖皮质激素、噻嗪类利尿剂、硫唑嘌呤等药物。

2. 身心状况

(1)症状评估

1)腹痛:为本病的主要表现和首发症状,常在暴饮暴食或酗酒后突然发生,疼痛多位于中上腹,并向腰背部呈带状放射。疼痛剧烈持续阵发性加剧,可为钝痛、刀割样痛或绞痛,一般胃肠解痉剂不能缓解,进食可加剧。轻症患者3~5天可缓解;重症急性胰腺炎病情发展迅速,腹痛持续时间较长,发生腹膜炎时疼痛波及全腹。极少数年老体弱者可无腹痛或有轻微腹痛。

考点提示:胰腺炎主要表现和首发症状

2)恶心、呕吐及腹胀:起病时即有频繁的恶心、呕吐,呕吐物为食物和胆汁,呕吐后腹痛并不减轻,同时伴有腹胀,麻痹性肠梗阻时腹胀尤为显著。

3)发热:多为中度发热,轻症一般持续3~5日,重症急性胰腺炎高热持续不退,多提示胰腺或腹腔有继发感染。

4)低血压、休克:仅见于重症急性胰腺炎,是最严重的表现。因循环血量不足、胰腺坏死释放心肌抑制因子使心肌收缩力降低,并发感染及消化道出血等引起。

5)水、电解质紊乱及酸碱平衡失调:患者多有轻重不等的脱水,呕吐频繁可有代谢性碱中毒。重症患者可有严重脱水和代谢性酸中毒、血钾、血镁及血钙降低,严重低血钙可致手足抽搐,提示预后不良。

(2)护理体检

1)轻症急性胰腺炎:体征较轻,上腹部有压痛,压痛往往与腹痛程度不相符,无腹肌紧张及反跳痛,肠鸣音可减弱。

2)重症急性胰腺炎:患者常呈急性重病面容,痛苦表情,脉搏增快,血压下降,呼吸急促。上腹压痛显著,出现腹膜炎时,压痛波及全腹,并有腹肌紧张及反跳痛,肠鸣音减弱或消失。可出现移动性浊音,腹水可呈血性,如并发脓肿,可触及明显压痛的腹块。少数患者因胰酶、坏死组织液沿腹膜后间隙渗入腹壁下,可见两侧腰部皮肤呈暗灰蓝色,称 Grey-Turner 征;脐周皮肤青紫,称 Cullen 征。如胰头炎性水肿压迫胆总管时,可出现黄疸。

考点提示:重症急性胰腺炎的体征

(3) 并发症:常见于重症急性胰腺炎患者。局部并发症有胰腺脓肿、假性囊肿;全身并发症有消化道出血、急性呼吸窘迫综合征、心力衰竭与心律失常、急性肾衰竭、糖尿病及败血症等,病死率很高。

(4) 心理-社会状况:由于起病急,疼痛剧烈,患者常产生紧张、恐惧等心理。

3. 辅助检查

(1) 血清淀粉酶测定:血清淀粉酶在起病后 6～12 小时开始升高,48 小时后开始下降,持续 3～5 天。血清淀粉酶测定＞500U 可确诊为本病,但淀粉酶的高低与病情轻重程度不成比例。

考点提示:急性胰腺炎确诊的检查方法

(2) 尿淀粉酶测定:尿淀粉酶升高较晚,常在发病后的 12～14 小时开始升高,下降缓慢,持续 1～2 周,但其受患者尿量的影响。

(3) 血清脂肪酶:常在病后 24～72 小时开始升高,持续 7～10 天,对就诊较晚的患者有诊断价值,且特异性也较高。

(4) 血清正铁白蛋白:出血坏死型胰腺炎起病 72 小时内常为阳性。

(5) 血液检查:白细胞计数增高,中性粒细胞明显增高。

(6) 生化检查:暂时性血糖增高,可能与胰岛素释放减少和高血糖素释放增加有关,如空腹血糖持续高于 10mmol/L,反应胰腺坏死,预后不良。出血坏死型胰腺炎血钙常降低,血钙降低程度与临床严重程度平行,若低于 1.75mmol/L,提示预后不良。

考点提示:血钙降低的意义

(7) 影像学检查:X 线腹部平片可发现肠麻痹或梗阻,B 超与 CT 检查,可见胰腺弥漫性增大,其轮廓与周围边界模糊不清,坏死区呈低回声或低密度图像。

(三) 护理诊断及合作性问题

1. 疼痛:腹痛 与胰腺及其周围组织炎症、出血坏死有关。

2. 体温过高 与胰腺炎症、坏死和继发感染有关。

3. 有体液不足的危险 与呕吐、出血、禁食、胃肠减压有关。

4. 焦虑 与起病急、剧烈腹痛有关。

5. 潜在并发症 急性腹膜炎、消化道出血、感染、多器官功能衰竭。

(四) 护理目标

1. 患者腹痛减轻或缓解。

2. 体温恢复到正常。

3. 水电解质及酸碱保持平衡。

4. 情绪稳定,紧张、恐惧感消失。

5. 避免和减少并发症的发生。

(五) 护理措施

1. 心理护理 因本病起病急、腹痛剧烈,一般的止痛药无效。而出血坏死型症状重、预后差,导致患者及其家属出现焦虑、恐惧、烦躁不安。护理人员应关心、安慰患者,与患者交谈,分散注意力,减轻疼痛。

2. 生活护理

(1) 休息与体位:绝对卧床休息,协助患者取弯腰、抱膝侧卧位,以减轻疼痛。疼痛剧烈烦躁时,应做好安全防护,以防意外发生。

考点提示:急性胰腺炎体位

(2) 饮食护理:禁食、禁饮 1～3 日,胃肠减压,以减少食物和胃酸刺激胰液分泌,并可减轻呕吐和腹胀,及时向患者及家属说明禁食的重要意义。患者口渴时可含漱或湿润口唇,保持口腔清洁。禁食期间每日补液量要达到 3000ml 以上。腹痛缓解后,应从少量、低糖、低脂饮食开始逐渐恢复到正常饮食,切忌暴饮暴食、戒酒,以防复发。

考点提示:急性胰腺炎饮食护理

3. 病情观察 注意观察生命体征、腹部症状和体征的变化;呕吐物及胃肠减压引流物的量及性状;观察皮肤弹性,判断失水程度,准确记录 24 小时出入量;遵医嘱定时采集血、尿标本,观察血、尿淀粉酶、血清脂肪酶、血糖、血钙等血清电解质的变化;重症急性胰腺炎患者应严密监测生命体征,注意有无多器官功能衰竭的表现。

4. 配合治疗

(1) 腹痛的护理:指导患者采取非药物缓解疼痛的方法。遵医嘱给予解痉止痛药,阿托品能抑制胰液的分泌,解除胃肠道痉挛,但应注意不良反应,如口干、心率过快、青光眼加重及排尿困难等,腹胀、肠麻痹时不宜用。疼痛剧烈者,在病因明确的前提下,可遵医嘱给予哌替啶,但应注意成瘾性。禁用吗啡,以免引起 Oddi 括约肌痉挛而加重病情。

考点提示:腹痛护理注意事项

(2) 维持水、电解质及酸碱平衡的护理:迅速建立静脉通道补液,注意根据患者脱水的程度、年龄和心肺功能调节输液速度。

(3)发热的护理:随时观察患者的体温变化,出现高热时进行物理降温,如头部枕冰帽、乙醇擦浴等,并观察降温效果,做好口腔及皮肤的护理。

(4)遵医嘱用药:注意观察药物的疗效及不良反应。①抗生素治疗:尤其对重症急性胰腺炎患者,早期应用抗生素可降低死亡率。可选择喹诺酮类、头孢菌素类、抗厌氧菌类的药物。②抑制胰腺分泌的药物:选用 H_2 受体拮抗剂和质子泵抑制剂,通过抑制胃酸间接抑制胰液的分泌;生长抑素及其类似物如奥曲肽。③抑制胰酶活性药物:抑肽酶可产生抗体,有过敏的可能;加贝酯静脉滴注时速度不宜过快,勿将药液注入血管外,多次使用时应更换注射部位,药液应新鲜配制,对多种药物有过敏史者及孕妇和儿童禁用。

(5)重症急性胰腺炎患者的抢救配合:①安置患者于重症监护病房,严密监测生命体征及病情变化,备好抢救用物,如静脉切开包、人工呼吸器、气管切开包等。②出现低血容量性休克时,立即协助患者取中凹位,注意保暖,保持呼吸道通畅并吸氧。迅速建立静脉通道,遵医嘱输液,必要时输血或血浆,如血压仍不回升,给予血管活性药物。③发生急性呼吸窘迫综合征时,立即高浓度吸氧,并配合医师做好气管切开、机械通气的护理。

(六)护理评价

患者腹痛有无减轻或缓解;体温是否稳定在正常范围内;有无水、电解质紊乱及酸碱平衡失调;能否减轻或避免并发症的发生。

(七)健康教育

1. 疾病知识指导　向患者及家属讲解本病的病因、主要诱因及疾病发生、发展的过程,消除不良心理反应,劝导患者积极治疗胆道疾病。

2. 饮食指导　指导患者建立良好的饮食习惯,注意饮食卫生,防止蛔虫感染;多食低脂、无刺激性的食物,戒酒;避免高脂、高蛋白、产气多的食物及暴饮暴食,防止复发。

第10节　上消化道大出血患者的护理

(一)概述

1. 概念　上消化道出血是指屈氏韧带以上的消化器官,包括食管、胃、十二指肠、肝、胆及胰腺出血。

上消化道大出血一般指在数小时内出血量超过1000ml或循环血容量的 20%,主要表现为呕血和(或)黑便,常伴有血容量减少引起的急性周围循环衰竭,是临床常见急症之一,如不及时抢救,可危及生命。

考点提示:上消化道出血及上消化道大出血的概念

2. 病因
(1)上消化道疾病:临床上最常见的病因是消化性溃疡、食管胃底静脉曲张、急性糜烂出血性胃炎、胃癌等,还可见于食管贲门黏膜撕裂综合征、胆囊或胆管结石、胆道出血、胰腺癌等可以引起上消化道大出血。

(2)全身性疾病:白血病、血友病、尿毒症等亦可引起上消化道大出血。

考点提示:引起上消化道大出血最常见的原因

3. 临床特征　呕血与黑便是上消化道大出血的特征性表现。如出血量大、速度快,可引起失血性休克。

4. 治疗要点　上消化道大出血为临床急症,应采取积极措施进行抢救:迅速补充血容量、纠正水电解质紊乱、预防和治疗失血性休克、止血、去除病因、防治并发症。

(1)补充血容量:用平衡盐液或葡萄糖盐水、右旋糖酐或其他血浆代用品,尽早输入全血。

(2)止血:非食管胃底静脉曲张破裂出血,多由消化性溃疡出血引起,常用 H_2 受体拮抗剂或质子泵抑制剂,有活动性出血或暴露血管的溃疡可在内镜直视下止血;食管胃底静脉曲张破裂出血常用血管加压素,药物不能控制出血时可用内镜直视下止血。

(二)护理评估

1. 健康史　询问患者有无消化性溃疡、肝硬化、胃癌、胰腺、胆道疾病病史及消化道手术史;有无饮食不当、过度劳累、精神紧张、长期嗜酒或服用损害胃黏膜的药物;询问患者近期有无重大创伤、休克、严重心力衰竭及急性传染病史;既往有无出血史及治疗情况。

2. 身心状况
(1)呕血与黑便:是上消化道大出血的特征性表现。呕血前多有上腹部不适和恶心。呕血的颜色取决于出血量的多少、胃内停留时间长短以及出血部位。呕血提示胃内积血量达到 250～300ml。出血部位在幽门以上者常有呕血;少而慢的出血,血液在胃内停留时间较长,血红蛋白经胃酸作用形成酸化正铁血红蛋白,呕吐物可呈咖啡渣样棕褐色。出血量多、胃内停留时间短则呕吐物呈鲜红色或混有血块。粪便颜色正常,但潜血试验阳性,提示每天出血量5～

10ml。出血量在 50～100ml 可出现黑便。当出血量大,血液在肠内推进较快,粪便可呈暗红甚至鲜红色。呕血常伴黑便,黑便可无呕血。大量出血可致失血性贫血,甚至出现失血性休克而危及生命。

考点提示:上消化道大出血的特征性表现。通过观察呕血与黑便的临床表现,估计每天出血量

(2) 失血性周围循环衰竭:程度轻重因出血量大小和失血速度快慢而异。早期可出现头晕、心悸、乏力、出汗、口渴、晕厥、黑矇及出汗等组织缺血的表现。呈休克状态时,表现为面色苍白、血压下降、脉压减小、呼吸急促、四肢湿冷、口唇发绀、心率加快、烦躁不安或神志不清、尿量减少。若补足血容量后仍少尿或无尿,应考虑并发急性肾衰竭。

(3) 发热:多数患者于大量出血后 24 小时内出现发热,一般不超过 38.5℃,持续 3～5 日,可自行消退。

(4) 氮质血症:上消化道大量出血后,肠道中血液的蛋白质消化产物被吸收,引起血中尿素氮浓度增高,称为肠源性氮质血症。血尿素氮多在一次出血后数小时开始上升,24～48 小时到高峰,若无继续出血,3～4 天恢复正常。

(5) 心理-社会状况:患者由于大量呕血、黑便及周围循环衰竭症状而产生恐惧、紧张、沮丧、焦虑、烦躁心理。反复出血的患者因工作能力下降、经济负担加重产生悲观情绪。

3. 辅助检查

(1) 血液检查:正细胞正色素性贫血。出血 24 小时内网织红细胞即增高,出血停止后逐渐降至正常,如出血不止可持续升高。出血后 2～5 小时,可见白细胞计数升高,达(10～20)×10⁹/L,出血停止后 2～3 天恢复正常。血尿素氮升高,一般不超过 14.3mmol/L(40mg/dl)。

(2) 胃镜检查:是目前诊断上消化道大出血病因的首选方法。出血后 24～48 小时内行急诊胃镜检查,明确诊断,同时对出血灶进行止血治疗。

考点提示:诊断上消化道大出血病因的首选方法

(3) X 线钡餐检查:对明确病因亦有价值。一般主张出血停止且病情基本稳定数日后进行检查。

(三) 护理诊断及合作性问题

1. 体液不足 与上消化道大量出血有关。
2. 活动无耐力 与出血后贫血、周围循环衰竭有关。
3. 有受伤的危险 与血液反流入气管、气囊长时间压迫食管胃底黏膜、气囊阻塞气道有关。
4. 恐惧 与呕血、黑便等因素有关。
5. 潜在并发症 失血性休克。

(四) 护理目标

1. 患者无继续出血的征象,生命体征平稳。
2. 乏力改善,活动耐力逐渐增加。
3. 呼吸道通畅,无食管胃底黏膜损伤,无窒息、误吸。
4. 患者情绪稳定,无恐惧感。
5. 避免或减少并发症的出现。

(五) 护理措施

1. 心理护理 关心、安慰患者,解释各项检查、治疗措施,耐心细致地听取、解答患者或家属的提问,消除患者的紧张情绪。大出血时陪伴患者,使其有安全感。及时清除血迹、污物,以减少对患者的不良刺激。说明安静休息,情绪稳定有助于止血,而过度的精神紧张则可加重出血,利于患者更好地配合治疗及护理。对特别紧张的患者遵医嘱适当给予镇静剂。

2. 生活护理

(1) 休息与活动:保持病室安静,空气清新。上消化道大出血时患者应绝对卧床休息,平卧并将双下肢略抬高,保证脑部供血。呕吐时头偏向一侧,避免误吸和窒息。保持呼吸道通畅,必要时吸氧。病情稳定后,逐渐增加活动量。呕血停止后协助患者及时漱口,保持口腔清洁。

考点提示:上消化道大出血患者的体位

(2) 饮食护理:少量出血无呕吐者给予温凉、清淡、流质饮食,以减少胃收缩运动及中和胃酸,有利于止血。大出血者应禁食 8～24 小时,出血停止后 1～2 天渐进温凉流质、半流质、高热量、高维生素易消化的软食,少量多餐,待病情平稳后改为软食,逐步恢复正常饮食。食管胃底静脉曲张破裂出血的患者,限制蛋白质和钠的摄入,以免诱发肝性脑病和加重水肿,同时避免生、冷、硬、粗糙、刺激性食物,且应细嚼慢咽,防止损伤曲张静脉而再次出血。

考点提示:上消化道大出血患者的饮食护理

3. 病情观察

(1) 病情监测:大出血时每 15～30 分钟测生命体征 1 次,必要时进行心电监护,观察患者的神志、皮肤色泽、末梢循环及尿量的变化,并准确记录 24 小时出入量。如患者烦躁不安、面色苍白、皮肤湿冷、四肢冰凉提示血液灌注不足;而皮肤逐渐转暖、出汗停止提示血液灌注好转。

(2) 判断出血量:观察患者呕血及黑便的颜色、性状、量、次数、临床表现、尿量等,估计出血量(表 3-2)。

(3) 判断出血是否停止:出现下列情况,提示有活动性出血或再次出血:

1) 反复呕血,呕吐物由咖啡色转为鲜红色。

表3-2　出血量估计表

项目	轻度	中度	重度
症状	头晕、乏力	眩晕、口渴、面色苍白、心悸、烦躁	冷汗、四肢厥冷、意识模糊、呼吸深快
收缩压/mmHg	正常	下降、≥80	显著下降、<80
脉搏/(次/分)	正常	100～120	>120
尿量	减少	明显减少	少尿或无尿
出血量/ml	<500	800～1000	>1500
占全身总血量/%	10～15	20～30	>30

2) 黑便次数及量增多,粪便稀薄,色泽转为暗红色或鲜红色,伴肠鸣音亢进。

3) 经充分补液、输血而周围循环衰竭的表现未改善,或暂时好转而又恶化,血压、脉搏不稳定,中心静脉压仍在下降。

4) 红细胞数、血细胞比容、血红蛋白量继续下降,网织红细胞计数持续升高。

5) 补液足量,尿量正常时,血尿素氮持续或再次升高。

考点提示:出血量的判断,出血是否停止的判断

4. 配合治疗

(1) 用药护理:①出血量大者,立即建立两条静脉通道,尽快补充血容量,配合医师止血,同时配血,做好输血准备,观察治疗效果及不良反应。输液开始宜快,必要时监测中心静脉压调整输液量和速度。应避免输液、输血量过多、过快而引起急性肺水肿。对老年人和心肺功能不全者尤应注意。②用血管加压素止血,其机制可使内脏血管收缩,减少门静脉血流量,降低门静脉及其侧支循环的压力,以控制食管胃底曲张静脉的出血。注意观察有无恶心、腹痛、心悸及面色苍白等不良反应。可同时使用硝酸甘油静滴或舌下含服,以减轻大剂量使用血管加压素引起的不良反应,且硝酸甘油有协同降低门静脉压的作用。③肝病患者宜输新鲜血,因库存血含氨量高,易诱发肝性脑病。

(2) 双气囊三腔管压迫止血:用于肝硬化食管静脉曲张破裂出血。

(3) 内镜直视下止血:①对出血灶喷洒凝血酶等止血药。②注射硬化剂(如无水乙醇、鱼肝油酸钠等)至曲张的静脉,达到止血效果。③糜烂性胃炎、消化性溃疡出血不止者,可用激光止血。④其他。

(4) 手术止血:上消化道大出血内科积极治疗无效时,考虑外科手术治疗,尽快做好术前各项工作。

(六) 护理评价

患者出血是否停止,生命体征平稳;活动耐力是否增加;食管胃底黏膜是否因气囊压迫而损伤,呼吸道通畅,有无窒息、误吸发生;恐惧是否减轻或改善;是否出现并发症。

(七) 健康教育

1. 疾病知识指导　向患者和家属介绍上消化道出血的病因、诱因、预防、治疗和护理知识,懂得积极治疗原发病的重要性,减少再次出血的危险。指导患者和家属学会早期识别出血征象和应急措施。

2. 生活指导　合理安排休息与活动,劳逸结合,生活规律,保持良好的心态,避免长期精神紧张,过度劳累。

3. 饮食指导　合理饮食是避免诱发上消化道出血的重要因素。注意饮食卫生和规律,进食营养丰富、易消化的食物,避免过度饥饿或暴饮、暴食,禁烟酒、咖啡、浓茶、辛辣的食物及过甜、过酸的饮料等。

小　结

消化系统疾病常见的症状主要有恶心和呕吐、腹痛、腹泻、呕血与黑便、黄疸,其中呕血与黑便是上消化道出血特征性表现。慢性胃炎主要由幽门螺杆菌感染所致,分为浅表性胃炎、萎缩性胃炎,本病无特异临床表现,胃镜及黏膜活检可确诊,主要针对病因采取不同的治疗和护理。消化性溃疡是最常见病之一,分为胃溃疡、十二指肠溃疡,由于防御因素与侵袭因素失衡所致,前者易癌变,后者主要好发于青壮年,冬春、秋冬之交发病率高。主要临床表现为慢性、周期性、节律性上腹痛,最常见并发症为上消化道出血,治疗以抑制胃酸、保护黏膜、根除Hp及手术为主,护理重点为饮食护理、用药护理及病情观察和并发症护理。肝硬化主要病因为病毒性乙型肝炎,其次为丙型或丁型肝炎,以肝脏弥漫性纤维化、假小叶及再生结节形成为特征,失代偿期以肝功能衰退和门静脉高压为主要表现,腹水是肝硬化晚期最突出的表现,护理以休息、饮食及对症为主。肝性脑病是由严重肝脏疾病所引起的中枢神经系统功能失调的综合征,根据意识障碍程度、扑翼样震颤及脑电图改变临床分为四期,治疗主要是去除诱发因素、降血氨,护理应注意昏迷患者禁食蛋白质,禁用肥皂水灌肠。急性胰腺炎是胰腺自身消化的化学性炎症,胆道疾病是最常见病因,发病常有明显诱因,腹痛为首发症状,轻症预后良好,重症病情重,常合并严重并发症,死亡率高,禁食和胃肠减压是最基本的治疗方法,护理以饮食、对症护理为主。上消化道出血是指屈氏韧带以上的消化器官出血。上消化道大出血一般指在数小时内出血量超过1000ml或循环血容量的20%,最常见的病因是消化性溃疡,主要表现为呕血和(或)黑便,常伴有血容量减少引起的急性周围循环衰竭,是临床常见急症之一,应采取积极措施进行抢救:迅速补充血容量,纠正水电解质紊乱,预防和治疗失血性休克,止血,去除病因,防治并发症。

目标检测

A₁型题

1. 最能提示幽门梗阻的临床表现是（ ）
   A. 上腹部触及包块　　B. 餐后饱胀
   C. 吐出大量宿食　　　D. 腹痛
   E. 水电解质紊乱

2. 慢性胃炎最常见的病因（ ）
   A. 幽门螺杆菌感染　　B. 胆汁反流
   C. 非甾体抗炎药　　　D. 吸烟
   E. 饮酒

3. 引起消化性溃疡的最主要病因是（ ）
   A. 幽门螺杆菌感染　　B. 非甾体抗炎药
   C. 胃酸和胃蛋白酶　　D. 胃十二指肠反流
   E. 吸烟和精神紧张

4. 符合十二指肠溃疡疼痛特点的是（ ）
   A. 慢性上腹痛
   B. 餐后半小时出现上腹痛
   C. 周期性上腹痛
   D. 餐前或夜间出现上腹痛
   E. 伴呕血、黑便

5. 消化性溃疡患者饮食宜少量多餐，其意义是（ ）
   A. 减少对胃刺激　　　B. 中和胃酸
   C. 减轻腹痛　　　　　D. 减少胃酸分泌
   E. 促进消化

6. 胃溃疡患者粪便潜血试验持续阳性,应考虑（ ）
   A. 感染　　　　　　　B. 穿孔
   C. 出血　　　　　　　D. 癌变
   E. 幽门梗阻

7. 西咪替丁治疗消化性溃疡的机制是（ ）
   A. 质子泵抑制剂　　　B. H₂受体拮抗剂
   C. 制酸剂　　　　　　D. 加速胃排空
   E. 延缓胃排空

8. 肠结核的好发部位（ ）
   A. 直肠和乙状结肠　　B. 降结肠
   C. 升结肠　　　　　　D. 回盲部
   E. 空肠

9. 关于肠结核腹泻的特点,下列叙述不正确的是（ ）
   A. 粪便多呈糊状
   B. 多出现黏液脓血便
   C. 里急后重少见
   D. 增生型肠结核主要表现是便秘
   E. 可有腹泻与便秘交替

10. 溃疡性结肠炎最突出的临床表现是（ ）
    A. 腹痛　　　　　　　B. 腹泻
    C. 腹胀　　　　　　　D. 腹部包块
    E. 恶心、呕吐

11. 在我国引起肝硬化的主要原因是（ ）
    A. 病毒性肝炎　　　　　B. 酒精性肝炎
    C. 胆管阻塞或胆汁淤积　D. 慢性充血性心力衰竭
    E. 药物中毒

12. 肝硬化最严重的并发症是（ ）
    A. 原发性肝癌　　　　B. 肝性脑病
    C. 肝肾综合征　　　　D. 上消化道出血
    E. 自发性腹膜炎

13. 肝硬化导致门脉高压的表现有（ ）
    A. 腹水　　　　　　　B. 上腹饱胀
    C. 蜘蛛痣　　　　　　D. 大隐静脉曲张
    E. 颈静脉怒张

14. 对肝硬化患者健康教育不正确的是（ ）
    A. 说明防治肝炎的重要性
    B. 避免使用对肝有害药物
    C. 合理安排休息,保证充足睡眠
    D. 可高蛋白、高脂肪、高维生素饮食
    E. 缓解期应定期复诊

15. 肝性脑病前驱期的主要表现是（ ）
    A. 性格和行为改变
    B. 扑翼样震颤
    C. 电解质紊乱及酸碱平衡失调
    D. 血氨增高
    E. 脑电图异常

16. 急性胰腺炎患者禁食、胃肠减压主要目的是（ ）
    A. 防止感染蔓延　　　B. 减少胃酸分泌
    C. 减少胰液分泌　　　D. 避免胃扩张
    E. 减轻腹痛

17. 急性胰腺炎患者采取哪种体位可减轻腹痛（ ）
    A. 坐位　　　　　　　B. 半卧位
    C. 屈膝侧卧位　　　　D. 俯卧位
    E. 仰卧位

18. "板状腹"常见于（ ）
    A. 结核性腹膜炎　　　B. 腹部肿瘤
    C. 肝脓肿　　　　　　D. 胃肠胀气
    E. 急性胃穿孔

19. 评估急性胰腺炎患者的病情,哪项最能说明预后不佳（ ）
    A. 体温39℃　　　　　B. 黄疸
    C. 合并代谢性酸中毒　D. 全腹压痛,腹肌紧张
    E. 手足抽搐

20. 需绝对禁食的情况是（ ）
    A. 十二指肠溃疡合并黑便
    B. 肝性脑病前驱期
    C. 胃溃疡粪便潜血试验持续阳性
    D. 急性胃炎
    E. 急性出血坏死型胰腺炎

A₂型题

21. 患者,男性,35岁。溃疡病史多年,今晨于饱餐后突然出现上腹剧烈疼痛、腹肌紧张及休克,首先应考虑并发（ ）
    A. 幽门梗阻　　　　　B. 急性胃穿孔
    C. 急性胰腺炎　　　　D. 急性胆囊炎
    E. 慢性胃穿孔

22. 患者,男性,24 岁。因上腹疼痛 1 月余就诊,疼痛多在空腹时发作,经常出现夜间痛,同时伴有反酸、上腹部烧灼感等症状,该患者最可能的诊断是(　　)
    A. 急性胃炎　　　　B. 慢性胃炎
    C. 胃溃疡　　　　　D. 十二指肠溃疡
    E. 反流性食管炎

23. 患者,男性,53 岁。肝硬化病史 10 年。2 天前进肉食后出现记忆力减退,行为异常,睡眠倒错。查体可见扑翼样震颤,该患者可能发生了(　　)
    A. 肝性脑病　　　　B. 肝肾综合征
    C. 自发性腹膜炎　　D. 脑出血
    E. 原发性肝癌

24. 某消化性溃疡患者,入院时无黑便,潜血试验阳性,应估计其出血量至少在(　　)
    A. 5ml　　　　　　B. 60ml
    C. 100ml　　　　　D. 200ml
    E. 400ml

25. 患者,女性,45 岁。近期反复上腹痛,伴恶心、呕吐。查体:上腹部有轻压痛,但无放射痛,血、便常规无异常,胃镜见胃黏膜呈灰白色,黏膜皱襞平坦,黏膜下血管显露,考虑患者最可能患(　　)
    A. 慢性萎缩性胃炎　B. 急性胰腺炎
    C. 急性胆囊炎　　　D. 急性肠炎
    E. 胃溃疡

26. 王先生,患肝硬化 4 年,今日饮酒后突然出现大量呕吐,伴神志恍惚,四肢湿冷,血压下降,该患者最易诱发(　　)
    A. 自发性腹膜炎　　B. 心力衰竭
    C. 肾衰竭　　　　　D. 肝性脑病
    E. 水电解质紊乱

A₃ 型题

(27～28 题共用题干)

患者,男性,53 岁。肝硬化 5 年。今日突发呕血 3 次,量约为 1200ml,排黑便 3 次,伴头晕、心悸。查体:血压 60/40mmHg,心率 160 次/分,腹部膨隆,移动性浊音(＋),诊断为肝硬化、食管静脉曲张破裂出血。

27. 该患者目前最主要的护理诊断是(　　)
    A. 恐惧　　　　　　B. 营养失调
    C. 有感染的危险　　D. 组织灌注量不足
    E. 活动无耐力

28. 对该患者应采取的护理措施不包括(　　)
    A. 立即补液

B. 严密监测病情变化
    C. 准备库存血输血
    D. 给予双气囊三腔管压迫止血
    E. 绝对卧床休息

(29～31 题共用题干)

患者,男性,72 岁。胃溃疡病史 10 年。近 2 个月来腹痛加重,经常排黑便。4 小时前开始呕血 3 次,总量为 1000ml,查体:血压 86/54mmHg,重度贫血貌,腹软,剑突下饱满,有压痛,化验:血红蛋白 74g/L,粪便潜血(＋＋＋)。

29. 该患者最可能的诊断是(　　)
    A. 胃溃疡复发
    B. 胃溃疡并发上消化道出血
    C. 胃溃疡病发十二指肠溃疡
    D. 胃溃疡病发穿孔
    E. 胃溃疡病发幽门梗阻

30. 该患者目前治疗的首要措施是(　　)
    A. 建立静脉通道,补充血容量
    B. 立即应用止血药物
    C. 胃镜下止血
    D. 手术治疗
    E. 保护胃黏膜治疗

31. 该患者经治疗后生命体征平稳,若想明确出血原因应首选(　　)
    A. X 线钡检查　　　B. 胃镜及活组织检查
    C. 血清癌胚抗原检测　D. 上腹部 CT 检查
    E. ¹³C 或 ¹⁴C 尿素呼气试验

(32～33 题共用题干)

患者,女性,50 岁。肝硬化病史 10 余年,于进餐后突然呕出咖啡色胃内容物 500ml。

32. 出血部位最可能在(　　)
    A. 食管中上段　　　B. 食管下段及胃底
    C. 十二指肠　　　　D. 空肠
    E. 食管下段及胃体

33. 护理措施不正确的是(　　)
    A. 准备双气囊三腔管待用
    B. 迅速建立静脉通道
    C. 卧床休息
    D. 进食温凉流质饮食
    E. 密切监测生命体征

(李　妍)

第4章 循环系统疾病患者的护理

第1节 概　述

循环系统疾病包括心脏和血管疾病,合称心血管疾病,是危害人民健康和影响社会劳动力的重要疾病。从我国城市调查显示,心血管病的死亡率从20世纪80年代开始即占人口总死亡率的第1位。

一、结构功能

循环系统包括心脏、血管和血液循环的神经体液调节装置。

(一) 解剖基础

心脏是一个中空的肌性器官,由四个心腔即左心房、左心室、右心房、右心室构成。同侧房室间、左右心室与大动脉间有瓣膜相通。心脏瓣膜的(开放与关闭决定着血流的方向)功能是防止心房和心室在收缩或舒张时出现血液反流。心脏壁可分为三层:内层为心内膜,中层为肌层,外层为心外膜,即心包的脏层,其紧贴于心脏表面,与心包壁层之间形成一个间隙称为心包腔,腔内含少量浆液,在心脏收缩和舒张时起润滑作用。营养心脏的血管称冠状动脉,有左、右两支,分别起源于主动脉根部的左、右动脉窦上方。心脏有节律的收缩和舒张,与心脏内的特殊结构即心脏传导系统的作用密切相关。心脏传导系统由特殊的心肌纤维组成,包括窦房结、结间束、房室结、希氏束、左右束支及其分支和浦肯野纤维,负责心脏正常冲动的形成和传导,窦房结是心脏的正常起搏点。

(二) 生理功能

循环系统的血管分动脉、毛细血管和静脉三类。主要功能是完成体内的物质运输,包括细胞代谢所需要的营养物质、氧气,以及代谢产生的代谢产物、二氧化碳等。此外,由内分泌细胞分泌的各种激素及生物活性物质也通过血液循环运送至相应的靶细胞,以保证人体正常新陈代谢的进行及内环境的相对稳定。

(三) 生理功能调节

参与循环系统调节的因素有神经调节和体液调节,神经有两组,交感神经和副交感神经,体液因素有肾素-血管紧张素-醛固酮系统、血管内皮因子、心钠素、电解质、其他一些激素和代谢产物等。

二、分　类

心血管疾病的分类分别按病因、病理解剖和病理生理的进行分类。

(一) 病因分类

可分为先天性心血管疾病和后天性心血管疾病两大类。

1. 先天性心血管疾病　简称先心病,为胎儿在心脏大血管发育阶段,遭受某些因素影响,致使其发育停顿或异常所致。为心脏、大血管在胎儿时期发育异常所致。包括左向右分流型先心病、右向左分流型先心病、无分流型先心病。

2. 后天性心血管疾病　为出生后心脏受到外来或机体内在因素作用而致病,常见有以下几种类型:动脉粥样硬化、风湿性心脏病、感染性心脏病、内分泌性心脏病、营养代谢性心脏病等。

(二) 病理解剖分类

不同病因的心血管疾病可分别或同时引起心内膜、心肌、心包或大血管具有特征性的病理解剖变化,它们可反映不同病因的心血管病的特点,可分为:心内膜病、心肌病(和)或心律失常、心包疾病、大血管病、各组织结构的先天性畸形。

(三) 病理生理分类

不同病因的心血管疾病可引起相同或不同的病理生理变化,可分为:心力衰竭、休克、冠状循环功能不全、乳头肌功能不全、心律失常、高动力循环状态、心脏压塞等。

三、心血管疾病的预后与防治

对于病因比较明确的心血管疾病,消除病因可使相关的心脏疾病减少甚至不再出现。而目前危害最大,发病率最高的心血管疾病:高血压、冠心病并无明确的单一病因,而是多种危险因素导致其发病且呈进展势态。各种危险因素中除性别、年龄等不可改变的因素外,大多是可以控制的,如肥胖、吸烟、高血压、血脂异常、糖代谢异常等。为此必须改变不良生活方式为基础,综合干预各种危险因素,达到降低高血压、冠心病及其相关并发症的发生率和病死率。用介入或外科手术可纠正病理解剖改变。对目前尚无法或难于根治的心血管病,主要是纠正其病理生理变化,缓解症状,如休克、急性心力衰竭、严重心律失常,需积极地紧急处理,并在处理过程中严密监测其变化,随时调整治疗及护理措施,以取得最好的治疗效果。

根据患者的心脏病变、年龄、体力等情况,采用动静结合的办法,在恢复期尽早进行适当的体力活动,对改善心脏功能,促进身体康复有良好的作用。在康复治疗中要注意心理康复,解除患者的思想顾虑;对患者的工作、学习和生活安排提出建议,加强患者与疾病做斗争的信心。恢复了工作或学习的患者需要注意劳逸结合和生活规律,保护心脏功能。

> **链接**
>
> **什么叫"心血管事件链"**
>
> 20世纪90年代初,哈佛大学医学院著名内科教授 BraunwaldE 及 DzauVictor 提出了"心血管事件链"的概念及理论,强调了从高血压、高血脂、高血糖到动脉硬化、冠心病、心肌梗死直至左室重构、心力衰竭这一连续心血管事件的内在联系及发展趋势,从神经激素的激活这一高度阐述了心血管事件链发展的原因及相互关系。这一学说的提出无疑为我们对这一系列疾病的认识以及防治提供了新的视角,"全面干预心血管事件链"日益成为心血管疾病防治的重要策略。

第2节　循环系统疾病常见症状与体征的护理

循环系统疾病的常见症状有心源性呼吸困难、心源性水肿、心悸、心前区疼痛等。

一、心源性呼吸困难的护理

(一) 概述

1. 概念　心源性呼吸困难主要是由于左心衰竭和(或)右心衰竭引起的呼吸困难。主要表现为自觉空气不足、呼吸费力;客观上表现为呼吸节律、频率、深度的改变;严重时可出现发绀、张口呼吸、端坐呼吸、鼻翼煽动、辅助呼吸肌参与呼吸。

2. 病因及发病机制　心源性呼吸困难最常见的病因是左心衰竭;左心衰竭其病理基础是肺淤血和肺

泡弹性降低。右心衰竭严重时也可引起的呼吸困难,但程度较左心衰竭轻,其主要原因为体循环淤血所致。另外也可见于各种原因所致的急性或慢性心包积液,其发生呼吸困难的主要机制是大量心包积液致心包压塞或心包纤维性增厚、钙化、缩窄,使心脏舒张受限,引起静脉淤血所致。

考点提示:引起心源性呼吸困难最常见的原因

(二) 护理评估

1. 健康史、致病因素　了解有无与心源性呼吸困难相关的心脏病史,如冠心病、高血压性心脏病、风湿性心瓣膜病等引起的左心衰竭;肺心病等引起的右心衰竭;心肌疾病及心包炎等;有无加重呼吸困难的诱因,如上呼吸道感染、过度劳累、精神紧张、服用洋地黄药物等情况。

2. 身心状况

(1) 症状评估:心源性呼吸困难按严重程度可分为:①劳力性呼吸困难,呼吸困难在体力活动时出现或加重,休息后缓解或减轻。②夜间阵发性呼吸困难,患者在夜间睡眠中突然胸闷、气急而憋醒,被迫坐起,通风后数分钟至数十分钟症状消失。轻者伴咳嗽、咳痰;重者气喘、有哮鸣音、发绀、咳粉红色泡沫痰,两肺底闻及湿啰音,称"心源性哮喘"。其发生机制除因睡眠平卧血液重新分配使肺血量增加外,夜间迷走神经张力增加,小支气管收缩,横膈高位,肺活量减少等也是促发因素。③端坐呼吸,肺淤血达到一定程度时,患者完全休息时也感气促,不能平卧,因平卧时回心血量增多且横膈上抬,呼吸困难加重。④急性肺水肿:是呼吸困难最严重的形式(见本章第3节急性心力衰竭)。另外可有其他伴随症状,如咳嗽、咳痰、心悸、咯血、胸痛、乏力等。

考点提示:心源性呼吸困难按严重程度分类

(2) 护理体检:体检时注意呼吸频率、节律及深度的改变以及血压的变化,体位,皮肤黏膜有无水肿、发绀,颈静脉充盈程度,两肺湿啰音和哮鸣音,心率、心律、心音的改变,有无交替脉、奔马律,有无肝大、胸腔积液、腹水等。

(3) 心理-社会状况:严重呼吸困难者可有紧张、焦虑、恐惧、濒死感。患者也可能因原发病不能彻底根治而导致呼吸困难反复发作、经久不愈而心情焦虑。

3. 实验室及其他检查　超声心动图可提供各心腔大小变化及心瓣膜结构及功能情况。通过动脉血气分析和胸部X线检查可以了解患者缺氧程度及酸碱平衡状况,判断有无肺淤血、肺水肿及其严重程度。

（三）护理诊断及合作性问题

1. 气体交换受损　与肺淤血、肺水肿、体循环淤血有关。

2. 活动无耐力　与组织缺氧有关。

3. 焦虑　与呼吸困难发作频率和严重程度相关。

（四）护理目标

1. 患者能维持在良好的气体交换状态，呼吸正常。

2. 缺氧改善，活动耐力增加。

3. 患者焦虑程度减轻或消失、能积极配合治疗。

（五）护理措施

1. 心理护理　解释呼吸困难的原因，稳定患者的情绪，了解患者心态，予以安慰和疏导，解释紧张、焦虑可兴奋呼吸中枢而加重呼吸困难。

2. 生活护理

（1）体位与活动：根据病情取卧位、半卧位或端坐位，注意体位的舒适与安全；根据呼吸困难的程度合理安排休息与活动量，如症状严重者嘱其以卧床休息为主，随着病情的好转，鼓励患者逐渐增加活动量。

（2）饮食护理：指导患者摄取清淡、易消化食物，少量多餐，避免过饱。

3. 病情观察　密切观察病情变化，观察和记录生命体征、意识、皮肤黏膜色泽、咳痰、肺部啰音等变化；观察呼吸困难的特点、程度、发生的时间及伴随症状；观察动脉血气分析变化及其他检查结果的变化，及时发现心功能变化情况；加强夜间巡视及护理。

4. 配合治疗

（1）按医嘱给予强心、利尿、扩血管、解痉平喘等药物，观察疗效及不良反应。

（2）按医嘱给氧，氧流量一般为中流量 $2\sim4L/min$；肺心病患者为持续低流量 $1\sim2L/min$ 吸氧；急性左心衰竭时采用高流量吸氧 $5\sim8L/min$，经 $30\%\sim50\%$ 乙醇溶液湿化、鼻导管吸入。

（六）护理评价

患者能否维持有效的气体交换，缺氧症状有无明显改善或消失；活动耐力有无增加；焦虑程度有无减轻，能否积极配合治疗。

（七）健康教育

让患者了解呼吸困难的常见原因和诱因，并教会基本预防方法。嘱患者保持愉快的心情，适当休息，避免劳累，增强抵抗力，避免上呼吸道感染。说明家庭支持对患者治疗和康复的重要性，指导家属对患者提供积极的感情支持和适当的生活照顾。

二、心源性水肿患者的护理

（一）概述

1. 概念　心源性水肿是指因体循环淤血使机体组织间隙有过多的液体积聚而出现肿胀。

2. 病因及发病机制　心源性水肿最常见的病因是右心衰竭或全心衰竭，也可见于渗出性心包炎或缩窄性心包炎。其发生机制主要是有效循环血量不足使肾血流量减少、肾小球滤过率降低，继发性醛固酮增多引起钠水潴留；体循环静脉压、毛细血管静水压增高使组织液回吸收减少所致。

（二）护理评估

1. 健康史、致病因素　了解引起右心衰竭的循环系统疾病病史；有无使右心衰竭和水肿加重的诱因，如呼吸系统感染、站立太久或大量快速输液、摄盐量过多等。了解水肿初始出现的部位、时间、程度及发展速度等。

2. 身心状况

（1）症状评估：心源性水肿的特点：①从身体下垂部位开始，如足踝部、胫骨前，长期卧床者首先出现于骶尾部、会阴部，发展缓慢，逐渐波及全身。②活动后加重，休息后减轻或消失。③呈对称性、凹陷性水肿。④水肿部位皮肤发绀。可伴有乏力、腹胀、气促、呕吐、腹泻、营养不良、水及电解质紊乱等。

考点提示：心源性水肿的特点

（2）护理体检：主要检查水肿的部位、程度、皮肤完整性、体重、腹围、颈静脉充盈程度、肝大小等。

（3）心理-社会状况：水肿可导致患者形象改变和躯体不适，注意有无因此而导致的烦躁、焦虑等不良心理反应。

（三）护理诊断及合作性问题

1. 体液过多　与右心衰竭引起的体循环淤血等有关。

2. 有皮肤完整性受损的危险　与水肿所致皮肤组织营养不良和强迫体位、躯体活动受限有关。

（四）护理目标

1. 患者水肿减轻或消退。

2. 患者皮肤保持完整，未发生压疮。

（五）护理措施

1. 生活护理

（1）休息与饮食：多卧床休息，伴胸腔积液和腹水者宜取半卧位,有下肢水肿者应抬高下肢。经常更换体位,翻身时避免擦伤皮肤。给予高蛋白、低钠饮食,说明钠盐与水肿的关系,告诉患者限制钠盐和加强营养的重要性。

(2) 皮肤护理:保持皮肤黏膜卫生,防止感染和外伤;嘱患者穿宽松、柔软、吸湿性强的内衣,选择柔软的被褥,并保持床面平整、干燥;帮助患者勤翻身,按摩受压部位,严重水肿者可使用气垫床、气圈等;注射操作时应严格无菌操作,注射完毕时用干棉球压迫局部,以免药液外渗;皮肤破损、溃烂时采取相应措施。

2. 病情观察　观察水肿的部位、范围,定时测体重、腹围,记录24小时出入液量,观察水肿的严重程度。必须输液时应根据血压、心率、呼吸调整滴速,一般不超过20～30滴/分,注意限制输液量。

3. 配合治疗　遵医嘱使用强心、利尿剂,观察、记录疗效和不良反应;按医嘱定期检测血清电解质;维持体液平衡,纠正电解质紊乱。

(六) 护理评价

患者水肿是否减轻或消失;皮肤是否保持完整无损,有无压疮发生。

(七) 健康教育

解释水肿的原因及加重的诱因,教会患者预防的方法。说明钠盐和水肿的关系,告知患者及家属低盐饮食的重要性,教育亲属积极配合并监督患者的饮食。告诉患者要保持床褥柔软、平整、干燥,穿柔软、宽松的衣服,保持皮肤的清洁,卧床休息时应经常更换体位,避免某一局部皮肤过度受压;定期测量体重、腹围,及时发现水肿的情况;在家使用利尿剂时应严格遵医嘱用药,出现药物不良反应时应及时就医。

三、心悸患者的护理

(一) 概述

1. 概念　心悸是一种自觉心脏跳动的不适感或心慌感。与患者的敏感性、心搏强度、心率和心律变化有关。

2. 病因及发病机制　心悸最常见的病因是心动过速、心动过缓、期前收缩等心律失常;由生理性和器质性心血管病、全身性疾病等所致的心肌收缩力增强引起;心血管神经症亦可引起心悸。

(二) 护理评估

1. 健康史、致病因素　了解有无导致心悸的生理性因素如剧烈活动、精神紧张、吸烟、饮酒、咖啡、浓茶等,以及有无应用阿托品、氨茶碱、肾上腺素类等容易引起心悸的药物;有无器质性心脏病及全身性疾病如甲状腺功能亢进、贫血、发热等;有无心脏神经症。

2. 身心状况

(1) 症状评估:心悸的特点:心悸的严重程度并不一定与病情成正比,初发、敏感者、安静或注意力集中、心功能代偿期时心悸明显。心悸本身无危险性,但严重心律失常可能发生晕厥或猝死。伴随症状可有胸痛、气促、黑矇等症状。

(2) 护理体检:体检可见脉搏、心率、心律的改变。

(3) 心理-社会状况:患者初发心悸时感觉明显,会有紧张、焦虑或恐惧情绪,不良情绪又会刺激交感神经,心脏负荷加重,诱发或加重心律失常。

(三) 护理诊断及合作性问题

1. 焦虑　与心悸发作引起的不适及担心发生严重后果有关。

2. 活动无耐力　与严重心悸引起的血流动力学改变有关。

(四) 护理目标

1. 心悸减轻或消失,情绪稳定,能积极配合治疗。

2. 疲乏感减轻或消失,活动耐力和自理能力有所提高。

(五) 护理措施

1. 心理护理　做好心理护理,减轻患者的紧张、焦虑情绪。根据发病原因向患者说明一般心悸并不影响心功能,以免因焦虑而导致交感神经兴奋,产生心率增快、心搏增强和心律的变化,加重心悸。

2. 生活护理

(1) 环境与体位:良性心律失常者应适当活动和休息;严重心律失常应绝对卧床休息,可取半卧位,避免左侧卧位;环境应安静、舒适,避免不良刺激;睡眠障碍者按医嘱给予少量镇静剂。

考点提示:心悸时避免左侧卧位

(2) 饮食护理:少量多餐,避免过饱及饮浓茶、酒、咖啡,戒烟。

3. 病情观察　注意心律、心率的变化,对心律失常引起心悸的患者,应测量心率、心律、血压,必要时予心电图和血压的监护,进行动态观察。

4. 配合治疗　按医嘱应用抗心律失常药物,注意剂量、疗程、适应证、禁忌证,观察疗效及不良反应;做好起搏、电复律、消融术等治疗的术前准备和术后护理。

（六）护理评价

患者心悸有无减轻或消失，情绪是否稳定，能否配合治疗及护理；疲乏感有无减轻或消失，活动能力和自理能力有无提高。

（七）健康教育

分析心悸的原因以及加重的因素，教会患者如何预防。告知患者心悸的程度并非与心脏病的轻重程度成正比关系，有些心悸对身体健康无危害，心悸的危害取决于心脏病的严重程度；卧床时应避免左侧卧位，以免使心悸感更明显；应严格遵医嘱使用抗心律失常药，用药中发现问题应立即就诊。

四、心前区疼痛的护理

（一）概述

心前区疼痛指循环系统病变时，因缺血、缺氧、炎症等刺激支配心脏、主动脉的交感神经及肋间神经，引起的心前区或胸骨后疼痛。最常见的原因是心绞痛及急性心肌梗死，也可由梗阻性肥厚型心肌病、主动脉夹层、急性心包炎及心脏神经症等引起。

（二）护理评估

1. 健康史、致病因素　了解有无冠心病、重度主动脉狭窄和关闭不全、肥厚型心肌病、心包炎、心脏神经症等病史；有无发作的诱因；是首次发作还是复发，做过何种检查和治疗，治疗效果如何。

2. 身心状况

（1）症状评估：注意疼痛的部位、性质和程度、持续时间、诱发因素和缓解因素。心绞痛多位于胸骨后或心前区，向左肩及左臂内侧放射，呈阵发性压榨样疼痛伴窒息感，体力活动或情绪激动时诱发，休息或含服硝酸甘油后可缓解；急性心肌梗死的胸痛同心绞痛，但程度严重，持续时间长；主动脉夹层可出现胸骨后或心前区撕裂性剧痛或烧灼痛；心包炎的疼痛尖锐，常于吸气、咳嗽、变换体位、吞咽时加剧；心脏神经症的胸痛为短暂几秒钟的针刺样疼痛或持续几小时的隐痛，多见于劳累后而非劳累时，用硝酸甘油无效。

（2）护理体检：检查血压、心率、心律、心音的变化，有无杂音、胸膜摩擦音等。

（3）心理-社会状况：可伴有焦虑、恐惧、濒死感。

3. 实验室及其他检查　心电图、超声心动图、X线检查等可协助判断疼痛的原因。

（三）护理诊断及合作性问题

疼痛：心前区疼痛　与冠状动脉供血不足导致心肌缺血、缺氧及心包受炎症刺激有关。

（四）护理目标

患者心前区疼痛减轻或消失。

（五）护理措施

1. 心理护理　解释心前区疼痛的原因和诱因，调整患者的情绪，以减轻其紧张、恐惧感；指导患者避免诱因以缓解疼痛，减少发作。

2. 病情观察　密切观察血压、呼吸，尤其是心前区疼痛时的心率、心律与心电图变化。

3. 配合治疗　根据不同的病因指导患者在疼痛发作时采取相应的措施或按医嘱用药。疼痛发作时让患者立即停止活动，就地休息，嘱其不要紧张；立即给予硝酸甘油含服、给氧；遵医嘱给予吗啡、溶栓剂等治疗。若上述方法不能缓解疼痛，应告知医师。缓解时嘱患者应避免做剧烈的运动，减轻耗氧量。

（六）护理评价

患者心前区疼痛是否减轻或消失。

（七）健康教育

解释心前区疼痛的原因、诱因。嘱患者避免诱因，减少发作。随身携带硝酸甘油，出现心前区疼痛时，应停止活动，就地休息，不要过于紧张，随即含服硝酸甘油，几分钟后若疼痛不能缓解，应呼救急救电话或请他人送医院救护。对于反复发作的心前区疼痛应查清原因，并遵医嘱长期服用药物。

第3节　心力衰竭患者的护理

心力衰竭是指心脏病变发展到一定程度时，在循环血容量正常情况下，心脏不能泵出足够的血液以满足机体代谢的需要，出现以器官、组织血液灌注不足，肺循环和（或）体循环淤血为主要特征的一种临床综合征。又称为充血性心力衰竭，是各种心脏病变的终末阶段。按心力衰竭发展的速度可分为急性心力衰竭和慢性心力衰竭；按心力衰竭发生的部位可分为左心衰竭、右心衰竭及全心衰竭；按心力衰竭发生的时期可分为收缩性心力衰竭和舒张性心力衰竭。

一、慢性心力衰竭患者的护理

（一）概述

1. 概念　慢性心力衰竭指各种慢性心血管病变引起的心力衰竭。

2.病因及发病机制 慢性心力衰竭的基本病因为原发性心肌损害、心脏前后负荷过重。常见诱因有感染、心律失常、过多过快地输血输液、过度体力劳动或情绪激动、治疗不当等,其中呼吸道感染是最常见、最重要的诱因。在上述病因的作用下,为了保证有效的血液循环,心脏代偿性肥厚、扩大,同时交感神经兴奋、肾素-血管紧张素系统激活及分泌各种体液因子共同参与代偿。

考点提示:引起慢性心力衰竭的基本病因及最常见诱因

3.临床类型 临床上左心衰竭最为常见,单纯右心衰竭较少见,左心衰竭后继发右心衰竭而致全心衰竭者,以及由于严重广泛心肌疾病同时波及左、右心而发生全心衰竭者临床上更为多见。

4.治疗原则 以缓解症状、提高患者运动耐量、改善生活质量、防止心肌损害加重、降低死亡率为目的。包括病因治疗、控制诱因、减轻心脏负荷、增加心排血量等。常用药物有利尿剂、血管扩张剂及洋地黄类正性肌力药物、β受体阻滞剂等。慢性心力衰竭患者的生活质量和存活时间除与基础疾病和治疗有关外,与护理质量也有很大的关系。

考点提示:慢性心力衰竭的治疗原则和目的

(二)护理评估

1.健康史、致病因素 了解有无与慢性心力衰竭有关的基本疾病史,如风湿性心瓣膜病、冠心病、高血压、心肌炎、扩张性心肌病、慢性肺源性心脏病等;了解有无导致心力衰竭的诱因,如感染、心律失常、血容量增加、过度劳累或情绪激动;了解有关的治疗情况,如有无不恰当停用洋地黄或降压药以及静脉输液过多过快等。

2.身心状况

(1)左心衰竭

1)症状评估:以肺淤血及心排血量降低表现为主:①心源性呼吸困难,依据左心衰竭的程度由轻而重可表现为劳力性呼吸困难、夜间阵发性呼吸困难、端坐呼吸、急性肺水肿。劳力性呼吸困难是左心衰竭最早出现的症状。②咳嗽、咳痰、咯血,咳嗽、咳痰是肺泡和支气管黏膜淤血所致,白色浆液性泡沫状痰为其特点,偶可见痰中带血丝,急性肺水肿时可咳粉红色泡沫痰。长期慢性肺淤血肺静脉压力升高可使支气管黏膜下形成血管扩张,扩张的血管一旦破裂可引起大咯血。③心排血量降低症状,可出现疲倦、乏力、头晕、心悸、失眠、嗜睡及少尿等。

考点提示:左心衰竭的主要表现、左心衰竭最早出现的症状

2)护理体检:肺部体征:早期表现双肺底湿啰音,心源性哮喘的可有哮鸣音;急性肺水肿表现为双肺弥漫性水泡音,可伴有哮鸣音。心脏体征:除基础心脏病的固有体征外,心尖区舒张期奔马律和交替脉为其早期重要的体征,肺动脉瓣区第二心音亢进;慢性左心衰竭的患者一般均有心脏扩大。

(2)右心衰竭

1)症状评估:以体循环淤血表现为主:突出症状是双下肢水肿;消化道淤血可有腹胀、食欲不振、恶心、呕吐、肝区胀痛及肾脏淤血的少尿、夜尿增多等。

2)护理体检:除原发病的体征外,有颈静脉怒张、肝大、肝颈静脉回流征阳性、水肿等体循环淤血的表现。三尖瓣听诊区可闻及收缩期吹风样杂音。

考点提示:右心衰竭的主要表现、右心衰竭时具特征性的体征

(3)全心衰竭:同时出现左、右心衰竭的表现。若右心衰竭继发于左心衰竭而形成全心衰竭;当右心衰竭出现之后,右心排血量减少,因此呼吸困难等肺淤血症状反而有所减轻。

(4)并发症:常出现呼吸道感染、静脉血栓形成、栓塞和电解质紊乱等并发症。

(5)心功能分级:主要根据患者自觉的活动能力,将心功能分为4级。Ⅰ级:患者患有心脏病但活动量不受限制,一般活动不引起疲乏、心悸、呼吸困难或心绞痛等症状,为心功能代偿期;Ⅱ级:心脏病患者的体力活动受到轻度的限制,休息时无自觉症状,但重负荷活动时可出现疲乏、心悸、呼吸困难或心绞痛症状,又称心力衰竭一度;Ⅲ级:心脏病患者体力活动明显受限,一般活动即可出现上述症状,但休息时无症状,又称心力衰竭二度;Ⅳ级:心脏病患者不能从事任何体力活动,休息状态下也心慌、气短,又称心力衰竭三度。

考点提示:心功能是如何分级

(6)心理-社会状况:因病程漫长,症状反复出现,体力活动受限等原因,患者易出现焦虑不安、悲观失望。

3.实验室及其他检查 胸部X线检查可有原发病的心外形改变,左心衰竭时出现肺门阴影增宽,肺纹理增粗;右心衰竭时常见右心室增大,可伴胸腔积液的表现。超声心动图比X线更能准确地提供各心腔大小变化及心瓣膜结构及功能情况。查看动脉血气分析和血电解质检查结果,以判断缺氧的程度和有无水电解质紊乱及酸碱平衡失调。

(三)护理诊断及合作性问题

1.气体交换受损 与左心衰竭致肺淤血有关。

2.活动无耐力 与心功能不全、心排出量下降有关。

3.体液过多 与右心衰竭致体循环瘀血、肾血流灌注不足、钠水潴留有关。

4. 潜在并发症 肺部感染、深静脉血栓形成、电解质紊乱与酸碱平衡失调、洋地黄中毒。

（四）护理目标

1. 患者能维持正常换气功能，呼吸困难和发绀等症状改善或消失。

2. 患者能按照要求限制活动量，活动耐力逐渐增加。

3. 患者水肿减轻或消失。

4. 无并发症的发生。

（五）护理措施

1. 心理护理 对患者态度和蔼、诚恳热情、耐心解释，体贴关心患者，使其主动配合医护人员的治疗与护理。鼓励患者说出焦虑的心理感受，分析其原因，加强与患者的沟通，取得信任，有利于提高治疗效果。

2. 生活护理

（1）体位与休息：根据患者的心功能安排休息：心功能Ⅰ级，不限制一般体力活动，但必需避免剧烈运动；心功能Ⅱ级，适当限制体力活动，增加午睡时间，强调下午休息；心功能Ⅲ级，严格限制体力劳动及活动，每日有充分的休息时间；心功能Ⅳ级，绝对卧床休息，生活由他人照顾；病情好转后逐渐增加活动量，以不出现心力衰竭症状为限。对长期卧床可致下肢静脉血栓形成，应鼓励患者在床上做下肢活动，或协助被动运动及定时温水泡足，局部按摩，以防止下肢静脉血栓形成。

考点提示：根据心功能分级合理安排休息与活动

（2）饮食护理：指导患者合理膳食，给予低热量、低钠、清淡、易消化、不胀气、富含维生素的食物。①限制钠盐摄入，每日量应低于5g，如心功能Ⅲ级、Ⅳ级时，则食盐的摄入量分别应在2.5g和1g以下，以减少液体的潴留，应用利尿剂者可适当放宽。②少量多餐，尤其晚餐宜少。饮食中宜增加粗纤维食物，必要时给缓泻剂或开塞露，保持大便通畅。③钾平衡失调是充血性心力衰竭中最常出现的电解质紊乱之一，应根据血钾的水平调整饮食中钾的含量，在应用排钾利尿药时，应适当补充含钾丰富的食物。

3. 病情观察 观察呼吸困难、咳嗽、咳痰、水肿的变化；观察生命体征、尿量变化；准确记录24小时出入量；观察水肿区皮肤有无发红、水疱、渗液、破溃或继发感染等；定期检查动脉血气分析。

4. 配合治疗

（1）氧疗护理：一般采用持续性中等流量2～4L/min吸氧，肺心病患者宜给予持续低流量1～2L/min吸氧。

考点提示：氧疗护理时的氧流量

（2）用药护理

1）应用洋地黄药物的护理：洋地黄类药物为治疗心力衰竭最主要的正性肌力药物，用药时应注意以下问题：①掌握好剂量，洋地黄用量的个体差异很大，老年人、心肌缺血、缺氧、肝或肾衰竭、低血钾、高钙血症、肝肾功能减退等患者，对洋地黄较敏感，易发生洋地黄中毒，另外洋地黄中毒量与治疗量接近，易发生过量而中毒，应严格按时、按医嘱剂量给药。②审慎给药，每次给药前应做到询问患者有无胃肠道和神经系统症状，并测量心律、心率的变化，若成人心率<60次/分或突然明显增快、节律由规则变为不规则或由不规则突然变为规则，应考虑洋地黄中毒，暂缓给药，及时与医师联系，作出相应的处理；给药时应注意不宜与钙剂、奎尼丁、维拉帕米、硝苯地平、抗甲状腺药物同用，以免增加毒性；使用毛花苷C或毒毛花苷K时须稀释后缓慢静脉注射。③用药后监测，按医嘱定期监测心电图、血钾及血中地高辛浓度，密切观察有无洋地黄中毒症状。洋地黄中毒症状，主要表现心脏反应如心力衰竭加重及各类心律失常，最常见的为室性期前收缩，多表现为二联律，房性期前收缩，心房颤动及房室传导阻滞；胃肠道反应如厌食、恶心、呕吐、腹泻；神经系统症状如头痛、眩晕、幻觉等；视觉障碍如视物模糊、黄视、绿视等。洋地黄中毒的处理：遵医嘱立即停用洋地黄；对快速性心律失常者，如血钾浓度低则可用静脉补钾，如血钾不低可用苯妥英钠或利多卡因。缓慢性心律失常可用阿托品。④用药后注意疗效的观察，如出现心率减慢、呼吸困难减轻、肝缩小、尿量增加、水肿减退、体重下降、食欲增加等表示洋地黄治疗有效。

考点提示：洋地黄中毒反应、洋地黄中毒处理

2）应用利尿剂的护理：利尿剂是治疗心力衰竭最常用的药物。常用的保钾利尿剂有螺内酯、氨苯蝶啶等，排钾利尿剂有氢氯噻嗪、呋塞米等。使用这类药物，应准确记录24小时出入液量、体重，监测血电解质浓度变化，了解利尿效果；观察有无体液不足、低血钾、低血钠等表现，若有异常，及时报告医师，遵医嘱补液、补充电解质；除非紧急情况，利尿剂不应在夜间使用，以免影响患者休息。

3）应用血管扩张剂的护理：血管扩张剂可以使血压下降，甚至血压骤降以致休克的发生，所以使用血管扩张剂时应注意剂量，尤其是静脉滴注时从小剂量开始，据血压调整速度；应密切观察血压及心率变化，当血压下降超过原有血压的20%或心率增加20次/分时应及时停药，并与医师联系；告知患者在用药过程中，起床动作宜缓慢，以防直立性低血压；使用硝普钠须现配现用，输液过程中应避光，用药时间不超过24小时。

链接

心肌能"再生"吗?

随着社会的老龄化,心力衰竭已成为一个严重威胁人类健康的公共问题。目前,仅我国就有 400 万慢性心力衰竭患者,年平均病死率为 20%～40%。当前主要治疗手段无非是药物治疗、介入治疗和搭桥手术,虽能改善症状,甚至使闭塞血管再通,却不能替代坏死和凋亡的心肌细胞,逆转心室重构,从根本上恢复受损心肌的收缩功能。虽然心脏移植能彻底改善心脏状态,但临床开展难度很大。最近 10 年来,大量动物实验证明干细胞移植能使心肌再生,一些临床研究已取得了令人瞩目的成就,随着干细胞基础理论的深入研究与临床试验的长期观察,人们终将有能力获得全能干细胞,有效地控制植入的干细胞按照需要定向分化成目的细胞,能有效地"再生"为心肌细胞,给心力衰竭的治疗带来了广阔的前景。

(六) 护理评价

患者呼吸困难、发绀是否改善或消失;水肿有无减轻或消失;能否按照要求限制活动量,且活动耐力逐渐增强;是否保持皮肤完好。

(七) 健康教育

向患者及其家属讲解心力衰竭的病因、诱因、并发症及自我护理的方法,避免感冒,尽早治疗呼吸道感染;饮食宜清淡、易消化、富营养,每餐不宜过饱,多食蔬菜、水果,防便秘,劝戒烟酒;合理安排活动与休息,即使心功能恢复,也应尽量从事轻工作,避免重体力劳动和过度疲劳;建议患者适当进行有利于提高心脏储备力的活动如平地散步、打太极拳、练气功等,告知患者寻求放松的生活方式,避免精神紧张、兴奋,保证足够的睡眠时间;育龄妇女应避孕。向患者强调继续严格遵医嘱服药,不得随意增减或撤换药物,让患者明确所用药物的名称、剂量、用法、服药时间、可能出现的不良反应、预防方法。

案例 4-1

患者,男性,58 岁。因反复呼吸困难 2 年,加重 3 个月入院。2 年前,患者上一层楼后出现呼吸困难,此后症状逐渐加重,踝部水肿,间断服用氢氯噻嗪治疗效果不佳。近 3 个月来患者呼吸困难加重,夜间只能端坐入睡。有中度水肿,体重明显增加。既往史:高血压史 10 年,用降压 0 号治疗效果欠佳。有糖尿病家族史。体格检查:血压 160/110mmHg,脉搏 110 次/分,呼吸 29 次/分,体重 79kg,端坐位,颈静脉怒张,肺部可闻及湿啰音。心尖部可闻及舒张早期奔马律,肝大可触及,肝颈静脉回流征阳性,下肢凹陷性水肿。

问题:1. 评估患者的症状和体征。

2. 写出两个主要护理诊断及相应护理目标、护理措施。

二、急性心力衰竭患者的护理

(一) 概述

1. 概念　急性心力衰竭是指由于急性心脏病变引起心排血量显著、急骤降低,导致组织器官灌注不足和急性淤血综合征。临床上以急性左心衰竭最为常见。

2. 病因及发病机制　常见的病因有急性广泛前壁心肌梗死、瓣膜穿孔、腱索断裂、高血压性心脏病血压急剧升高等。心脏解剖或功能的突发异常,使心排血量急剧降低,左心室舒张末压迅速升高,肺静脉回流不畅,肺静脉压快速升高,肺毛细血管压随之升高使血管内液体渗入到肺间质和肺泡内形成急性肺水肿。

3. 治疗原则　急救原则是去除诱因、治疗病因、减轻心脏负荷、增强心肌收缩力、解除支气管痉挛。急救是否及时与合理与预后有密切的关系。

(二) 护理评估

1. 健康史、致病因素　了解有无引起急性心力衰竭的原发病因,如急性广泛的心肌梗死、严重的二尖瓣狭窄、高血压危象等;有无诱发因素,如严重心律失常、静脉输液过多过快等。

2. 身心状况

(1) 症状评估:表现为突发而严重的呼吸困难,呼吸频率可达每分钟 30～40 次,患者强迫坐位、极度烦躁不安、有窒息感、大汗淋漓,同时频繁地咳嗽,咳出大量粉红色泡沫痰(急性肺水肿的特征性表现)。

考点提示:急性左心衰竭的表现

(2) 护理体检:患者面色灰白、口唇发绀,心率、脉搏增快,血压初起升高,随后下降,严重者出现心源性休克,两肺满布湿啰音和哮鸣音,心尖部第一心音减弱,同时有舒张早期奔马律。

(3) 心理-社会状况:由于突然发病,病情严重,患者可出现恐惧感、烦躁和濒死感。

(三) 护理诊断及合作性问题

1. 气体交换受损　与急性肺水肿影响气体交换有关。

2. 恐惧　与极度呼吸困难及窒息感、咳大量粉红色痰有关。

3. 潜在并发症　心源性休克。

(四) 护理目标

1. 患者维持良好的气体交换状态,血气分析正常。

2. 情绪逐渐放松,表情安静。

（五）护理措施

1. 心理护理 由于病情变化突然，患者往往情绪高度紧张，甚至对疾病产生恐惧、绝望心理。应针对患者不良情绪，及时进行心理疏导，帮助患者树立战胜疾病的信心。

2. 生活护理

（1）休息与体位：立即协助患者处于端坐位，双下肢下垂，以利于呼吸和减少静脉回心血量。注意为患者提供高背、高枕等靠物和床旁护栏，并防止患者坠床。

考点提示：急性心力衰竭患者的体位

（2）饮食护理：病情危重期间需禁食，病情稳定后宜给低热量、易消化饮食，少量多餐，注意晚餐不宜过饱，避免夜间发生左心功能不全；严格限制钠盐摄入，控制在 0.5～1g/d 以下，适当限制水分。

3. 病情观察 动态观察并记录患者面色、神志、生命体征变化，缺氧症状及药效、氧疗效果；采用多功能监护仪，监测血压、脉搏、呼吸、血氧饱和度，根据监测结果掌握输液速度；根据血氧饱和度了解缺氧情况，随时调整吸氧浓度。

4. 配合治疗

（1）氧疗：高流量吸氧 5～8L/min，经 30%～50% 乙醇溶液湿化、鼻管吸入。病情特别严重者应给予加压吸氧，必要时机械通气辅助呼吸，采用呼气末正压通气（PEEP），使肺泡内压增加，一方面可以使气体交换加强；另一方面可以对抗组织液向肺泡内渗透。

考点提示：急性心力衰竭患者的氧疗

链接

吸氧时为什么要用 30%～50% 乙醇溶液湿化?

急性肺水肿发病机制是由某种原因所致肺泡内及肺泡间质水肿，水肿液和气体相混，形成泡沫附着于肺泡壁上，造成气体交换面积减少，肺换气量下降，使患者缺氧而发生一系列病理、生理改变。用乙醇湿化氧气，可降低肺泡内泡沫的表面张力，使肺泡内泡沫破裂，扩大气体与肺泡壁接触面，以利于气体交换，改善缺氧。那么以多少浓度的乙醇湿化适宜呢？大量临床总结以 30%～50% 为宜，因肺水肿形成泡沫的水肿液，其中有一定量的蛋白质，乙醇在低浓度时，表面张力比较低，易于吸附溶液表面，使局部表面张力降低，同时会带走表面下层邻近液体，致使泡沫变薄，降低泡沫的稳定性，从而使泡沫易于破坏，起到消泡作用。而高浓度的乙醇，有使蛋白质凝固的特性。当高浓度乙醇吸入肺泡后，使水肿液中的蛋白质逐渐趋于凝结，致使分子个体增大，分子间作用增强，泡沫稳定性增强不易破裂。因此随着乙醇浓度增高，而消泡作用逐渐减弱。

（2）药物治疗：迅速建立两条静脉通路，按医嘱正确使用相应药物，用药期间，还应观察药物疗效及其不良反应。

1）镇静：吗啡 3～5mg 静脉注射，不仅可以使患者镇静，减少躁动带来的额外的心脏负担，同时也具有小血管舒张的功能而减轻心脏负荷。老年人、神志不清、休克和已有呼吸抑制及肺内感染者，用地西泮 10mg 肌内注射。

2）强心剂：西地兰 0.4～0.8mg 稀释后静脉注射，2 小时后酌情再给 0.2～0.4mg。如患者 1 周内用过洋地黄类药物，剂量应酌减。用药前须测脉率，成人应不低于 60 次/分。

3）利尿剂：呋塞米 20～40mg 静脉注射，必要时 4 小时后可以重复一次；注意观察尿量和血压变化。

4）血管扩张剂：可选用硝普钠、硝酸甘油静脉滴注。①硝普钠起始剂量 0.3μg/(kg·min)滴注，根据血压逐步增加剂量，最大量可用至 5μg/(kg·min)，维持量为 50～100μg/min。现配现用，避光操作，静脉滴注不超过 6 小时，如病情需要持续静脉滴注，应重新配置并更换。用药时间不宜连续超过 24 小时，避免血中硫氰酸盐浓度过高引起中毒。②硝酸甘油可先以 10μg/min 开始，然后每 10 分钟调整 1 次，每次增加 5～10μg，以收缩压达到 90～100mmHg 为度。在用药过程中，严密观察血压、心率变化，如发现心悸、胸闷、头晕、肌无力、纳差、恶心、肌肉痉挛、精神不振等症状，立即调节滴速、测血压及心率，并及时通知医师。

（六）护理评价

患者能否维持正常气体交换状态，呼吸困难和发绀有无改善或消失，情绪是否逐渐放松。

（七）健康教育

解释心力衰竭的病因和诱因，教育患者积极治疗原有心脏病，避免急性心力衰竭的诱发因素。告知患者定期复查，以观察病情有无好转或进展，若出现频繁咳嗽、气急、咳粉红色泡沫样痰等症状时，应立即就诊。

案例 4-2

患者，女性，30 岁。心悸、气促 2 年，加重伴咳粉红色泡沫样痰 2 小时。近 2 年来患者常于较重体力劳动时出现心慌、气短，休息后可缓解，未服药治疗。2 小时前于睡眠中突发气促，不能平卧，伴心慌、咳嗽、咳粉红色泡沫样痰而来院就诊。10 年前曾患风湿热，患者曾于 5 年前体检时发现"心脏杂音"，因不影响工作生活，故未予诊治。查体：体温 36.8℃，脉搏 106 次/分，呼吸 28 次/分，血压 90/60mmHg，神志清楚，端坐位，口唇轻度发绀，双肺可闻及哮鸣音及湿啰音。

问题：1. 评估患者的症状和体征。

2. 写出两个主要护理诊断及相应护理目标、护理措施。

第4节　心律失常患者的护理

心律失常是指心脏冲动的频率、节律、起源部位、传导速度与激动次序的异常。正常心脏冲动起源于窦房结,先后经结间束、房室结、希氏束、左右束支及浦肯野纤维网至心室。如果心肌细胞的自律性、兴奋性、传导性改变,就会导致心脏的冲动形成和(或)传导异常而发生心律失常。

一、心律失常的分类

(一) 按其发生原理分类

1. 冲动形成异常

(1) 窦性心律失常:①窦性心动过速。②窦性心动过缓。③窦性心律不齐。④窦性停搏。

(2) 异位心律

1) 被动性异位心律:①逸搏(房性、房室交界区性、室性)。②逸搏心律(房性、房室交界区性、室性)。

2) 主动性异位心律:①期前收缩(房性、房室交界区性、室性)。②阵发性心动过速(房性、房室交界区性、房室折返性、室性)。③心房扑动、心房颤动。④心室扑动、心室颤动。

2. 冲动传导异常

(1) 生理性:干扰及房室分离。

(2) 病理性:①窦房传导阻滞。②房内传导阻滞。③房室传导阻滞。④束支或分支阻滞或室内阻滞。

(3) 房室间传导途径异常:预激综合征。

(二) 按照心律失常发生时心率的快慢分类

1. 快速性心律失常　如期前收缩、阵发性心动过速、心房颤动、心室颤动等。

2. 缓慢性心律失常　如窦性心动过缓、房室传导阻滞等。

二、常见心律失常患者的护理

(一) 概述

1. 窦性心动过速　由窦房结冲动引起的心律称为窦性心律。正常窦性心律的频率为60～100次/分。当其频率超过100次/分时,称为窦性心动过速。健康人在吸烟、饮茶或咖啡、饮酒、体力活动及情绪激动时可以出现;某些病理状态如发热、甲状腺功能亢进、贫血、休克、心肌缺血、充血性心力衰竭以及应用肾上腺素、阿托品等药物亦可引起窦性心动过速。患者可无症状或有心悸感。心电图表现:窦性P波,PR间期≥0.12秒,PP间期<0.6秒(图4-1)。

窦性心动过速的治疗应针对病因和去除诱发因素。必要时β受体阻滞剂或非二氢吡啶类钙通道阻滞剂(如地尔硫䓬)可用于减慢心率。

2. 窦性心动过缓　成人窦性心律的频率低于60次/分,称窦性心动过缓。常见于健康的青年人、运动员、睡眠状态。也可见于颅高压、甲状腺功能减退、阻塞性黄疸以及应用拟胆碱药物、β受体阻滞剂、非二氢吡啶类钙通道阻滞剂或洋地黄等药物。心率过慢时可引起头晕、乏力、胸闷、胸痛等。心电图表现:窦性P波,PR间期≥0.12秒,PP间期>1.0秒(图4-2)。

窦性心动过缓无症状者通常无须治疗。如因心率过慢,出现心排血量不足症状,可应用阿托品、麻黄碱或异丙肾上腺素等药物。长期应考虑心脏起搏治疗。

3. 期前收缩　是指起源于窦房结以外的异位起搏点提前发出的激动,又称过早搏动,是临床上最常见的心律失常。依据异位起搏点的部位不同,可分为房性、房室交界性和室性期前收缩三类,室性期前收缩最常见。每分钟超过5次者,称为频发性期前收缩。每隔1个、2个、3个窦性搏动后出现1次期前收缩者,分别称为二联律、三联律、四联律,依此类推。正常人可在情绪改变、过度疲劳、过度吸烟、饮酒、浓茶等情况下出现;亦可为器质性心脏病的表现及药物和电解质的影响所致。

考点提示:最常见的心律失常

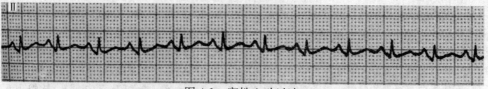

图4-1　窦性心动过速

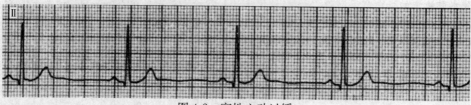

图4-2　窦性心动过缓

期前收缩可无症状,也可有心悸或心跳暂停感,尤其频发性室性期前收缩因心排量降低可引起乏力、头晕及胸闷,并可诱发或使原有的心绞痛、心力衰竭加重;心律不规则,提前出现的心搏其第一心音增强、第二心音减弱,后有一较长的代偿间歇,可有脉搏短绌。

心电图表现:①房性期前收缩:提前出现得 P′波形态略异于窦性 P 波;P′R 间期≥0.12 秒;提前的 P′波后出现的 QRS 波群及 T 波形态多正常;代偿间歇不完全(即期前收缩前后的 2 个窦性的 RR 间期之和小于 2 个正常 RR 间期)(图 4-3)。②房室交界性期前收缩:提前出现的 QRS 波群形态与窦性者基本相同;逆行 P′波可出现于 QRS 之前、之后或融合在 QRS 波群中;P′R 间期<0.12 秒或 RP′间期<0.20 秒(图 4-4)。③室性期前收缩:提前出现的 QRS 波群宽大畸形,时限≥0.12 秒,其前无相关 P 波;T 波与 QRS 波群主波方向相反;有完全代偿间歇(即期前收缩前后 2 个窦性的 RR 间期之和等于 2 个正常 RR 间期)。频发性室性期前收缩可呈二联律或三联律(图 4-5)。

治疗主要是针对引起期前收缩的病因和诱因。房性期前收缩治疗药物包括 β 受体阻滞剂、普罗帕酮。室性期前收缩可选用 β 受体阻滞剂、美西律、普罗帕酮、胺碘酮等,潜在危险大者首选利多卡因。

考点提示:严重室性早搏首选药物

4. 阵发性心动过速 是指异位节律点兴奋性增高引起的快速异位心律(期前收缩连续出现 3 次或以上)。根据异位节律点发生的部位,可分为房性、房室交界性及室性心动过速。前两者在临床上常难以区别,统称为阵发性室上性心动过速。阵发性室上性心动过速通常发生于无器质性心脏病者,也可见于器质性心脏病患者。阵发性室性心动过速多见于各种器质性心脏病患者,尤其多见于冠心病急性心肌梗死。

(1)阵发性室上性心动过速:在无器质性心脏病的年轻人,多表现为心悸、胸闷、乏力;而原有心脏病的患者发病时可出现头晕、黑矇、晕厥、心绞痛、心力衰竭;心律规则、第一心音强弱一致。心电图表现:相当于连续 3 个或以上的房性或房室交界性期前收缩,频率达 160~250 次/分,节律规则;QRS 波群形态正常;P 波常不易辨认;ST 段压低,T 波倒置(图 4-6)。

阵发性室上性心动过速发作时首先用刺激迷走神经的方法治疗,方法有诱导恶心、深吸气后屏气再用力作呼气动作、颈动脉窦按摩、压迫眼球等,药物可选择 β 受体阻滞剂、洋地黄、普罗帕酮、钙通道阻滞剂等药物。当患者出现严重心绞痛、充血性心力衰竭表现,应立即电复律。行射频消融术以求根治。

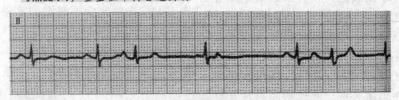

图 4-3 房性期前收缩

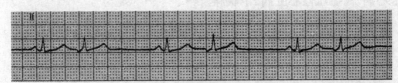

图 4-4 房室交界性期前收缩

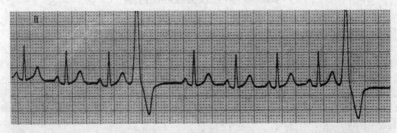

图 4-5 室性期前收缩

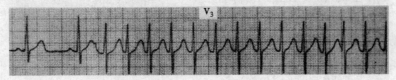

图 4-6 阵发性室上性心动过速

（2）阵发性室性心动过速：发作时有心慌、心悸、胸闷、气短、晕厥、低血压，甚至抽搐、心绞痛等；心律可略不规则、第一心音强弱不一致。心电图表现：相当于连续3个或以上的室性期前收缩，频率达140～220次/分，节律可略不规则；QRS波群宽大、畸形，时限≥0.12秒；T波方向与QRS波群主波方向相反，可有心室夺获或室性融合波（图4-7）。

阵发性室性心动过速如无显著的血流动力学障碍，首选静脉注射利多卡因。如患者已发生低血压、休克、心绞痛、充血性心力衰竭或脑血流灌注不足等症状，应迅速施行电复律。

考点提示：阵发性室上性心动过速发作时首选治疗方法；阵发性室性心动过速首选药物

5. 心房扑动　心房扑动简称房扑，可发生于无器质性心脏病者，也可见于一些心脏病患者。房扑往往有不稳定的倾向，可恢复窦性心律或进展为心房颤动，亦可持续数月或数年。心房扑动的心室率不快时，患者可无症状。房扑伴有极快的心室率，可诱发心绞痛与充血性心力衰竭。心电图表现：P波消失，代之以250～350次/分，形态、间隔、振幅绝对规则的F波；QRS波群形态正常，房室传导比例多为（2～4）：1；心室律规则或不规则（图4-8）。

房扑主要是针对原发病进行治疗。最有效终止房扑的方法是直流电复律。钙通道阻滞剂维拉帕米能有效减慢房扑的心室率。对于症状明显或引起血流动力学不稳定的房扑，应选用射频消融治疗。

6. 心房颤动　心房颤动简称房颤，是仅次于期前收缩的常见快速性心律失常。常见病因有风湿性心脏病二尖瓣狭窄、冠心病、高血压性心脏病、甲状腺功能亢进性心脏病。与心房扩大、心肌受损、心力衰竭有关。可有少部分房颤患者无明显器质性心脏病。分为阵发性或持续性。心室率快的心房颤动也多有心悸、胸闷、乏力、严重者发生心力衰竭、休克、晕厥及心绞痛，心房颤动还可诱发脑栓塞；心房颤动时心音强弱不等、心律绝对不规则、脉搏短绌。心电图表现：P波消失，代之以350～600次/分，形态、间隔及振幅绝对不规则的f波；心室率常在100～160次/分，RR间隔绝对不等；QRS波群形态多正常（图4-9）。

房颤除针对病因和诱因治疗之外，根据病情可以选择β受体阻滞剂、钙通道阻滞剂、洋地黄制剂减慢心室率，或用胺碘酮等恢复窦性心律。必要时可施行射频消融术，同时安置心脏起搏器。持续性房颤应抗凝治疗预防附壁血栓形成，预防栓塞。

7. 心室扑动与心室颤动　心室扑动、心室颤动简称室扑、室颤，是最严重的心律失常，严重影响排血功能。常见于缺血性心脏病；此外，抗心律失常药、严重缺氧、缺血、电击伤等亦可引起。心室颤动患者意识丧失、抽搐，继之呼吸心跳停止、心音消失、大动脉搏动消失、血压测不到、瞳孔散大、发绀。心室扑动心电图表现：心室扑动呈正弦图形，波幅大而规则，频率150～300次/分（通常在200次/分以上）（图4-10）。心室颤动心电图表现：P-QRS-T波群消失，代之以形态、频率、振幅完全不规则的室颤波，其频率为200～500次/分（图4-11）。

室颤一旦发生，应立即按照心脏骤停复苏治疗。终止室颤最有效的方法是电除颤。

考点提示：终止室颤最有效的方法

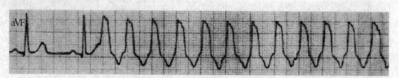

图4-7　阵发性室性心动过速

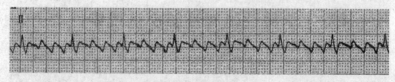

图4-8　心房扑动

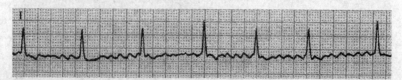

图4-9　心房颤动

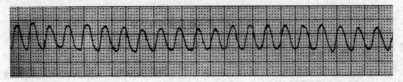

图 4-10　心室扑动

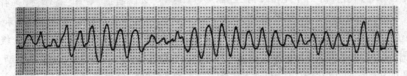

图 4-11　心室颤动

8. 房室传导阻滞　指心房冲动传导延迟或不能传导至心室。按阻滞的程度可分为 3 度。第一度房室传导阻滞指传导时间延长,但每个心房冲动都能传到心室;第二度房室传导阻滞指心房冲动部分不能传入心室;第三度房室传导阻滞指全部心房冲动不能传入心室,故又称为完全性房室传导阻滞。常为各种器质性心脏病、洋地黄等药物中毒及迷走神经张力增高所引起。

(1) 第一度房室传导阻滞:无症状;第一心音减弱。心电图表现:PR 间期延长>0.20s;每个 P 波后均有 1 个 QRS 波群(图 4-12)。

(2) 第二度房室传导阻滞:患者有心脏停顿感或心悸、疲乏、活动后气急、短暂晕厥;有心律不齐或慢而整齐、第一心音逐渐减弱或恒定不变。心电图表现:Ⅰ型(又称文氏现象),心电图表现 PR 间期逐渐延长,直至 P 波后脱落 1 个 QRS 波群,以后又周而复始

(图 4-13)。Ⅱ型,心电图表现 PR 间期固定,每隔 1 个、2 个或 3 个波后有 1 个 QRS 波群脱落(图 4-14)。

(3) 第三度房室传导阻滞:患者可出现心力衰竭和脑缺血症状,严重时可出现阿-斯综合征,甚至猝死;心率慢而规则、第一心音强弱不等、间或可听到响亮而清晰的第一心音(大炮音)。心电图表现:P 波完全不能下传,P 波与 QRS 波群各自独立无关,P 波频率大于 QRS 波群频率;QRS 波群形态正常或增宽畸形,频率 40～60 次/分或更低,节律规则(图 4-15)。

房室传导阻滞应针对不同的病因进行治疗。一般心率缓慢者无须处理,显著缓慢时可用阿托品、异丙肾上腺素静脉给药,若同时伴有明显症状或血流动力学障碍,甚至 Adams-Strokes 综合征发作者,应给予起搏治疗。

考点提示:严重房室传导阻滞治疗方法

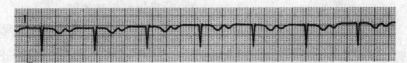

图 4-12　第一度房室传导阻滞

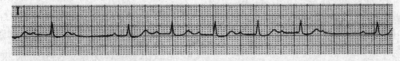

图 4-13　第二度房室传导阻滞 Ⅰ型

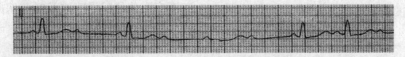

图 4-14　第二度房室传导阻滞 Ⅱ型

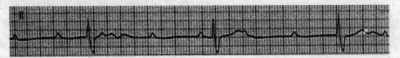

图 4-15　第三度房室传导阻滞

（二）护理评估

1. 健康史、致病因素　询问引起心律失常的病理因素、生理因素或诱因。病理因素如各种器质性心血管病（冠心病、心肌炎、心肌病、风湿性心脏病、高血压性心脏病、肺心病等）；药物中毒（阿托品、肾上腺素、洋地黄、抗心律失常药、麻醉药等）；多种心外因素（发热、甲状腺功能亢进或减退、贫血、休克、缺氧、电解质和酸碱平衡失调）；心脏手术或创伤等。生理因素或诱因有情绪紧张或激动、过度劳累、剧烈运动、饱餐、饮酒或咖啡、浓茶、吸烟等。了解心律失常发作的频繁程度、起止方式以及对患者造成的影响。

2. 身心状况

（1）症状评估：心律失常的表现取决于心律失常的类型、心室率的快慢、发作持续时间的长短、对血流动力学的影响，也与引发心律失常基础疾病的严重程度有关。心律失常的主要症状有心悸、乏力；较重的心律失常可发生头晕、眼花、胸闷、呼吸困难、晕厥；严重的心律失常尤其是心室颤动，可迅速发生意识丧失、抽搐、心脏停搏、呼吸停止，甚至猝死。

（2）护理体检：检查有无发绀、意识障碍及血压、呼吸改变等；检查脉搏频率、节律及心律、心率和心音的变化。

（3）心理-社会状况：患者由于心律失常引起的躯体不适及反复发作，常出现精神紧张、焦虑不安，当病情加重、症状严重时，则有恐惧、悲观心理。

（三）护理诊断及合作性问题

1. 活动无耐力　与心律失常导致心排血量减少有关。

2. 焦虑　与严重心律失常致心跳不规则及心律失常反复发作有关。

3. 潜在并发症　心力衰竭、休克、猝死、栓塞。

4. 知识缺乏　缺乏心律失常治疗和预防的知识。

（四）护理目标

1. 心输出量维持正常，活动耐力得到改善。

2. 患者焦虑程度减轻或消失，能积极配合治疗。

3. 患者能了解心律失常的治疗方法，理解和接受心律失常的治疗。

（五）护理措施

1. 心理护理　加强心理护理，给予必要的解释和安慰，减轻患者的焦虑、紧张情绪，必要时按医嘱适当使用镇静、抗焦虑药。对于进行心电监护的患者，需加强巡视，给予患者较多的心理支持，有利于配合治疗。

> **链接**
>
> ### 音乐可以用来治疗心律失常
>
> 音乐可以改变人类的情绪和行为。音乐的曲调、节奏、旋律、响度不同，对人体产生不同程度的兴奋、镇静、止痛和降压等作用。每个乐调都可表现一种特殊情绪，不同曲调、节奏、旋律、谐声引起的生理效应是不同的。国外学者研究发现：快速和愉快的乐曲可以使肌肉增加力量；音调和谐，节奏徐缓的乐曲可以使呼吸平稳；音乐优美的歌曲或悦耳动听的器乐曲可以调节植物神经，使大脑得到休息，帮助人们解除疲劳。心律失常患者大致可分为快速型心律失常及缓慢型心律失常。对快速型心律失常患者应选用情调悠扬、节奏徐缓、旋律清逸高雅、风格娟秀的古典乐曲及群众喜闻乐见的轻音乐为好。对于缓慢型心律失常患者则应选用情调欢悦、节奏明快、旋律流畅、音色优美的乐曲或歌曲。

2. 生活护理

（1）休息与体位：根据病情合理安排患者的休息与体位，心悸明显时尽量避免左侧卧位；阵发性室性心动过速、第二度Ⅱ型及第三度房室传导阻滞等严重心律失常发作时，患者应绝对卧床休息，直至病情好转后再逐渐起床活动。对于偶发、无器质性心脏病的心律失常，不需卧床休息，注意劳逸结合，对有血流动力学改变的轻度心律失常患者应适当休息，避免劳累。

（2）饮食护理：饮食不宜过饱，忌刺激性食物和饮料，保持大便通畅；为患者创造良好的安静休息环境，协助做好生活护理。

3. 病情观察　注意观察患者的症状变化，如胸闷、心悸、乏力、气促、晕厥等；注意患者神志变化，定时测量生命体征。测量心率、心律和脉搏的时间不少于1分钟，房颤的患者应同时测量心率和脉率，以观察脉搏短绌的变化。必要时进行心电监护，及时发现潜在猝死危险。当发现频发、多源、联律的室性期前收缩或R-on-T现象（室性期前收缩落在前一个心搏动的T波上）、阵发性室性心动过速、第二度Ⅱ型与第三度房室传导阻滞时应及时与医师联系，并准备急救处理。

4. 配合治疗

（1）抗心律失常药物治疗护理：严格遵医嘱按时按量应用抗心律失常药物，注意用药过程中及用药后的心律、心率、血压、脉搏、呼吸等的变化，以判断药物的疗效及有无不良反应的发生，同时根据抗心律失常药的特点，做好相应的护理：①利多卡因大剂量使用可引起呼吸抑制、低血压、房室传导阻滞等，应注意给药的剂量和速度，在治疗室性快速性心律失常时，一般先静脉注射 50～100mg,有效后再以 2～4mg/min 的速度静脉滴注维持。②苯妥英钠可引起皮疹,白细胞减少;故用药期间应定期复查血常规。③普罗帕酮易致恶心、口干、头痛等,故宜饭后服用。④奎尼丁可出现神经系统方面改变,同时可致血压下降、QRS增宽、QT延长,故给药时须定期测心电图、血压、心率,若血压下降、心率慢或不规则应暂时停药。⑤普萘洛尔、美托洛尔可引起心动过缓、房室传导阻滞等,在给药前应测量患者的心率,当心率低于 50 次/分时应及时停药。

(2) 介入治疗的护理:应用心脏电复律、人工心脏起搏、导管射频消融术等方法治疗时,应向患者介绍各种治疗方法的大致过程、必要性和安全性,并准备好各种器材、物品,做好术前、术中和术后的护理。

(六) 护理评价

患者活动耐力是否得到改善,能否做到生活自理;焦虑程度有无减轻或消失;能否说出心律失常的预防方法,并理解和接受心律失常的治疗计划。

(七) 健康教育

1. 积极防治原发疾病,避免各种诱发因素,如发热、疼痛、饮食不当、睡眠不足等。应用某些药物(抗心律失常药、排钾利尿剂等)后产生不良反应时应及时就医。

2. 适当休息与活动,无器质性心脏病者应积极参加体育锻炼,调整自主神经功能,器质性心脏病患者可根据心功能情况适当活动,注意劳逸结合。

3. 教会患者及家属测量脉搏和听心律的方法。

4. 讲解坚持服药的重要性,不可自行减量或撤换药物。

5. 定期复诊,以便及早发现病情变化。

案例 4-3

患者,女性,33 岁。间断性心悸、胸闷 3 年,加重 2 天。3 年前开始出现间断性心悸、伴胸闷,每当劳累或情绪激动时加重,每次发作持续时间不等,短则几秒钟,长可达几小时,发作时无黑矇及晕厥。发病后间断服用中药治疗,症状略可缓解。2 天前劳累时上述症状再次出现,程度较前加重,急来就诊。既往无器质性心脏病史。查体:体温 36.8℃,脉搏 72 次/分,呼吸 18 次/分,血压 140/90mmHg,心率 72 次/分,心律不齐。心电图示:窦性心律,可见提前出现的 QRS 波群,宽大畸形;完全代偿间歇。

问题:1. 评估患者的症状与体征及其发生的原因?
2. 护士对该患者的病情观察包括哪些项目?
3. 怎样对患者进行健康教育?

第 5 节　风湿性心脏病
患者的护理

(一) 概述

1. **概念**　风湿性心脏病是指风湿性心瓣膜炎症所遗留下来的以心脏瓣膜损害为主的一种心脏病。多发生于 20～40 岁青壮年,女性多于男性。

2. **病因、病理与病理生理**　风湿性炎症及修复过程中,心脏瓣膜纤维化、僵硬、钙化、挛缩及粘连,腱索和乳头肌融合或缩短,使瓣膜口狭窄或关闭不全,引起血流动力学改变及心脏负荷的变化。①二尖瓣狭窄:当二尖瓣口开放面积在 2cm² (正常成人二尖瓣口面积为 4～6cm²) 以下时,左心房压升高,左心房代偿性扩大、肥厚;当瓣口开放面积小于 1.5cm² 时,左心房扩大超过代偿极限,导致肺循环淤血;长期的肺循环压力增高,使右心室压力负荷过重,引起右心室扩大、肥厚,最后导致右心衰竭。②二尖瓣关闭不全:由于二尖瓣关闭不全,左心室收缩时血液从左心室返流回左心房,使左心房容量负荷增加,左心房扩张、肥大,引起肺淤血和肺动脉高压而引起右心衰竭;同时,左心房内增多的血液在舒张期又流入左心室,使左心室容量负荷增加,使左心室扩张、肥厚,最后导致左心衰竭。③主动脉瓣狭窄:左心室排血阻力增加,左心室收缩增强,代偿性扩张、肥厚;失代偿时,左心室排血量减少而心肌耗氧量增加而出现心绞痛、左心衰竭及脑供血减少。④主动脉瓣关闭不全:左心室容量负荷增加,使左心室扩张、肥厚,最后导致左心衰竭;同时舒张期主动脉压力降低,冠状动脉灌注减少,导致心肌缺血。

考点提示:风湿性心脏病最常累及的瓣膜

3. **临床类型**　瓣膜关闭不全和狭窄可单独存在,亦可合并存在,后者称为联合瓣膜病。二尖瓣最常受累,其次为主动脉瓣,联合瓣膜病以二尖瓣狭窄合并主动脉瓣关闭不全最常见。

考点提示:风湿性心脏病最常见的联合瓣膜病

4. **治疗原则**　风湿性心脏病内科治疗的目的是防止病情进展、减轻症状。治疗原则为防止风湿活动、改善心功能、防治并发症。彻底根治须采用介入或手术治疗。

(二) 护理评估

1. **健康史、致病因素**　了解有无反复链球菌感染史;有无反复风湿活动、呼吸道感染、心律失常、心内膜炎、血栓栓塞等病史;是否为首次诊治,或以往的治疗情况如何。

2. 身心状况

（1）二尖瓣狭窄

1）症状评估：一般在二尖瓣中度狭窄（瓣口面积＜1.5cm²）时才有明显症状。①呼吸困难：为最常见的早期症状，先有劳力性呼吸困难，渐出现夜间阵发性呼吸困难和端坐呼吸，甚至急性肺水肿。②咯血：肺泡壁或支气管内膜毛细血管破裂可有血痰，肺水肿时咳大量粉红色泡沫痰，淤血扩张的支气管静脉破裂可导致突然大咯血。③咳嗽、声音嘶哑等。④食欲不振、恶心、少尿等，见于右心衰竭时。

2）护理体检：最重要的心脏体征是心尖部舒张期低调的隆隆样杂音，常伴舒张期震颤；瓣叶活动度尚好时心尖部闻及第一心音亢进和开瓣音；如瓣叶钙化僵硬，则第一心音减弱，开瓣音消失；肺动脉高压时肺动脉区第二心音亢进；右心衰竭时有颈静脉怒张、肝大、下肢水肿等；常有二尖瓣面容。

考点提示：二尖瓣狭窄最常见的早期症状、重要的心脏体征

（2）二尖瓣关闭不全

1）症状评估：轻度二尖瓣关闭不全可终身无症状。严重反流由于心排出量减少，首先出现的突出症状是疲乏无力，肺淤血的症状如呼吸困难出现较晚。

2）护理体检：最重要的心脏体征是心尖区全收缩期高调的吹风样杂音，向左腋下传导；心尖搏动呈抬举样、向左下移位；第一心音减弱。

考点提示：二尖瓣关闭不全最重要的心脏体征

（3）主动脉瓣狭窄

1）症状评估：症状出现晚，呼吸困难、心绞痛、晕厥为其典型的表现，称为三联征。

2）护理体检：最重要的心脏体征是主动脉瓣第一听诊区粗糙的喷射性收缩期杂音，向颈部传导，常伴震颤；心尖搏动有力而脉搏细弱，脉压减小。

考点提示：主动脉瓣狭窄典型的表现及最重要的体征

（4）主动脉瓣关闭不全

1）症状评估：可多年无症状，或有心悸、头部强烈搏动感、体位性头晕等，晚期出现呼吸困难等左心衰竭的表现。

2）护理体检：最重要的心脏体征是主动脉瓣第二听诊区高调叹气样舒张期杂音，心尖搏动有力，向左下移位；第一心音减弱，收缩压升高、舒张压降低，同时出现周围血管征如水冲脉、股动脉枪击音、听诊器轻压股动脉闻及双期杂音（Duroziez征）和毛细血管搏动征等。

考点提示：主动脉瓣狭窄最重要的体征、周围血管征

（5）并发症：慢性心力衰竭（以左心衰竭为主，是最常见的并发症和死亡的主要原因）、心律失常（以心房颤动最多见）、血栓栓塞（脑动脉栓塞最多见）、亚急性感染性心内膜炎、肺部感染、急性肺水肿等。

考点提示：风湿性心脏病最常见的并发症和死亡的主要原因、最常见的心律失常

（6）心理-社会状况：因病程漫长、反复发作及劳动能力丧失，使患者出现焦虑、恐惧或悲观、厌世情绪。

3. 实验室及其他检查　X线检查：二尖瓣狭窄时左心房增大、肺动脉高压，心影呈梨形。心电图检查：重度二尖瓣狭窄可有"二尖瓣型P波"。超声心动图是明确瓣膜病诊断和判定狭窄和关闭不全程度的重要方法，还可提供心腔大小及心功能。

（三）护理诊断及合作性问题

1. 活动无耐力　与心输出量减少有关。
2. 气体交换受损　与肺淤血有关。
3. 焦虑　与病程长、呼吸困难重、并发症多、经济负担重有关。
4. 潜在并发症　心力衰竭、心律失常、血栓栓塞、亚急性感染性心内膜炎、肺部感染。

（四）护理目标

1. 患者活动耐力增加，能逐渐做到生活自理。
2. 患者能维持良好的气体交换状态，呼吸困难明显减轻或消失。
3. 患者焦虑的程度减轻或消失。

（五）护理措施

1. 心理护理　向患者及家属说明治疗风湿性心脏病的长期性，帮助患者树立信心。

2. 生活护理

（1）休息与体位：注意休息，劳逸结合，避免过重体力活动。但在心功能允许情况下，可进行适量的轻体力活动或工作。在心功能代偿期，避免剧烈活动和过度疲劳，增加休息时间；对风湿活动期的患者，应卧床休息，待发热、关节痛等症状基本消失，血液化验正常后可逐渐增加活动。

（2）环境及饮食护理：室内空气新鲜，温湿度适宜，定期消毒；注意保暖，预防呼吸道感染；保持口腔清洁，重症患者加强口腔护理；给予高热量、高维生素易消化饮食，宜少量多餐，有水肿者给低盐饮食。

链接
常饮柠檬汁治疗风湿性心脏病
　　口服柠檬汁治疗风湿性心脏病有良好的疗效。实验表明，柠檬汁具有抑制链球菌的能力。柠檬汁的饮用方法是：从第1天开始，每天口服柠檬汁10ml，以后每天加服10ml，一直加服到每天300ml为止，然后又逐日减少10ml，直至减少到最初的每日10ml为止。一般经过2个疗程，风湿性心脏病会得到显著好转。

3. 病情观察

（1）观察体温、咳嗽、咳痰、呼吸音等变化，以便及时发现肺部感染。

（2）观察有无心功能不全的表现；注意脉搏、心率、心律的变化，以便及时发现心律失常。

（3）密切观察有无栓塞的表现：不同部位的栓塞，患者的表现各不相同，如脑栓塞可引起偏瘫；四肢动脉栓塞可引起肢体剧痛、动脉搏动消失、局部皮肤苍白；肾栓塞可有腰痛、血尿和蛋白尿；脾栓塞时出现左上腹剧痛伴脾大；肺栓塞可突然出现剧烈胸痛、气急、发绀、咯血等。应及时做好紧急处理及相关护理。

（4）对不明原因发热的患者应进行进一步的检查，及时诊断亚急性感染性心内膜炎和风湿活动，以便及时的治疗。

4. 配合治疗

（1）风湿性心脏病伴风湿活动者抗风湿治疗并积极预防风湿热复发，避免瓣膜病变加重；预防风湿热复发，一般应坚持至患者40岁甚至终生应用苄星青霉素120万U，每4周肌内注射一次；抗风湿治疗时，要多次观察药物的毒性及不良反应，如应用阿司匹林时，对胃黏膜有刺激，宜在饭后服用，或用中医中药抗风湿治疗。

（2）无症状、心功能正常者无须特殊治疗，但应定期随访。

（3）并发症的处理：按医嘱积极纠正心房颤动和治疗心律失常，控制心室率，争取恢复和保持窦性心律，预防血栓栓塞；心力衰竭者按医嘱应用洋地黄药物和利尿剂；应用洋地黄类药物时，密切观察心率、心律、心力衰竭改善情况，脉率<60次/分应暂停给药，并按医嘱处理。预防感染性心内膜炎，在做拔牙、手术操作和内镜检查前后预防性应用抗生素，对感染性心内膜炎患者应正确及时采取血培养标本，按医嘱使用抗生素，以维持有效的血药浓度。

（4）介入或手术治疗前除一般准备外，按医嘱进行抗感染、抗凝等治疗，术后密切观察有无感染、出血倾向、栓塞及心律失常的征象。

（六）护理评价

患者的活动耐力是否增加，能否做到生活自理；能否维持良好的气体交换状态，呼吸困难有无减轻或消失；焦虑的程度是否减轻或消失。

（七）健康教育

介绍预防风湿活动、感染性心内膜炎及肺部感染的方法，强调预防风湿活动关键在于防治链球菌感染，一旦出现链球菌感染应及时使用青霉素；加强体育锻炼，增强机体抗病能力，也有重要的预防作用。

积极有效的治疗链球菌感染，如根治扁桃体炎、龋齿和鼻窦炎等慢性病灶，可预防和减少风湿性心脏病发生。教会患者自我监测病情，定期到医院复诊。教会患者识别并发症的表现，一旦发生，及时就医。

案例 4-4

患者，女性，64岁。因反复呼吸困难5年，加重伴双下肢水肿1周。患者于5年前从事体力劳动时出现气促，休息后可缓解，以后逐渐加重。1周前因感冒，出现咳嗽、咳黄色痰，心慌、气短加重，出现下肢水肿、右上腹胀痛。查体：体温37.5℃，脉搏116次/分，呼吸24次/分，血压100/60mmHg。神清，精神差，二尖瓣面容，两侧颈静脉怒张，两肺呼吸音粗，两肺底可闻及细小湿啰音及散在干啰音。心率116次/分，心律齐。二尖瓣听诊区可闻及舒张期隆隆样杂音，第一心音亢进；肝于右肋下3cm可触及，肝颈静脉回流征阳性，双下肢可凹性水肿。

问题：1. 如何对患者进行身心评估？

2. 针对目前的病情，怎样对患者进行护理？

第6节 感染性心内膜炎
患者的护理

（一）概述

1. **概念** 感染性心内膜炎为心脏内膜表面的微生物感染，伴赘生物形成。赘生物为大小不等、形状不一的血小板和纤维素团块，内含大量微生物和少量炎症细胞。

2. **临床类型** 按病程分为急性感染性心内膜炎和亚急性感染性心内膜炎，根据瓣膜类型可分为自体瓣膜心内膜炎、人工瓣膜心内膜炎和静脉药瘾者心内膜炎。

3. **病因及发病机制** 急性感染性心内膜炎主要由金黄色葡萄球菌引起，亚急性感染性心内膜炎以草绿色链球菌最常见。瓣膜为最常受累部位，急性感染性心内膜炎主要累及正常心瓣膜，亚急性者主要发生于器质性心脏病，首先为心脏瓣膜病，尤其是二尖瓣和主动脉瓣。致病微生物可因上呼吸道感染、咽峡炎、扁桃体炎及扁桃体切除术、拔牙、流产、尿路器械检查、导尿、肠道感染及心脏手术等侵入血流，导致菌血症，进而引起心内膜炎。

4. **治疗原则** 抗菌药物治疗是最重要的治疗措施，用药原则为：早期应用（在连续送3～5次血培养后即可开始治疗）；充分用药（选用杀菌性抗生素，大剂量和长疗程4～6周）；静脉用药为主；根据血培养和药物敏感试验结果选用敏感的抗生素。常用抗菌药物有青霉素类、头孢菌素类、喹诺酮类。对抗生素治疗无效,有严重心内并发症者应及时考虑手术。

考点提示:感染性心内膜炎用药原则

(二)护理评估

1. 健康史、致病因素　有无心瓣膜病、先天性心脏病等病史;近期内有无上呼吸道感染、咽峡炎、扁桃体炎及身体其他部位感染史;是否做过拔牙、导尿、尿路器械检查、心导管检查及心脏手术;有无静脉药瘾。

2. 身心状况

(1)身体状况

1)发热:发热是感染性心内膜炎最常见的症状,除有些老年或心、肾衰竭重症患者外,几乎均有发热。并有全身乏力、肌肉关节酸痛、食欲不振、出汗等感染中毒症状。

2)心脏杂音:80%～85%的患者可闻及心脏杂音,可由基础心脏病和(或)心内膜炎导致瓣膜损害所致。瓣膜损害所致的新出现的或杂音增强主要为关闭不全的杂音,尤以主动脉瓣关闭不全多见。

3)周围体征:多为非特异性,包括:①瘀点;②指和趾甲下线状出血;③Roth斑,为视网膜的卵圆形出血斑,其中心呈白色,多见于亚急性感染者;④Osler结节,为指和趾垫出现的豌豆大的红或紫色痛性结节;⑤Janeway损害,为手掌和足底处直径1～4mm无痛性出血红斑,主要见于急性患者。

4)动脉栓塞:赘生物引起动脉栓塞占20%～40%。栓塞可发生在机体的任何部位。脑、心脏、脾、肾、肠系膜和四肢为临床所见的体循环动脉栓塞部位。

5)感染的非特异症状:脾大、贫血(主要由于感染抑制骨髓所致)。

考点提示:感染性心内膜炎主要症状和体征

6)并发症:①心力衰竭,为最常见并发症,主要由瓣膜关闭不全所致。②细菌性动脉瘤。③迁移性脓肿。④神经系统,约1/3患者有神经系统受累表现。⑤肾损害。

考点提示:感染性心内膜炎最常见的并发症

(2)心理-社会状况:由于病情较重,治疗时间长,并有累及多个脏器的可能,患者常表现出紧张和焦虑不安。

3. 实验室及其他检查

(1)常规检查:①尿液,常有显微镜下血尿和轻度蛋白尿。肉眼血尿提示肾梗死。②血液,亚急性者正色素正细胞性贫血常见,白细胞计数正常或轻度升高,分类计数轻度核左移。急性者常有血白细胞计数增高和明显核左移。红细胞沉降率几乎均升高。

(2)血培养:是诊断感染性心内膜炎的最重要方法。在近期未接受过抗生素治疗的患者血培养阳性率可高达95%以上。

考点提示:血培养是诊断感染性心内膜炎的最重要方法

(3)超声心动图:如果超声心动图发现赘生物,可帮助明确感染性心内膜炎诊断。

(三)护理诊断及合作性问题

1. 体温过高　与微生物感染有关。

2. 营养失调　与长期发热导致机体消耗过多有关。

3. 焦虑　与发热、病情反复、疗程长、出现并发症有关。

4. 潜在并发症　栓塞、心力衰竭。

(四)护理目标

1. 感染得到控制,体温恢复正常。

2. 营养状况得到改善。

3. 患者焦虑程度逐渐减轻或消失,能积极配合治疗。

(五)护理措施

1. 心理护理　耐心解释患者提出的疑虑,鼓励患者树立信心,配合治疗,以利康复。

2. 生活护理

(1)休息与活动:急性者应卧床休息,限制活动;亚急性者可适当活动,避免剧烈运动和情绪激动。

(2)饮食护理:给予高热量、高蛋白、高维生素、低胆固醇、清淡、易消化的半流质或软食,鼓励患者多饮水。

(3)发热护理:高热患者给予物理降温,必要时药物降温,同时记录体温变化。

3. 病情观察　观察患者体温变化情况。观察心脏有无杂音变化。观察皮肤瘀点、甲床下出血、Osler结节等皮肤黏膜病损及消退情况。观察有无组织、器官栓塞表现。

4. 配合治疗

(1)长期、大剂量静脉应用抗生素时,应严格遵医嘱用药。用药过程中,注意观察药物疗效及不良反应。

(2)注意保护静脉,可使用静脉留置针。

(3)正确采集血培养标本:①未经治疗的亚急性患者,应在第一日间隔1小时采血1次,共3次。如次日未见细菌生长,重复采血3次后,开始抗生素治疗。已用过抗生素者,停药2～7天后采血。②急性患者应在入院后3小时内,每隔1小时1次共取3个血标本后开始治疗。③本病的菌血症为持续性,无须在体温升高时采血。④每次取静脉血 10~20ml 作需氧和厌氧培养。

考点提示:正确采集血培养标本

(六)护理评价

患者体温是否恢复正常;营养状况是否得到改善;焦虑程度有无减轻或消失,能否积极配合治疗。

(七)健康教育

1. 疾病知识指导　向患者及家属讲解本病的相关知识,日常生活中注意避免诱发因素。对有器质性心脏病的患者行器械操作前宜预防性应用抗生素。

2. 生活指导　嘱患者平时注意保暖,避免感冒。保持口腔和皮肤清洁,少去公共场所。不要挤压痤疮等感染病灶,减少病原体入侵的机会。

3. 病情自我监测指导　教会患者自我监测病情变化,若有异常,及时就医。

> **案例 4-5**
>
> 患者,女性,48 岁。主因间断性发热 6 周入院。患者 6 周前在拔牙后出现食欲不佳、全身无力,间断性发热,午后与晚上温度较高,伴头痛。有风湿性心脏病病史。查体:体温 38.5℃,睑结膜见瘀点,心率 95 次/分,心律齐,二尖瓣听诊区可闻及舒张期隆隆样杂音及 3/6 级收缩期吹风样杂音。辅助检查:WBC $9.8×10^9$/L,超声心动图检查示二尖瓣增厚、回声增强,二尖瓣狭窄伴关闭不全,二尖瓣叶可见赘生物。血培养可见草绿色链球菌生长。
>
> 问题:1. 如何对患者进行健康史评估?
> 　　　2. 目前患者主要的护理诊断是什么?写出相应的护理措施。

第 7 节 冠状动脉粥样硬化性心脏病患者的护理

冠状动脉粥样硬化性心脏病(简称冠心病)是指冠状动脉粥样硬化使血管管腔狭窄或阻塞,导致心肌缺血、缺氧而引起的心脏病,与冠状动脉痉挛一起,统称冠状动脉性心脏病。冠状动脉粥样硬化的病因不明,主要危险因素有高血压、高血糖、高血脂、高年龄(40 岁以上)、性别(男性多见),此外,与肥胖、过度脑力活动、遗传、饮食方式(高热量、动物性脂肪、胆固醇、糖和钠盐)、A 型性格(性情急躁、竞争性过强)等有关。上述危险因素损伤冠状动脉内膜损伤处血小板黏附聚集和血栓形成,血浆中脂质侵入动脉壁,平滑肌细胞增生并吞噬脂质,最终引起动脉粥样硬化。

冠心病分 5 种临床类型:无症状型冠心病(也称隐匿型冠心病)、心绞痛型冠心病、心肌梗死型冠心病、缺血性心肌病型冠心病、猝死型冠心病。

考点提示:冠状动脉粥样硬化的主要危险因素;临床分型

一、心绞痛患者的护理

(一)概述

1. 概念　心绞痛是指冠状动脉供血不足,心肌急剧的暂时性缺血、缺氧所引起的以阵发性胸骨后压榨性疼痛为主要表现的临床综合征。

考点提示:心绞痛的概念

2. 病因及发病机制　心绞痛最基本的病因是冠状动脉粥样硬化。由于冠状动脉粥样硬化使管腔狭窄致血流减少,当心脏负荷突然增加或冠状动脉痉挛时,冠状动脉的供血与心肌的需血之间发生矛盾,冠状动脉血流量不能满足心肌代谢的需要,引起心肌急剧的、短暂的缺血、缺氧,在缺血、缺氧的情况下,心肌内积聚过多的代谢产物,如乳酸、丙酮酸、磷酸等酸性物质,刺激心脏的自主神经的内脏感觉纤维末梢,而产生心绞痛。

考点提示:心绞痛的最基本病因

3. 治疗原则　治疗原则是改善冠状动脉供血、减轻心肌的耗氧、治疗动脉粥样硬化。发作时应立即停止活动、就地或卧床休息;应用作用较快的硝酸酯制剂,扩张冠状动脉,改善心肌供血,常用硝酸甘油 0.3~0.6mg,舌下含化,1~2 分钟起效。缓解期治疗措施:控制危险因素、避免诱因;应用防止心绞痛发作的药物,如硝酸酯类制剂、β 受体阻滞剂、钙通道阻滞剂等;经皮腔内冠状动脉成形术、主动脉-冠状动脉旁路移植手术,可改善心肌供血、缓解症状。

考点提示:心绞痛发作时的处理

(二)护理评估

1. 健康史、致病因素　询问有无高血压、高脂血症、吸烟、糖尿病、肥胖等危险因素,及劳累、情绪激动、饱食、寒冷、吸烟、心动过速、休克等诱因。了解心前区疼痛是首次发作还是复发,做过何种检查和治疗,效果如何。有无冠心病家族史。

> **链接**
>
> **冠心病与寒冷的关系**
>
> 冠心病患者受寒冷的刺激,会使血压上升、心率加快、体循环血管收缩、外周阻力增加,使得心肌耗氧量

增多;同时经口和鼻吸入的冷空气还可反射性地引起冠状动脉痉挛,心脏供血减少;此外,寒冷还可能影响血小板的功能,使其黏滞度增高,易促使冠状动脉血栓形成。上述原因均能加重心肌缺血,诱发心绞痛,严重者可导致急性心肌梗死。因此冠心病患者在气温突降,大风骤起时,要做好预防,以免病情恶化。

2. 身心状况

(1)症状评估:心绞痛以发作性胸痛为主要临床表现,典型心绞痛的特征为:①诱因,发作常由体力劳动或情绪激动等诱发,疼痛多发生于劳力或情绪激动当时。②疼痛部位,多位于胸骨体上段或中段之后,可波及心前区,手掌大小范围,可放射至左肩左臂内侧达无名指和小指,或至颈、咽、下颌部。③疼痛性质,呈压榨、紧缩感,也可为窒息或濒死感,常迫使患者立即停止原来的活动。④疼痛持续的时间,一般持续3～5分钟,不超过15分钟。⑤缓解方式,经休息或舌下含化硝酸甘油,1～2分钟缓解。

(2)护理体检:心绞痛发作时常见心率增快、血压升高、表情焦虑、皮肤发冷或出汗。

考点提示:典型心绞痛的特征

链接

注意不典型的冠心病症状

心前区疼痛是冠心病的典型症状,常可引起患者的重视。但少数患者不典型的症状,使得患者掉以轻心,也常使医师误诊,从而延误了冠心病的诊治。①心绞痛部位发生在胸部以外,表现为头痛、牙痛、咽痛、肩痛、腿痛等。②表现为上腹胀痛不适等胃肠道症状,特别是疼痛剧烈时常伴有恶心呕吐,临床上易误诊为急性胃肠炎、急性胆囊炎、胰腺炎等。③由于老年人常记忆减退,感觉迟钝,对症状又不善表达,易被家人及医师所忽视,所以,在给老年人做有关检查时,别忘记了做心电图检查。④有些冠心病患者,无胸痛发作,仅有心律失常或心脑血管症状的表现。

(3)心理-社会状况:观察患者发作时有无紧张或恐惧,发作后有无焦虑、多梦。了解患者性格特征,平时能否采取恰当的方式来控制自己的情绪。

3. 实验室及其他检查　静息时心电图约半数患者在正常范围;发作当时,心电图检查可见以R波为主的导联,出现暂时性心肌缺血引起的ST段压低,T波低平或倒置;心电图改变或发作不典型者,可作心电图运动负荷试验;放射性核素[201]铊-心肌显像可显示心肌缺血区的部位和范围;冠状动脉造影可发现冠状动脉及其分支狭窄的部位及程度,有确诊价值。

考点提示:对心绞痛有确诊价值的实验室检查

(三)护理诊断及合作性问题

1. 疼痛　与冠状动脉供血不足导致心肌缺血、缺氧有关。

2. 焦虑　与心前区疼痛及对预后的忧虑有关。

3. 潜在并发症　急性心肌梗死。

(四)护理目标

(1)学会避免或控制诱因,并能运用有效的方法缓解疼痛,减少发作次数或不发作。

(2)患者情绪稳定,焦虑程度减轻或消失。

(五)护理措施

1. 心理护理　心绞痛发作时患者常感到焦虑,而焦虑能加重心绞痛。因此患者心绞痛发作时应专人守护,给予心理安慰,增加患者的安全感,必要时可遵医嘱给予镇静剂。

2. 生活护理

(1)休息与体位:心绞痛发作时应立即休息,不稳定型心绞痛者,应卧床休息。缓解期应根据患者的活动能力制订合理的活动计划,以提高患者的活动耐力,活动量以不发作心绞痛为宜。应避免竞赛活动和屏气用力动作,并防止精神过度紧张和长时间工作。

(2)饮食护理:给予低盐、低脂、低胆固醇、易消化饮食,增加饮食中新鲜蔬菜、水果的比例,少量多餐,不宜过饱;忌浓茶、咖啡及辛辣刺激性食物;由于用力排便可增加心肌耗氧量,诱发心绞痛,因此,应指导患者保持大便通畅,防止发生便秘。

3. 病情观察　心绞痛发作时应观察胸痛的程度、持续时间,严密监测血压、心率、心律及心电图变化,观察有无心律失常、急性心肌梗死等并发症的发生。

4. 配合治疗　注意药物的疗效及不良反应。含服硝酸甘油片后1～2分钟缓解;如果不能缓解,给予吸氧;必要时静脉滴注硝酸甘油。静脉滴注硝酸甘油时应监测血压的变化,掌握好用药浓度和输液速度,防止低血压的发生。硝酸甘油可引起面红、心悸、头痛等不良反应,偶有血压下降、晕厥。

(六)护理评价

患者是否情绪稳定,是否能运用有效的方法减少发作或不发作。

(七)健康教育

1. 合理安排休息与活动,保证充足的休息　活动应循序渐进,以不引起心绞痛发作为原则。避免重体力劳动、劳逸结合。

2. 指导患者正确用药 ①随身携带硝酸甘油片,注意有效期,定期更换,以防药物失效。②对于频繁发作的,可进行预防用药。③胸痛发作时5分钟后不能缓解的,可再次含服硝酸甘油。如果疼痛持续15~30分钟仍未缓解(或连续含服3片后),应警惕急性心肌梗死的发生。

3. 指导患者防止心绞痛再发作 ①避免诱发因素:保持情绪稳定,避免过于兴奋、激动及紧张;生活有规律,避免饱餐、剧烈运动、过度劳累、寒冷刺激。②减少危险因素:如戒烟、选择低盐、低脂、低胆固醇、高纤维素饮食,维持理想的体重,控制高血压,调节血脂,治疗糖尿病等。

考点提示:正确指导患者预防及缓解心绞痛的发作

案例 4-6

患者,男性,60岁。发作性心前区疼痛1周,加重2天。1周前在快步行走或爬楼梯时出现心前区疼痛,并向左肩放射,经休息可缓解,2天来轻微活动时亦有类似症状发作,每次持续3~5分钟,含硝酸甘油迅速缓解,为明确诊治遂来我院。发病以来进食好,大小便正常,睡眠可。

问题:1. 如何继续收集资料来进行症状评估?
　　　　2. 如何对此患者进行健康教育?

二、急性心肌梗死患者的护理

(一)概述

1. 概念 急性心肌梗死是指在冠状动脉粥样硬化病变的基础上,发生冠状动脉血供急剧减少或中断,使相应的心肌严重、持久的缺血而坏死。属冠心病的严重类型,为冠心病死亡的主要原因。

2. 病因及发病机制 基本病因是冠状动脉粥样硬化,造成一支或多支血管管腔狭窄和心肌血供不足,而侧支循环尚未充分建立。在此基础上,一旦血供急剧减少或中断,使心肌严重而持久地急性缺血达20~30分钟,即可发生急性心肌梗死。

3. 治疗原则 治疗以维护心脏功能,挽救濒死的心肌,防止梗死面积扩大,及时处理并发症,防止猝死为目的。具体治疗措施:①监测和一般治疗。②应用哌替啶或吗啡解除疼痛。③早期溶栓和抗凝,再灌注心肌。④消除心律失常,有室性期前收缩或室性心动过速时,立即用利多卡因静脉注射及滴注;心室颤动时立即行非同步直流电除颤;缓慢型心律失常可用阿托品;高度房室传导阻滞时行临时人工心脏起搏治疗。⑤抗休克,可补充血容量、应用血管活性药物、糖皮质激素、纠正酸中毒等。⑥控制心力衰竭和营养心

肌治疗,梗死后24小时内应尽量避免使用洋地黄类药物;可用促进心肌代谢的药物如维生素C、辅酶A、细胞色素C、极化液疗法(氯化钾1.5g、胰岛素10U加入10%葡萄糖液500ml中,静脉滴注,1次/日,7~14天为一疗程)。⑦治疗其他并发症。

考点提示:急性心肌梗死的处理原则

(二)护理评估

1. 健康史、致病因素 了解有无冠心病危险因素、心绞痛发作史;有无饱餐、用力排便、情绪激动、寒冷刺激等诱因。多数患者无明显诱因,而在安静或睡眠中发生。

2. 身心状况

(1)症状评估

1)先兆症状:部分患者在发病前数日可有乏力、胸部不适、活动时心悸、气急、烦躁等前驱症状,其中以新发生心绞痛或原有心绞痛加重为最突出的先兆。

2)疼痛的特征:疼痛为最早出现的症状,表现为剧烈而持久的胸骨后疼痛;多发生于清晨,疼痛部位和性质与心绞痛相同,但诱因多不明显,且常发生于安静时;程度严重,常有窒息感,濒死感,可伴有大汗;持续时间长,可达数小时或数日;休息和含用硝酸甘油多不能缓解。

考点提示:急性心肌梗死最早出现的症状

3)全身症状:可有发热、心动过速、白细胞增高和红细胞沉降率增快等,由坏死物质被吸收所引起。一般在疼痛发生后24~48小时出现。疼痛剧烈时可伴有恶心、呕吐、上腹痛等胃肠道症状。

4)并发症:①心律失常,见于75%~95%的患者,多发生在起病1~2周,而以24小时内发生者最多见,室性心律失常为最常见的类型,尤其是室性期前收缩;如室性期前收缩频发(每分钟5次以上)、成对出现或短阵室性心动过速、多源性或落在前一心搏的T波上(R-on-T现象),常为心室颤动的先兆。室颤是急性心肌梗死早期,特别是入院前主要的死因。②低血压和休克,多发生于大面积心肌梗死。疼痛中血压下降常见,未必是休克。如疼痛缓解而收缩压仍低于80mmHg,有烦躁不安、面色苍白、皮肤湿冷、脉细而快、大汗淋漓、尿量减少(<20ml/h)神志迟钝,甚至晕厥者,则为休克表现。③心力衰竭,多发生于大面积心肌梗死。主要为急性左心衰竭,为梗死后心脏收缩力显著减弱或不协调所致,发生率为32%~48%。④可有乳头肌功能失调或断裂、心脏破裂、栓塞、心室壁瘤、心肌梗死后综合征等并发症。

考点提示:急性心肌梗死早期主要的死因,急性心肌梗死并发心律失常最常见的类型

（2）护理体检：可有心浊音界扩大，心率增快或减慢，心尖部第一心音减弱、舒张期奔马律、心包摩擦音、血压降低或出现心律失常、休克、心力衰竭的有关体征。若发生乳头肌断裂可出现粗糙收缩期杂音。

（3）心理-社会状况：患者因突发剧烈胸痛、监护病房特殊环境及对预后的担忧，易产生焦虑或恐惧。

3. 实验室及其他检查

（1）心电图：有定性和定位诊断价值。特征性的改变：①宽而深的病理性 Q 波。②ST 段抬高呈弓背向上型。③T 波倒置（图 4-16）。

考点提示：急性心肌梗死心电图特征

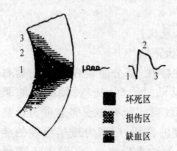

坏死区
损伤区
缺血区

图 4-16　急性心肌梗死心电图改变

（2）血心肌坏死标记物增高：①肌红蛋白起病后 2 小时内升高，12 小时内达高峰；24～48 小时恢复正常。②肌钙蛋白 I（cTnI）或肌钙蛋白 T（cTnT）起病 3～6 小时后升高，cTnI 于 14～20 小时达高峰，5～7 天降至正常；cTnT 于 10～24 小时达高峰，10～15 天降至正常。这些心肌结构蛋白含量的增高是诊断心肌梗死的敏感指标。③肌酸激酶（CK）及同工酶（CK-MB）在起病后 4 小时内增高，16～24 小时达高峰，3～4 天恢复正常，其增高能较准确地反映梗死的范围，对早期急性心肌梗死的诊断有较重要价值。④乳酸脱氢酶（HDL）心肌梗死发生后 8～10 小时开始上升，48～72 小时达高峰，10～14 天恢复至正常水平。⑤天门冬氨酸氨基转移酶（AST）当心肌梗死时一般在发病后 6～12 小时之内显著增高，48 小时达到高峰，约在 3～6 天恢复正常。

（3）超声心动图：有助于了解心室壁的运动和左室功能，诊断室壁瘤和乳头肌功能失调。

（三）护理诊断及合作性问题

1. 疼痛　与心肌缺血、缺氧、坏死有关。

2. 活动无耐力　与心输出量减少引起全身氧供不足及卧床时间过久有关。

3. 恐惧　与胸痛产生濒死感、担忧预后、监护室环境及抢救性创伤有关。

4. 有便秘的危险　与卧床活动减少、饮食变化、某些药物的不良反应有关。

5. 潜在并发症　心律失常、休克、猝死。

（四）护理目标

1. 心前区疼痛减轻或消失。

2. 能理解适当活动的重要性和按计划进行活动，活动耐力提高。

3. 恐惧感减轻或消失，情绪平稳。

4. 排便通畅，排便次数和粪便性状保持正常。

（五）护理措施

1. 心理护理　稳定患者及家属的情绪，指导患者放松技术，分散注意力，必要时遵医嘱应用镇静剂；与患者保持良好的沟通，了解患者的思想活动，尊重患者的人格，确认患者的痛苦，接受患者对疼痛的行为反应。

2. 生活护理

（1）休息与体位：保证患者身心休息，急性期 12 小时卧床休息，若无并发症，24 小时内应鼓励患者在床上行肢体活动，若无低血压，第 3 天就可以在病房内走动；梗死后第 4～5 天，逐步增加活动直至每天 3 次步行 100～150m。对有并发症者应适当延长卧床休息时间注意劳逸结合。当病程进入康复期后可适当进行康复锻炼，锻炼过程中应注意观察有否胸痛、呼吸困难、一旦出现应停止活动，卧床休息并及时就诊。

考点提示：急性心肌梗死患者的休息与活动

（2）饮食护理：给予低钠，低脂，低胆固醇，无刺激，易消化的饮食，少量多餐，避免进食过快，过饱，从流质开始逐渐过渡；保持大便通畅，必要时服用缓泻剂。

（3）应做好患者的皮肤护理、口腔护理、按时翻身预防肺炎等并发症。

3. 病情观察

（1）密切观察患者的生命体征、意识状态、尿量、皮肤黏膜的变化，肺部啰音。需要时可进行血流动力学监测。若发现心力衰竭和休克早期征象应立即报告医师并协助抢救。

（2）心电监护，观察是否出现心律失常。当发现频发、多源、联律出现的室性期前收缩或 R-on-T 现象时应及时与医师联系，并准备除颤器、起搏器和各种急救药品，随时准备配合抢救。

4. 配合治疗　给予氧疗，2～4L/min，鼻导管持续吸入；严格控制静脉液量和滴速；遵医嘱给予有效解除疼痛的药物；溶栓时观察其疗效和出血等不良反应；备好急救药品和抢救设备；发现心律失常、休克征象时立即报告医师，配合处理。对意识丧失、大动脉搏动消失者按心脏骤停进行抢救。对需行紧急主动脉-冠状动脉旁路移植术的患者,做好术前、术后的护理。

链接

我们听听专家的话"10个心肌梗死,9个可以预防"

中华医学会心血管病分会副主任委员、北京大学人民医院心内科主任胡大一教授说:国际性大规模研究显示,90%以上的严重心血管事件可以通过已知的危险因素预测到,这些危险因素是:吸烟、血脂异常、高血压、糖尿病、肥胖、紧张、不健康饮食和缺乏体育锻炼。这些危险因素都可以通过改变生活方式和恰当的药物治疗来控制。针对危险因素积极预防和控制,10个心肌梗死9个可以预防。胡大一特别强调指出:不要把心血管疾病误认为老年疾病,心血管疾病的危险因素从青少年时期就开始出现了。心血管疾病的防治需要实行连续的终身管理策略,即从青少年抓起,中年强化,老年继续。如果能始终保持健康生活方式,并配合使用适当的预防药物,可以明显延缓老年人心脏老化,实现人老心不老;但是如果不重视预防,即使年纪很轻,心脏很可能已经不年轻。维持心脏健康,延长生命,主要靠自己。他请大家记住几个与健康相关的数字:第一是"0",即吸烟是零;第二是"5",总胆固醇要降到5mmol/L以下;第三是"30",每天运动30分钟;第四是"140/90",把血压控制在140/90mmHg以下。

(六)护理评价

患者心前区疼痛是否减轻或消失;活动耐力有无提高,能否逐渐实现自理;恐惧感是否减轻或消失;有无便秘发生。

(七)健康教育

积极治疗高血压、高脂血症、糖尿病等疾病,避免肥胖及缺乏运动等不良因素;合理调整饮食,适当控制进食量,禁忌刺激性食物及烟酒,少吃动物脂肪及胆固醇、热量、糖类含量较高的食物,多吃蔬菜、水果;避免各种诱发因素,如紧张、劳累、情绪激动、便秘、感染等;注意劳逸结合,康复期适当进行康复锻炼;按医嘱服药,随身常备保健盒等,并定期门诊随访,坚持治疗;指导患者及家属当病情突然变化时应采取简易应急措施。

━━✖ **案例4-7** ✖━━

患者,男性,65岁。主因心前区疼痛4小时入院。患者4小时前在吃午饭后突感心前剧烈疼痛,伴大汗淋漓,恶心呕吐、烦躁,并向左肩部放射,有濒死感,胸痛持续存在,自含硝酸甘油1片未见好转,急诊入院。查血压110/90mmHg,两肺底湿啰音,心率114次/分,心律齐,各瓣膜听诊区未闻及杂音。心电图示:窦性心律,Ⅱ、Ⅲ、aVF导联ST段弓背向上抬高,异常Q波。实验室检查:血清心肌酶升高。既往高血压史6年,最高血压160/100mmHg,未规律治疗;糖尿病史5年,一直口服降糖药物治疗;10年前被诊断"冠心病,心绞痛"。吸烟10年,每日20支左右,不饮酒。

问题:1. 对患者的健康史及致病因素进行评估(包括本病的危险因素)。

2. 经护士评估后,目前危及患者生命的护理诊断是什么?

3. 写出相应的护理措施。

第8节 原发性高血压患者的护理

(一)概述

1. **概念** 原发性高血压是以动脉压升高为主要临床表现伴或不伴有多种心血管危险因素的综合征,简称为高血压。高血压是多种心、脑血管疾病的重要病因和危险因素;影响重要脏器,如心、脑、肾的结构与功能,最终导致这些器官的功能衰竭,迄今仍是心血管疾病死亡的主要原因之一。

2. **病因及发病机制** 病因为多因素,可分为遗传和环境因素两个方面,常见的环境因素有:高钠盐摄入,长期精神紧张,肥胖,吸烟,过量饮酒,低钙、低镁、低钾饮食等。在一定遗传背景下多种因素综合作用,各种因素使大脑皮质下神经中枢功能发生变化,导致交感神经系统活性亢进、肾素-血管紧张素系统激活、血管平滑肌细胞膜离子转运系统失调、胰岛素抵抗机制等,导致血压调节机制失代偿,而使血压升高。

3. **治疗原则** 治疗目的是减少高血压患者心、脑血管的发生率和死亡率。降压药物治疗:目前常用利尿剂、β受体阻滞剂、钙通道阻滞剂、血管紧张素转换酶抑制剂、血管紧张素Ⅱ受体阻滞剂、α受体阻滞剂六大类。大多数无并发症或合并症患者可以单独或者联合使用,治疗应从小剂量开始,逐步递增剂量。因为降压治疗的益处主要是通过长期控制血压达到的,所以患者需要长期治疗。在每个患者确立有效治疗方案并获得血压控制后,仍应继续治疗,不要随意停止治疗或频繁改变治疗方案,在血压平稳控制1~2年后,可以根据需要逐渐减少降压药品种与剂量。高血压急症时必须迅速降压,常静脉应用硝普钠、硝酸甘油、尼卡地平等。

考点提示:常用的降压药有哪六大类

链接

高血压日的来历

世界高血压日英文：World Hypertension Day。高血压是危害人类健康的最主要的慢性疾病。它涉及面很广，危害严重，现在它不仅仅是一个健康医学问题，也对社会产生重大的影响。我国各级政府对于高血压病的防治给予了极大的关注。自20世纪50年代起，卫生部及中国医学科学院曾组织了三次全国性高血压普查。20世纪60年代末，相关研究人员开始在国家的支持下开展以社区为基础的高血压防治项目和相关疾病的监测活动。1987年，卫生部先后成立了全国心脑血管病防治研究领导小组，并设立了办公室，制定了防治研究的10年规划。自20世纪90年代以来，则更加重视高血压的群体防治工作，制定了《全国心脑血管病社区人群防治1996～2010年规划》。1998年，卫生部为提高广大群众对高血压危害的认识、动员全社会都来参与高血压预防和控制工作、普及高血压防治知识，决定将每年的10月8日定为"全国高血压日"，在全国范围内掀起了防治高血压宣传活动的高潮。

（二）护理评估

1. 健康史、致病因素 询问发病的时间、血压增高的程度、做过何种检查和治疗、治疗效果如何；有无食盐过多、吸烟、饮酒、喝咖啡等习惯；体重是否超过标准体重；有无较长时间的精神紧张、过度疲劳、遭受噪声刺激及家庭和社会人际关系不良等诱因；以往有无心脏病、糖尿病、高脂血症、脑出血等病史；有无原发性高血压家族史。

2. 身心状况

（1）身体状况

1）一般表现：大多数起病缓慢，一般缺乏特殊的临床表现。约1/5患者无症状仅在测量血压时或发生心、脑、肾等并发症时才被发现。一般症状有头晕、头闷、头痛、失眠、心悸等，呈持续性，在紧张或劳累后加重。高血压患者还可出现受累器官的症状，如胸闷、气短、心绞痛等。主要体征为血压升高，成人高血

压诊断标准为收缩压≥140mmHg和（或）舒张压≥90mmHg。血压随季节、昼夜、情绪等因素有较大波动。冬季血压偏高，夏季偏低；血压有明显昼夜波动，一般夜间血压较低，清晨起床活动后血压迅速升高，形成清晨血压高峰。

考点提示：高血压诊断标准

2）恶性或急进型高血压：少数患者病情急骤发展，舒张压持续≥130mmHg，并有头痛、视力模糊、眼底出血、渗出和乳头水肿，肾损害突出，持续蛋白尿、血尿、管型尿。病情进展迅速，如不及时有效降压治疗，预后很差，常死于肾衰竭、脑卒中或心力衰竭。

3）并发症：随着病情发展，血压持久升高，可有心、脑、肾等靶器官的损害。①心：长期高血压使左心室后负荷过重，可引起心肌肥厚、心室扩大，称高血压性心脏病，最终导致心力衰竭。高血压促进冠状动脉粥样硬化的发生和发展，导致冠心病的发生。②脑：可并发多种急性脑血管疾病，如脑出血、短暂性脑缺血发作、脑血栓形成等。③肾：由于进行性肾小球硬化，出现蛋白尿及肾功能损害。

4）高血压急症：①高血压危象，因紧张、疲劳、寒冷、嗜铬细胞瘤发作、突然停服降压药等诱因，小动脉发生剧烈痉挛，血压急剧上升，影响重要脏器血液供应而产生危急症状。危象发生时，出现头痛、烦躁、眩晕、恶心、呕吐、心悸、气急及视力模糊等严重症状。②高血压脑病，发生在重症高血压患者，由于过高的血压突破了脑血流自动调节范围，脑组织血流灌注过多引起脑水肿。临床表现以脑病的症状与体征为特点，表现为弥漫性严重头痛、呕吐、意识障碍、精神错乱，甚至昏迷、局灶性或全身抽搐。

5）危险度分层：分层依据血压水平[1级高血压（140～159）/（90～99）mmHg，2级高血压（160～179）/（100～109）mmHg，3级高血压≥180/110 mmHg]；心血管危险因素（吸烟、高脂血症、糖尿病、年龄≥60岁、男性或绝经后女性、心血管病家族史）；靶器官受损情况（表4-1）。

表4-1　高血压危险度分层

危险因素及病史	血压/mmHg		
	（140～159）/（90～99）	（160～179）/（100～109）	≥180/110
无其他危险因素	低危	中危	极高危
1～2个危险因素	中危	中危	极高危
≥3个危险因素	高危	高危	极高危
伴靶器官损害	极高危	极高危	极高危

考点提示：高血压分级与危险度分层

（2）心理-社会状况：部分患者有不同程度的烦躁、焦虑等心理反应。评估时注意了解患者的性格特征和有无引起精神紧张的心理社会因素。

（三）护理诊断及合作性问题

1. 疼痛（头痛） 与血压升高有关。
2. 知识缺乏 缺乏对高血压危险因素的认识、高血压的危害及自我保健的知识。
3. 潜在并发症 心力衰竭、脑血管意外等。

（四）护理目标

1. 患者头痛等躯体不适感减轻，血压控制在正常范围。
2. 患者能认识到高血压的危险因素，学会自我保健和预防高血压的发生和发展。

（五）护理措施

1. 心理护理 当患者情绪变化时，应结合疾病的有关知识，进行解释和心理疏导。协助患者训练自我控制能力，能在情绪激动时自我调整，使心态平和、轻松、稳定，尽可能保持良好适应性。

2. 生活护理

（1）休息与体位：早期患者宜适当休息，生活要有规律，尤其是工作过度紧张者。对血压较高，症状明显或伴有脏器损害表现者应充分休息。通过治疗血压稳定在一般水平、无明显脏器功能损害者，除保证足够的睡眠外可适当参加力所能及的工作，并提倡适当的体育活动，如散步、做操、打太极拳等，不宜长期静坐或卧床。进行体力活动和体育锻炼，有利于减肥，降低高血脂，防止动脉硬化，使四肢肌肉放松、血管扩张，有利于降低血压。

（2）饮食护理：①减少钠盐摄入，每日食盐量控制在6g以下，如有心力衰竭和水肿者，还应减少食盐量。②控制总热量、低脂饮食。③补充钙盐和钾盐，钾可以对抗钠所引起的升压和血管损伤的作用。④限制饮酒。

考点提示：高血压患者的饮食护理原则

3. 病情观察 定时规范地测量血压并记录，发现异常血压，及时与医师联系，并按医嘱做相应的处理。对有心、脑、肾并发症患者应严密观察血压波动情况，详细记录出入液量。如发现患者血压急剧升高，并出现头痛、视物模糊、呕吐等症状时，要注意到发生高血压危象，对高血压危象患者监测其心率、呼吸、血压、神志等。

4. 配合治疗 遵医嘱应用降压药物，坚持正规治疗，观察用药后的疗效和不良反应。降压药物要求

长期服用，坚持少量有效原则，有助于防治心脑血管并发症，同时应遵医嘱，掌握药物用量，如降压过度，反而会引起头晕等全身不适；如降压不足，则达不到治疗目的。目前主张血压控制的目标值为＜140/90mmHg；一般患者血压应降至130/85mmHg以下，降压不宜过快过剧；糖尿病或慢性肾病合并高血压者，血压控制目标值为＜130/80mmHg。

（1）使用血管紧张素转换酶抑制剂的观察及护理：服药后可出现刺激性咳嗽、皮疹、药物热，偶见味觉障碍、粒细胞减少和蛋白尿，也可产生首剂现象，出现低血压；因此，首次服药应严密观察血压变化，从小剂量开始，可防止首剂现象发生。剧烈咳嗽应停药，较轻时可减量使用。

（2）使用钙通道阻滞剂的观察及护理：患者服药后可有头痛、头晕、面部潮红、耳鸣、肢体麻木、水钠潴留、直立性低血压，剂量过大可诱发心力衰竭。因此，服用此类药物的患者，要注意观察有无上述不良反应的发生。告诉患者改变体位时不能太快，出现直立性低血压时要卧床休息；有头晕、头痛时要减少剂量；出现下肢水肿时要限制钠盐的摄入或减量，必要时加用利尿剂。

考点提示：应用降压药物时注意直立性低血压的发生

5. 高血压急症的护理 ①绝对卧床休息，取半卧位或抬高床头，稳定情绪。②迅速建立静脉通道，遵医嘱使用降压药，一般首选硝普钠，现配现用、避光静脉滴注，根据血压变化随时调整滴速，降压不宜太快太低，以免发生脏器供血不足。③严密观察病情变化，尤其要注意血压、神志、脉搏、心律、瞳孔、尿量等变化。必要时进行心电监护。

考点提示：高血压急症首选药物及用药护理

> **链接**
>
> ### 高血压患者用药误区
>
> 有的高血压患者认为：无任何不适症状，或者症状的严重程度和血压的升高不一致，不需要服降压药；有症状时服药，症状缓解后就停药。这种看法是不正确的。医学解释：使用降压药控制血压，主要目的是为了降低与高血压密切相关的心、脑、肾等器官的发病危险，甚至逆转早期的靶器官功能损害，而不仅仅是减轻不舒服的症状。因此应该根据监测的血压水平来决定降压药的服药方法和剂量，不规则地服用降压药导致血压波动过大，反而会引起一些不良的后果。医师提醒：高血压患者无论是否有不适症状，均需要控制血压。根据血压情况在医师指导下调整用药方案。

（六）护理评价

患者头痛等躯体不适感有无减轻，血压是否控制

在正常范围内；患者和家属能否复述出高血压的危险因素、高血压的危害和自我保健的方法。

（七）健康教育

1. 要广泛宣教有关高血压病的知识，合理安排生活，适当参与运动，注意劳逸结合，定期测量血压。

2. 注意饮食控制与调节，减少钠盐、动物脂肪的摄入，忌烟、酒。保持大便通畅，必要时服用缓泻剂。

3. 提高患者的社会适应能力，维持心理平衡，避免各种不良刺激的影响。

4. 向患者或家属说明高血压病需坚持长期规则治疗和保健护理的重要性，保持血压接近正常水平，防止对脏器的进一步损害。

> **案例 4-8**
>
> 患者，男性，67岁。间断头晕5年，加重3天，患者高血压5年，间断服降压药，血压波动在（130～160）/（90～100）mmHg，患者未予重视，头晕、头痛明显时服药，症状消失或减轻时减量或停药。患者有20年的吸烟史，身体肥胖。3天前因头晕测血压为170/100mmHg，自行口服降压药物"复方利血平氨苯蝶啶"每次一片，一日2次，服药2天后出现气短，测血压100/70mmHg。
>
> 问题：1. 患者在高血压的治疗中有哪些不合理的措施？
>
> 　　　2. 如何收集资料进行健康史及致病因素的评估？
>
> 　　　3. 针对病情应如何对患者进行用药指导和健康教育？

第9节　心肌疾病患者的护理

心肌疾病是指除心脏瓣膜病、冠状动脉硬化性心脏病、高血压性心脏病、肺源性心脏病、先天性心血管病和甲状腺功能亢进性心脏病等以外的以心肌病变为主要表现的一组疾病。心肌疾病可分为心肌病和心肌炎。

一、心肌病患者的护理

（一）概述

1. **概念**　心肌病是指伴有心肌功能障碍的心肌疾病，常见的有扩张型心肌病、肥厚型心肌病。

2. **病因及发病机制**　扩张型心肌病病因不明，除特发性、家族遗传性外，近年来认为反复病毒感染对心肌组织的损伤、自身免疫介导的心肌损伤是其重要原因。肥厚型心肌病常有明显家族史。

3. **病理**　扩张型心肌病主要特征是单侧或双侧心腔扩大，心肌收缩功能减退，常有附壁血栓。肥厚型心肌病是以左心室（或右心室）肥厚为特征，常为不对称肥厚并累及室间隔，引起左心室血液充盈受限、舒张期顺应性下降。

考点提示：扩张型心肌病与肥厚型心肌病特征

4. **治疗原则**　扩张型心肌病治疗是针对充血性心力衰竭和各种心律失常。一般是限制体力活动，低盐饮食，应用洋地黄和利尿剂。但本病易发生洋地黄中毒，故应慎用。对有心房颤动或深静脉血栓形成等发生栓塞性疾病风险且没有禁忌证的患者宜口服阿司匹林预防附壁血栓形成。对已经有附壁血栓形成和发生血栓栓塞的患者必须长期抗凝治疗。肥厚型心肌病治疗原则是弛缓肥厚的心肌以降低流出道梗阻，治疗药物以β受体阻滞剂和钙通道阻滞剂为主。对重症梗阻性患者可作介入或手术治疗。对患者进行生活指导，提醒患者避免剧烈运动、负重或屏气等，减少猝死的发生。

（二）护理评估

1. **健康史、致病因素**　询问有无明确的原因，如反复病毒感染史、家族遗传史；有无劳累、感染、毒素作用及乙醇中毒等诱发因素。

2. **身心状况**

（1）扩张型心肌病

1）症状评估：本病早期可无症状，起病缓慢，逐渐出现极度乏力、心悸、气促甚至端坐呼吸等；晚期出现水肿、上腹胀满，部分患者可发生栓塞、心律失常或猝死。

2）护理体检：体检可发现心脏扩大、心音低钝，心尖部收缩期吹风样杂音，常可听到第三或第四心音，心率快时呈奔马律。

（2）肥厚型心肌病

1）症状评估：多数患者有心悸、胸痛、劳力性呼吸困难，伴有流出道梗阻的患者由于左心室舒张期充盈不足，心排血量减低可在起立或运动时出现晕厥，甚至神志丧失等。

2）护理体检：体检可有心脏轻度增大，能听到第四心音；流出道有梗阻的患者可在胸骨左缘第3、4肋间听到较粗糙的喷射性收缩期杂音，凡能影响心肌收缩力，改变左心室容量及射血速度的因素均可使杂音的响度有明显变化，如使用β受体阻滞剂、取下蹲位、心肌收缩力下降或使左心室容量增加，均可使杂音减轻；相反，如含硝酸甘油片、应用强心药、体力劳动或取站立位，使左心室容量减少或增加心肌收缩力，均可使杂音增强。

考点提示：影响肥厚型心肌病患者杂音强度变化的因素

（3）心理-社会状况：由于病程漫长，治疗效果不理想,反复出现心慌、气促甚至心力衰竭,逐渐丧失劳动力而致心情忧虑。患者尚有猝死的危险,而感到焦虑、恐惧。

3. 实验室及其他检查 扩张型心肌病:胸部 X 线检查可发现心脏扩大及肺淤血改变;心电图检查可发现心律失常及 ST-T 改变等;超声心动图可显示心腔扩大、心壁变薄、心肌收缩力减弱。肥厚型心肌病 X 线心影增大不明显;心电图最常见的表现为左心室肥大。超声心动图是临床上主要诊断手段,可显示室间隔的非对称性肥厚、运动减弱,左心室腔缩小及舒张功能障碍,顺应性减低。

(三)护理诊断及合作性问题

1. 活动无耐力 与心肌病变使心脏收缩力减退、心搏出量减少有关。

2. 焦虑 与病程长、治疗效果不明显、有猝死的危险有关。

3. 潜在并发症 栓塞、心绞痛、心律失常、猝死。

(四)护理目标

1. 心力衰竭纠正,心输出量维持正常。

2. 活动耐力逐渐增强。

3. 患者焦虑程度逐渐减轻或消失,能积极配合治疗。

(五)护理措施

1. 心理护理 心肌病由于病程长,迁延不愈,患者常产生忧虑、挫折、抑郁、愤怒及消极情绪,因此应加强有关疾病和治疗知识的教育,调动自身积极的抗病能力。

2. 生活护理

(1)休息与体位:保证患者充足睡眠、休息,限制探视,促进患者躯体和心理的恢复。心力衰竭或严重的心律失常者,绝对卧床休息。未发生心力衰竭时,避免劳累,预防感染,尽可能维持心功能,避免或延缓心力衰竭发生。避免剧烈活动、情绪激动、突然用力或提取重物,以免心肌收缩力增加,发生猝死。

(2)饮食护理:给予充足营养,采用高蛋白、高维生素、低盐饮食。心律失常患者应少量多餐,选择清淡易消化低脂肪富于营养的饮食。应避免饱餐及吸烟,不要饮用酒、浓茶、咖啡等刺激性饮料,以免诱发心律失常。对服用利尿剂者应鼓励多进食含钾盐丰富的食物如橘子、香蕉等,避免出现低血钾诱发心律失常。

3. 病情观察 观察心率、心律、脉搏、血压、呼吸等变化,注意有无胸痛、水肿、栓塞症状的发生,若有异常应及时通知医师,采取相应措施。监测血压及血流动力学参数变化,注意有无咳嗽加剧、气促明显等

心力衰竭发作先兆以及心输出量降低的早期表现。

4. 配合治疗

(1)扩张型心肌病:呼吸困难者给予吸氧,必要时采取半卧位。心力衰竭患者遵医嘱给予强心、利尿药物。本病较易发生洋地黄中毒,故应慎用,使用洋地黄时应密切观察。应用利尿剂时严格记录出入量。遵医嘱给予抗凝治疗。

(2)肥厚型心肌病:应用 β 受体阻滞剂和钙通道阻滞剂时,应注意有无心动过缓等不良反应。心力衰竭时应慎用洋地黄及利尿剂,因其可使心室收缩力增强及减少心脏容量负荷,从而加重流出道梗阻,使病情加重。

> **考点提示:避免使用加重左心室流出道梗阻的药物**

(六)护理评价

患者活动耐力是否逐渐增强;焦虑程度是否逐渐减轻或消失,能否积极配合治疗。

(七)健康教育

对确诊扩张型心肌病的患者,症状明显时应卧床休息,症状较轻时可参加轻体力工作,但要避免劳累,避免或延缓心力衰竭的发生。教育肥厚型心肌病患者应避免剧烈的运动和强体力活动,以免诱发晕厥和猝死,有晕厥病史者应避免独自外出活动,以免发作时无人在场而发生意外。日常生活中要保持空气流通,防寒保暖,预防上呼吸道感染。指导患者摄取高蛋白、高热量、富含纤维素的清淡饮食,以促进心肌代谢,增强机体抵抗力。遵医嘱服用纠正心力衰竭、抗心律失常的药物或 β 受体阻滞剂与钙通道阻滞剂,以提高存活年限。嘱患者定期门诊随访,一旦症状加重应立即就诊,以防病情进展、恶化。

案例 4-9

患者,男性,40 岁。心悸、气促 16 年,加重伴反复双下肢水肿 1 年来诊。既往无高血压、冠心病、风湿性心脏病史。体检:颈静脉充盈,心尖搏动弥散,心界向左右两侧扩大,心率 110 次/分,心尖部第一心音减弱,并可闻及收缩期吹风样杂音。三尖瓣区亦可闻及收缩期吹风样杂音。两肺有少量湿啰音。双下肢凹陷性水肿。
问题:1. 对该患者的症状和体征进行评估。
2. 请拟出此患者主要护理诊断及相关依据。
3. 给出相应的护理措施。

二、病毒性心肌炎患者护理

(一)概述

1. 概念 心肌炎指心肌细胞本身的炎症病变,

病毒性心肌炎是病毒感染所引起的心肌炎性病变,是最常见的感染性心肌炎。

2. 病因及发病机制　病毒性心肌炎以肠道病毒尤其是柯萨奇B组病毒最为常见。发病机制为:①病毒的直接作用,典型改变为心肌间质增生、水肿及充血,内有多量炎性细胞浸润等;②病毒感染导致细胞介导的细胞毒性所致心肌细胞损伤。

3. 治疗原则　急性期应卧床休息,加强营养,改善心肌代谢,出现心力衰竭、心律失常时应对症治疗。不主张早期使用糖皮质激素,但对有房室传导阻滞、难治性心力衰竭、重症患者或考虑与自身免疫有关的患者可慎用。

(二)护理评估

1. 健康史、致病因素　询问患者发病前有无肠道或呼吸道病毒感染史;有无细菌感染、营养不良、寒冷、酗酒、过度疲劳及妊娠等诱因。

2. 身心状况

(1)症状评估:约半数患者发病前1~3周有肠道或呼吸道病毒感染史。主要表现心力衰竭和心律失常,如心悸、胸痛、呼吸困难、水肿,甚至 Adams-Stokes 综合征。

(2)护理体检:体检可见与发热程度不平行的心动过速,各种心律失常,可听到第三心音或杂音。或有颈静脉怒张、肺部啰音、肝大等心力衰竭体征。重症可出现心源性休克。

(3)心理-社会状况:患者因发热、倦怠及心脏受累等情况影响日常生活可出现烦躁、焦虑不安等心理;症状较重的患者因担心留下后遗症而致心理负担过重。

3. 实验室及其他检查　心电图常见 ST-T 改变和各种心律失常,特别是室性心律失常和房室传导阻滞等。血清肌钙蛋白、心肌肌酸激酶增高,红细胞沉降率加快等有助于诊断。确诊有赖于心内膜、心肌或心包组织活检。

(三)护理诊断及合作性问题

1. 活动无耐力　与心肌结构和功能损害有关。
2. 体温过高　与心肌炎症有关。
3. 焦虑　与担心疾病预后、学习和前途有关。
4. 潜在并发症　心力衰竭、心律失常。

(四)护理目标

1. 患者能按照要求限制活动量,活动耐力逐渐增加。
2. 体温恢复正常。
3. 患者焦虑程度减轻或消失、能积极配合治疗。

4. 无并发症发生。

(五)护理措施

1. 心理护理　向患者说明本病的发展过程及预后,耐心解释卧床休息的必要性,使患者安心休养。告知患者经过治疗大多可以痊愈,以减轻患者的心理压力,使其主动配合治疗和护理。

2. 生活护理

(1)休息与活动:急性期卧床休息,无心脏形态功能改变者,休息半月,3个月内不参加重体力活动;有严重心律失常和心力衰竭的患者,应卧床休息1个月,半年内不参加体力活动。直至患者症状消失、血液学指标等恢复正常后方可逐渐增加活动量。

考点提示:心肌炎患者的生活护理要点

(2)饮食护理:进食富含维生素及蛋白质、易消化的食物;心力衰竭患者应限制钠盐的摄入。

3. 病情观察　急性期应进行心电监护,注意心率、心律和心电图变化;密切观察生命体征、神志、尿量及皮肤黏膜颜色;注意有无呼吸困难、咳嗽、颈静脉怒张及水肿等情况;发生心力衰竭、心律失常等并发症时,立即报告医师并进行急救护理。

4. 配合治疗　心力衰竭时遵医嘱使用利尿剂、血管扩张剂、血管紧张素转换酶抑制剂等。期前收缩频发或有快速心律失常者,应用抗心律失常药。注意观察药物疗效及不良反应。高度房室传导阻滞、快速室性心律失常或窦房结功能损害而出现晕厥或明显低血压时可考虑使用临时性心脏起搏器,并做好相应护理。

(六)护理评价

患者能否按照要求限制活动量,且活动耐力逐渐增强;体温是否恢复正常;焦虑程度有无减轻或消失、能否积极配合治疗。

(七)健康教育

指导患者避免加重心肌炎的因素;告诉患者及家属加强营养、合理安排休息与活动、定期随访的重要性;教会患者及家属测脉率、节律,发现异常或有胸闷、心悸不适时及时复诊。

案例 4-10

患者,女性,15岁。主因心慌2天入院。2周前曾患急性上呼吸道感染,经治疗后好转。2天来,无明显诱因出现心慌不适,查体:体温37.3℃,两肺呼吸音清,心率88次/分,心律不齐,可闻及期前收缩10~12个/分,各瓣膜听诊区未闻及杂音,双下肢无水肿。辅助检查:心电图示:窦性心律频发室早,有时呈二联律。

问题:1. 如何对患者进行健康史评估?

　　2. 目前患者的主要护理问题及相应的护理措施,怎样进行健康教育?

第10节　心包疾病患者的护理

心包疾病除原发感染性心包炎外,尚有肿瘤、代谢性疾病、自身免疫性疾病、尿毒症等所致非感染性心包炎。按病情进展,可分为急性心包炎、慢性心包炎、粘连性心包炎、亚急性渗出性缩窄性心包炎、慢性缩窄性心包炎等。临床上以急性心包炎和慢性缩窄性心包炎为最常见。

一、急性心包炎患者的护理

案例4-11

患者,男性,56岁。主因胸痛1周,呼吸困难2天入院。1周前无明显诱因开始出现心前区剧烈疼痛,不向他处放射,持续存在,无咳嗽、咳痰表现,深吸气时胸痛加重。近2天来,自觉胸痛略有缓解,但感呼吸困难明显。查体:血压110/70mmHg,颈静脉略显怒张,肺底可闻及湿啰音,心尖搏动不明显,心浊音界略向两侧扩大,心率104次/分,心律齐,心音低,双下肢无水肿。

辅助检查:X线显示心脏阴影向两侧增大;心电图示:窦性心动过速,肢体导联低电压,除aVR导联外,ST段呈弓背向下抬高。

问题:1. 对患者进行护理评估?

　　2. 目前患者存在的主要护理诊断有哪些?

(一) 概述

1. 概念　急性心包炎为心包脏层和壁层的急性炎症。

2. 病因　急性心包炎可由细菌、病毒、肿瘤、自身免疫、物理、化学等因素引起。临床上以结核性心包炎最常见。

3. 病理　根据病理变化,急性心包炎可以分为纤维蛋白性和渗出性。在急性期,心包壁层和脏层上有纤维蛋白、白细胞及少许内皮细胞的渗出,为纤维蛋白性心包炎;随后如液体增加,转变为渗出性心包炎,液体量可由100ml至2~3L;液体也可在较短时间内大量积聚引起心脏压塞。

4. 治疗原则　急性心包炎治疗包括病因治疗和对症治疗,如出现压塞综合征时行心包穿刺术。顽固性复发性心包炎伴严重胸痛的患者可考虑外科心包

切除术治疗。

(二) 护理评估

1. 健康史、致病因素　询问有无风湿热、结核、细菌感染、病毒感染等病史;有无肿瘤、尿毒症、心肌梗死等疾病。

2. 身心状况

(1) 纤维蛋白性心包炎

1) 症状评估:心前区疼痛为主要症状,疼痛部位多位于心前区,亦向左臂、左肩、左肩胛区或上腹部放散,呈尖锐性疼痛,常因咳嗽、深呼吸或变换体位而加重。疼痛也可位于胸骨后,呈压榨性疼痛。

考点提示:纤维蛋白性心包炎的主要症状

2) 护理体检:心包摩擦音是急性纤维蛋白性心包炎的典型体征,因炎症而变得粗糙的壁层与脏层在心脏活动时相互摩擦而产生,呈抓刮样粗糙音。多位于心前区,以胸骨左缘第3、4肋间最为明显;坐位时身体前倾、深吸气或将听诊器胸件加压更容易听到。持续时间约数小时、数天,少数可达数周。当心包积液增多,使两层心包分开时,摩擦音可减弱甚至消失。

考点提示:纤维蛋白性心包炎的典型体征

(2) 渗出性心包炎

1) 症状评估:呼吸困难是心包积液最突出的症状,可能与支气管、肺受压及肺淤血有关。呼吸困难严重时,患者呈端坐呼吸,身体前倾,呼吸浅速、面色苍白,可有发绀。此外尚有发冷、发热、乏力、烦躁等。

考点提示:渗出性心包炎最突出的症状

2) 护理体检:心浊音界向两侧迅速扩大,随体位改变而改变;心尖搏动弱,位于心浊音界左缘内侧或不能扪及;心音低而遥远,心率增快;大量心包积液可使收缩压下降,而舒张压变化不大,故脉压变小;大量渗液可累及静脉回流,出现颈静脉怒张、肝大、腹水及下肢水肿等。

(3) 心脏压塞:快速心包积液时可引起急性心脏压塞,心排血量显著下降,心率加快,脉搏细弱,动脉收缩压下降,脉压减少,严重者可出现休克。慢性心包填塞时,表现为体循环静脉淤血、颈静脉怒张,静脉压升高,奇脉等。奇脉是指大量积液患者在吸气时脉搏显著减弱或消失,呼气时复原的现象。

考点提示:奇脉的特征及临床意义

(4) 心理-社会状况:患者气急发生后,常常精神紧张,甚至是恐惧心理。

3. 实验室检查　①感染者可有白细胞增加、红细胞沉降率增快等炎症反应。②X线检查对渗出性心包炎有一定价值,可见心脏阴影向两侧增大,心脏

搏动减弱或消失。③超声心动图可见液性暗区以确定诊断。④心电图检查:常规导联(除 aVR 外)呈弓背向下型 ST 段抬高,T 波低平或倒置,心包积液时可有 QRS 波群低电压,无病理性 Q 波。⑤心包穿刺可证实心包积液的存在并对抽取的液体做生物学(细菌、真菌)、生化、细胞分类的检查,包括寻找肿瘤细胞。

(三)护理诊断及合作性问题

1. 心前区疼痛　与心包膜纤维蛋白性渗出刺激心包膜有关。

2. 气体交换受损　与心包积液、肺淤血有关。

3. 恐惧　在发生气急时引起。

(四)护理目标

1. 患者心前区疼痛减轻或消失。

2. 患者能维持正常换气功能,呼吸困难和发绀等症状改善或消失。

3. 患者情绪逐渐放松,表情安静。

(五)护理措施

1. 心理护理　加强心理护理,减轻患者思想压力,有利于患者的配合治疗及康复。患者气急发生后,常常精神紧张,甚至是恐惧心理,陪护人员应守护在旁,给予解释和安慰,消除不良心理因素,取得患者的配合。在行心包穿刺抽液治疗前,向患者做好解释工作,通过讲解此项治疗的意义、过程、术中配合事项等,减轻恐惧不安情绪。

2. 生活护理

(1)休息与体位:急性心包炎患者应卧床休息,给予氧气吸入;休息时可采取半卧位以减轻呼吸困难;出现心包填塞的患者往往采取强迫前倾坐位,应给患者提供可趴俯的床旁小桌,并加床档保护患者,以防坠床。

(2)饮食护理:给予高热量、高蛋白、高维生素饮食,保持大便通畅,便秘者可给予缓泻剂服用。

3. 病情观察　定时监测和记录生命体征,了解患者心前区疼痛的变化情况;密切观察心包压塞的表现,如患者出现呼吸困难,血压明显下降、口唇发绀、面色苍白、心动过速甚至休克时应及时向医师报告,并做好心包穿刺的准备工作;对水肿明显和应用利尿剂治疗的患者,须准确记录出入量,观察水肿部位皮肤及有无乏力等低血钾表现。

4. 配合治疗

(1)用药护理:遵医嘱应用抗生素、抗结核、抗肿瘤等针对病因治疗的药物,并观察其不良反应。遵医嘱应用非甾体抗炎药、糖皮质激素时,注意有无胃肠道反应、出血等不良反应。

(2)心包穿刺术护理:心包穿刺术既用于诊断,又是一项重要的治疗措施。可以帮助明确心包积液性质及病原,又在大量心包积液时能解除心包填塞症状,在化脓性、结核性或癌性积液时,可向心包腔内注入药物。①心包穿刺术的术前准备:协助医师做超声波检查,确定积液的多少,并可指导选择穿刺进针的部位、深浅和方向;向患者做好解释,争取患者合作,必要时给予镇静剂;术前准备好各种试管(包括培养皿及酒精灯等),以便留取标本送检,并做好抢救物品的准备。②术中协助医师完成各项操作,进行持续心电监护,并将穿刺针尾部与心电监护胸前导联连接,如穿刺针触及心肌,心电示波可出现 ST 段上抬,这时可后撤少许穿刺针。③术后密切观察患者面色、表情、呼吸,嘱患者平卧位或半卧位休息 4～6 小时,每小时测血压 1 次,直至平稳。进行连续心电监护,密切注意心率、心律变化,并给予氧气吸入,详细记录患者尿量及脉搏(有无奇脉)情况。术后常规应用抗生素 3～5 天,以预防感染。

(六)护理评价

患者心前区疼痛是否减轻;能否维持正常气体交换状态,呼吸困难和发绀有无改善或消失,情绪是否逐渐放松。

(七)健康教育

心包炎患者的机体抵抗力减弱,应注意充分休息,加强营养。继续进行药物治疗,教会患者如何正确服药并观察疗效、不良反应。大多数心包炎可以治愈。结核性心包炎病程较长,鼓励患者坚持治疗;而急性非特异性心包炎则易复发,部分患者可演变为慢性缩窄性心包炎。注意定期复查。

二、缩窄性心包炎患者的护理

> **案例 4-12**
>
> 患者,男性,56 岁。主因呼吸困难 1 个月入院。1 年前曾因胸痛诊断为急性心包炎,经治疗后好转。近 1 月来,劳累后即出现呼吸困难,伴有腹胀不适,食欲下降,查体:血压 100/60mmHg,颈静脉怒张,可见 Kussmaul 征,心尖搏动不明显,心界不大,心率 100 次/分,心律齐,可闻及心包叩击音,肝肋下 2 指,双下肢水肿。辅助检查:胸片心影正常,心电图示窦性心律 QRS 低电压,T 波低平。
>
> 问题:1. 就患者目前的症状和体征,应该实施哪些护理措施?
>
> 　　2. 针对本病如何对患者进行健康教育?

（一）概述

缩窄性心包炎是心包炎急性期之后，渗液逐渐吸收，纤维性瘢痕组织形成。心包广泛粘连、增厚、僵硬、纤维化，使其失去伸缩性，致心脏舒张期充盈受限而产生血循环障碍，血液积聚在静脉系统中，静脉压显着增高。结核性心包炎是缩窄性心包炎最主要的病因。缩窄性心包炎宜早期施行心包切除术，以免发展到心源性恶病质、严重肝功能不全、心肌萎缩等。通常在心包感染被控制、结核活动已静止即应手术，并在术后继续用药1年。

（二）护理评估

1. 健康史、致病因素　询问有无急性结核性心包炎、急性非特异性心包炎、化脓性或创伤性心包炎病史；并了解曾患急性心包炎的发病时间及治疗情况，与本次发病间隔时间。

2. 身心状况

（1）症状评估：心包缩窄多于急性心包炎后1年内形成，表现为不同程度的呼吸困难、食欲不振、腹部膨隆、乏力、肝区疼痛；劳力性呼吸困难，主要与心搏量降低有关。

（2）护理体检：有肝大、颈静脉怒张、腹水及下肢水肿、Kussmaul征（吸气时周围静脉回流增多而已缩窄的心包使心室失去适应性扩张的能力，致静脉压增高，颈静脉更明显扩张，称Kussmaul征）、心尖搏动不能触及、心音减低，可闻及心包叩击音。脉搏细弱无力，收缩压降低，脉压变小。

> **考点提示：**缩窄性心包炎由于心脏舒张期充盈受限导致静脉压升高引起相应的症状与体征

（3）心理-社会状况：患者因病程漫长、生活不能自理或需要做心包切开术等而焦虑不安。

3. 实验室及其他检查　X线检查可示心影偏小、正常或轻度增大，左右心缘变直，主动脉弓小或难以辨认。心电图示QRS低电压、T波低平或倒置。

（三）护理诊断及合作性问题

1. 活动无耐力　与心排血量减少有关。
2. 体液过多　与体循环淤血有关。

（四）护理目标

1. 活动耐力增强，能胜任日常体力活动。
2. 水肿减轻或消退。

（五）护理措施

1. 心理护理　缩窄性心包炎的治疗措施只有早期手术，行心包切除。在心肌受损之前切除心包，预后较好。因此，应给患者耐心说明手术治疗的重要性，针对其顾虑给予解释和帮助，使患者早日接受手术治疗。

2. 生活护理

（1）体位与休息：缩窄性心包炎患者应注意保存心功能，卧床休息，避免因过度活动和情绪激动而加重心功能不全。有胸腔积液、腹水患者不能平卧时，可取半卧位；呼吸困难者，给予氧气吸入。注意端坐位的患者，应加床档，以防坠床。

（2）饮食护理：给予高热量、高蛋白、高维生素、易消化的半流质或软食，应限制钠盐摄入。

3. 病情观察　注意观察患者有无不同程度的呼吸困难、腹部膨隆、乏力、肝区疼痛等症状。密切观察患者呼吸、血压、脉搏、心率、心律、面色等变化。做好记录，注意脉压的大小。应用利尿剂的患者，严格记录出入量，注意有无水电解质紊乱。

4. 配合治疗　目前仍以结核性缩窄性心包炎占多数。

（1）有活动性结核者，按医嘱给予抗结核药物治疗，注意观察药物疗效及毒副作用。注意患者之间的呼吸道隔离，定期房间空气消毒。

（2）需行心包切除术的患者护理人员应做好术前解释、准备工作，术中配合和术后护理，注意严格无菌操作，以免继发感染。

（六）护理评价

患者活动耐力提高，营养状况得到改善。

（七）健康教育

嘱患者注意休息，保持心情舒畅，避免加重心脏负担的各种因素。未行手术治疗的患者应协助医师向患者解释手术必要性；有效的治疗为早期施行心包切除术，以避免发展到心源性恶病质、严重肝功能不全、心肌萎缩。患者可在院外继续对因治疗，为尽早手术创造条件。结核病者术后继续用药治疗1年。

> **链接　慢性缩窄性心包炎心包切除术的效果及预后**
>
> 手术死亡率近年来有所下降，约4%。术前心功能为Ⅰ～Ⅱ级者手术死亡率为0；心功能Ⅲ及Ⅳ级者，手术死亡率分别为10%及46%。术前腹水，周围水肿，心脏内压力及低心脏指数的程度对手术死亡率有一定的影响。Kirklin JW报告手术后5年及15年生存率分别为84%与59%。McCaughan BC报告大部分患者远期效果较好，几乎全部患者都能达到心功能Ⅰ～Ⅱ级。术后所有患者在安静状态下，心功能的各

项血流动力学指标均正常,10%～20%的患者在体力活动时,出现轻微的肺动脉压力升高,心排量不能代偿性增加。如心室表面增厚心包剥脱不全,则血流动力学不能较好地改善。及早进行心包剥除手术者,大部分患者可获满意的效果,病程较久可因心肌萎缩和心原性肝硬化,预后较差。如不经手术治疗,病情恶化,少数病例长期带病,生活和工作都受到严重限制。

小 结

循环系统疾病包括心脏和血管疾病。不同病因可分别或同时引起心内膜、心肌、心瓣膜、心包、大血管具有特征性的病理解剖变化,从而出现心力衰竭、休克、冠状循环功能不全、心律失常、心脏压塞等病理生理变化,最终导致心血管病的症状和体征。常见症状有:发绀、呼吸困难、咳嗽、咯血、胸痛、心悸、少尿、水肿、头痛、头晕或眩晕、晕厥和抽搐等;常见的体征有:心脏增大、心音的异常变化、额外心音、心脏杂音和心包摩擦音、心律失常、脉搏的异常变化、静脉充盈或异常搏动、肝大、下肢水肿等。根据患者的临床表现常可作出以下的护理诊断:活动无耐力、疼痛、气体交换受损、体液过多、恐惧、焦虑等。护理措施包括:做好心理疏导,提高战胜疾病的信心,指导合理休息和锻炼、调整饮食、密切观察病情,正确配合医师的治疗。指导患者正确的认识疾病,做到消除病因、预防诱因,避免情绪激动、劳累、吸烟、饮酒、高盐饮食等危害因素,并能坚持合理用药。

目标检测

A₁ 型题

1. 循环系统疾病引起呼吸困难最常见的病因为(　　)
   A. 左心衰竭　　　　　　B. 右心衰竭
   C. 心包炎　　　　　　　D. 心肌炎
   E. 心脏压塞

2. 心源性水肿最常见的病因为(　　)
   A. 左心衰竭　　　　　　B. 右心衰竭
   C. 心脏压塞　　　　　　D. 缩窄性心包炎
   E. 渗液性心包炎

3. 左心衰竭最早出现的症状是(　　)
   A. 端坐呼吸　　　　　　B. 夜间阵发性呼吸困难
   C. 刺激性干咳　　　　　D. 心源性哮喘
   E. 劳力性呼吸困难

4. 给患者服用洋地黄类药物前应测量(　　)
   A. 体温　　　　　　　　B. 脉搏
   C. 呼吸　　　　　　　　D. 血压
   E. 体重

5. 洋地黄中毒最重要的不良反应是(　　)
   A. 恶心呕吐　　　　　　B. 视物模糊、黄视
   C. 心律失常　　　　　　D. 血药浓度增高

E. 心力衰竭

6. 下列哪项心律失常采用刺激迷走神经的方法可能终止发作(　　)
   A. 频发室性期前收缩　　B. 房室传导阻滞
   C. 心房颤动　　　　　　D. 阵发性室性心动过速
   E. 阵发性室上性心动过速

7. 冠心病具有确诊价值的检查手段是(　　)
   A. 心电图　　　　　　　B. 超声心动图
   C. 运动负荷试验　　　　D. 放射性核素检查
   E. 冠状动脉造影

8. 心绞痛发作时最重要的缓解方法是(　　)
   A. 立即到医院就诊　　　B. 立即含化硝酸甘油
   C. 减少饮食摄入量　　　D. 吸氧
   E. 避免情绪激动

9. 急性心肌梗死早期最常见的致死原因是(　　)
   A. 室性心律失常　　　　B. 心源性休克
   C. 急性心力衰竭　　　　D. 心脏破裂
   E. 室壁瘤

10. 急性心肌梗死后室性心律失常最常发生于(　　)
    A. 6 小时内　　　　　　B. 3 小时内
    C. 12 小时内　　　　　 D. 24 小时内
    E. 48 小时内

11. 原发性高血压治疗的目的是(　　)
    A. 降低颅内压　　　　　B. 预防和延缓并发症的发生
    C. 提高疗效　　　　　　D. 降低病死率
    E. 推迟动脉硬化

12. 高血压危象药物治疗可首选(　　)
    A. 硝普钠　　　　　　　B. 硝酸甘油
    C. 利尿剂　　　　　　　D. 甘露醇
    E. 美托洛尔(倍他乐克)

13. 二尖瓣狭窄最早出现的症状是(　　)
    A. 水肿　　　　　　　　B. 咯血
    C. 劳力性呼吸困难　　　D. 咳嗽
    E. 端坐呼吸

14. 二尖瓣关闭不全最有意义的体征是(　　)
    A. 心尖部舒张期隆隆样杂音
    B. 心尖部全收缩期吹风样杂音
    C. 第一心音减弱
    D. 第一心音增强
    E. 心尖部舒张期叹气样杂音

15. 下列属于诱发或加重心力衰竭最常见的因素是(　　)
    A. 呼吸道感染　　　　　B. 妊娠和分娩
    C. 情绪激动　　　　　　D. 严重心律失常
    E. 药物使用不当

16. 鼓励长期卧床的心力衰竭患者在床上活动下肢,其主要目的是(　　)
    A. 维持神经兴奋性　　　B. 防止肌肉功能退行性变
    C. 改善末梢循环　　　　D. 预防下肢静脉血栓形成
    E. 减少回心血量

17. 患者出现洋地黄毒性反应,首要的处理措施是(　　)

A. 补液,稀释体内药物

B. 电击除颤

C. 利多卡因,纠正心律失常

D. 利尿,促进排泄

E. 停用洋地黄药物

A₂ 型题

18. 患者,男性,72岁。发作性晕厥3次住院。心电图:三度房室传导阻滞,心室率40次/分,首选治疗是( )
    A. 临时心脏起搏　　　B. 肾上腺素
    C. 利多卡因　　　　　D. 胺碘酮
    E. 心脏按压

19. 患者,女性,70岁。住院心电图监测时发生室性心动过速,心率172次/分,血压120/80mmHg,意识清楚,双肺呼吸音清晰,无湿啰音。首选的治疗药物是( )
    A. 阿托品　　　　　　B. 硝酸甘油
    C. 利多卡因　　　　　D. 地高辛
    E. 呋塞米

20. 患者,男性,70岁。突然意识丧失,血压测不清,颈动脉搏动消失。住院心电图监测为心室颤动,此时应采用最有效的治疗是( )
    A. 心脏按压　　　　　B. 人工呼吸
    C. 非同步直流电复律　D. 静脉滴注利多卡因
    E. 心腔内注射肾上腺素

21. 患者,男性,60岁。急性广泛前壁心肌梗死,经治疗疼痛缓解,但患者烦躁不安,血压80/60mmHg,脉搏120次/分,尿量20ml/h,此时患者的情况属于( )
    A. 病情好转　　　　　B. 心力衰竭
    C. 肾衰竭　　　　　　D. 心源性休克
    E. 心律失常

22. 患者,女性,29岁。风湿性心脏病二尖瓣狭窄6年,伴心房颤动5年,无明显原因突然出现意识障碍,最可能的原因是( )
    A. 心排出量减少,脑供血不足
    B. 发生室颤
    C. 心房血栓脱落,脑栓塞
    D. 高凝状态,脑血栓形成
    E. 发生房颤

23. 患者,女性,50岁。因咳嗽、咳痰、尿少、呼吸困难加重,既往有风湿性心脏病二尖瓣狭窄、心力衰竭。医师考虑患者有急性左心衰竭,其咳嗽、咳痰的性质是( )
    A. 白色浆液样痰
    B. 偶尔咳嗽,咳粉红色泡沫样痰
    C. 频频咳嗽,咳大量粉红色泡沫样痰
    D. 偶尔咳嗽,咳白色泡沫状痰
    E. 痰中带血丝

24. 患者,女性,70岁。有风湿性心脏病二尖瓣狭窄,反复住院治疗,此次住院治疗效果不佳,病情不稳定而死亡。风湿性心瓣膜病最主要的致死原因是( )
    A. 充血性心力衰竭
    B. 心律失常

C. 亚急性感染性心内膜炎

D. 栓塞

E. 急性肺水肿

25. 患者,男性,65岁。间断胸闷1周,1天前于夜间突然被迫坐起,频繁咳嗽,严重气急,咳大量粉红色泡沫痰,既往患冠心病10年。考虑该患者发生了左心衰竭、急性肺水肿,给氧方式应采用( )
    A. 高流量,30%～50%乙醇溶液湿化
    B. 低流量,30%～50%乙醇溶液湿化
    C. 高流量,10%～20%乙醇溶液湿化
    D. 低流量,10%～20%乙醇溶液湿化
    E. 持续低流量给氧

26. 患者,女性,65岁。突然出现心前区疼痛伴大汗3小时,急诊就医,诊断为急性心肌梗死。此患者首要的护理问题是( )
    A. 自理缺陷　　　　　B. 恐惧
    C. 有便秘的危险　　　D. 疼痛
    E. 知识缺乏

27. 患者,男性,40岁。1个月前诊断为急性心包炎,近2周呼吸困难严重,心率加快。查体发现患者有奇脉,奇脉的表现是( )
    A. 脉搏搏动呈吸气时显著减弱,呼气时消失
    B. 脉搏搏动呈吸气时显著消失,呼气时减弱
    C. 脉搏搏动呈呼气时显著减弱或消失,吸气时减弱或有停顿
    D. 脉搏搏动呈呼气时显著减弱或消失,吸气时又复原
    E. 脉搏搏动呈吸气时显著减弱或消失,呼气时又复原

28. 患者,男性,50岁。既往高血压史10年,1个月前出现疲乏症状,近日出现劳力性呼吸困难,经休息后缓解,患者最可能出现( )
    A. 慢性左心衰竭　　　B. 急性肺水肿
    C. 高血压危象　　　　D. 慢性右心衰竭
    E. 急性左心衰竭

29. 患者,男性,25岁。因心悸、心慌来就诊,下列检查可明确诊断心律失常的是( )
    A. 心电图　　　　　　B. 心音图
    C. 超声心动图　　　　D. 放射性核素检查
    E. 心脏X线

30. 患者,女性,78岁。间断胸闷1周,1天前于夜间突然被迫坐起,频繁咳嗽,严重气急,咳大量粉红色泡沫痰,既往患冠心病10年。考虑其发生左心衰竭、急性肺水肿,为减轻呼吸困难首先应采取的护理措施是( )
    A. 高浓度吸氧　　　　B. 利尿,低盐饮食
    C. 端坐,双腿下垂　　D. 平卧,抬高双腿
    E. 皮下注射吗啡

A₃ 型题

(31～33题共用题干)

　患者,女性,65岁。患风湿性心脏病8年余,今日上呼吸道感染后出现乏力,稍事活动就心悸、气急,伴有乏力,食欲不振,肝区胀痛,双下肢轻度水肿。查体:双肺底湿啰音,

肝大,肝颈静脉回流征阳性,心率128次/分。

31. 护士为患者制订的休息活动计划是(　　)
    A. 活动不受限制
    B. 从事轻体力活动
    C. 可在床上做轻微活动
    D. 卧床休息,限制活动量
    E. 严格卧床休息,半卧位

32. 护士告诫患者不适宜的饮食是(　　)
    A. 低盐饮食　　　　　B. 高纤维食物
    C. 少食多餐　　　　　D. 禁烟酒
    E. 禁食辛辣、刺激性食物

33. 用地高辛治疗后,患者出现头晕、头痛、恶心、呕吐、黄视,护士查心率为45次/分,心律不齐。考虑患者出现的情况是(　　)
    A. 心力衰竭加重　　　B. 急性前壁心肌梗死
    C. 洋地黄中毒　　　　D. 心源性休克
    E. 全心衰竭

(34~35题共用题干)

　　患者,女性,62岁。患高血压7年,诉血压波动范围(140~170)/(90~105)mmHg,未予重视,仅在头晕、头痛时服降压药,缓解后即减量或停用,身体肥胖。近1周劳累过度,今日出现剧烈头痛、头晕、恶心,测血压205/120mmHg。确诊为高血压,住院1周后症状消失,血压恢复至140/90mmHg。

34. 目前患者存在的主要护理诊断是(　　)
    A. 潜在并发症:心力衰竭
    B. 疼痛
    C. 活动无耐力
    D. 知识缺乏
    E. 潜在并发症:脑血管意外

35. 出院前,护士向患者介绍服用降压药的注意事项,其内容应除外(　　)
    A. 控制体重
    B. 应遵医嘱用药,不可自行增减或停药
    C. 降压药需长期服用,不可停药
    D. 服药期间不可采用非药物治疗
    E. 改变不良生活行为

(36~38题共用题干)

　　患者,女性,35岁。因活动后出现呼吸困难,近半年有进行性加重,并伴有咳嗽、声音嘶哑。患者既往有风湿热10年。常有扁桃体炎发生,经医师诊断为慢性风湿性心瓣膜病。

36. 慢性风湿性心瓣膜病最常受累的瓣膜是(　　)
    A. 二尖瓣　　　　　　B. 三尖瓣
    C. 肺动脉瓣　　　　　D. 主动脉瓣
    E. 静脉瓣

37. 二尖瓣狭窄最早出现的症状是(　　)
    A. 水肿　　　　　　　B. 咯血
    C. 劳力性呼吸困难　　D. 咳嗽
    E. 端坐呼吸

38. 风湿性心脏病二尖瓣狭窄最常见的心律失常是(　　)

    A. 心房颤动　　　　　B. 室性期前收缩
    C. 窦房传导阻滞　　　D. 阵发性室上速
    E. 房室传导阻滞

A₄型题

A₄型题

(39~42题共用题干)

　　患者,男性,69岁。情绪激动后突感剧烈压榨性胸痛、呕吐伴窒息感2小时入院。心率110次/分,血压82/60mmHg,心电图示V₁~V₄导联ST段弓背抬高,心律不齐。

39. 护士根据患者的病情,考虑患者可能出现的危险的病情变化是(　　)
    A. 恶化性心绞痛　　　B. 急性心肌梗死
    C. 急进型高血压　　　D. 不稳定型心绞痛
    E. 长期应用硝酸甘油可能产生耐药性

40. 急诊护士对患者评估后,认为首先护理诊断是(　　)
    A. 活动无耐力　　　　B. 潜在并发症:感染
    C. 恐惧　　　　　　　D. 焦虑
    E. 疼痛

41. 护士为患者采取的护理措施应除外(　　)
    A. 卧床休息
    B. 开放静脉通路
    C. 发作时应尽可能描记心电图
    D. 准备气管切开用物
    E. 了解患者发生心绞痛的诱因

42. 患者经静脉滴注硝酸甘油、吸氧,胸痛已缓解,护士告诉患者如何避免心绞痛发作的诱因,其内容不包括(　　)
    A. 保持情绪稳定,避免过度劳累
    B. 避免饱餐及受凉
    C. 不需戒烟酒
    D. 宜少食多餐,不宜过饱
    E. 预防便秘

(43~45题共用题干)

　　患者,男性,32岁。低热,乏力3个月,服感冒药后无明显好转。近1周来心悸伴气促,心前区不适,活动时明显,夜间不能平卧入院。查体:体温37.7℃,脉搏98次/分,血压95/65mmHg,颈静脉充盈,左下肺呼吸音低,心界扩大,肝大,下肢水肿。

43. 患者最可能的情况是(　　)
    A. 心力衰竭　　　　　B. 心肌梗死
    C. 心包积液　　　　　D. 胸腔积液
    E. 肺源性心脏病

44. 下列属于既可以明确诊断,又最简便有效的检查是(　　)
    A. 心电图　　　　　　B. 胸部CT
    C. 心导管检查　　　　D. 血细菌培养
    E. 超声心动图

45. 该疾病最可能的病因是(　　)
    A. 细菌(链球菌)性　　B. 结核性
    C. 肿瘤性　　　　　　D. 遗传性
    E. 化脓性

(李志英)

第5章 泌尿系统疾病患者的护理

第1节 概 述

泌尿系统是由肾、输尿管、膀胱、尿道及有关的血管、神经组成,其中肾的主要功能是形成尿液;它不仅排出机体的代谢终产物,同时调节水电解质和酸碱平衡,维持机体内环境的稳定。

一、肾的基本结构

肾位于腹膜后脊柱的两侧,肾形似蚕豆,可分上、下两端,前、后两面和内、外两侧缘。内侧缘中部凹陷称为肾门,有肾盂、血管、淋巴管和神经出入。肾实质分为浅层的皮质和深部的髓质两部分(图 5-1)。

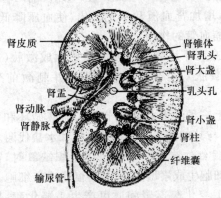

图 5-1　右肾冠状切面后面

(一) 肾单位

肾单位是肾的基本功能单位(图 5-2),每个肾由约 100 万个肾单位组成,每个肾单位由肾小体及与之相连的肾小管组成。

1. 肾小体　由肾小球和肾小囊构成。

(1) 肾小球:为肾单位的起始部分,呈球形,包括入球小动脉、出球小动脉、毛细血管丛。毛细血管壁极薄,仅由一层有孔内皮细胞及其外面的基膜构成。

(2) 肾小囊:是肾小管的盲端膨大并凹陷形成的双层囊,两层囊壁之间的腔隙称肾小囊腔。内层称为脏层,是由一种有突起的足细胞构成,足细胞的次级突起之间的裂隙盖有一层极薄的裂孔膜。由有孔的内皮细胞、基膜和裂孔膜构成滤过屏障。当血液流经肾小球时通过滤过屏障进入肾小囊腔即形成原尿。

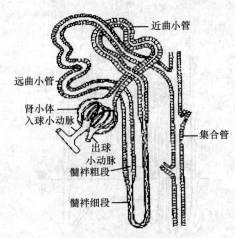

图 5-2　肾单位示意图

外层为壁层,与近曲小管的管壁相接。脏壁两层之间为一囊腔连接肾小管,原尿经肾小球滤出后经该囊腔进入近端肾小管。

2. 肾小管　依次分为近端小管、细段和远端小管三部分,近端、远端小管又分为曲部(近曲小管、远曲小管)和直部两段。直部和细段成 U 字形称肾小管髓袢。

(二) 肾小球旁复合体

肾小球旁复合体由球旁细胞、致密斑和球外系膜细胞组成。球旁细胞(又称压力感受细胞)是由入球和出球小动脉管壁中层平滑肌细胞分化而成的上皮样细胞。细胞内有分泌颗粒可分泌肾素。致密斑(又称钠离子感受器)是位于远端小管靠血管极一侧的上皮细胞群,能感知肾小管中钠离子浓度和变化,并调节球旁细胞分泌肾素。球外系膜细胞内的肌纤维收缩可调节肾小球的滤过面积。

(三) 肾间质

肾间质指充填于肾单位各部分和血管之间的结缔组织,包括多种网状纤维、胶原纤维、基质和细胞成分,其功能尚不清楚。肾髓质中的间质细胞能分泌前列腺素。

(四) 肾的血管

肾动脉直接起于腹主动脉,经肾门入肾后分前、后两支入肾实质。其血液循环径路（图5-3）为：腹主动脉→肾动脉→叶间动脉→弓形动脉→小叶间动脉→入球小动脉→肾小球毛细血管丛→出球小动脉→直小动脉→球后毛细血管网→直小静脉→小叶间静脉→弓形静脉→叶间静脉→肾静脉→下腔静脉。

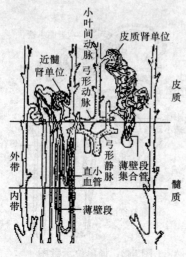

图5-3　肾血流示意图

二、肾的生理功能

（一）肾小球的滤过功能

肾小球滤过是代谢产物排泄的主要形式。肾小球滤过率（glomerular filtration rate，GFR）指肾在单位时间内清除血浆中某一物质的能力，与肾小球滤过面积、有效滤过压、肾血浆流量及滤过膜通透性有关。有效滤过压＝肾小球毛细血管血压－（肾小囊内压＋血浆胶体渗透压）（图5-4）。当毛细血管血压下降如低血压，动脉收缩压<60mmHg时，几乎不能滤过，囊内压升高（如梗阻等），均使滤过受影响。

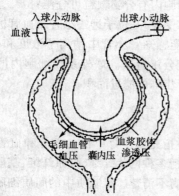

图5-4　肾有效滤过压示意图

（二）肾小管的功能

1. 重吸收功能　原尿流经肾小管时，绝大部分物质被选择性地重吸收，其中近曲小管的重吸收量最大。葡萄糖可全部被重吸收，水、电解质被部分重吸收，而肌酐、尿素氮则几乎不被吸收。不同物质的重吸收部位不同。

2. 分泌和排泄功能　远曲小管上皮细胞可将血液内的物质或经近曲小管重吸收的物质（如 K^+、H^+、NH_4^+）排泄到尿中，以调节机体电解质和酸碱平衡。

3. 浓缩-稀释功能　浓缩和稀释功能可反映肾小管对水平衡的调节。当机体内缺水时，肾通过对水的重吸收增加，使尿液浓缩，以减少水的排出；反之，在水分过多时，肾小管对水的重吸收减少，使尿比重降低，尿液稀释从而排出机体多余的水分。

（三）肾的内分泌功能

1. 肾素　当肾动脉内压力下降时，肾素的分泌增加，肾素可使肝内合成的血管紧张素原转化为血管紧张素Ⅰ，血管紧张素Ⅰ在肺内血管紧张素转换酶的作用下进一步转化为血管紧张素Ⅱ、Ⅲ，使血压升高。

2. 前列腺素　肾皮质和髓质能合成多种前列腺素，主要为 PGE_2、PGA_2 及少量 PGF_2。前两者能扩张肾血管，增加肾血流和水钠排出，使血压降低，PGF_2 则有收缩血管的作用。

3. 激肽释放酶　促使激肽原生成激肽（在肾主要为缓激肽），可使小动脉扩张，并刺激前列腺素分泌。

以上三种激素共同调节肾的血液循环和肾小球滤过，并与其他激素共同维持血压和水盐代谢。

4. 促红细胞生成素　机体组织缺氧时，肾内生成促红细胞生成素增多，刺激骨髓生成红细胞。

5. 1-羟化酶　肾间质可产生 1-羟化酶，从而使 $25-(OH)D_3$ 转化为有活性的 $1,25-(OH)_2 D_3$，调节钙、磷的代谢。

三、泌尿系统疾病的护理评估

（一）健康史、致病因素

泌尿系统疾病一般病程较长，病因各异，起病方式可急可缓。应重点询问患者起病的时间、诱因，患者在疾病过程中出现了哪些主要症状及有何特点，如是否有水肿、高血压、肾区疼痛、少尿、尿频、尿急、尿痛和夜尿增多；以及症状进展、迁延、反复发作的情况；同时注意询问患者有无出现其他伴随症状及有无并发症。另外，某些肾脏疾病与遗传因素有关，应了解家族中有无同样或类似疾病的患者。此外，药物、毒素及严重循环衰竭等因素可引起急、慢性肾衰竭。曾做过哪些检查、既往治疗经过及效果如何，是否遵从医嘱治疗。有无特殊的饮食医嘱及遵从情况。

（二）身心状况

1. 身体评估

（1）症状评估：水肿的分布情况，有无出现晨起眼睑、颜面水肿，下肢水肿或全身性水肿。水肿有无对称性及凹陷性，有无胸腔或腹腔积液、外阴等部位的严重水肿。

考点提示：肾性水肿的分布特点

（2）护理体检：注意患者的精神、意识、营养状况，有无出现贫血面容，皮肤颜色光泽，有无出现尿素结晶、色素沉着、粗糙等改变。监测生命体征、体重变化，尤其注意有无血压增高、发热等。有无肾区压痛、叩击痛、输尿管点压痛等。

2. 心理-社会状况 了解患者对所患疾病的性质、过程、预后、防治等各方面知识的认知程度；患者有无出现紧张、焦虑、抑郁、绝望等不良情绪及程度。

（三）实验室及其他检查

1. 尿常规检查 尿蛋白、尿潜血、酮体、白细胞等有无异常；尿蛋白定量。

2. 肾功能测定

（1）内生肌酐清除率（endogenous creatinine clearance rate，Ccr）测定：是临床检查肾小球滤过功能最常用的指标，可较早反映肾小球滤过功能的异常，并可动态观察、协助判断肾脏疾病的进展及预后。

考点提示：内生肌酐清除率的临床应用

（2）血尿素氮（blood urea nitrogen，BUN）和血肌酐（serum creatinine，Scr）测定：临床上用 BUN、Scr 值来判断肾小球的滤过功能，但两者多在肾功能严重损害时才开始升高，故并非早期诊断的指标。

（3）尿渗透压测定：能精确反映肾的浓缩与稀释功能。

3. 肾脏影像学检查 肾脏影像学检查包括超声、电子计算机横断体层扫描（CT）、磁共振成像（MRI）、静脉及逆行尿路造影、肾动脉造影等。

4. 肾脏活体组织检查 有助于确定肾脏疾病的病理类型、受损程度，对明确肾脏疾病的诊断、鉴别诊断、分型及指导治疗和估计预后都有重要意义。

第2节 泌尿系统疾病常见症状与体征的护理

泌尿系统疾病的常见症状与体征主要有肾性水肿、肾性高血压、排尿异常、膀胱刺激征。

一、肾性水肿的护理

（一）概述

1. 概念 肾性水肿是指肾脏疾病引起人体组织间隙过多液体积聚导致的组织肿胀，是泌尿系统疾病最常见的临床表现。

2. 病因及发病机制

（1）病因：各种急慢性肾炎，肾病综合征，急慢性肾衰竭。

（2）发病机制：肾小球疾病引起的水肿按发病机制可分为两类。

1）肾炎性水肿：主要是由于肾小球滤过率下降，而肾小管的重吸收功能正常，从而导致"球-管失衡"，引起水钠潴留，毛细血管静水压增高而导致水肿。特点是早期晨起眼睑及颜面部水肿，后期可发展为全身性水肿。

考点提示：肾炎性水肿的临床特点

2）肾病性水肿：主要是由于大量蛋白尿造成低蛋白血症，血浆胶体渗透压降低而产生水肿。特点是患者水肿显著，常伴有胸腔积液和腹水，指压凹陷明显。

考点提示：肾病性水肿的临床特点

（二）护理评估

1. 健康史、致病因素 询问水肿发生的原因及诱因，早期水肿的部位、程度，以及进展情况；有无出现少尿、乏力、头晕、呼吸困难、心悸、腹胀等症状；水肿的治疗经过，其是患者的用药情况了解所用药物的种类、剂量、用法、疗程、用药后的效果及不良反应等；对于曾用激素和（或）免疫抑制剂的患者，应询问其是否遵从医嘱用药、治疗效果如何。既往有无肝脏、心脏及内分泌疾病等病史。

2. 身心状况

（1）症状评估：重点评估患者的精神状况、生命体征、尿量、体重的改变。肾性水肿呈凹陷性，始于眼睑和颜面部，尤其是晨起眼睑水肿，而后逐步发展至全身。可有尿量减少及血尿、蛋白尿等尿液成分改变，以及血压升高、心力衰竭和电解质紊乱等表现。此外，还应了解有无感染、贫血并存。

（2）护理体检：检查水肿的部位及程度，注意有无晨起眼睑和颜面部水肿、下肢对称性及明显的凹陷性水肿、外阴水肿；有无胸腔积液征、心包积液征、腹水征等。

（3）心理-社会状况：随着水肿的出现和加重，患者常出现紧张、焦虑不安等不良情绪。评估患者及家属对疾病的认知情况、家属对患者的关怀程度、家庭经济情况等。

3. 实验室及其他检查

(1) 尿常规:尿蛋白定性和定量、尿潜血、尿白细胞。

(2) 血清电解质:判断有无电解质紊乱。

(3) 肾功能:判断肾功能有无异常。

(三) 护理诊断及合作性问题

1. 体液过多　与肾小球滤过率下降致水钠潴留、大量蛋白尿致血清白蛋白下降等有关。

2. 有皮肤完整性受损的危险　与皮肤水肿、组织营养不良有关。

考点提示:肾性水肿的护理诊断

(四) 护理目标

1. 患者能接受限制钠盐和水摄入量的治疗和护理,水肿减轻或消退。

2. 无皮肤破损或感染发生。

(五) 护理措施

1. 心理护理　对水肿的出现进行适当的解释,说明水肿轻重与肾脏疾病的严重程度不成正比,以减轻患者的心理负担,保持情绪稳定。

2. 生活护理

(1) 休息和体位:休息能减轻肾脏负担、加强利尿作用。全身重度水肿的患者应卧床休息至水肿消退,轻度水肿者也应多卧床休息。休息时宜抬高下肢,增加静脉回流,以减轻水肿。对颜面部水肿者,应高枕,有胸腔积液者宜取半卧位。

(2) 饮食护理:给予足够热量 $126\sim147kJ/(kg \cdot d)$,同时要注意补充各种维生素、水、钠及蛋白质摄入量。

3. 皮肤护理　保持皮肤清洁,床铺、衣裤、被褥应干燥平整,患者应穿着宽松、柔软的棉或丝质衣服;嘱咐患者经常变换体位,对年老体弱者可协助翻身,用软垫支撑受压部位,并适当予以按摩,防止压疮;对阴囊水肿者用托带将阴囊托起;皮肤清洗时勿过分用力,避免损伤皮肤;气温低,需使用热水袋时,嘱咐患者应特别小心,避免烫伤皮肤;严重水肿者应避免肌内注射,可采用静脉途径保证药物准确及时地输入。静脉穿刺拔针后,用无菌干棉球按压穿刺部位,至液体不外渗为止。

考点提示:肾性水肿皮肤护理的要点

4. 病情观察　定期测量体重,准确记录患者24小时的液体出入量;观察水肿的消长情况等;观察患者有无出现胸腔积液、腹腔积液等全身水肿征象;观察并记录患者的生命体征,特别是血压的变化;观察皮肤有无红肿、破损、化脓等情况发生。

5. 配合治疗　遵医嘱使用利尿剂,观察利尿剂的疗效及可能出现的不良反应。长期使用利尿剂可出现电解质紊乱,如低钾血症、低钠血症及低氯血症。

(六) 护理评价

患者能否接受限制钠和水摄入量的治疗和护理,水肿是否减轻或消失;有无皮肤破损的发生。

(七) 健康教育

告知患者及家属出现水肿的原因,使患者对自己的病情有所了解,可减轻因水肿而产生的不安和焦虑。教会患者观察水肿的变化,以及保护水肿部位的皮肤等。解释限制水钠对水肿消退的重要性,与患者一起讨论制订既符合患者治疗要求、又能为患者所接受的饮食计划。

二、肾性高血压的护理

(一) 概述

1. 概念　肾性高血压是指由于肾实质性疾病,肾动脉主干或分支狭窄、堵塞所致的血压升高。血压升高常呈持续性,且舒张压升高显著,持续性高血压是导致肾功能进一步损害的重要因素。肾性高血压是继发性高血压最常见的病因。

考点提示:肾性高血压的概念

2. 病因及发病机制

(1) 肾性高血压按病因可分为肾实质性高血压和肾血管性高血压两类。

1) 肾实质性高血压:是肾性高血压的常见原因,主要是由于急性或慢性肾小球肾炎、慢性肾盂肾炎、慢性肾衰竭等肾实质性疾病引起。

2) 肾血管性高血压:少见,主要是由于单侧或双侧肾动脉狭窄或堵塞引起。

(2) 肾性高血压按发病机制又可分为容量依赖型和肾素依赖型两类。

1) 容量依赖型:约80%以上肾实质性高血压为容量依赖型,主要是因水钠潴留引起,用排钠利尿剂或限制水钠摄入可明显降低血压。

2) 肾素依赖型:是因肾素-血管紧张素-醛固酮系统被激活引起,用排钠利尿剂血压会更高。10%左右肾实质性高血压为肾素依赖型。

（二）护理评估

1. 健康史、致病因素　询问患者有无急性或慢性肾小球肾炎、慢性肾盂肾炎等病史；了解血压变化、用药情况及其疗效如何；有无心功能减退及脑血管病变。

2. 身心状况

（1）症状评估：重点评估血压变化情况和有无因血压升高引起的重要器官如心、脑损害的表现。高血压急剧发生可引起高血压脑病，持久的高血压可加速肾的进一步损害，并出现心功能减退和脑血管病变。

（2）护理体检：定时监测血压，腰背部有无血管杂音等。

（3）心理-社会状况：在原有肾脏疾病的基础上出现血压升高，或突然发生血压急剧升高时，患者及家属会出现紧张、焦虑，甚至恐惧的不良情绪。长期高血压可影响全身多个脏器，病情进一步恶化，从而导致患者出现悲观、失望等心理反应。

（三）护理诊断及合作性问题

1. 疼痛：头痛　与肾性高血压有关。
2. 焦虑　与病情反复、担心预后、对疾病不了解有关。

（四）护理目标

1. 患者血压平稳下降，头痛、头晕、心悸等症状减轻或消失。
2. 患者情绪稳定。

（五）护理措施

1. 心理护理　向患者解释病情，减轻患者思想负担，提高患者治疗信心，促使患者积极配合治疗。

2. 生活护理

（1）休息：指导患者适当休息。轻度高血压者应注意避免过度劳累，保证充足的睡眠；中度高血压症状明显者，应增加卧床休息时间；重度高血压者应绝对卧床休息。

（2）饮食护理：给予易消化、热量充足和富含维生素的饮食。对有明显水肿、高血压患者要限制水钠的摄入；对有氮质血症的患者应限制蛋白质的摄入量0.6～0.8g/（kg·d），其中60%以上应为优质蛋白质。

考点提示：肾性高血压饮食护理要点

3. 病情观察　每日定时测量血压（定部位、定体位、定血压计）并记录，掌握血压波动规律。密切注意有无心脑并发症发生的先兆征象，一旦发现应立即报告医师，并配合治疗和护理。

4. 配合治疗　遵医嘱给予降压、利尿药物，指导患者按医嘱服药，用药过程中严密监测血压。降压不可过快过低，以免影响肾灌注。同时应加强药物不良反应的观察。指导患者改变体位时动作要缓慢，以防止直立性低血压的发生。

链接　肾性高血压降压治疗时应注意什么？

肾实质性高血压必须严格限制钠盐摄入，每天<3g；使用降压药物联合治疗，通常需要3种或以上，将血压控制在130/80mmHg以下；联合治疗方案中应包括ACEI或ARB，有利于减少尿蛋白，延缓肾功能恶化。

（六）护理评价

患者情绪是否稳定，能否配合治疗；血压是否平稳下降至理想水平，头痛、头晕、心悸等症状有无减轻或消失。

（七）健康教育

向患者和家属解释血压升高的原因及治疗方法，增强患者参与调控血压的主动性。保持大便通畅，防止便秘诱发血压升高。劝慰患者保持良好心态，正确应对疾病的变化，鼓励家属给患者以理解和支持。

三、尿液异常的护理

（一）概述

1. 尿量异常　正常成人24小时尿量为1000～2000ml，平均1500ml。尿量异常包括少尿或无尿、多尿、夜尿增多。

（1）少尿或无尿：如24小时尿量少于400ml，或每小时尿量少于17ml，称为少尿；如24小时尿量少于100ml，12小时完全无尿称为无尿。引起少尿和无尿的病因可分为三大类：①肾前性，如血容量不足等。②肾实质性，如急、慢性肾衰竭。③肾后性，如尿路梗阻等。

（2）多尿：如24小时尿量超过2500ml称为多尿，常见于慢性肾炎、糖尿病所致的肾小管功能不全及急性肾衰竭多尿期等。

（3）夜尿增多：正常成人夜间排尿0～2次，尿量为300～400ml，相当于全日总尿量的1/4～1/3。若夜间尿量持续超过750ml或夜间尿量超过白天尿量，称为夜尿增多。夜尿增多常为肾功能减退的信号。

考点提示：少尿、无尿、多尿、夜尿增多的概念

2. 尿质异常

（1）蛋白尿：正常人尿液中有少量蛋白质，其含量不超过150mg/d,常规尿蛋白定性方法不能检出。当尿蛋白量持续＞150mg/d,常规尿蛋白定性检查呈阳性反应,称为蛋白尿。若尿蛋白持续＞3.5g/d,称为大量蛋白尿。

(2)血尿:分为肉眼血尿和显微镜下血尿两种。新鲜尿离心沉渣每高倍视野(HP)红细胞＞3个,或1小时尿红细胞计数＞10万个,或12小时计数＞50万个,称为镜下血尿;尿中含血量＞1ml/L时,尿液外观呈血样、洗肉水样或有血凝块,称为肉眼血尿。

(3)管型尿:管型是蛋白质在肾小管腔中凝聚而成的一种圆柱状物。在正常人尿内偶有少量透明管型。正常人12小时尿沉渣计数管型应＜5000个,每毫升尿内含2～5个,或每个高倍镜视野＜1个,若管型数量增多或出现大量其他管型时,称为管型尿。常见的管型有透明管型、颗粒管型、红细胞管型、白细胞管型等。

(4)白细胞尿、脓尿、菌尿:新鲜尿离心沉渣检查时,白细胞＞5个/HP或1小时尿白细胞计数＞40万个,或12小时计数＞100万个,称为白细胞尿。因蜕变的白细胞称为脓细胞,故又称脓尿,多见于各种泌尿系化脓性炎症。菌尿是指中段尿标本涂片镜检,若每个高倍视野均可见细菌或培养菌落计数＞10^5个/ml,可诊断为泌尿系感染。

考点提示:蛋白尿、血尿、管型尿、脓尿的概念

(二)护理评估

1. 健康史、致病因素　询问患者引起尿液异常的原因,如是否为慢性肾小球肾炎或急性肾衰竭的多尿期,有无引起多尿的内分泌代谢疾病史;有无各种肾脏疾病所致的肾衰竭、休克、严重心力衰竭及尿路结石和肿瘤压迫史。询问每日排尿的次数及尿量,多尿、少尿、无尿的程度及病程的长短,有无伴随症状。

2. 身心状况

(1)症状评估:重点评估患者尿液异常的程度、病程及伴随症状如精神状况、水肿、心悸、乏力、呼吸困难、多饮、多食、呕吐、腹泻、体重改变及腰痛等。有无因多尿引起的低血钾、高血钠及脱水情况;有无因少尿、无尿引起的高血钾、代谢性酸中毒、低血钠、低血氯等。

(2)护理体检:检查患者的意识状态,监测血压、心率、心律的变化,观察呼吸频率和深度的变化,测体重,注意皮肤黏膜有无水肿或脱水的改变。肺部听诊有无湿啰音。

(3)心理-社会状况:尿液异常会导致机体多系统的严重症状,使患者和家属不能面对现实的残酷打击,对疾病的治愈丧失信心,产生恐惧、悲观的消极情绪。

3. 实验室及其他检查　通过血清电解质及血气分析结果,评估有无水电解质紊乱及酸碱平衡失调。

(三)护理诊断及合作性问题

1. 体液过多　与肾小球滤过率下降、尿量减少有关。

2. 有体液不足的危险　与肾衰竭、尿量过多有关。

3. 焦虑　与尿量异常或对疾病不了解有关。

4. 潜在并发症　水电解质紊乱和酸碱平衡失调。

(四)护理目标

1. 尿液异常症状有所减轻或消失。

2. 情绪稳定、身心舒适。

3. 体液保持平衡,无严重并发症发生。

(五)护理措施

1. 心理护理　向患者解释病情特点及治疗、护理内容,减轻和消除患者的焦虑和不安,劝慰患者保持良好的心态,积极配合治疗。嘱家属给患者以理解和支持。

2. 生活护理

(1)环境与休息:为患者提供良好的环境,保持病室清洁、安静、光线柔和、温度、湿度适宜,以保证患者充分休息。症状严重者绝对卧床休息,对多尿患者,床旁备屏风,便器置易取处,小便后及时清洗便器;少尿或无尿患者病情危重,协助做好如更衣、洗漱等日常生活护理。

(2)饮食护理:多尿与少尿、无尿患者的饮食护理比较见表5-1。

表5-1　多尿与少尿、无尿患者的饮食护理比较

饮食护理项目	多尿患者	少尿、无尿患者
饮水情况	多饮水以补充足够的水分	控制饮水量,如禁水、进干粮
钾的摄入	根据血钾测定结果,决定饮食中是否需要限制钾或补充含钾较多的食物	避免食用含钾较多的食物,如蘑菇、榨菜、马铃薯、柑橘、香蕉等
蛋白质的摄入	氮质血症时予以优质低蛋白饮食	氮质血症时应限制蛋白摄入,但须注意提供足够的热量,以免负氮平衡
盐的摄入	不需限制	伴水肿时限制盐的摄入

3. 病情观察　正确记录24小时排尿次数及尿

量;留取尿标本送常规检查和细胞学检查,及时采集血标本,监测电解质的变化;观察有无脱水或水肿、电解质紊乱和酸碱平衡失调的表现,一旦发现及时汇报医师并配合治疗。

4. 配合治疗 遵医嘱正确用药,同时观察有无药物引起的不良反应,以防止加重水、电解质紊乱和酸碱平衡失调。对有肾衰竭引起少尿伴高血钾的患者,配合医师及时采集血标本,监测电解质变化,做好抢救准备;如需输血则忌用库存血。

(六)护理评价

患者有无水、电解质紊乱和酸碱平衡失调;焦虑感能否减轻或消失。

(七)健康教育

向患者及家属介绍尿液异常的原因,指导观察尿量变化的方法,解释各项检查和治疗的目的及必要性,使其能积极配合检查和治疗。与患者及家属制订合理的饮食计划。

四、膀胱刺激征的护理

(一)概述

由于膀胱受到炎症或理化因素刺激而发生痉挛,引起的尿频、尿急、尿痛和排尿不尽感,称为膀胱刺激征。正常成人日间平均排尿4~6次,夜间就寝后0~2次,如排尿次数明显增多,超过上述范围称为尿频。尿急是指患者一有尿意即迫不及待需要排尿,难以控制。尿痛是指患者排尿时感觉耻骨上区,会阴部和尿道内疼痛或烧灼感。

考点提示:膀胱刺激征的概念

(二)护理评估

1. 健康史、致病因素 询问患者排尿的情况,即每日小便的次数、排尿时是否伴有疼痛,是否一有尿意即要排尿等。了解患者出现上述症状的时间,有无诱因,尿频、尿急、尿痛是否同时出现;有无伴有其他不适,如发热、腰痛等。询问患者过去有无尿路感染、结核、结石、肿瘤、前列腺疾病及盆腔疾病等病史;有无留置导尿管、尿路器械检查等。询问患者起病以来的治疗经过,用过哪种药物,药物的剂量、用法、疗程及疗效如何,有无出现不良反应。

2. 身心状况

(1)症状评估:重点评估排尿时的自我感觉、每次尿量、昼夜排尿次数及尿液性状。①尿路感染时,可出现尿频、尿急、尿痛伴发热、脓尿,尿频常突然发生,昼夜无区别,尿量不多,但有排尿不尽和下腹坠痛感。如白天尿频、夜间排尿次数不增加,大多为非器质性病变,尿急不伴尿痛,常由于精神因素、排尿反射异常所致。②膀胱结核、膀胱癌,多数患者伴有血尿。③膀胱结石,出现排尿困难或尿流突然中断,伴尿痛、血尿。④前列腺增生,见于50岁以上患者,出现尿频、尿急伴排尿困难。

(2)护理体检:注意检查肾区有无压痛和叩击痛,各输尿管点及膀胱区有无压痛,尿道口有无红肿等。

(3)心理-社会状况:由于急骤出现显著的不适感,常使患者烦躁不安。尿频、尿急、尿痛如持续时间长,患者担心形成慢性病变,而加重心理负担。

3. 实验室及其他检查 尿液外观混浊,尿沉渣镜下见红细胞、白细胞或脓细胞,应考虑为尿路感染,进一步可作中段尿培养。

(三)护理诊断及合作性问题

排尿型态改变:尿频、尿急、尿痛 与尿路感染或理化因素刺激膀胱有关。

(四)护理目标

1. 患者的膀胱刺激征有所减轻或消失,体温恢复正常。

2. 患者情绪稳定,自我防护知识增加。

(五)护理措施

1. 心理护理 向患者解释尿频、尿急和尿痛的起因和预后,以减轻心理负担。指导患者多做一些自己感兴趣的事情,如听音乐、看书、看电视等,以分散患者对自身不适的注意力,减轻患者的烦躁不安,也可起到缓解膀胱刺激征的作用。

2. 生活护理

(1)休息与环境:膀胱刺激征患者应卧床休息,注意室内空气流通,保持病室适宜的温、湿度。各项治疗、护理操作最好集中进行,以保证充足的休息和睡眠时间,尽量少干扰患者,以利疾病的康复。

(2)增加水分的摄入:在无禁忌证的情况下,应嘱患者尽量多饮水(每日饮水量应在2000ml以上)。必要时可静脉补液,以保证液体入量,以达到不断冲洗尿路、促进细菌和炎性分泌物排泄的目的。

考点提示:每日饮水量及多饮水的目的

3. 配合治疗 出现肾区或膀胱区疼痛时,指导患者热敷或按摩疼痛的部位,以缓解疼痛。遵医嘱使用抗生素,注意观察其治疗反应及有无出现不良反应,嘱患者按时、按量、按疗程服药,勿随意停药以彻底治疗。

（六）护理评价

1. 患者的尿路感染得到控制，尿频、尿急、尿痛等不适逐渐消失，体温降到正常范围。

2. 患者情绪稳定，自我防护知识增加。

（七）健康教育

指导患者加强个人卫生，避免擦便纸污染尿道口，每次便后清洗外阴，保持外阴部清洁干燥。日常多饮水，勤排尿，排尿应净，不留残尿。积极参加体育运动，加强营养，以增强机体的抵抗力。

考点提示：尿路刺激征健康指导的内容

第3节　慢性肾小球肾炎患者的护理

案例 5-1

> 患者，男性，30 岁。反复发作血尿、眼睑水肿伴腰痛 3 年，护理体检：血压 164/98mmHg，双踝部凹陷性水肿，血红蛋白 100g/L，尿蛋白（＋＋），红细胞 10～15 个/HP，白细胞 0～3 个/HP，24 小时尿蛋白定量 1.8g，血浆清蛋白 34g/L，血 Cr33.8μmol/L，血 BUN 10.5mmol/L。
>
> **问题：**1. 该患者最可能的医疗诊断是什么？
>
> 2. 如何收集资料，对患者进行护理评估？
>
> 3. 如何对患者实施生活护理？

（一）概述

1. **概念**　简称慢性肾炎，是一组病情迁延、病变进展缓慢，最终将发展为慢性肾衰竭的原发性肾小球液疾病。

2. **病因及发病机制**　绝大多数病因不清，少数由急性肾炎发展所致。一般认为，免疫因素在发病过程中起重要作用，起病即为慢性过程。

链接

慢性肾炎是如何起病的？

慢性肾炎的起病形式有三种：①既往无急性肾炎病史，起病即表现为慢性肾炎，占本病大多数。②急性肾炎迁延不愈，病程超过 1 年，转为慢性肾炎，占 15%～20%。③既往有急性肾炎病史，临床症状已缓解 1～2 年或更长时间，多年后出现慢性肾炎表现。

3. **临床特征**　起病隐匿、缓慢，临床表现呈多样化，水肿、高血压、蛋白尿、血尿及肾功能损害为其基本表现。病情迁延，时轻时重，渐进性发展成慢性肾衰竭。

考点提示：慢性肾炎的临床特征及转归

4. **治疗原则及预后**　以防止或延缓肾功能进行性恶化、改善或缓解临床症状及防治严重并发症为主要治疗目的，而不以消除蛋白尿和血尿为目标。故一般不宜使用糖皮质激素及细胞毒药物。综合治疗措施包括：积极控制高血压，限制食物中蛋白质及磷的摄入，应用抗血小板药及避免加重肾损害的因素。慢性肾炎病情迁延，最终将发展成慢性肾衰竭。病变进展速度主要取决于其病理类型，也与保健和治疗效果有关。

（二）护理评估

1. **健康史、致病因素**　询问有无急性肾炎病史，了解其发病时间、诊断、治疗情况；询问有无与慢性肾炎发病密切相关的病毒、细菌感染史；询问此次发病，有无脱水、过度劳累、妊娠和应用肾毒性药物等诱发因素。

2. **身心状况**

（1）症状评估：多数患者于起病后即有乏力、头痛、水肿、高血压等临床表现。部分患者初始无明显症状，仅于体检时发现蛋白尿或血压升高。少数患者起病急、水肿明显，尿中出现大量蛋白。也有患者始终无明显症状，直至出现呕吐、出血等尿毒症表现而就诊。

1）水肿：多数患者以水肿为首发症状，轻重不一，多为晨起眼睑、颜面部水肿，下午或劳累后出现下肢轻中度凹陷性水肿。一般无浆膜腔积液。

2）尿液改变：蛋白尿为慢性肾炎必有的表现，偶有大量蛋白尿；可见肉眼血尿，但大多为镜下血尿。

3）高血压：多数患者可出现持续性中度以上的高血压，部分患者以高血压为首发表现。

4）肾功能损害：肾功能呈现慢性进行性损害，后期可出现夜尿增多，晚期则出现疲倦、乏力、头晕、头痛、恶心、呕吐、食欲减退、营养不良、贫血等尿毒症表现。

（2）护理体检：体检时注意观察水肿、血压、贫血等表现。

（3）并发症：心力衰竭、感染、高血压脑病。

考点提示：慢性肾炎症状评估内容及并发症

（4）心理-社会状况：慢性肾炎病程长，长期用药而治疗效果不理想，使患者及家属感到焦虑不安和担忧。晚期病情进一步恶化，出现肾衰竭时，患者常产生悲观、绝望情绪。

3. **实验室及其他检查**

（1）尿液检查：24 小时尿蛋白定量多在 1～3g，尿沉渣镜检可见多形性红细胞增多及颗粒管型。尿比重偏低，多在 1.020 以下，晚期常固定在 1.010。

（2）血液检查：有轻至中度正色素性贫血，红细胞沉降率增快，低蛋白血症。

（3）肾功能检查：肾衰竭时患者有血尿素氮及肌酐增高，内生肌酐清除率减低。

（4）B超：早期肾脏大小正常；晚期双肾可不对称性缩小、皮质变薄。

（5）肾组织活检：可确定慢性肾炎的病理类型。

（三）护理诊断及合作性问题

1. 体液过多　与肾小球滤过率下降导致的水钠潴留等因素有关。

2. 营养失调：低于机体需要量　与慢性病程消耗过多及限制蛋白质饮食等有关。

3. 焦虑　与病程长、治疗效果不理想有关。

4. 潜在并发症　慢性肾衰竭。

考点提示：慢性肾炎的护理诊断

（四）护理目标

1. 患者能接受限制钠水的治疗和护理，水肿减退或消失。

2. 患者能说出合理的饮食搭配，摄取足够的营养，贫血及低蛋白血症得以纠正。

3. 患者能正确面对现状，情绪稳定，焦虑感减轻或消失。

4. 无并发症发生。

（五）护理措施

1. 心理护理　向患者阐明慢性肾小球肾炎是一种发展缓慢、病程迁延的疾病，控制病情进展、防止或延缓肾功能进行性减退极为重要，而不良心理反应可造成肾血流量的减少，加速肾功能的减退。告知患者应避免长期精神紧张、焦虑、抑郁等，保持良好的心态，坚持合理的防治方案，对预后有积极、良好的作用。

2. 生活护理

（1）休息与活动：能增加肾血流量和尿量，减少尿蛋白，改善肾功能，尤其是全身重度水肿、血压升高、大量蛋白尿和血尿的患者，护士应指导其卧床休息，并为患者创造一个安静、舒适的环境。保持床铺、衣裤干燥、柔软，防止皮肤破损。长期卧床者应注意活动下肢，以防止静脉血栓形成。

考点提示：慢性肾炎卧床休息的意义

（2）饮食护理：①低蛋白饮食，向患者解释低蛋白饮食的意义，指出这是延缓肾衰竭发生的重要措施。蛋白质摄入量为每日每千克体重 0.6～0.8g，其中60%以上为优质高生物效价蛋白质；对于已发生慢性肾衰竭的患者，可根据肾小球滤过率调节蛋白质的摄入量。②保证热量供给，热量一般为每日每千克体重125.5kJ，以免引起负氮平衡，并注意补充各种维生素。③限制水钠，尤其患者有明显水肿、血压升高时，水按"量出为入"的原则补充。宜控制在前一日尿量加500ml。每日摄入钠盐量＜3g。

考点提示：慢性肾炎饮食护理

链接

什么是优质高生物效价蛋白质？

优质高生物效价蛋白质是指必需氨基酸含量高的蛋白质，因为必需氨基酸为人体的组织结构和功能所必需，而机体又不能合成，需从食物中获得。瘦猪肉、鸡肉、鱼、牛肉、奶类制品等食物中的必需氨基酸含量高，为优质蛋白质食物，应作为蛋白质的主要来源，一般要求膳食中优质蛋白与植物蛋白之比为 3∶2，植物蛋白以豆制品为佳。

（3）预防感染：注意口腔卫生，饭后漱口，做好每日2次的口腔护理；糖皮质激素大量冲击治疗时，患者免疫力及机体防御能力受到很大抑制，应对患者实行保护性隔离，防止继发感染。

3. 病情观察　严格记录24小时的出入量，尤其是尿量的变化；注意观察水肿的程度及消长情况等。密切观察生命体征，特别是血压的变化。监测肾功能，如血肌酐、血尿素氮升高和尿量迅速减少，应警惕肾衰竭的发生。

4. 配合治疗　遵医嘱使用利尿剂、糖皮质激素或其他免疫抑制剂，观察药物的疗效及可能出现的不良反应。

（六）护理评价

患者能否接受限制钠水的治疗和护理，水肿有无减轻或消失；能否说出合理的饮食搭配，能否摄取足够的营养，贫血及低蛋白血症有无得到纠正；能否说出心理感受和正确面对现实，情绪是否稳定，焦虑感有无减轻或消失。

（七）健康教育

1. 向患者及家属解释引起慢性肾炎反复发作及加重的因素，如感染、劳累、妊娠、使用肾毒性药物，这些因素往往会使肾功能进一步恶化，应注意避免。

2. 教会患者与疾病有关的家庭护理知识，如向患者解释低蛋白饮食的意义、控制饮水量、保证充足的热量和多种维生素，学会自我监测血压等。

3. 告诉患者药物治疗的目的及用药注意事项，使患者能遵医嘱坚持长期用药。

4. 指导患者保持乐观情绪，注意劳逸结合，说明定期复查的重要性,出院后定期门诊随访。

考点提示:慢性肾炎健康教育内容

第4节 肾病综合征患者的护理

案例 5-2

患者,男性,20岁。主因10天前"感冒"后出现颜面及双下肢水肿,2天前出现纳差、腹胀入院。护理体检:血压130/90mmHg,双眼睑水肿,腹平软,移动性浊音阳性,双下肢可凹性水肿。实验室检查:尿蛋白4g/d,血浆清蛋白25g/L,血脂正常。

问题:1.临床初步诊断为什么病?

2.如需进一步确诊,还需完善哪些检查?

3.突出的护理问题是什么?

(一)概述

1. 概念 肾病综合征不是一个独立的疾病,而是多种肾脏疾病引起的以大量蛋白尿(>3.5g/d)、低蛋白血症(血清白蛋白<30g/L)、高度水肿和高脂血症为特点的一组综合征。其中前两项为必备条件。

考点提示:肾病综合征的概念

2. 病因及发病机制

(1)病因:见表5-2。

(2)发病机制:本病属于免疫介导性炎症疾病。

3. 临床特征 典型表现为"三高一低",即高蛋白尿、高度水肿、高脂血症和低蛋白血症。

考点提示:肾病综合征的临床特征

4. 治疗原则及预后 以抑制免疫与炎症反应为主,辅以对症及防治并发症为本病的基本治疗原则。其预后取决于肾小球疾病的病理类型、有无并发症、是否复发及用药的疗效等。一般而言,局灶性节段性肾小球硬化、系膜毛细血管性肾炎、重度系膜增生性肾炎预后差。

(二)护理评估

1. 健康史、致病因素 询问患者出现水肿之前有无如上呼吸道感染、受凉及劳累等诱因;起病的急缓;水肿部位、程度、特点及消长情况;有无肉眼血尿、尿量减少等。询问激素的剂量、用法、减药情况、疗程、治疗效果、有无不良反应。有无用过细胞毒药及其他免疫抑制剂,其用法、剂量及疗效等。

2. 身心状况

(1)症状评估:患者常因上呼吸道感染或受凉及劳累起病,一般起病较急,也可隐匿发病,其表现如下:

1)水肿:是最常见的症状,呈凹陷性。水肿部位随重力作用而移动,久卧或清晨以眼睑、头枕部或腰骶部水肿为显著,起床活动后则以下肢明显。严重全身水肿,可有阴囊水肿或胸腔和腹腔积液,甚至出现心包积液,积液均为漏出液。

2)血压改变:成人肾病综合征20%~40%有高血压,血压一般为中度增高,随水肿消退可降为正常。部分患者因血容量不足(低蛋白血症、利尿等)可出现低血压。

3)消化道症状:可有食欲减退、恶心、呕吐、腹胀等。

(2)护理体检:观察水肿的部位及程度,注意有无贫血、浆膜腔积液征及阴囊水肿等,卧床患者注意检查受压部位皮肤完整性。

(3)并发症

1)感染:是本病最常见的并发症。常见感染部位顺序为呼吸道、泌尿道、皮肤。感染是导致本病复发和疗效不佳的主要原因之一,甚至造成死亡。

2)血栓及栓塞:多数患者血液呈高凝状态,易导致血管内血栓形成和栓塞,其中以肾静脉血栓、栓塞最常见,此外,肺血管血栓、栓塞,下肢静脉、下腔静脉和脑血管血栓也可不少见。

3)急性肾衰竭:是肾病综合征导致肾损伤的最终结果。多见于50岁以上的患者,主要表现为少尿型急性肾衰竭,也可导致慢性肾衰竭。

4)其他:长期大量蛋白尿可导致严重的负氮平衡和蛋白质营养不良,引起肌肉萎缩,儿童生长发育障碍等。

考点提示:肾病综合征的并发症

表5-2 肾病综合征的分类与常见病因

分类	中老年	青少年	儿童
原发性	膜性肾病	系膜增生性肾小球肾炎	微小病变型肾病
		系膜毛细血管性肾小球肾炎	
		局灶性节段性肾小球硬化	
继发性	糖尿病肾病	系统性红斑狼疮肾炎	过敏性紫癜肾炎
	肾淀粉样变性	过敏性紫癜肾炎	乙肝相关性肾小球肾炎
	骨髓瘤样肾病	乙肝相关性肾小球肾炎	先天性肾病综合征

（4）心理-社会状况：由于病程长，长期治疗效果不理想，经济负担逐渐加重，严重影响正常生活，疾病后期生活质量差，患者易产生悲观、绝望心理。

3. 实验室及其他检查

（1）尿液检查：尿蛋白定性一般为（＋＋＋）～（＋＋＋＋），24小时尿蛋白定量超过3.5g。尿沉渣中可有红细胞及管型。

（2）血液检查：血清白蛋白<30g/L，蛋白电泳 α_2 及 β 球蛋白升高，γ 球蛋白正常或降低，血脂升高，以胆固醇升高为主，与血清白蛋白呈负相关。另外，血IgG可降低，补体一般正常。

（3）肾功能检查：肾衰竭时血尿素氮、血肌酐升高。

（4）肾B超检查：双肾正常或缩小。

（三）护理诊断及合作性问题

1. 体液过多　与低蛋白血症致血浆胶体渗透压下降等有关。

2. 营养失调：低于机体需要量　与大量蛋白质的丢失、胃肠吸收障碍等因素有关。

3. 有感染的危险　与皮肤水肿，大量蛋白尿、激素、细胞毒药物致机体免疫功能低下有关。

（四）护理目标

1. 患者能积极配合治疗，水肿程度减轻或消失。
2. 能正常进食，营养状况逐步改善。
3. 无感染发生。

（五）护理措施

1. 心理护理　主动关心和体贴患者，经常与患者交谈，向患者解释本病是一种慢性疾病，短期内疗效不会很显著，要树立长期治疗的观念，增强治疗疾病的信心。

2. 生活护理

（1）休息与活动：有严重全身水肿、胸腔积液的患者，应绝对卧床休息，并取半坐卧位。护士可协助患者在床上做关节运动，以防止关节僵硬及挛缩，并可防止肢体静脉血栓形成。对于有高血压的患者，应适当限制活动量。老年患者改变体位时不可过快，以防止发生直立性低血压。

（2）饮食护理：本病的饮食要求是既能改善营养状况，又不增加肾脏的负担。饮食原则如下：①蛋白质：提倡正常量的优质蛋白（富含必需氨基酸的动物蛋白）摄入，按1g/（kg·d）供给。但当肾衰竭时，应根据内生肌酐清除率调整蛋白质的摄入量。②热量供给要充足，不少于126～147kJ（30～35kcal）/（kg·d）。③为减轻高脂血症，应少食富含饱和脂肪酸的食物如动物

油脂，而多食富含多聚不饱和脂肪酸的食物如植物油及鱼油，以及富含可溶性纤维的食物如燕麦、豆类等。④水肿时低盐饮食，勿吃腌制食物。⑤注意各种维生素及微量元素（如铁、钙）的补充。

考点提示：肾病综合征的饮食原则

3. 病情观察　监测生命体征、体重、腹围，出入量的变化，定时复查尿常规、肾功能，结合临床表现判断病情进展情况。根据体温有无升高，患者有无咳嗽、咳痰、肺部湿啰音、膀胱刺激征、皮肤破溃化脓等判断是否并发感染；根据患者有无腰痛、下肢疼痛判断是否并发肾静脉、下肢静脉血栓；根据患者有无少尿、无尿及血尿素氮、血肌酐升高等判断有无肾衰竭。同时注意观察有无营养不良、内分泌紊乱及微量元素缺乏的改变。

4. 配合治疗　给患者及家属介绍所用药物的作用、用药方法、注意事项、不良反应等，使其能积极配合治疗；叮嘱患者切勿自行加量、减量甚至停药。遵医嘱使用糖皮质激素者应注意有无水钠潴留、上消化道出血、精神症状、继发感染、骨质疏松等不良反应；有无医源性库欣综合征发生，并告诉患者该综合征的特点和停药后可以恢复正常，以消除患者的顾虑。

（六）护理评价

患者水肿程度有无减轻或减退；营养状况有无改善；有无发生感染；有无血栓形成、急性肾衰竭、心脑血管等并发症的发生。

（七）健康教育

1. 指导患者要重视加强营养，注意休息，避免受凉、劳累；注意个人卫生，积极预防感染。
2. 根据病情适度活动，避免产生肢体血栓。
3. 保持乐观开朗的心态，对疾病治疗充满信心。
4. 遵医嘱用药，勿自行减量或停用激素。自我监测药物不良反应。
5. 密切监测肾功能的变化，定期门诊随访。

考点提示：肾病综合征健康指导内容

第5节　尿路感染患者的护理

案例5-3

患者，女性，28岁，已婚。畏寒、发热、尿频、尿急、尿痛2天，伴乏力、肌肉酸痛、腰部不适、恶心呕吐。护理体检：体温39.1℃，脉搏128次/分，血压120/80mmHg。肾区压痛、叩痛明显，肋脊角及上、中输尿管点有压痛。实验室检查：WBC 12.8×10^9/L，N 85%。尿常规镜检可见成堆脓细胞，少许红细胞、白细

胞管型。中段尿培养大肠埃希菌菌落计数 $10^6/ml$。

问题:1. 该患者可能的医疗诊断是什么?

2. 该患者突出的护理问题有哪些?

3. 该患者平日身体健康,对本次患病感到很痛苦,烦燥不安,担心住院影响工作,针对患者的紧张情绪,护士应怎么做?

4. 如何做好尿细菌学检查的护理?

(一)概述

1. **概念**　尿路感染是指由细菌直接侵袭尿路引起的非特异性感染,包括肾盂肾炎、膀胱炎和尿道炎。由于急性肾盂肾炎与急性膀胱炎的临床表现很相似,不易区别且很难定位,习惯上统称为尿路感染。肾盂肾炎为上尿路感染,膀胱炎和尿道炎为下尿路感染,下尿路感染可单独存在,而肾盂肾炎往往伴有下尿路感染。在我国尿路感染的发病率为 2%,女性与男性之比约为 10:1,育龄期已婚女性患病率最高;其次为女婴、老年妇女。肾盂肾炎为尿路感染的重要临床类型,慢性肾盂肾炎是慢性肾衰竭的原因之一。

考点提示:尿路感染的概念及类型

2. **病因及发病机制**

(1)病因:本病为细菌直接引起的感染性肾脏病变。常见的致病菌是肠道革兰阴性杆菌,其中以大肠杆菌最常见,约占 70%,其他依次为变形杆菌、克雷白杆菌、产碱杆菌、粪链球菌及葡萄球菌,偶见厌氧菌、真菌、病毒和原虫感染。

考点提示:尿路感染最常见的致病菌

(2)感染途径:见表 5-3。

表 5-3　尿路感染常见感染途径

感染途径	感染特点
上行感染	最常见。在机体抵抗力下降或尿路有损伤,或入侵细菌的毒力大、黏附尿道黏膜和上行的能力强时,细菌上行至肾所引起
血行感染	较少见。当机体患有扁桃体炎、龋齿或皮肤感染时,体内感染病灶中的细菌侵入血流,经血循环到达肾所引起
淋巴道感染	少见。当阑尾炎、结肠炎和盆腔器官炎症时,细菌可经淋巴管引起
直接感染	十分罕见。外伤或邻近肾的脏器有感染时,细菌直接蔓延至肾引起

考点提示:尿路感染常见感染途径

(3)易感因素

1)尿流不畅和尿路梗阻:是最重要的易感因素,以尿路结石多见,其他如尿路狭窄、妊娠、尿路畸形或结构异常等。

2)膀胱-输尿管反流:常导致反复发作不易治愈。

3)接受导尿或尿道器械检查。

4)机体抵抗力低下:如长期卧床的严重慢性病、长期使用免疫抑制剂等。

5)妇科炎症、细菌性前列腺炎等均可引起尿路感染。

考点提示:尿路感染的易感因素

3. **临床特征**　尿路感染的临床症状可有可无、可轻、可重。急性膀胱炎和尿道炎一般无全身症状,突出的临床表现是膀胱刺激征。急性肾盂肾炎即有急性细菌感染的全身表现,同时伴有显著的膀胱刺激征。慢性肾盂肾炎的全身表现轻,膀胱刺激征可不明显。

4. **治疗原则及预后**

(1)急性肾盂肾炎

1)一般治疗:卧床休息 1~2 周,多饮水,保持尿量每天在 2500ml 以上。

2)抗菌治疗:一般在留取尿液标本作细菌检查之后根据细菌种类选用抗菌药物。在没有药敏结果时,应选用对革兰阴性杆菌有效的抗菌药物,而且最好选用杀菌药,常用的是喹诺酮类、磺胺类、氨基苷类及头孢类。

3)碱化尿液:口服碳酸氢钠片。

4)抗菌药物的应用方法:常先用注射制剂,至热退 72 小时后可改用口服制剂。轻症患者单用一种,较重者应联合用药。在治疗 72 小时未显效时,应更换药物。一般疗程为 2 周,或用药至症状消失,尿检阴性后继续用药 3~5 日。停药后每周复查尿常规和尿培养 1 次,共 2~3 周,至第 6 周再复查 1 次,若均为阴性,即为临床治愈;若尿菌阳性,应再用一个疗程。急性肾盂肾炎若及时有效治疗,一般预后良好。

考点提示:治疗急性肾盂肾炎抗生素的选择及疗程

(2)慢性肾盂肾炎:以积极寻找病因、去除易感因素及抗菌治疗为主。慢性肾盂肾炎可反复发作,迁延不愈,后期可引起慢性肾衰竭。

(3)急性膀胱炎:可使用抗菌药单次大剂量治疗,如顿服氧氟沙星 0.6g 或阿莫西林 3.0g 或头孢拉定 2.0g,于治疗后第 5 天及第 2、6 周复查尿细菌定量培养,此疗法的缺点是较易复发。因此目前常采用 3 天疗法,即氧氟沙星 0.2g、每日 3 次、口服;阿莫西林 0.5g、每日 3 次、口服;头孢拉定 0.5g、每日 3 次、口服。于疗程结束后 1 周复查尿细菌定量培养。

(二)护理评估

1. **健康史、致病因素**　询问患者起病前有无受凉、劳累及月经、性生活等诱发因素。反复发作者应询问是否有尿路梗阻等相关易感因素、既往发病及诊断、治疗情况。

2. 身心状况

(1) 症状评估

1) 急性膀胱炎和尿道炎：占尿路感染的 60%，主要表现为尿频、尿急、尿痛、耻骨上区不适等；但一般无明显的全身症状。常有白细胞尿，约 30% 有血尿，偶可见肉眼血尿。其致病菌多为大肠杆菌，约占 75% 以上。

2) 急性肾盂肾炎：急性起病，可有或无尿频、尿急、尿痛，常有腰痛、肋脊角压痛或(和)叩痛泌尿系统症状和寒战、发热、头痛、恶心、呕吐、血白细胞升高等全身症状。一般无高血压和氮质血症。致病菌多为大肠杆菌。

3) 慢性肾盂肾炎：大多数由急性肾盂肾炎未彻底治疗反复发作所致。若肾盂肾炎多次发作或迁延不愈病程在半年以上者，称为慢性肾盂肾炎。患者出现不规则低热、全身乏力、食欲减退、腰痛、轻度尿频、尿急，有时尿混浊，后期出现肾小管浓缩功能障碍，如夜尿多、低比重尿，可继发肾小管性酸中毒；晚期可成为终末期尿毒症。

考点提示：急、慢性肾盂肾炎症状评估的内容

(2) 护理体检

1) 急性肾盂肾炎：可见急性病容，常有一侧或双侧肾区叩击痛，脊肋点、季肋点、上输尿管点和中输尿管点常有压痛。

2) 慢性肾盂肾炎：体征不明显，后期可出现高血压及水肿等。

(3) 并发症：严重的急性肾盂肾炎，易引起肾周脓肿、肾乳头坏死、败血症及肾周围炎。

(4) 心理-社会状况：急性期因症状明显，常引起患者焦虑、烦躁不安。因缺乏相关知识，患者对病情和诊疗知识认识不足，可出现紧张不安和精神负担。慢性反复发作、迁延不愈，需长期服药和反复尿液检查，患者易产生焦虑和消极情绪。

3. 实验室及其他检查

(1) 血常规检查：急性或慢性急性加重期常有白细胞计数和中性粒细胞比例升高。

(2) 尿液检查

1) 尿常规检查：急性期尿液镜检见大量白细胞或成堆脓细胞，若出现白细胞管型提示肾盂肾炎。尿沉渣中红细胞增多，可见肉眼血尿。尿蛋白常为阴性或微量。

考点提示：尿路感染急性期尿常规检查结果

2) 尿细菌学检查：常用新鲜清洁中段尿作细菌培养、菌落计数，以明确诊断尿路感染，若有真性菌尿即可诊断。根据国际细菌尿研究协会的建议，真性菌尿的标准为：在排除假阳性的情况下，新鲜清洁中段尿定量培养须$\geqslant 10^5$/ml，但如果临床上无尿路感染症状，则要求 2 次清洁中段尿定量培养$\geqslant 10^5$/ml，且为同一菌种。此外，膀胱穿刺尿定性培养有细菌生长也可诊断真性菌尿。

考点提示：真性菌尿的标准和意义

(3) 肾功能检查：急性期无改变；慢性期可出现氮质血症。

(4) 影像学检查：急性肾盂肾炎不宜做 X 线静脉肾盂造影检查(intravenous pyelography, IVP)，可做 B 超检查确定结石、梗阻等。慢性久治不愈者可做 IVP，男性首次患病亦应做 IVP，目的是寻找能用外科手术纠正的易感因素。

(三) 护理诊断及合作性问题

1. 体温过高 与细菌引起泌尿系统感染有关。
2. 疼痛：尿痛、下腹痛 与肾盂、输尿管、膀胱、尿道的感染有关。
3. 焦虑 与病情反复发作、久治不愈有关。
4. 知识缺乏 缺乏对肾盂肾炎的防治知识。
5. 潜在并发症 肾乳头坏死、肾周脓肿、慢性肾衰竭。

考点提示：尿路感染的护理诊断

(四) 护理目标

1. 患者能配合降温措施，体温恢复正常。
2. 患者能积极配合治疗并保证足够的饮水量，疼痛症状减轻或消失。
3. 患者情绪稳定。
4. 患者能获得与疾病有关的预防、保健、治疗知识，焦虑减轻或消失。
5. 无并发症发生。

(五) 护理措施

1. 心理护理 护士应主动关心患者，耐心聆听并承认患者的感受，向患者宣教本病发生、发展和治疗、保健及护理知识，耐心地解答患者提出的有关问题，分析焦虑与烦躁的原因，指导患者进行自我心理调整，尽量放松不安的心情，愉快的接受和配合各种检查和治疗。

2. 生活护理

(1) 休息：急性肾盂肾炎和慢性肾盂肾炎急性发作期患者应卧床休息，恢复期可适当活动，劳逸结合，保证充足的睡眠，有利于疾病的康复。慢性肾盂肾炎

一般不宜从事重体力劳动。

（2）饮食：轻症者进食清淡易消化富有营养的饮食，在无禁忌证的情况下指导患者尽量多饮水、勤排尿，每日饮水量至少要超过2000ml，使尿量增加达到冲洗膀胱、尿道，促进细菌、炎性分泌物排出和减轻膀胱刺激征的目的。

考点提示：尿路感染患者每天饮水量及多饮水的目的

3. 病情观察　密切观察患者全身情况及体温的变化，每4小时测量体温、脉搏、呼吸各1次，体温突然升高或骤然降低时，要随时测量并记录。急性肾盂肾炎患者若高热等全身症状加重或持续不缓解，且出现腰痛加剧时，应考虑是否有肾周脓肿、肾乳头坏死等并发症，应及时通知医师处理。慢性肾盂肾炎后期还要观察有无肾功能损害的早期表现，如恶心、呕吐、厌食等，一旦出现应立即报告医师处理，并配合实施相应护理。

4. 对症护理

（1）发热：体温在39℃以下，无特殊情况时，可以等到抗生素起效后体温自行下降，但要做好患者及其家属的思想工作；体温过高（>39℃）时，可影响到心、脑等重要器官的功能，宜施行物理降温，采用冰敷、乙醇擦浴、冰水灌肠等措施，必要时遵医嘱给予退热药，并注意观察记录降温效果。退热出汗后应及时更换衣服、被褥，注意保暖，以免加重病情。

（2）疼痛：出现肾区或膀胱区疼痛时，应卧床休息，嘱患者尽量不要弯腰、站立或坐位，因为肾包膜的牵拉可加重疼痛，指导患者进行膀胱区热敷或按摩，以缓解疼痛。必要时遵医嘱服用解痉镇痛药，如阿托品、山莨菪碱等。

5. 配合治疗　向患者介绍所用抗菌药物的种类、作用、用法及疗程，督促患者按时、按量、按疗程服药，以达到治愈的目的。用药期间加强观察药物的疗效及不良反应，一旦发现不良反应，应立即停药，与医师联系。常见药物的不良反应有：①磺胺类药物口服可引起恶心、呕吐、厌食等胃肠道反应，经肾排泄时易析出结晶，故服药期间要注意多饮水和同服碳酸氢钠，以增强疗效、减少磺胺结晶的形成。②喹诺酮类药物可引起轻度的消化道反应、皮肤瘙痒，宜饭后服用。③氨基苷类药物可引起肾损害和听神经损害以及过敏反应等。

考点提示：抗菌药物的种类及不良反应

6. 配合检查

（1）向患者解释各种检查的意义和方法。

（2）做尿细菌培养检查时，最好留取清晨第一次的清洁、新鲜中段尿液送检。

为保证培养结果的准确性，尿细菌定量培养需注意：①留尿前应停用抗菌药5天。②留取晨起第一次中段尿（尿液在膀胱潴留6～8小时以上）。③留尿时要严格无菌操作，先充分清洁外阴、包皮，消毒尿道口。尿标本中勿混入消毒药液，女性患者留取时注意勿混入白带。④盛装尿液的容器应使用有塞的无菌大试管。⑤尿液标本应在1小时内做细菌培养，或冷藏保存。

考点提示：采集尿细菌定量培养标本时应注意的事项

（3）根据临床需要，培养阳性时应作药物敏感试验，以指导临床选用抗菌药物。

（4）及时送检血尿素氮、肌酐和电解质标本，做好X线平片和静脉肾盂造影的术前、术后护理。

（六）护理评价

患者能否配合降温措施，体温有无恢复正常；能否积极配合治疗并保证摄入足够的水量，疼痛是否减轻或缓解；焦虑紧张是否减轻或消失，情绪稳定否；能否获得与疾病有关的预防、保健、治疗知识；有无并发症的出现，是否得到及时有效的处理。

（七）健康教育

1. 多饮水、勤排尿（每2～3小时排尿1次），不憋尿是最简便而有效的预防措施。

2. 学会正确清洁外阴的方法，避免擦便纸污染尿道口，保持会阴部的清洁，特别是月经期、妊娠期、产褥期。女婴应特别注意尿布卫生。

3. 尽量避免使用尿路器械，如必须使用，则严格无菌操作，并防止损伤。

4. 与性生活有关的反复发作的肾盂肾炎，应于性交后立刻排尿，并按常用量服一次抗菌药物做预防。

5. 有膀胱-输尿管反流者，养成"二次排尿"的习惯，即每一次排尿后数分钟再排尿一次。

6. 劳逸结合，饮食注意营养均衡，增强机体的抵抗力。

7. 育龄期女性患者，急性期治愈后1年内应避免妊娠。

考点提示：尿路感染健康指导内容

第6节　肾衰竭患者的护理

一、急性肾衰竭患者的护理

案例 5-4

患者，男性，29岁。下肢被汽车压伤后4天，尿量<200ml/d，伴有恶心、呕吐、嗜睡、昏迷、抽搐等症状。

实验室检查：血尿素氮29mmol/L，血肌酐700μmol/L。

问题：1. 该患者最可能的医疗诊断是什么？
2. 该患者的护理诊断有哪些？
3. 该患者的护理措施中效果最可靠的是什么？

（一）概述

1. 概念 急性肾衰竭是指各种病因引起的肾功能在短时间（数小时或数天）内突然下降而出现的临床综合征。主要表现为少尿或无尿，氮质血症，水电解质和酸碱平衡失调及全身各系统并发症。若能及时诊治和去除病因，肾功能可完全恢复。

2. 病因及发病机制

（1）病因：急性肾衰竭有广义和狭义之分，广义的急性肾衰竭可分为肾前性、肾性和肾后性三类。狭义的急性肾衰竭是指急性肾小管坏死。

本节主要以急性肾小管坏死为代表进行叙述。

（2）发病机制：急性肾小管坏死的发病机制未完全明了，一般认为不同病因、不同的病理损害类型、有其不同的始动机制和持续发展因素。

链接

急性肾衰竭的发病机制

急性肾小管坏死主要由毒素、毒物直接损伤肾小管上皮、坏死脱落的上皮阻塞肾小管，继之肾小球囊内压升高，肾小球滤过率下降或停止。另外，肾小管腔中原尿反流及神经体液因素使肾血管收缩，肾血流量下降，引起肾血流动力学改变而导致肾小管坏死。

3. 临床特征 包括原发病、急性肾衰竭引起的代谢紊乱和并发症三个方面。

4. 治疗原则及预后

（1）少尿期：治疗重点为调节水电解质和酸碱平衡、控制氮质血症、供给足够营养和治疗原发病。

（2）多尿期：治疗重点仍为维持水电解质和酸碱平衡、控制氮质血症、治疗原发病和防治各种并发症。

（3）恢复期：一般无须特殊处理，定期随访肾功能，避免肾毒性药物的使用。

本病的预后与原发病性质、患者年龄、肾功能受损程度、是否早期诊断和早期治疗、透析、有无多脏器功能衰竭和并发症有关。本病患者直接死于急性肾衰竭本身的少见，主要死因在于原发病和并发症，尤其是多脏器功能衰竭。本病发展成慢性肾衰竭者少见。

（二）护理评估

1. 健康史、致病因素 询问患者近期有无严重疾病病史及感染史，有无大量应用利尿剂或血管扩张剂等情况，有无应用肾毒性药物史。同时，应了解有

无尿路结石、双侧肾盂积液、前列腺肥大和肿瘤等引起的尿路梗阻等。

2. 身心状况 急性肾衰竭分少尿型（尿量＜400ml/d）和非少尿型（尿量＞400ml/d）。典型少尿型肾衰竭的临床过程可分为3期：少尿或无尿期、多尿期和恢复期。

（1）少尿或无尿期：一般持续10～14日。短者5～7日，长者可达1个月。

1）尿量减少：尿量骤减或逐渐减少，甚至出现无尿，持续时间长者预后较差。

2）进行性氮质血症：由于肾小球滤过率降低，使氮质和其他代谢废物排出减少，血肌酐和尿素氮进行性增高。

3）尿毒症全身各系统表现：由于肾功能损害突然出现，机体对内环境稳定失调未能及时代偿，因此尿毒症症状较慢性肾衰竭更为明显。①消化系统：症状出现最早，常有厌食、恶心、呕吐，食欲减退等。②心血管系统：高血压、心力衰竭、心律失常、心包炎等。③肺部感染、尿路感染。④多器官功能衰竭。

4）水电解质紊乱和酸碱平衡失调：以高钾血症、代谢性酸中毒最为常见。高钾原因除肾排泄过少外，酸中毒、组织分解过快也是主要原因。高钾血症对心肌细胞有毒性作用，可诱发各种心律失常；严重者心室颤动、心跳骤停。代谢性酸中毒主要是因为肾脏排酸能力减低，同时又因急性肾衰竭常合并高分解代谢状态，使酸性产物明显增多所致。其他可有高磷、低钙、低钠、低氯血症。

（2）多尿期：排尿量从少尿逐渐进行性增加以至超过正常量的时期。若每天尿量超过500ml提示多尿期的开始，进行性尿量增多是肾功能开始恢复的一个标志。此期尿量每日达3000～5000ml，甚至更多。多尿期早期可有高钾血症，后期则易发生低钾血症。此外，此期仍易发生感染、心血管并发症和上消化道出血等。

（3）恢复期：无任何不适，血尿素氮、肌酐接近正常，尿量也正常。肾小球滤过功能在3～12个月内恢复正常。少数患者转为慢性肾衰竭。

（4）心理-社会状况：急性肾衰竭起病急，临床表现严重而复杂，患者及家属常感到担忧和不安，常易产生悲观、恐惧、绝望情绪。

3. 实验室及其他检查

（1）血液检查：少尿期可有轻、中度贫血。血肌酐每日升高44.2～88.4μmol/L，血尿素氮每日升高可达3.6～7.1mmol/L。血清钾浓度常＞5.5mmol/L，部分正常，少数偏低。血气分析提示代谢性酸中毒，可有低钠、低钙、高磷血症。

（2）尿液检查：尿液外观多混浊，尿蛋白多为

（十）～（＋＋＋），可见肾小管上皮细胞、上皮细胞管型,颗粒管型,少许红、白细胞等。尿比重降低且固定,多在 1.015 以下,尿渗透浓度低于 350mmol/L。

（三）护理诊断及合作性问题

1. 排尿异常　与急性肾功能受损有关。

2. 体液过多　与急性肾衰竭所致的肾小球滤过功能受损、水分控制不严等因素有关。

3. 恐惧　与肾功能急骤恶化、症状重等因素有关。

4. 营养失调:低于机体需要量　与限制蛋白质摄入、高代谢分解、透析等因素有关。

5. 有感染的危险　与限制蛋白质饮食、透析、机体抵抗力降低等有关。

6. 潜在并发症　高血压脑病、心律失常、心力衰竭、DIC、多脏器功能衰竭等。

（四）护理目标

1. 患者能维持水、电解质,酸碱平衡,营养状况良好。

2. 患者情绪稳定,积极配合治疗。

3. 患者获得足够的营养,但不增加肾脏的负担。

4. 降低感染的危险因素,及时、有效地预防、控制感染。

5. 急性肾衰竭症状得到及时改善,避免并发症的发生或及时发现、处理并发症。

（五）护理措施

1. 心理护理　关心体贴患者,向患者介绍本病的有关知识,鼓励患者,以提高战胜疾病的信心。建议家属多以温暖、关切的态度接近患者,并参与患者的活动,消除紧张、恐惧、绝望等不良情绪。

2. 生活护理

（1）休息:绝对卧床休息,以减轻肾脏负担,降低代谢率,减少蛋白质分解代谢,从而减轻氮质血症。对重症患者采取病房隔离保护措施,防止交叉感染。

（2）饮食:指导患者进食高效价优质蛋白质、含钾量和含水量少的食物。由于蛋白质的摄入受到限制,最好选用动物蛋白,如鸡蛋、牛乳、鱼肉等。应忌用含钾较高的食物,如鲜蘑菇、香菇、榨菜、土豆、山楂、橘子、香蕉、果汁等。保证热量供给,主要由糖类和脂肪供给,可食用植物油和食糖,并注意供给富含 B 族维生素、维生素 C 和叶酸的食物。患者有恶心、呕吐,无法进食而胃肠功能正常者,可采用鼻饲进食,必要时静脉补充营养物质。

3. 病情观察　严密监测生命体征,记录 24 小时出入量,观察患者尿量的变化,水肿的部位、程度、消长、体重变化;有无头晕、乏力、心悸、呼吸困难等心力衰竭征象;观察患者有无头痛、嗜睡、意识障碍、共济失调、昏迷及抽搐等水中毒或稀释性低钠血症的症状。同时监测血尿素氮、血肌酐,血清电解质,发现异常时及时报告医师。

4. 防治感染　感染是急性肾衰竭患者少尿期的主要死亡原因之一,故应采取切实可行的措施,在护理的各个环节预防感染的发生。尽量将患者安置在单人病房,提供清洁舒适的病室环境,限制探视人数,每日紫外线消毒 1 次。协助做好口腔和皮肤的清洁护理。

5. 配合治疗

（1）透析的各个环节应严格执行无菌操作,对于留置尿管的患者应注意做好消毒工作,卧床及虚弱的患者注意定期翻身,防止压疮和肺部感染的发生。

（2）如发生感染,应遵医嘱根据细菌培养和药物敏感试验合理选用无肾毒性的抗生素。

（六）护理评价

患者的水电解质紊乱及酸碱平衡失调是否得到纠正;情绪是否稳定,能否配合治疗;是否获得足够的营养,有无增加肾脏的负担;能否及时、有效地预防、控制感染;急性肾衰竭是否得到及时改善,有无并发症的发生。

（七）健康教育

应积极治疗引起肾小管坏死的原发病,如纠正肾缺氧的状态、积极控制感染、彻底清除创伤坏死组织,合理使用氨基苷类抗生素和利尿剂,慎用大剂量造影剂等。

二、慢性肾衰竭患者的护理

案例 5-5

患者,男性,36 岁。主因反复水肿、尿少 6 年,食欲不振、恶心 2 周入院。患者于 6 年前因"感冒"发热后出现眼睑、双下肢水肿,曾以"肾炎"进行治疗。护理体检:体温 39.5℃,脉搏 110 次/分,呼吸 24 次/分,血压 168/106mmHg。贫血貌,双肺无异常,心率 110 次/分,心律齐。肝、脾未触及,双下肢明显水肿。尿液检查:有少许红细胞和尿蛋白;血液检查:血红蛋白 45g/L,血清钾 6.0mmol/L,血肌酐 700μmol/L,血尿素氮 25mmol/L。

问题:1. 该患者最可能的临床诊断是什么?

2. 该患者目前最突出的护理问题是什么?

3. 应如何实施护理?

(一) 概述

1. 概念及分期　慢性肾衰竭（chronic respiratory failure，CRF）是各种慢性肾实质疾病进行性发展恶化的结果；主要表现为肾功能减退、代谢产物潴留、水电解质紊乱及酸碱平衡失调的一组临床综合征。随着病情的进展，根据肾小球滤过功能降低的程度及临床表现，将慢性肾衰竭分为四期（表5-4）。

考点提示：慢性肾衰竭、氮质血症、尿毒症的概念

2. 病因及发病机制

(1) 病因：常见的病因有：①原发性肾脏疾病，如慢性肾小球肾炎、慢性肾盂肾炎、多囊肾等，我国以慢性肾小球肾炎最多见。②继发性肾脏病变，如糖尿病肾病、各种药物或重金属所致的肾病。③尿路梗阻性肾病，如尿路结石、前列腺肥大等。

考点提示：慢性肾衰竭的常见病因

(2) 发病机制：未完全明了，有以下主要学说。

1) 健存肾单位学说：肾实质疾病导致相当多数量肾单位破坏，而残余健全肾单位代偿，当肾实质疾病的破坏继续进行，健全肾单位越来越少，最后不能达到人体代谢的最低要求，出现肾衰竭的临床表现。

2) 矫枉失衡学说：当出现肾衰竭时，就有一系列病态现象，为了纠正病态现象，机体要做出相应调整，调整过程中，又产生机体各系统之间新的不平衡，使机体再次受到新的损害。

3) 肾小球高灌注、高压、高滤过学说：随着肾单位破坏增加，残余健全肾单位代偿性发生高灌注、高压、高滤过。肾小球高压促使残余肾小球代偿性肥大，继而发生肾硬化，肾功能进一步恶化。

3. 临床特征　慢性肾衰竭的病变十分复杂，可累及人体各个脏器，出现各种代谢紊乱，从而构成尿毒症的临床表现。

4. 治疗原则及预后　慢性肾衰竭一般为不可逆病变，病程迁延可长达数年，透析疗法或肾移植可明显延长患者的生存时间，如不进行积极治疗，所有慢性肾衰竭患者都可能死于尿毒症。

链接

肾移植

肾移植为肾脏疾病治疗的最后手段，要选择血型配型及HLA配型等合适的供者。成功的肾移植可使肾功能恢复至接近正常人，是慢性肾衰竭患者有较高生存质量的希望所在。

(二) 护理评估

1. 健康史、致病因素　询问患者有无慢性肾小球肾炎、慢性肾盂肾炎、高血压肾小动脉硬化症、系统性红斑狼疮、糖尿病及慢性尿路梗阻等疾病；询问起病前有无明显诱因，病程长短、病程中出现了哪些主要症状、有何特点；询问既往治疗及用药情况等。

2. 身心状况

(1) 症状评估：多数患者起病缓慢，早期仅表现出原发病的临床表现。进入慢性肾衰竭时，全身多系统症状才会逐渐显现出来。

1) 消化系统症状：表现的最早、最突出。初期表现为食欲不振、腹部不适，逐渐出现恶心、呕吐、呃逆、腹泻、消化道出血、口腔尿臭味。上述症状的产生与体内毒素刺激胃肠黏膜及水电解质紊乱及代谢性酸中毒等因素有关。

考点提示：慢性肾衰竭最早、最突出的症状

2) 心血管系统症状：①高血压，尿毒症时约80%以上患者有高血压，与水、钠潴留及肾素活性增高有关。②心力衰竭，可表现为急性左心衰竭、慢性全心衰竭，是常见死亡原因之一，主要与高血压、水钠潴留、贫血、尿毒症性心肌病等有关。③尿毒症性心包炎，可为干性心包炎，表现为胸痛、心前区可听到心包摩擦音；少数患者可有心包积液，多与尿毒症毒素刺激有关。尿毒症性心包炎是病情危重的表现之一。④动脉粥样硬化，可发生冠心病、脑动脉和全身周围动脉粥样硬化，为患者死亡原因之一。

考点提示：慢性肾衰竭心血管系统的症状

3) 血液系统症状：①贫血，是尿毒症患者常见症状，为正细胞正色素性贫血。主要是由于肾衰竭时肾

表5-4　慢性肾衰竭分期

分期	GFR/(ml/min)	血 BUN/(mmol/L)	血 Cr/(μmol/L)	症状
代偿期	70~50	正常	<178	原发疾病表现
氮质血症期	50~25	>7.1	178~450	可有轻度贫血、多尿和夜尿增多
肾衰竭期	25~10	17.9~28.6	451~707	贫血较明显、夜尿增多和水电解质失调，并可有轻度胃肠道、心血管和中枢神经系统症状
尿毒症期	<10	>28.6	>707	肾衰竭的临床表现和血生化异常已十分显著

脏产生红细胞生成素减少;其次代谢产物(如胍类)抑制骨髓造血、使红细胞寿命缩短,铁、叶酸缺乏等均可使红细胞生成减少和破坏增加而引起贫血。②出血倾向,表现为皮下出血、鼻出血、月经过多等,主要为尿毒症时血小板容易被破坏所致。③白细胞异常,中性粒细胞趋化、吞噬和杀菌的能力减弱,因而易发生感染。部分患者白细胞减少。

考点提示: *慢性肾衰竭血液系统症状*

　　4) 呼吸系统:代谢产物潴留可引起尿毒症性支气管炎、胸膜炎、肺炎等,酸中毒时呼吸深而长。

　　5) 精神、神经系统:早期常精神萎靡、疲乏、失眠,后期可出现性格改变、幻觉、抑郁、记忆力下降、昏迷等。晚期患者常有周围神经病变,以下肢受累最多见,患者有肢体麻木、腱反射消失、肌无力等,可能与毒素潴留有关。

　　6) 肾性骨营养不良症:又称肾性骨病。可出现纤维化骨炎、尿毒症骨软化症、骨质疏松症和骨硬化症,患者可有骨酸痛、行走不便等。肾性骨病是由于缺乏活性维生素 D_3、继发性甲状旁腺功能亢进、营养不良等因素引起。

　　7) 皮肤表现:常见皮肤瘙痒。患者面色较深而萎黄、轻度水肿,称"尿毒症"面容,与贫血、尿素霜的沉积等有关。

链接

为什么尿毒症患者会出现皮肤瘙痒?

　　由于尿毒症患者血液中尿素氮增高,随汗液排出或因继发性甲状旁腺功能亢进,钙盐沉积于皮肤而引起顽固性瘙痒。

　　8) 内分泌失调:患者的血浆活性维生素 D_3、红细胞生成素降低。常有性功能障碍,女性患者月经不规则甚至闭经,男性患者常有阳痿现象。

　　9) 代谢紊乱:尿毒症时毒素可干扰胰岛素作用,增强外周组织对胰岛素的抵抗性,故可表现空腹血糖轻度升高,糖耐量异常。因长期恶心、呕吐使蛋白质摄入不足,出现负氮平衡及低蛋白血症。另外,还引起水、电解质紊乱和酸碱平衡失调。表现为:①脱水或水肿,尿毒症时肾对水的调节能力下降所致。②高血钾及低血钾,肾衰竭晚期,钾平衡失调多见。由于利尿、呕吐、腹泻、摄入不足可出现低血钾。终末期患者常发生高血钾,主要因进食水果、肉类多,尿量少及使用保钾利尿剂所致。③酸中毒,尿毒症患者均有轻重不等的代谢性酸中毒。④低钙血症与高磷血症,慢性肾衰竭时,尿磷排出减少,血磷升高。为维持钙、磷沉积,血钙下降。高磷低钙刺激甲状旁腺分泌增加,促使尿磷排出增多,终末期时尿磷排出不增加,甲状旁腺激素分泌增加,导致骨钙脱出,血钙增加,引起肾性骨病。

考点提示: *慢性肾衰竭代谢紊乱的表现*

　　10) 继发感染:尿毒症患者免疫功能低下,白细胞功能异常,易伴发感染,以肺部及泌尿系统感染多见,且不易控制,为主要死亡原因之一。

　　(2) 护理体检:注意生命体征,精神意识状态,水肿部位、程度及特点,有无皮肤白色尿素霜、肺底部湿啰音、呼气带氨味等。

　　(3) 心理-社会状况:因病情复杂、治疗效果不佳,后期治疗费用昂贵,患者易出现焦虑、悲观、恐惧、绝望等不良情绪,甚至产生轻生念头。

　　3. 实验室及其他检查

　　(1) 血常规:红细胞数量减少,血红蛋白含量降低,多数为 $40\sim60g/L$;白细胞、血小板计数偏低或正常。

　　(2) 尿液检查:尿比重低而固定;尿蛋白(+)~(++),晚期反而减少,甚至阴性;尿沉渣中可有红细胞、白细胞、颗粒管型及蜡样管型等。尿量减少,多数$<1000ml/d$,晚期可无尿。

　　(3) 肾功能检查:CFR降低,血BUN、血Cr增高,血钾、血钠增高或降低,代谢性酸中毒等。

　　(4) B超或X线平片:双肾缩小。

(三) 护理诊断及合作性问题

　　1. 体液过多　与肾功能损害、水钠潴留、多饮水或补液不当等因素有关。

　　2. 营养失调:低于机体需要量　与限制蛋白质摄入、消化道功能紊乱、贫血等因素有关。

　　3. 活动无耐力　与贫血、酸碱平衡失调等有关。

　　4. 焦虑　与慢性肾衰竭预后不良、接受透析疗法有恐惧感及经济负担过重有关。

　　5. 有感染的危险　与白细胞功能降低、透析等有关。

　　6. 知识缺乏　与缺乏疾病治疗配合及自我护理知识。

　　7. 潜在并发症　出血、心力衰竭。

考点提示: *慢性肾衰竭的护理诊断*

(四) 护理目标

　　1. 能维持水、电解质和酸碱平衡。

　　2. 能坚持饮食原则,营养状况得到改善。

　　3. 能有效保存体力、减低消耗,日常生活所需得到满足。

　　4. 身心不适减轻,情绪稳定。

　　5. 感染的危险因素降低,避免、减少感染发生或及时发现、处理感染先兆。

6. 患者能积极配合治疗,掌握有关自我护理保健知识。

(五) 护理措施

1. 心理护理 由于病程长,治疗费用高,疗效不肯定,大多数患者存在恐惧和悲观失望心理,部分家属不支持透析治疗,使患者症状日益加重,护士应给予同情,向患者和家属解释疾病有关知识,使他们正确对待,积极参与治疗。尽可能分散患者注意力,提高治疗信心。

2. 生活护理

(1) 休息与活动

1) 能起床活动的患者应鼓励其进行适当活动。但应避免劳累和受凉。活动时以不出现心慌、气促、疲乏为宜,一旦有不适应暂停活动,卧床休息。

2) 对贫血严重者应卧床休息。告诉患者起坐、下床时动作均宜缓慢,以免发生头晕。可遵医嘱输注浓缩红细胞,改善组织供氧,提高活动的耐力。有出血倾向者活动时应注意安全,防止皮肤黏膜受损。

3) 有血压显著升高、心力衰竭或头痛、头晕者,应指导患者绝对卧床休息,严密监测患者血压、心律和神志变化,待病情稳定后再下床活动。

4) 对长期卧床患者应指导或帮助其进行适当的床上活动,如屈伸肢体、按摩四肢肌肉等,指导家属定时为患者进行被动的肢体活动,避免发生静脉血栓或肌肉萎缩。

(2) 饮食护理

1) 蛋白质:应尽早采用优质低蛋白饮食。蛋白质入量根据肾小球滤过率(GFR)做适当调整:在GFR10~20ml/min 时,蛋白质 0.6g/(kg·d);在GFR5~10ml/min 时,蛋白质 0.4g/(kg·d);在 GFR<5ml/min 时,蛋白质 0.3g/(kg·d)。蛋白质要求60%以上必须是富含人体必需氨基酸的动物蛋白,尽量少食富含植物蛋白的食物。可部分采用麦淀粉(面粉中提去蛋白质的制品)为主食,以限制植物蛋白摄入。

2) 高热量:高热量饮食可使低蛋白饮食的氮得到充分利用,减少自体蛋白质分解。热量每日约需125.5kJ(30kcal)/(kg·d),糖占总热量的2/3,其余由脂肪供给。消瘦或肥胖者宜酌情加减。

3) 补充多种维生素:食物应富含维生素 C、B 族维生素、叶酸和钙质等。

4) 其他:限制含磷高的食物,每日食磷 400~600mg。饮食宜清淡、易消化,少量多餐。并注意烹调技术,增加患者的食欲。

考点提示:慢性肾衰竭饮食护理

3. 病情观察 严密监测生命体征、意识状态,准确记录 24 小时出入量,每天测量体重,定时测量血、尿常规、肾功能、电解质等,以进一步了解病情变化。

4. 配合治疗

(1) 治疗原发病和纠正加重肾衰竭的可逆因素(如水电解质紊乱、感染、尿路梗阻、心力衰竭等)是防止肾功能进一步恶化,促使肾功能有不同程度恢复的关键。

(2) 补充必需氨基酸及其 α-酮酸混合制剂:低蛋白饮食虽可降低血中含氮的代谢产物,但长时间会发生营养不良;所以补充必要氨基酸及其 α-酮酸混合制剂才能使患者长期维持较好的营养状态。

(3) 对症治疗

1) 高血压:容量依赖型高血压,限水钠、配合利尿及降压药的综合治疗;肾素依赖型高血压,应首选血管紧张素转换酶抑制剂。用药过程中注意药物的副作用。

2) 感染:慢性肾衰竭出现感染时,应积极控制感染,可根据肌酐清除率、药物半衰期来调整药物剂量。避免使用肾毒性药物。

3) 维持体内水、电解质平衡:①水的摄入,应根据量出为入的原则,调整液体的摄入量。尿量在1000ml/d 以上而又无水肿者,可不限制饮水量。水肿严重者每日液体入量应为前 1 天出液量总和加不显性失水 500~600ml。有严重高血压、少尿、水肿、心力衰竭者,应准确记录 24 小时出入量,严格控制饮水量和输液量。②钠、钾平衡,饮食中不宜过严限制钠盐,可给食盐 4~6g/d;有水肿、高血压和少尿时,则应限制钠盐摄入。多尿或使用排钾利尿剂时,可增加含钾量高的食品,或谨慎补充钾盐;尿量每日超过 1000ml,一般无须限钾;少尿或无尿时,首先应去除可引起高钾血症的原因如发热、重度酸中毒、钾摄入过多以及应用保钾利尿剂、含钾药物等。如果血钾>6.5mmol/L,必须立即配合医师紧急处理,防止出现心跳骤停。③纠正酸中毒,轻度酸中毒一般不必特殊处理。二氧化碳结合力在 13.5~20mmol/L 可按医嘱给予碳酸氢钠口服。二氧化碳结合力<13.5mmol/L 时,应静脉滴注碳酸氢钠,并严密观察呼吸频率、节律、深度以及神志变化。在纠正酸中毒过程中同时补钙,防止低钙引起的手足抽搐。若发生手足抽搐,可给予 10%葡萄糖酸钙 10ml 稀释后缓慢静脉滴注。

考点提示:慢性肾衰竭纠正高血钾、低血钙及代谢性酸中毒的方法

4）贫血：重组人红细胞生成素是治疗肾性贫血的特效药，同时应补充造血原料，如铁剂、叶酸等，如果输血做好配型及输血过程的护理。

考点提示：纠正慢性肾衰竭贫血的特效药

5）肾性骨病：骨化三醇提高血钙，对骨软化症疗效甚佳；甲状旁腺次全切除对纤维性骨炎、转移性钙化有效。

（4）透析疗法：做好解释工作，透析疗法可代替失去功能的肾脏排泄各种毒物，减轻症状，维持生命。取的患者及家属的配合，做好透析的护理。

（5）肾移植：对慢性肾衰竭的患者，经保守治疗无效时，应考虑肾移植。

5. 皮肤护理　有水肿的患者，可按水肿皮肤护理要求进行。对尿毒症性皮炎，应保持皮肤清洁，每日以温水擦洗皮肤，涂凡士林润肤露或止痒洗剂，勤换衣裤、床被。避免用手搔抓皮肤。忌用肥皂和刺激性液体如乙醇擦身。帮助患者早、晚刷牙，经常漱口，协助更换体位。做好尿道护理，各种操作严格遵守无菌原则。

（六）护理评价

能否维持水电解质和酸碱平衡；是否坚持合理饮食，营养状况有无改善；患者能否维持日常生活；患者情绪是否稳定；有无发生感染；患者及家属能否熟知有关自我护理保健知识。

（七）健康教育

1. 强调合理饮食对本病的重要性，严格遵守饮食治疗原则，尤其是蛋白质的合理摄入和水钠的限制。

2. 根据病情和活动耐力进行适当的活动，以增强机体抵抗力，避免重体力活动。

3. 定期复查肾功能，血清电解质等，准确记录每日的尿量、血压、体重。

4. 遵医嘱用药，避免使用肾毒性较大的药物。

5. 注意个人卫生，皮肤瘙痒时切勿用力搔抓，以免破损引起感染。注意会阴部的清洁。

6. 注意保暖，避免受凉，以免引起上呼吸道感染。

7. 慢性肾衰竭的患者应注意保护和有计划的使用血管，尽量使用前臂、肘部等大静脉，以备用于血液透析治疗。已行透析治疗的患者，血液透析者应注意保护好静脉瘘管，腹膜透析者保护腹膜透析管道。

考点提示：慢性肾衰竭健康内容

小　结

泌尿系统疾病常见的症状有肾性水肿、肾性高血压、排尿异常和膀胱刺激征四种。慢性肾小球肾炎是一组病情迁延、病变进展缓慢的原发性肾小球病。以水肿、高血压、蛋白尿、血尿及肾功能损害为基本表现。护理诊断有体液过多、营养失调、焦虑，潜在并发症是慢性肾衰竭，主要护理措施是卧床休息、合理膳食、心理疏导、使用激素和免疫抑制剂及防治感染，以延缓肾功能恶化的进程。肾病综合征是多种肾脏疾病引起的以大量蛋白尿、低蛋白血症、高度水肿和高脂血症为特点的一组综合征，易并发感染、血栓及栓塞、急性肾衰竭，主要护理措施是积极配合糖皮质激素治疗、合理饮食、休息等。尿路感染是由细菌直接侵袭尿路引起的非特异性感染，包括肾盂肾炎、膀胱炎和尿道炎。育龄期已婚女性患病率最高，致病菌以大肠杆菌最常见，尿路刺激征是本病的主要临床表现，真性细菌尿是本病诊断的可靠依据，主要的护理措施是卧床休息、多饮水、勤排尿、合理使用抗生素及对症护理等，多饮水、勤排尿是预防本病最有效的方法。慢性肾衰竭是各种慢性肾实质疾病进行性发展恶化的最终结局，病因以慢性肾炎最多见，主要临床表现是肾功能减退，代谢物潴留引起的全身各系统症状，水电解质紊乱及酸碱平衡失调的一组临床综合征，病情危重，死亡率高。要积极防治对肾损害的因素，保护肾功能。目前血液透析、腹膜透析可替代部分肾功能，可减轻症状，维持生命。肾移植是慢性肾衰竭的最佳治疗方法。

目标检测

A₁ 型题

1. 较早反映肾小球滤过功能减退的检查项目是（　　）
   - A. 血尿素氮
   - B. 血肌酐
   - C. 内生肌酐清除率
   - D. 酚红排泄试验
   - E. 尿胆红素

2. 肾性水肿最早出现的部位是（　　）
   - A. 全身
   - B. 上肢
   - C. 下肢
   - D. 足部
   - E. 眼睑和颜面部

3. 肾性水肿肾功能正常者错误的护理措施是（　　）
   - A. 低蛋白饮食
   - B. 限制钠盐摄入
   - C. 保持皮肤清洁
   - D. 静脉输液需控制滴速和总量
   - E. 病室定期消毒

4. 下列哪项措施不能减轻膀胱刺激征（　　）
   - A. 多饮水
   - B. 限制蛋白质摄入
   - C. 严重者卧床休息
   - D. 保持外阴清洁
   - E. 酌情应用解痉剂

5. 对慢性肾炎健康指导错误的是（　　）

A. 防止受凉　　　　　　B. 不宜妊娠
C. 避免过度疲劳　　　　D. 长期低盐饮食
E. 避免应用对肾脏有损害的药物

6. 肾病综合征最常见的并发症是（　　）
   A. 感染　　　　　　　　B. 急性肾衰竭
   C. 高血压　　　　　　　D. 低血容量性休克
   E. 血栓形成

7. 诊断肾病综合征时,不含下列哪项临床表现（　　）
   A. 高脂血症　　　　　　B. 明显水肿
   C. 大量蛋白尿　　　　　D. 高血压
   E. 低白蛋白血症

8. 尿路感染最常见的感染途径是（　　）
   A. 血行感染　　　　　　B. 上行感染
   C. 淋巴道感染　　　　　D. 直接感染
   E. 以上都不是

9. 采集清洁中段尿细菌定量培养标本时,正确的是（　　）
   A. 宜取在膀胱内有 6～8 小时停留的尿液
   B. 宜在停用抗菌药物 48 小时后收集尿液
   C. 留取尿液前用消毒剂清洗外阴部
   D. 尿液留置于清洁容器内
   E. 尿标本如不能立即送检,应加适量防腐剂

10. 尿毒症最早出现的症状是（　　）
    A. 嗜睡、淡漠　　　　　B. 皮肤黏膜出血
    C. 血压升高　　　　　　D. 厌食、恶心、呕吐
    E. 咳嗽、胸痛

11. 护理尿毒症患者错误的措施是（　　）
    A. 高生物效价低蛋白饮食
    B. 每天用朵贝尔液漱口
    C. 加强口腔护理
    D. 用肥皂水擦洗皮肤
    E. 睡前饮水 1～2 次

12. 慢性肾衰竭患者需严格记录出入量是因为患者易（　　）
    A. 脱水　　　　　　　　B. 脱水或水肿
    C. 低钾血症　　　　　　D. 水肿
    E. 低钙血症

13. 尿毒症患者纠正代谢性酸中毒后发生抽搐,主要原因是（　　）
    A. 血浆白蛋白降低　　　B. 血磷升高
    C. 血游离钙降低　　　　D. 血结合钙降低
    E. 血尿素氮升高

14. 尿毒症少尿期患者,忌输库存血,主要是为了防止引起（　　）
    A. 血钾升高　　　　　　B. 输血反应
    C. 出血倾向　　　　　　D. 血钙降低
    E. 血尿素氮升高

A₂ 型题

15. 某女,45 岁,患慢性肾炎 15 年,近日精神萎靡、食欲差,24 小时尿量 80ml,下腹部空虚,无胀痛,评估该患者的排尿型态为（　　）

A. 少尿　　　　　　　　B. 无尿
C. 尿潴留　　　　　　　D. 尿失禁
E. 排尿正常

16. 某女,35 岁,患慢性肾炎 5 年,目前蛋白尿(＋＋＋),重度水肿,少尿,血压正常,血肌酐正常。目前该患者主要的护理问题是（　　）
    A. 营养失调:低于机体需要量
    B. 有感染的危险
    C. 生活自理缺陷
    D. 体液过多
    E. 知识缺乏

17. 某男,30 岁,慢性肾炎 3 年,血压 190/110mmHg,可见肉眼血尿,以下治疗哪项不妥（　　）
    A. 呋塞米利尿　　　　　B. 硝苯地平降压
    C. 限制钠盐　　　　　　D. 卧床休息
    E. 激素治疗

18. 某女,34 岁,慢性肾炎 7 年,护理该患者时护士嘱卧床休息,其主要目的是（　　）
    A. 解除焦虑情绪　　　　B. 增加肾血流量
    C. 减轻心脏负担　　　　D. 减轻尿路刺激症状
    E. 减少蛋白分解代谢

19. 某男,40 岁,慢性肾炎 12 年,近 5 天出现少尿,昼夜仅 300～400ml,血压 190/110mmHg,血钾 6.5mmol/L,该患者可进食下列哪种饮食（　　）
    A. 喝鸡蛋汤　　　　　　B. 喝鲜橘汁
    C. 喝红枣汤　　　　　　D. 喝牛肉汤
    E. 吃香蕉预防便秘

20. 某女,27 岁,慢性肾炎肾病型,经住院治疗后病情缓解,其向护士咨询保健知识时,护士指导不妥的是（　　）
    A. 长期低盐饮食　　　　B. 注意个人卫生
    C. 维持激素治疗　　　　D. 避孕
    E. 感染时使用青霉素类抗生素

21. 患者,男,24 岁,原发性肾病综合征,其水肿的最主要原因是（　　）
    A. 肾小球滤过率降低　　B. 大量白蛋白丢失
    C. 肾小管重吸收增加　　D. 继发性醛固酮增加
    E. 心力衰竭

22. 女性,26 岁,发热伴尿频、尿急、尿痛 2 天,尿液检查:脓细胞 8 个/HP,其结果为（　　）
    A. 镜下血尿　　　　　　B. 镜下脓尿
    C. 乳糜尿　　　　　　　D. 血红蛋白尿
    E. 正常尿液

23. 某女,30 岁,诊断为急性肾盂肾炎,护士对其护理时最重要的措施是（　　）
    A. 卧床休息　　　　　　B. 观察药物不良反应
    C. 鼓励多饮水　　　　　D. 每日留尿送检
    E. 高锰酸钾坐浴

24. 某女,28 岁,诊断为急性肾盂肾炎,治愈出院时给予健康指导,其中错误的是（　　）
    A. 避免劳累　　　　　　B. 低盐饮食

C. 禁止盆浴　　　　　　D. 保持大便通畅

E. 多饮水,勤排尿

25. 某男,54 岁。慢性肾衰竭 3 年,近日出现胸闷、心慌、咳嗽、烦躁不安。查体:端坐位,口唇发绀,颈静脉怒张。心界向两侧扩大,心音减弱,两肺底有细湿啰音。最可能发生的情况是(　　)

A. 尿毒症性肺炎　　　　B. 尿毒症性胸膜炎

C. 尿毒症性心包炎　　　D. 尿毒症性心律失常

E. 尿毒症性心力衰竭

26. 某男,55 岁,疑诊慢性肾衰竭,则患者必有的表现是(　　)

A. 贫血　　　　　　　　B. 高血压

C. 皮肤瘙痒　　　　　　D. 恶心、呕吐

E. 口腔有氨臭味

27. 某女,50 岁,慢性肾衰竭患者,出现肾衰竭贫血的主要原因是(　　)

A. 慢性失血　　　　　　B. 营养不良

C. 红细胞溶血　　　　　D. 红细胞生成素减少

E. 骨髓造血组织减少

28. 某男,53 岁,患尿毒症,在静脉滴注 5% 碳酸氢钠溶液过程中,突发手足抽搐。此时首先应给予(　　)

A. 静脉注射地西泮　　　B. 静脉注射苯妥英钠

C. 肌内注射苯巴比妥　　D. 静脉注射葡萄糖酸钙

E. 口服碳酸钙

29. 某男,44 岁,慢性肾衰竭尿毒症 2 年,近日晨起时恶心、呕吐,护理措施正确的是(　　)

A. 起床前口服止吐剂　　B. 晨起先饮水 100ml

C. 睡前进少量饮食　　　D. 睡前勿进食

E. 睡前饮水 1~2 次

A_3/A_4 型题

(30~31 题共用题干)

　　某女,46 岁,多年前反复上呼吸道感染,近日出现恶心、呕吐、少尿、颜面部水肿、血压 180/105mmHg,尿蛋白(+++),尿红细胞(+)。

30. 该患者可能的医疗诊断是(　　)

A. 高血压　　　　　　　B. 慢性肾小球肾炎

C. 急性肾盂肾炎　　　　D. 慢性肾盂肾炎

E. 急性肾小球肾炎

31. 该患者发病可能的原因是(　　)

A. 病毒感染　　　　　　B. 大肠杆菌感染

C. 高血压　　　　　　　D. 摄入水过多

E. 免疫介导炎症反应

(32~35 题共用题干)

　　某女,28 岁,突发寒战、高热,伴尿频、尿急、尿痛,右肾区叩击痛 1 天。尿常规检查:白细胞(+++),红细胞(++)。

32. 最可能的医疗诊断是(　　)

A. 急性肾小球肾炎　　　B. 慢性肾小球肾炎

C. 急性肾盂肾炎　　　　D. 急进性肾炎

E. 肾病综合征

33. 导致本病最常见的致病菌是(　　)

A. 幽门螺杆菌　　　　　B. 大肠杆菌

C. 肺炎球菌　　　　　　D. 痢疾杆菌

E. 结核杆菌

34. 鼓励患者多饮水的主要目的是(　　)

A. 降低体温　　　　　　B. 缓解尿频

C. 营养需要　　　　　　D. 冲洗尿路

E. 治疗腰痛

35. 预防本病最有效的方法是(　　)

A. 多饮水、勤排尿　　　B. 长期锻炼

C. 加强营养　　　　　　D. 常服抗生素

E. 戒烟酒

(36~38 题共用题干)

　　某女,50 岁,慢性肾衰竭患者,现出现尿毒症症状。

36. 在我国引起慢性肾衰竭最常见的病因是(　　)

A. 慢性肾盂肾炎　　　　B. 慢性肾小球肾炎

C. 肾病综合征　　　　　D. 糖尿病肾病

E. 输尿管结石

37. 尿毒症患者最佳治疗方法是(　　)

A. 血液透析　　　　　　B. 腹膜透析

C. 肾移植　　　　　　　D. 纠正贫血

E. 纠正电解质紊乱

38. 护理慢性肾衰竭最重要的措施是(　　)

A. 每日测血压 2 次　　　B. 每日测体重 1 次

C. 每日测体温 1 次　　　D. 每日记出入液量

E. 每日尿液检查 1 次

(牛秀梅)

第6章 血液及造血系统疾病患者的护理

第1节 概 述

血液及造血系统疾病系指原发或主要累及血液和造血器官的疾病,简称血液病。血液病的种类较多,其共同特点表现为乏力、皮肤黏膜苍白、感染和出血倾向等,还可出现骨髓、脾、淋巴结等造血器官的结构及功能异常。随着基础医学的飞速发展,近年来血液病的治疗、研究、护理方面有了很大的进展。例如,染色体及基因的研究、造血干细胞移植、联合化学治疗、免疫治疗、血液分离、造血因子的临床应用等,尤其是目前开展的造血干细胞移植有可能根治某些恶性血液系统疾病。同时血液病的专科护理也得到进一步发展,包括各种支持疗法、预防感染、防治出血等,使一些危重患者能够渡过危险期,能够提高疾病的缓解率、延长患者生存期及改善患者生活质量。

一、血液系统的解剖结构和生理功能

血液系统由血液及造血器官组成。血液由血细胞及血浆组成。造血器官包括骨髓、脾、胸腺和淋巴结。

(一)血细胞的生成及造血器官

骨髓是人体最主要的造血器官。正常情况下骨髓不断地释放出成熟血细胞来补充血液中衰老死亡的血细胞,保持动态平衡。造血干细胞是各种血细胞的起始细胞,具有不断自我更新与多向分化增殖的能力,分化为红细胞系列、粒细胞系列、巨核细胞系列,经过原始阶段、幼稚阶段、成熟阶段,发育成为成熟的血细胞,释放入血。造血干细胞最早起源于胚胎期第3周初卵黄囊中的血岛,胚胎成形后造血干细胞随血流移居肝和脾,最后种植于红骨髓内,所以胚胎早期,肝、脾为机体主要造血器官。胚胎后期至出生后,肝、脾造血功能迅速停止,红骨髓成为主要造血器官。随着年龄的增长,除四肢长骨的骨骺端及躯干骨,其余骨髓腔内的红骨髓逐渐为黄骨髓所取代。当机体需要时,如慢性溶血,在骨髓造血不能完全代偿时,已经停止造血的肝脾可恢复部分造血功能,称为髓外造血。淋巴细胞在淋巴器官和淋巴组织增殖,可成为具有免疫活性的淋巴细胞和浆细胞。

(二)血液组成及血细胞的生理功能

1. 血液组成 血液由血细胞及血浆组成。血细胞包括有红细胞、白细胞和血小板3种。

2. 血细胞的生理功能

(1)红细胞:主要成分为血红蛋白,其功能是运输氧和二氧化碳。

(2)白细胞:白细胞种类多,形态与功能各异。白细胞具有变形、游走、趋化与吞噬等生理特性,是机体防御系统的重要组成部分。

(3)血小板:主要参与机体的止血与凝血过程。

血浆成分复杂,含有多种蛋白质、凝血与抗凝血因子、补体、抗体、酶、电解质、各种激素及营养物质等。

二、血液病的分类

1. 红细胞疾病 贫血,红细胞增多症等。

2. 白细胞疾病

(1)粒细胞疾病:如白细胞减少症,粒细胞缺乏症,急慢性粒细胞白血病,类白血病反应等。

(2)单核细胞和巨噬细胞疾病:如组织细胞增多症,恶性组织细胞病,单核细胞增多症等。

(3)淋巴细胞和浆细胞疾病:如各类淋巴瘤,急慢性淋巴细胞白血病,多发性骨髓瘤,浆细胞病等。

3. 出血性及血栓性疾病

(1)血管性疾病:如过敏性紫癜。

(2)血小板数量及功能异常:如血小板减少症,血小板增多症,血小板无力症等。

(3)凝血功能障碍:如血友病,弥散性血管内凝血(difused intravascular coagulation,DIC)及肝素使用过量等。

4. 造血干细胞疾病 如再生障碍性贫血、阵发性睡眠性血红蛋白尿等。

5. 脾功能亢进。

第2节 血液及造血系统疾病常见 症状与体征的护理

血液系统疾病常见症状与体征有贫血、出血和继

发感染;常见体征有肝、脾、淋巴结肿大,胸骨压痛。

案例 6-1

　　患者,女性,32 岁。主因乏力、头晕 1 月余就诊。血常规:红细胞 $2.6 \times 10^{12} g/L$、血红蛋白 70g/L、白细胞 $10 \times 10^{9} g/L$,其中中性粒细胞 0.70,嗜酸粒细胞 0.04,淋巴细胞 0.26。

　　问题:1. 考虑该患者可能患哪一类疾病?
　　　　　2. 你的依据是什么?

一、贫血的护理

(一) 概述

　　1. 概念　贫血是指外周血液中单位容积内血红蛋白浓度(Hb)、红细胞计数(RBC)和(或)血细胞比容(HCT)低于同年龄、同性别、同地区的正常标准。其中以血红蛋白浓度降低最为重要。红细胞计数不一定能准确反映贫血的存在及贫血的程度。国内诊断贫血的血红蛋白标准:成年男性 Hb 低于 120g/L,成年女性(非妊娠)Hb 低于 110g/L,孕妇 Hb 低于 100g/L 就可诊断为贫血。贫血不是一种独立的疾病,各系统疾病均可引起贫血。

考点提示:贫血的定义、诊断标准

　　2. 贫血分类
　　(1) 按病因及发病机制分为:红细胞生成减少、红细胞破坏过多和红细胞丢失过多。
　　(2) 按血红蛋白浓度分为:轻度贫血(90～120g/L)、中度贫血(60～90g/L)、重度贫血(30～60g/L)、极重度贫血(<30g/L)。

考点提示:贫血的程度

　　(3) 按红细胞形态分为三类(表 6-1)。

表 6-1　贫血的细胞学分类

类型	MCV (fl)	MCH (pg)	MCHC (%)	临床类型
大细胞性贫血	>100	>31	32～35	巨幼细胞性贫血
正细胞性贫血	80～100	27～31	32～35	再生障碍性贫血、急性失血性贫血、溶血性贫血
小细胞低色素性贫血	<80	<27	<32	缺铁性贫血、铁粒幼细胞性贫血、珠蛋白生成障碍性贫血

　　注:MCV(红细胞平均体积),MCH(红细胞平均血红蛋白含量),MCHC(红细胞平均血红蛋白浓度)。

　　3. 常见病因
　　(1) 红细胞生成减少:如缺铁性贫血、巨幼红细胞贫血、再生障碍性贫血等。
　　(2) 红细胞破坏增多:如遗传性球形红细胞增多症、自身免疫性溶血性贫血及脾功能亢进症等。
　　(3) 红细胞丢失过多:如消化性溃疡、月经过多、痔出血等。

考点提示:贫血的常见病因

　　4. 治疗原则　积极寻找和去除病因是治疗贫血的首要原则。对症和支持治疗是纠正贫血的有效治疗措施。必要时可选用免疫抑制剂和脾切除。

(二) 护理评估

　　1. 健康史、致病因素　询问患者有无引起贫血的常见疾病存在,饮食习惯、了解有无化学毒物、放射线物质以及特殊药物接触史。
　　2. 身心状况
　　(1) 症状、体征评估
　　1) 一般表现:乏力是贫血最早、最常见的症状。皮肤黏膜苍白是贫血的主要体征,早期以甲床、睑结膜、口唇及舌部位较明显。
　　2) 神经系统症状:脑组织对缺氧最敏感,患者常出现头晕、耳鸣、头痛、失眠、多梦、记忆力减退及注意力不集中等症状。
　　3) 循环系统症状:表现为心慌、心悸;严重或长期贫血者可出现心绞痛、心力衰竭,心尖部可闻及收缩期吹风样杂音等。
　　4) 呼吸系统症状:中度以上贫血的患者可出现呼吸加快及不同程度的呼吸困难。
　　5) 消化系统症状:常有食欲减退、恶心、呕吐、腹泻、便秘等表现。
　　6) 泌尿生殖系统症状:可出现多尿、蛋白尿、夜尿增多等。女性可有月经失调或闭经,男性可出现性功能减退。

考点提示:贫血共有的主要症状与体征

　　(2) 心理-社会状况:贫血引起的活动无耐力、记忆力差、工作能力下降使患者常感焦虑不安、烦躁、易怒等;有些疾病如再生障碍性贫血等由于治疗难度大、耗费多,家庭经济拮据等给患者及家属常带来沉重的心理负担。
　　3. 实验室及其他检查　血常规检查,红细胞和血红蛋白减少;血涂片染色可对贫血的性质和类型提供诊断线索;网织红细胞计数可了解骨髓造血功能和判断贫血的疗效;任何不明原因的贫血都应作骨髓穿刺检查,必要时作骨髓活检。

(三) 护理诊断及合作性问题

　　1. 活动无耐力　与贫血致全身组织缺氧有关。

2. 营养失调:低于机体需要量 与胃肠道缺血缺氧致消化吸收障碍有关。

3. 有感染的危险 与贫血致机体抵抗力下降有关。

考点提示:贫血的护理诊断

(四)护理目标

(1)患者缺氧症状减轻或消失,活动耐力增强。

(2)患者营养改善,体重增加。

(3)患者无感染等并发症发生。

(五)护理措施

1. 心理护理 向患者解释有关贫血疾病知识及用药注意事项,告诉患者应加强营养。当有不适感时及时就诊,找出病因积极治疗。

2. 生活护理

(1)休息与活动:适当休息减少氧的消耗。轻度贫血者,应注意休息,避免过度劳累;中度贫血者,需增加卧床休息时间;重度贫血者,应绝对卧床休息,采取舒适体位(如半坐卧位)。严重贫血患者给予氧气吸入,以改善组织缺氧症状。协助做好生活护理,防止晕倒摔伤。

(2)饮食护理:贫血患者应给予高蛋白、高热量、丰富维生素及易消化食物。有造血原料缺乏者应作相应补充,以保证全面营养。

3. 病情观察 对急性以及重症患者要密切观察心率、脉搏、血压、呼吸及末梢循环情况。严重贫血者进行输血过程中应注意加强监测,及时发现和处理输血反应。

4. 配合治疗

(1)病因治疗:积极寻找病因并去除病因,如慢性失血根治了出血,才能真正纠正贫血。

(2)用药护理:遵医嘱合理使用抗贫血药物,并注意观察药物疗效和不良反应。

(3)支持治疗:对需输血的患者,应积极做好配血、输血以及输血过程中的观察,注意有无输血反应并及时处理。

(4)预防感染:应保持贫血患者皮肤、口腔、会阴部清洁,必要时遵医嘱使用抗生素。

考点提示:贫血的护理措施

(六)护理评价

患者贫血症状是否改善,活动耐力有无增强;营养状况是否改善。

(七)健康教育

向患者讲解各类贫血的相关知识,指导患者充分休息,合理安排饮食,注意药物治疗的注意事项和自我护理的方法,使患者认识到病因防治的重要性。

二、出血倾向的护理

> **案例 6-2**
>
> 1. 李女士,40岁。确诊慢性再障2年,近2周乏力,牙龈出血加重,伴发热、咳嗽、食欲下降。
>
> 2. 沈女士,26岁。1年来反复发生两下肢瘀斑,月经量增多,初步诊断:慢性特发性血小板减少性紫癜。
>
> **问题:**学习后继续列举生活中出血倾向的病例。

(一)概述

1. 概念 出血倾向是指由于止血和(或)凝血功能障碍,引起自发性出血或轻微损伤而出血不止。

2. 病因

(1)血小板数量和(或)质量异常:如特发性血小板减少性紫癜、血小板无力症、再生障碍性贫血等。

(2)血管壁异常:如过敏性紫癜、遗传性出血性毛细血管扩张症等。

(3)凝血功能障碍:如血友病、严重肝病、弥散性血管内凝血等。

3. 临床特征 呈急性、慢性出血,出血部位可表现为皮肤、黏膜出血,或仅表现女性月经过多;可有关节腔、内脏出血;严重者可发生颅内出血而危及生命。

(二)护理评估

1. 健康史、致病因素 询问出血发生的年龄、时间、部位、范围及有无原因或诱因;有无局部受压、擦伤、跌伤、抓伤、刀割伤等。近亲家族成员有否类似疾病。有无肝病、肾病、消化系统疾病等。

2. 身心状况

(1)症状评估

1)出血部位:皮肤黏膜瘀点及瘀斑,多见于血管性疾病及血小板异常;关节腔出血、内脏出血,多见于凝血机制异常。颅内出血最严重,可危及生命。多部位出血是血液病出血的特点。

2)伴随症状:如伴有口腔黏膜血疱,提示血小板明显减少,是严重出血的征兆;伴有呕血及黑粪者,提示消化道出血;如突然出现视物模糊、喷射样呕吐、颈项强直,甚至昏迷,提示颅内出血;伴贫血、肝脾淋巴结肿大及骨骼疼痛者,提示恶性血液系统疾病;伴头昏、心悸、心动过速、血压下降者则提示失血性休克。

(2)护理体检:评估出血是否停止或继续。患者生命体征有无改变,如有无脉搏细速、血压下降等;有无意识改变;有无皮肤黏膜出血及温湿度改变;鼻腔黏膜、牙龈等有无出血；关节有无肿胀、畸形等。

（3）心理-社会状况：反复出血，尤其是大出血，患者可出现焦虑及恐惧等心理。慢性出血患者因不易根治，易产生抑郁、悲观等心理。

3. 实验室及其他检查　出血时间测定（BT）、凝血时间测定（CT）、血小板计数及束臂试验等有助于病因诊断。血小板计数是出血性疾病首选的筛查项目之一。

（三）护理诊断及合作性问题

1. 有损伤的危险　出血与血管壁异常、血小板减少、凝血因子缺乏有关。

2. 恐惧　与反复出血尤其是大出血有关。

3. 潜在并发症　颅内出血。

（四）护理目标

（1）患者不发生出血或出血能被及时发现，并得到及时处理。

（2）患者自觉恐惧程度减轻或消失。

（3）患者无并发症出现。

（五）护理措施

1. 心理护理　了解患者的需求与焦虑的原因，给予必要的解释与疏导。当患者出血突然加重时，护士应沉着冷静，迅速报告医师并配合做好止血、救治工作。及时处理玷污血渍的衣物、床单及地板等，避免不良刺激，消除患者紧张、恐惧情绪，使其保持安静以利于止血。

2. 生活护理

（1）休息与活动：合理安排休息与活动。若皮肤黏膜轻微出血者，原则上无需严格限制；若血小板计数低于 $50\times10^9/L$，应减少活动，增加患者卧床休息的时间；严重出血或血小板计数低于 $20\times10^9/L$ 者，患者必须绝对卧床休息。协助患者做好各种生活护理。

（2）饮食护理：给予高蛋白、高维生素、易消化的软食或半流质，禁食过硬或粗糙的食物。保持大便通畅，避免排便用力使腹压骤增而诱发内脏出血，甚至颅内出血。便秘者可使用开塞露或缓泻剂促进排便。避免灌肠等操作，以防刺破肠黏膜而引起出血。

3. 病情观察　密切观察病情变化，若发现颅内出血征兆时立即报告医师，配合医师处理。安置患者平卧，头偏向一侧；头部置冰袋或戴冰帽，给予高流量吸氧；迅速建立静脉通路，遵医嘱给予脱水剂、止血药或浓缩血小板；观察并记录意识状态、瞳孔变化、生命体征及尿量等改变。

4. 配合治疗

（1）用药护理：遵医嘱给予糖皮质激素、免疫抑制药、止血药、凝血因子等，密切观察其疗效与不良反应，发现异常情况及时报告医师。

（2）输血或成分输血的护理：出血明显时，依据患者出血原因的不同，遵医嘱输入相应血液制品。注意要仔细核对，观察有无输血反应、过敏反应等。

（3）出血部位护理

1）皮肤出血的护理：保持床单平整，被褥、内衣柔软，避免皮肤摩擦及肢体受压。勤剪指甲，以免抓伤皮肤；避免人为创伤，如肌内注射、各种穿刺等；如必须注射时，应快速、准确，拔针后局部加压时间适当延长，并观察局部有无渗血情况。

2）鼻出血的护理：保持室内湿度 $50\%\sim60\%$，以防鼻黏膜干燥诱发出血；鼻腔干燥时，可用少许液状石蜡或抗生素软膏轻轻涂擦；指导患者勿挖鼻孔和用力擤鼻。少量出血时，可用明胶海绵或 1：1000 肾上腺素棉球填塞；出血严重时，尤其是后鼻腔出血可用凡士林油纱条，做后鼻孔填塞术，术后定时用无菌液状石蜡油滴入，保持鼻腔黏膜湿润，3 日后可轻轻取出油纱条。

3）口腔、牙龈出血的护理：指导患者用棉签蘸漱口液擦洗牙齿，忌用牙签剔牙、勿用牙刷刷牙；牙龈渗血时，可用肾上腺素棉片或明胶海绵贴敷止血，及时用生理盐水或 1％ 过氧化氢溶液清除口腔内陈旧血块，以避免口腔异味而影响患者的食欲和心情；鼓励患者进餐前后、睡前用生理盐水等漱口，保持口腔清洁，预防感染。

4）关节腔或深部组织出血的护理：一旦出血，立即停止活动，卧床休息，抬高患肢，置于功能位，给予冰袋局部冷敷或采取绷带压迫止血等，并注意评估出血量；当出血停止后，可给予热敷，以促进淤血吸收。

5）眼底及颅内出血的护理：眼底出血时应减少活动，尽量让患者卧床休息，嘱其勿揉擦眼睛；若患者突然视力模糊、头痛、呼吸急促、喷射性呕吐，甚至昏迷，提示颅内出血的可能，应及时报告医师，积极配合治疗。

考点提示：出血倾向的护理措施

（六）护理评价

患者出血是否停止；恐惧是否减轻或消失，情绪是否稳定。

（七）健康教育

向患者和家属介绍有关疾病的病因、诱因、常见出血部位和症状、如何止血等；平时避免参加剧烈运动，避免进食粗糙及刺激性食物；遵医嘱服用止血药并注意药物的不良反应。

三、发热和继发感染的护理

（一）概述

1. 概念　继发感染指血液病患者由于白细胞数量减少和（或）质量异常，加之贫血、化疗等因素造成营养不良，使患者机体抵抗力下降，易受病原微生物侵袭而发生的症状。感染是血液病患者最常见的死亡原因之一。

2. 病因及发病机制　常见疾病有白血病、再生障碍性贫血及淋巴瘤等。主要原因是由于白细胞数量减少和（或）质量异常、免疫抑制剂的应用以及贫血或营养不良等导致机体抵抗力下降，继发感染，而且感染不易控制；此外肿瘤细胞所产生的内源性致热因子也是导致血液病患者持续发热的原因。

（二）护理评估

1. 健康史、致病因素　了解患者有无粒细胞缺乏症、白血病、再生障碍性贫血等疾病；有无受凉、感染性疾病接触史（如呼吸道感染或其他传染病）、皮肤黏膜破损及组织受伤等诱发因素。

2. 身心状况

（1）症状评估：发热是感染最常见的症状。感染可发生在多个部位，其中以口腔、牙龈、咽峡最常见，其次是肺部感染、皮肤或皮下软组织化脓性感染、肛周炎及肛周脓肿等，泌尿系感染以女性居多，严重者可发生败血症。

（2）护理体检：检查患者的生命体征有无改变；口腔有无溃疡；咽、扁桃体有无充血、肿大；皮肤有无红肿；检查痰液的性质、肺部有无啰音；腹部有无压痛等。

（3）心理-社会状况：反复感染及治疗效果不佳，常使患者产生焦虑和忧郁的心理，对治疗失去信心。

3. 实验室及其他检查　化验血常规、尿常规及X线检查有无异常；感染处细菌涂片或培养加药敏试验结果如何。监测白细胞计数及分类为观察病情和指导护理提供重要依据。

（三）护理诊断及合作性问题

1. 有感染的危险　与正常粒细胞减少、免疫功能下降有关。

2. 体温过高　与继发感染有关。

（四）护理目标

1. 患者未发生感染或感染能被及时发现和控制。

2. 患者体温下降至正常范围，并保持稳定。

（五）护理措施

1. 心理护理　向患者及亲属解释发生感染的危险因素、易感部位及预防措施，鼓励和督促患者积极预防感染。对有反复感染的患者，应更加关心和安慰患者，消除或减轻患者焦虑不安的情绪。

2. 生活护理

（1）休息与环境：卧床休息，协助患者采取舒适的体位，以减少机体的消耗，必要时可吸氧。患者高烧时，应卧床休息，保持皮肤、床单清洁干燥，及时更换衣物，以防着凉。保持病室清洁、空气新鲜，温度和湿度适宜，每周用紫外线进行室内消毒 2 次，用消毒液擦拭家具、地板，限制探视，防止交叉感染；如患者白细胞 $<1.0\times10^9$/L，中性粒细胞 $<0.5\times10^9$/L 时，应实施保护性隔离。

（2）饮食护理：鼓励患者进食高热量、高蛋白、富含维生素及易消化的食物；加强营养，增强机体抵抗力。鼓励患者多饮水，每天至少 2000ml 以上。注意饮食卫生，忌食生冷及不洁食物。

3. 病情观察　观察患者有无口咽部、肺部、尿道、肛周感染等征象，严密观察生命体征；定期化验血、尿常规，了解白细胞总数及分类情况，尿常规有无改变等。一旦发现异常，及时告知医师并配合治疗。

4. 配合治疗

（1）高热护理：高热患者给予物理降温，有出血倾向者禁用乙醇擦浴，以防血管扩张诱发出血。慎用解热镇痛药，因其可影响血小板数量及功能，诱发出血。

（2）用药护理：遵医嘱准确使用抗生素，抗生素需现用现配，以保证药物的有效浓度和疗效。对长期使用抗生素的患者，应注意观察有无口腔黏膜溃疡等双重感染的征象。必要时可遵医嘱应用药物降温，密切观察药物疗效和不良反应。

（3）各部位感染的护理

1）鼻腔护理：忌用手指挖鼻腔，鼻腔干燥时可用抗生素软膏涂抹鼻腔黏膜。

2）口腔护理：餐前及餐后、睡前及晨起时，可用生理盐水、3%碳酸氢钠、1%过氧化氢或3%复方硼酸溶液交替漱口，口腔黏膜溃疡于漱口后可涂碘甘油、冰硼散或锡类散；真菌感染时，可用2.5%制霉菌素液含漱或涂克霉唑甘油。

3）皮肤护理：患者宜选透气的棉质内衣，勤洗澡勤换内衣。高热患者应及时更换汗湿的衣裤及被褥，保持皮肤清洁。长期卧床者，每日用温水擦浴，经常按摩受压部位，协助其翻身预防压疮。勤剪指甲以防抓伤皮肤。

4）肛周皮肤及会阴部护理：睡前及便后应洗净肛周皮肤，用1：5000高锰酸钾溶液坐浴，每次15分钟以上，以防局部感染；女患者每日清洗会阴2次，经期注意增加清洗次数。

考点提示：继发感染的护理措施

（六）护理评价

患者体温是否下降或已恢复正常并保持稳定。患者各部位的感染能被及时发现并处理。

（七）健康教育

向患者及家属介绍血液病患者易发生感染的原因，指导预防感染的方法：教会患者自测体温、脉搏的方法，介绍体温正常、异常值及其意义；指导患者判断继发感染的表现，发现异常及时告知医护人员；了解限制陪护、探视的目的，避免到人多拥挤、空气流通较差的地方；注意加强个人卫生；积极配合治疗原发疾病。

第3节　缺铁性贫血患者的护理

案例6-3

患者，女性，43岁。平时月经过多。主因乏力、头晕1年，加重2周就诊，伴有活动后心慌、气短、记忆力减退。

问题：1. 还需要评估哪些内容？
2. 请列出护理措施。

（一）概述

1. 概念　缺铁性贫血是由于体内储存铁缺乏，使血红蛋白合成减少，导致红细胞生成受阻所引起的一种小细胞低色素性贫血。本病是我国最常见的一种贫血类型。生长发育期的儿童和育龄期妇女发病率较高。

2. 铁的代谢

（1）铁的分布：正常成人体内含铁量男性50～55mg/kg，女性35～40mg/kg，其中65%的铁存在于血红蛋白中，30%以铁蛋白和含铁血黄素的形式储存于肝、脾以及骨髓等器官的单核-吞噬细胞系统内，称为储存铁。其余为组织铁，存在于肌红蛋白、转铁蛋白及含铁类酶中。

（2）铁的来源：主要来自体内衰老红细胞破坏后释放的铁，食物中的铁也是重要来源。食物中的铁以Fe^{3+}为主，在胃酸及还原剂（如维生素C）的作用下还原成Fe^{2+}才能吸收。

（3）铁的吸收：主要吸收部位在十二指肠及空肠上段。肠黏膜吸收铁的量与体内储存铁量保持动态平衡，当体内铁储备量丰富时，铁的吸收就减少，反之则增多。

（4）铁的储存和排泄：铁储存于网状内皮系统（肝、脾、骨髓）内，以铁蛋白和含铁血黄素形式存在。正常人每日排铁量甚微，主要通过粪便排泄；育龄期妇女因月经、妊娠及哺乳而使铁的丢失增多。

3. 病因及发病机制　常见的病因有：①铁的需要量增加而摄入不足，多见于婴幼儿、青少年、妊娠和哺乳期妇女，是妇女、儿童缺铁性贫血的主要原因。②铁吸收不良，与胃酸缺乏、胃-空肠吻合术、小肠黏膜病变及肠道功能紊乱等因素有关。③铁丢失过多，慢性失血是成人缺铁性贫血最常见病因，如消化性溃疡、肠道肿瘤、痔出血、月经过多等。

考点提示：缺铁性贫血常见病因

4. 治疗要点　纠正贫血、防止复发的关键环节在于病因治疗。包括积极治疗原发病，改变不合理的饮食结构与方式，预防性增加含铁丰富的食物。纠正缺铁性贫血的有效措施是铁剂治疗，首选口服铁剂，常用药物有硫酸亚铁及富马酸亚铁等。

链接

你知道什么情况用注射铁剂治疗吗？

①对于口服铁剂后，胃肠道反应严重而无法耐受者。②消化道疾病导致铁吸收障碍者。③病情要求迅速纠正贫血（如妊娠后期，急性大出血）者。右旋糖酐铁是最常用的注射铁剂。

（二）护理评估

1. 健康史、致病因素　了解患者有无慢性失血、慢性胃肠道疾病和胃肠手术病史；有无铁的需要量增加而摄入不足的情况，幼儿及儿童患者有无偏食或挑食等不良饮食习惯。

2. 身心状况

（1）症状评估

1）一般贫血共有的表现：如乏力、头晕、耳鸣、记忆力减退、活动后心慌气短等。

2）组织缺铁的表现：①皮肤干燥、毛发脱落干枯、无光泽、指（趾）甲扁平、脆薄易裂、反甲（匙状甲）。②黏膜组织改变，口角炎、舌炎及舌乳头萎缩，胃酸缺乏、吞咽困难。③神经、精神系统表现，儿童较为明显，如头痛、兴奋烦躁，易激惹，注意力不易集中等。少数患者可有异食癖，如喜吃生米、石子、泥土等表现。

3）原发病的表现：如消化性溃疡、慢性胃炎、钩虫病、肠道肿瘤及功能性子宫出血等疾病的临床表现。

考点提示：缺铁性贫血临床特点

（2）护理体检：有无皮肤、黏膜苍白，皮肤干燥无光泽、毛发干枯易断裂脱落、指甲扁平不光整等;有无黏膜损害如口角炎、舌炎等。

(3) 心理-社会状况:长期轻度贫血患者,大多对疾病没有足够的重视,部分患者因记忆力减退,工作效率差,有自卑感。一旦贫血加重,症状明显时,患者常有焦虑、烦燥。某些因宗教信仰而素食者,过分忌食肉类、营养知识缺乏或家庭经济情况过分拮据等,均可导致食物铁供给减少,成为促进缺铁性贫血发生的社会因素。

3. 实验室及其他检查

(1) 血常规:红细胞、血红蛋白减少,血红蛋白减少更为明显;MCV、MCH 降低。血涂片中可见成熟红细胞体积小,形态大小不一,中心淡染区扩大。白细胞计数和血小板计数多正常。

考点提示:缺铁性贫血血常规和血涂片的特点

(2) 铁代谢:血清铁降低,血清总铁结合力增高;血清铁蛋白(SF)测定可反映体内储存铁的多少,低于 $12\mu g/L$,可作为缺铁的重要依据;但易受炎症等多种因素的影响。

(3) 骨髓象:红细胞系增生活跃,细胞质发育迟于细胞核(老核幼浆)。骨髓涂片铁染色检查表现为骨髓含铁黄素(细胞外铁)消失,铁粒幼红细胞(细胞内铁)减少。骨髓铁染色反映贮存铁的多少,它可以作为诊断缺铁性贫血的依据。

(三) 护理诊断及合作性问题

1. 活动无耐力 与贫血引起全身组织缺氧有关。

2. 营养失调:低于机体需要量 与铁丢失过多、摄入不足、需要量增加等有关。

3. 焦虑 与贫血导致学习、生活能力下降有关。

4. 有感染的危险 与贫血引起机体抵抗力下降有关。

5. 知识缺乏 缺乏有关缺铁原因和防治方面的知识。

考点提示:缺铁性贫血的护理诊断

(四) 护理目标

1. 患者活动耐力改善。

2. 患者接受合理的饮食计划,营养状态得到改善。

3. 患者情绪稳定,配合治疗。

4. 患者抵抗力增加,无感染发生。

5. 患者能说出有关缺铁性贫血的防治知识。

(五) 护理措施

1. 心理护理 应帮助患者及家属掌握本病的相关知识,向患者耐心解释缺铁性贫血是可以治愈的,且治愈后对身体无不良影响,以解除患者的心理压力。

2. 生活护理

(1) 休息与活动:见第 2 节"贫血"内容。

(2) 饮食护理:指导患者均衡饮食,避免偏食和挑食。鼓励患者多吃含铁丰富、高蛋白、高维生素食品是预防和辅助治疗缺铁性贫血的重要措施,如瘦肉、动物血、肝、肾、蛋黄、豆类、海带、香菇及木耳等。合理饮食和饮食搭配,可增加铁的吸收。

3. 病情观察 观察患者皮肤和黏膜颜色以及自觉症状如乏力、心悸、气促、头晕等有无改善,定期监测血象、网织红细胞、血清铁蛋白等指标,观察治疗效果。

4. 配合治疗

(1) 口服铁剂护理

1) 口服铁剂可出现恶心、呕吐、胃部不适等胃肠道不良反应,故应嘱患者在餐后或餐中服用。口服液体铁剂时要用吸管,避免牙染黑。

2) 为促进铁的吸收,可服用维生素 C、乳酸或稀盐酸等酸性药物。茶、牛奶、碱性药物如氢氧化铝等均影响铁的吸收,应避免与铁剂同服。

3) 服铁剂期间,粪便颜色会变黑;因为铁与肠内硫化氢生成硫化亚铁所致,应做好患者的解释工作。

4) 铁剂治疗有效者,常于用药 1 周后网织红细胞开始增加,2 周后血红蛋白开始上升,约 2 个月血红蛋白恢复正常。为补足储存铁,在血红蛋白恢复正常后,仍需继续服用铁剂 3~6 个月。

考点提示:口服铁剂的护理

(2) 注射铁剂护理:注射铁剂可引起过敏反应、局部肿痛并有硬结形成和皮肤发黑。过敏反应表现为面色潮红、肌肉关节痛及荨麻疹,严重者可出现过敏性休克。用药时应注意以下内容:

1) 首次用药,抽取 0.5ml 右旋糖酐铁,进行深部肌内注射,同时备肾上腺素,做好急救准备。若 1 小时后无过敏反应,即可按医嘱给予常规剂量治疗。

2) 避免局部疼痛和硬结形成,应采取深部肌内注射,并经常更换注射部位。

3) 为避免药液溢出引起皮肤发黑,避免在皮肤暴露部位注射,抽取药液后更换一新空针头注射,可采用"Z"形注射法。

(六) 护理评价

患者营养状况是否改善;活动耐力是否增加;黏膜损害是否得到修复;能否描述引起缺铁的原因和预防措施。

（七）健康教育

1. 疾病知识指导　介绍缺铁性贫血的相关知识，提高患者和家属对疾病的认识，从而积极配合治疗；积极防治原发病，如消化性溃疡、钩虫病及月经过多等慢性失血性疾病。

2. 饮食指导　提倡均衡饮食，保证足够的热量、蛋白质、维生素及相关营养素的摄入。指导患者选择含铁丰富的食物，改变不良的饮食习惯，做到不偏食，不挑食。生长发育期的青少年、月经期、妊娠期与哺乳期的女性，应增加含铁食物的补充，必要时预防性补充铁剂。

第4节　再生障碍性贫血患者的护理

案例 6-4

患者，女性，21岁。面色苍白，自觉乏力、头晕、心悸、活动后气短等。血常规：血红蛋白 40g/L，白细胞计数 $2.0×10^9/L$，血小板计数 $20×10^9/L$。骨髓象检查：骨髓增生明显低下。该患者医疗诊断为再生障碍性贫血。

问题：1. 请列出护理诊断。

2. 讨论护理要点。

（一）概述

1. 概念　再生障碍性贫血（aplastic anemia，AA），简称再障，是多种病因引起的骨髓造血干细胞衰竭及造血微环境的损伤，导致以全血细胞减少为特征的一种综合征。临床上以进行性贫血、出血和感染为特征。在我国再障发病率为 7.4/10 万人口，可发生于各年龄段，以青壮年居多，老年人发病率有增高趋势，男性略高于女性。

考点提示：再生障碍性贫血概念

2. 病因及发病机制　病因不完全明确，常见病因有：药物及化学因素（如氯霉素、磺胺类药物、抗肿瘤化疗药物、苯等）为再障最常见的致病因素；与病毒感染（如肝炎病毒、微小病毒等）、物理因素（X 射线、放射性核素等）及遗传因素等有关。再障发病机制尚未完全阐明，包括造血干细胞的缺陷（"种子"学说）、造血微环境异常（"土壤"学说）及免疫异常（免疫学说）三种学说。

3. 临床特征　主要表现为进行性贫血、出血及感染，无肝、脾及淋巴结肿大。根据患者的病情、血象、骨髓象，分为急性再障与慢性再障。

考点提示：再生障碍性贫血的临床特征

4. 治疗要点　再障应早期治疗，治疗原则是及时去除病因，预防和控制感染，改善症状，加强支持治疗。急性再障应尽早进行造血干细胞移植或抗淋巴细胞、胸腺细胞球蛋白等免疫抑制剂治疗。慢性再障以雄激素治疗为主。

考点提示：慢性再障首选用药

5. 预后　如果治疗得当，慢性再障患者多数可缓解甚至治愈，仅少数进展为急性再障。急性再障预后差，1/3～1/2 的患者于数月至 1 年内死亡，主要死于颅内出血。

（二）护理评估

1. 健康史、致病因素　了解患者有无病毒感染史，特别是肝炎病毒感染史；详细了解患者的职业和工作环境，是否长期接触苯、塑料、油漆、染料及杀虫剂或电离辐射等；有无阵发性睡眠性血红蛋白尿、系统性红斑狼疮及慢性肾衰竭等病史。

2. 身心状况

（1）症状评估

1）急性再障：起病急，进展快，病情重，早期即可出现出血和感染，随病情进展出现进行性贫血。常见口腔黏膜、牙龈、鼻腔黏膜及皮肤广泛出血；内脏出血以呼吸道及消化道出血最常见，重者可发生颅内出血，为死亡的主要原因之一。感染以呼吸道感染最常见，其次是泌尿系统、消化系统及皮肤、黏膜感染，可合并败血症。贫血呈进行性加重。如不经治疗，多在 6～12 个月内死亡。

考点提示：急性再障主要死亡原因

2）慢性再障：此型多见，起病和进展较缓慢，以进行性贫血为主要表现。出血和感染较轻，常为皮肤、黏膜出血和呼吸道感染，内脏出血和严重感染者少见。经治疗多数可长期存活，少数患者病情恶化可进展成为急性再障。

（2）护理体检：观察贫血的程度；有无出血及出血的程度；有无感染表现。

（3）心理-社会状况：急性再障因起病急、病情重及预后差，常使患者产生紧张、抑郁，甚至绝望情绪；慢性再障长期使用雄激素引起痤疮、多毛和体型变化，可使患者感到自卑；骨髓移植需要高额医疗费用，使患者和家属产生巨大的心理压力。

3. 实验室及其他检查

（1）血常规：全血细胞减少，属于正细胞正色素性贫血；网织红细胞绝对值降低。

（2）骨髓象：为确诊再障的主要依据。急性再障骨髓增生低下，红系、粒系及巨核细胞显著减少，淋巴细胞和非造血细胞比例增高;慢性再障多部位骨髓增生减低,可见较多脂肪滴,粒、红系及巨核细胞减少,淋巴细胞、浆细胞及网状细胞比例增高。骨髓活检显示造血组织均匀减少。

(三) 护理诊断及合作性问题

1. 活动无耐力　与组织缺氧、机体消耗增加有关。

2. 有感染的危险　与粒细胞减少、机体抵抗力下降有关。

3. 有损伤的危险　与血小板减少有关。

4. 恐惧　与病情危重、进展迅速有关。

5. 自我形象紊乱　与丙酸睾丸酮引起的不良反应有关。

(四) 护理目标

1. 患者活动耐力增加,生活能够自理。

2. 患者能说出预防感染的重要性,积极配合治疗和护理,减少或避免感染的发生。

3. 患者能采取正确、有效的预防措施,减少或避免加重出血。

4. 患者能正确应对病情变化,对治疗有信心,情绪稳定。

5. 患者能正确认识和理解现在身体外形的变化,自觉坚持遵医嘱使用丙酸睾丸酮。

(五) 护理措施

1. 心理护理　与患者及家属建立相互信任的良好关系,给患者以足够的关心、鼓励和照顾。注意观察患者的情绪反应及行为表现并给予有效的心理疏导,耐心解释病情,介绍治疗成功的案例,使患者树立治疗的信心。

2. 生活护理　详见本章第 2 节贫血、出血及感染的生活护理。

3. 病情观察　监测患者体温,仔细寻找感染灶。密切观察患者面色、呼吸、脉搏、心率的变化,以判断贫血的严重程度。观察患者皮肤黏膜有无新增出血点或内脏出血的倾向。注意患者有无意识障碍、瞳孔改变等颅内出血征象,一旦发生,立即报告医师并做好抢救配合。

4. 配合治疗

(1) 免疫抑制剂应用

1) 抗胸腺细胞球蛋白和抗淋巴细胞球蛋白可用于急性再障治疗,用药前应做过敏试验;静脉滴注抗胸腺细胞球蛋白时,不宜过快,每日剂量应维持静脉滴注12～16 小时;密切观察有无过敏反应、出血加重、血清病(如猩红热样皮疹、发热、关节痛)及继发感染等。

2) 环孢素适用于各种类型再障治疗,注意定期查肝、肾功能,观察有无牙龈增生及消化道反应。

3) 糖皮质激素不主张单独应用,与抗胸腺细胞球蛋白和抗淋巴细胞球蛋白联合应用可减轻不良反应。

(2) 雄激素

1) 常见不良反应有男性化作用,如痤疮、毛发增多,女性患者停经等,用药前应向患者说明以消除顾虑;长期应用可损害肝脏,所以应定期化验肝功能。

2) 丙酸睾酮为油剂,不易吸收,注射部位常可形成硬结,甚至发生无菌性坏死,故需采取深部、缓慢、分层肌内注射,且轮换注射部位。若发现局部硬结,应及早热敷、理疗,以免影响药物吸收,防止继发感染。通常药物治疗 1 个月左右网织红细胞开始上升,随之血红蛋白升高,经 3 个月后红细胞开始上升,而血小板上升需要更长时间。

考点提示:丙酸睾酮治疗的护理

(3) 输血的护理:给予成分输血治疗。输浓缩血小板悬液有较好的止血效果;对严重贫血者应当注意输血速度宜慢,输入量每小时 1ml/kg,以防止心力衰竭。

(六) 护理评价

患者活动耐力是否增强;感染的危险因素是否消除,有无感染发生;出血量是否减少;恐惧感有无消除,情绪是否稳定,能否积极配合治疗与护理。

(七) 健康教育

1. 疾病知识教育　介绍再障的可能病因、目前病情及主要的治疗方法,避免接触使病情加重的药物、毒物、射线等。

2. 生活指导　充分休息、睡眠以及合理膳食,可增强抗病能力。加强个人防护,养成良好的卫生习惯,避免感染和加重出血。

3. 心理指导　指导患者学会自我调整,学会倾诉。家属要理解和支持患者,必要时请专业人士给予心理帮助。

4. 用药与随访调查　嘱患者必须在医师指导下按时、按量、按疗程用药,不可自行更改或停止相关用药。定期复查血象,以便了解病情变化及其疗效。

第 5 节　特发性血小板减少性紫癜患者的护理

案例 6-5

患者,女性,30 岁。反复双下肢瘀斑,月经量增多 1 年余。血常规:血红蛋白 90g/L,红细胞 3.0×10^{12}/L,

血小板 $50 \times 10^9 / L$。既往身体健康。医疗诊断"慢性特发性血小板减少性紫癜"。

问题：1. 治疗的首选药物是什么？
2. 简述健康教育要点。

（一）概述

1. 概念 特发性血小板减少性紫癜（idiopathic thrombocytopenia purpura，ITP）也称自身免疫性血小板减少性紫癜。是一因血小板免疫性破坏，导致外周血中血小板减少的出血性疾病。

考点提示：特发性血小板减少性紫癜概念

2. 病因及发病机制 本病病因未明，可能与感染因素（病毒如麻疹、水痘病毒、细菌等）、免疫因素、肝脾因素、雌激素水平增高、遗传因素等有关。发病机制可能为病毒感染产生抗病毒抗体，被抗体结合的血小板其表面性状发生改变，在通过脾时容易在脾窦被滞留，易被单核-巨噬细胞破坏；抗体也可抑制骨髓巨核细胞，使其成熟障碍，影响血小板的生成。

3. 临床特征 以自发性皮肤、黏膜及内脏出血。血小板计数减少、寿命缩短和抗血小板自身抗体阳性。骨髓巨核细胞发育、成熟障碍。临床可分为急性型和慢性型。

4. 治疗要点 药物治疗首选糖皮质激素。常用泼尼松 $30 \sim 60 mg / d$，分次或顿服；病情严重者用等效量的地塞米松或甲泼尼龙静脉滴注，好转后改口服，待血小板接近正常后，逐步减量，通常以小剂量泼尼松维持 3～6 个月。必要时可行脾切除术及免疫抑制剂治疗。危重病例可输注血小板悬液，给予静脉滴注大剂量丙种球蛋白和进行血浆置换。

考点提示：治疗 ITP 首选药物

5. 预后 除少数急性型病例可发生颅内出血而预后不良外，大多数病例为自限性，预后良好，约 80% 以上的慢性病例可反复发作。

（二）护理评估

1. 健康史、致病因素 了解患者在起病前 1～2 周有无呼吸道感染、特别是病毒感染史；有无使用对血小板数量及功能有影响的药物，如阿司匹林、吲哚美辛、双嘧达莫、保泰松等；既往健康状况、出血性疾病家族史和患者的年龄和性别等。

2. 身心状况

（1）症状评估

1）急性型：多见于儿童，80% 以上的患者在发病前有呼吸道感染史。起病急，常有畏寒、发热、广泛而严重的皮肤、鼻、牙龈及口腔黏膜出血，皮肤可有大片

瘀斑、血肿，常先出现于四肢，尤以下肢为多。当血小板低于 $20 \times 10^9 / L$ 时可发生内脏出血，如呕血、咯血、血尿、便血、阴道出血等。颅内出血是致死的主要原因。急性型病程多为自限性，常在数周内恢复，少数病程超过 6 个月转为慢性。

2）慢性型：常见于 40 岁以下的青年女性。起病缓慢隐匿，出血症状较轻，常反复发生四肢皮肤黏膜散在瘀点、瘀斑，女性患者有的仅表现月经过多。每次发作可持续数周、数月，甚至数年，长期月经过多可出现继发性贫血。部分患者可因感染等致病情突然加重，出现广泛而严重的内脏出血。反复发作者常有轻度脾大。

考点提示：ITP 临床特点

（2）护理体检：皮肤黏膜有无瘀点、紫癜、瘀斑或皮下血肿等，有无内脏出血；是否伴有贫血体征；有无脾大。

（3）心理-社会状况：由于广泛出血、出血不止或反复发生，患者常焦虑，坐卧不安，甚至恐惧。由于对疾病无知及病情迁延，可使患者出现粗暴、易怒、悲观等心理。

3. 实验室及其他检查

（1）血常规：急性发作期血小板常低于 $20 \times 10^9 / L$，慢性型多为 $(30 \sim 80) \times 10^9 / L$，血小板功能多正常。失血多时，可出现贫血。

考点提示：ITP 血小板数量的变化

（2）骨髓象：骨髓巨核细胞增多或正常，急性型以幼稚型巨核细胞增多为主，慢性型以颗粒型巨核细胞增多为主，血小板生成减少。

（3）其他：束臂试验阳性、出血时间延长、血块收缩不良；血小板相关免疫蛋白 PAIg（多为 PAIgG）和血小板相关补体（PAC3）增高，缓解期可降至正常值；90% 以上的患者血小板寿命明显缩短。

（三）护理诊断及合作性问题

1. 有损伤的危险（出血） 与血小板减少、血小板生存时间缩短等有关。

2. 有感染的危险 与糖皮质激素治疗有关。

3. 恐惧 与随时有出血的危险有关。

（四）护理目标

1. 患者无损伤和出血的发生。

2. 患者无感染的发生。

3. 患者情绪稳定，积极参加治疗。

（五）护理措施

1. 心理护理 向患者及家属讲解疾病的特点，

帮助其寻找诱发因素并尽量避免以减少发作。一旦发生严重出血,护士应保持镇静,精心护理,熟练操作,当患者出现恐慌时,应分散患者注意力,给患者以心理支持,消除顾虑,避免紧张情绪。

2. 生活护理

(1) 休息与活动:血小板明显减少的患者,应减少活动,当血小板计数<20×10⁹/L时,要严格卧床休息,保证充足睡眠,避免外伤如跌倒、碰撞;避免剧烈运动、情绪激动。

(2) 饮食护理:据病情选用流食、半流食或普食,给予高蛋白、高维生素少渣的饮食,忌辛辣、粗糙、过硬、不易消化的食物。

3. 病情观察　密切观察出血部位吸收情况、有无新的出血和出血量,观察生命体征及神志变化,定期监测血小板,及早发现病情变化。

4. 配合治疗

(1) 预防或避免加重出血

1) 避免一切可能造成身体受伤害的因素,如注意剪短指甲,避免抓伤皮肤;避免扑打、拳击;禁用牙签剔牙或用硬牙刷刷牙;对幼儿及儿童,应随时注意其活动情形,避免接触造成伤害的玩具或物品;保持皮肤清洁,穿棉织宽松衣物,避免皮肤受刺激引起出血。

2) 不要使用可能引起血小板减少或影响其功能的药物,如阿司匹林、吲哚美辛、双嘧达莫、保泰松、右旋糖酐等。

3) 便秘、剧烈咳嗽会引起颅内压增高,有可能导致颅内出血。要保持大便通畅。便秘者可口服液体石蜡或用开塞露灌肠;剧烈咳嗽者可用镇咳药、抗生素治疗;有内脏及颅内出血时,应配合医师做好护理。

(2) 用药护理:密切观察药物的不良反应。如糖皮质激素可引起消化道出血、血糖变化等;免疫抑制剂可引起骨髓抑制、膀胱出血、脱发等。

(六) 护理评价

出血程度是否减轻及范围有无缩小,血小板计数是否有所回升,出血时间有无恢复正常;焦虑症状有无减轻,能否正确认识疾病,与家人、医护人员保持良好的沟通。

(七) 健康教育

1. 向患者讲解本病的有关知识,使其正确认识疾病,避免情绪紧张及波动,保持乐观态度,积极配合治疗。

2. 指导患者注意休息和营养,增强机体免疫力。慢性患者适当活动,血小板在50×10⁹/L以下时,避免强体力活动,可适当散步、打太极拳等,注意预防各种外伤。

3. 服药期间,指导患者注意保暖,注意个人卫生,防止感染。注意观察药物不良反应,不滥用药物,特别是对血小板有损伤作用的药物,长期服用糖皮质激素者应告知按医嘱服药,不可自行减量或突然停药,以免出现反跳现象。

4. 嘱患者定期门诊复查血小板,出现出血征象应及时就诊。

第6节　过敏性紫癜患者的护理

案例6-6

患者,男性,20岁。以阵发性腹痛,黑便2天就诊。体检:双下肢可见散在皮肤瘀点,双膝关节肿胀,活动受限,腹软,右下腹压痛。血象:血小板计数142×10⁹/L,尿常规:蛋白(+)、红细胞(++),透明管型0~3/HP。医疗诊断为:"过敏性紫癜"。

问题:1. 说出评估要点。

2. 简述健康教育要点。

(一) 概述

1. 概念　过敏性紫癜是一种常见的血管变态反应性疾病。主要由于机体对某些致敏物质发生变态反应而引起全身毛细血管壁的通透性和脆性增加,导致皮肤紫癜、黏膜出血,常伴腹痛、关节痛和肾脏损害。

2. 病因及发病机制　与发病有关的因素有:①感染,为最常见的病因。包括细菌(以β溶血性链球菌引起的上呼吸道感染)、病毒(如麻疹、水痘、风疹病毒等)以及肠道寄生虫感染等。②药物,包括抗生素类(如青霉素、红霉素、链霉素、氯霉素以及头孢菌素类)、磺胺类、阿托品、异烟肼、噻嗪类利尿剂及解热镇痛药(如水杨酸类、保泰松、吲哚美辛等)。③食物,主要是机体对异体蛋白质过敏,如鱼、虾、蟹、蛋及乳类等。④其他,如花粉、昆虫咬伤、寒冷刺激及疫苗接种等。

发病机制为机体对某些致敏物质发生过敏反应,抗原-抗体复合物沉积于血管壁或肾小球基底膜上,并激活补体,释放过敏素等,损害毛细血管、小动脉,引起广泛的毛细血管炎,使血管壁通透性及脆性增加,伴有渗出性出血和水肿,主要累及皮肤、黏膜、胃肠道、关节及肾脏。

3. 临床特征　主要表现为皮肤瘀点或紫癜、可伴有腹痛、便血、皮疹、关节痛及血尿,多为自限性。

4. 治疗要点　药物治疗可选用抗组胺药,如异丙嗪、氯苯那敏及静脉注射钙剂等。使用降低血管壁通透性和脆性的药物,如大剂量维生素 C(5~10g/d 静脉滴注,连续应用 5~7 天)、曲克芦丁等。糖皮质激素对腹型和关节型疗效较好,常用泼尼松 30mg/d,重者可用氢化可的松或地塞米松,疗效不佳者可用免疫抑制剂环磷酰胺或硫唑嘌呤等。肾型可联合应用糖皮质激素、免疫抑制剂及抗凝剂。对慢性反复发作者可采用中药治疗。

5. 预后　本病多见于儿童及青少年,春秋季多发。近年来,过敏性紫癜的患病率有增高的趋势。本病预后良好。肾型患者预后主要与肾损害程度有关,多数患者仅有轻度肾损伤,能逐渐恢复,少数可转为慢性肾炎或肾病综合征,预后较差。死亡率低于 5%,主要死因为肾衰竭、肠套叠及肠梗阻。

(二) 护理评估

1. 健康史、致病因素　了解患者起病前 1~3 周有无上呼吸道感染史,有无进食异体蛋白质和接触花粉、尘埃、昆虫等情况,有无使用抗生素、异烟肼、磺胺类、阿托品、噻嗪类利尿剂、解热镇痛药及接种疫苗等。

2. 身心状况

(1) 根据受累部位所出现的不同表现可分为 5 型。

1) 单纯型(紫癜型):是最常见的一种临床类型。以反复皮肤紫癜为主要表现,多位于下肢及臀部,尤其下肢伸侧最为多见,呈对称分布,分批出现,大小不等,以瘀点多见,可融合成片或略高出皮肤表面,一般在数日内紫癜逐渐由紫红色变成紫色、黄褐色、淡黄色,经 7~14 日消退。严重者紫癜可融合成大血疱,中心呈出血性坏死。

2) 腹型:由于胃肠黏膜水肿、出血而致腹痛,伴恶心、呕吐、腹泻,甚至血便。腹痛多位于脐周、下腹或全腹,呈阵发性绞痛。由于肠蠕动紊乱可诱发肠套叠。

3) 关节型:因关节部位血管受累出现关节肿胀、疼痛、压痛和功能障碍等表现。多发生于膝、踝、肘及腕关节,可反复发作,疼痛有时可呈游走性,一般在数月内消退,不留后遗症。

4) 肾型:是最严重的一种临床类型。多在紫癜发生后 1 周出现蛋白尿、血尿、管型尿。多数患者在 3~4 周内恢复,也可反复发作。严重者可发展为慢性肾炎或肾病综合征,伴有高血压、全身水肿,甚至发生尿毒症。

5) 混合型:具备 2 种以上类型的特点,称混合型。

考点提示:过敏性紫癜的临床分型及各型特点

(2) 护理体检:检查出血点的分布范围、程度、消长情况;有无腹部压痛;有无关节肿胀、压痛及功能障碍等表现。

(3) 心理-社会状况:由于机体突然出血,甚至出血较重,影响到脏器,且反复发生;引起患者焦虑不安,到处求医,情绪不稳,焦虑、悲观。儿童或青少年患者常因治疗影响学习而产生焦虑。

3. 实验室检查　血常规有白细胞计数正常或增高,嗜酸粒细胞增多;血小板和红细胞正常。部分患者束臂试验阳性,毛细血管镜检查可见毛细血管扩张、扭曲及渗出性炎症。出血时间及凝血各项试验均正常。尿常规可出现尿潜血和尿蛋白,严重者出现肾功能异常。

(三) 护理诊断及合作性问题

1. 组织完整性受损　与血管壁通透性和脆性增加有关。

2. 疼痛:腹痛、关节痛　与过敏性紫癜累及胃肠道和关节有关。

3. 潜在并发症　肾功能损害。

(四) 护理目标

1. 患者能采取有效的预防措施,减轻皮肤黏膜受损。

2. 患者疼痛减轻或消失。

3. 患者不发生肾功能损害。

(五) 护理措施

1. 心理护理　了解患者心理状况,耐心给予患者解释,消除顾虑,避免紧张情绪。

2. 生活护理

(1) 环境与体位:急性期应卧床休息,置患者于安静舒适的环境。腹痛时遵医嘱皮下注射阿托品以缓解疼痛;关节型患者应保护病变部位,避免外伤,置受累关节于功能位,尽量减少活动,以减轻疼痛,促进出血的吸收。

(2) 饮食护理:避免食用易引起过敏的鱼、虾、牛奶等,多吃蔬菜、水果。

3. 病情观察　观察皮肤出血的部位及范围;腹痛的性质、部位、程度以及持续时间;粪便颜色,并定时测量血压、脉搏、肠鸣音,记录便血量。若肠鸣音消失,出现腹胀和腹肌紧张,应警惕有肠梗阻或肠穿孔发生的可能。若肠鸣音活跃,或伴脉搏细速、血压下降及血便提示再次便血;观察关节局部肿、热、痛的情况;尿液的颜色变化,尿常规检查结果。

4. 用药护理　注意使用糖皮质激素治疗患者可能出现的不良反应,并做好相应护理,嘱应用环磷酰胺的患者多饮水,以稀释尿中药物浓度,防止出血性膀胱炎,一旦发生血尿即停止使用。

考点提示:过敏性紫癜的护理措施

(六) 护理评价

皮肤紫癜是否减少或消失;腹痛、关节痛是否减轻或消失;尿常规和肾功能是否正常。

(七) 健康教育

给患者讲解过敏性紫癜的有关知识,帮助其寻找诱因,发现可疑致病因素应避免再次接触,预防发作。预防上呼吸道感染。花粉季节,过敏体质者宜减少外出,外出时应戴口罩。不要滥用药物,用药前仔细阅读说明书,对有引起过敏反应的药物应避免使用,最好按医嘱用药。

第7节　白血病患者的护理

> **案例 6-7**
>
> 患者,男性,21岁。受凉后出现发热、咳嗽、咳痰1周,伴胸痛、鼻出血,抗生素治疗效果差。体检:体温39.5℃,面色苍白,胸骨有压痛,右中肺叩诊浊音,可闻及湿啰音,肝脾肋下可触及。化验血常规全血细胞减少。胸片示:右中肺片状渗出性改变。
> 问题:1. 该患者最可能的诊断是什么?
> 　　　2. 列出主要护理诊断。
> 　　　3. 简述护理要点。

一、急性白血病患者的护理

(一) 概述

1. **概念**　白血病是一类造血干细胞的恶性克隆性疾病。克隆的白血病细胞增殖失控、分化障碍、凋亡受阻,停滞在细胞发育的不同阶段。在骨髓和其他造血组织中白血病细胞大量增生累积,并浸润其他器官和组织,而正常造血功能受到抑制。

在我国白血病发病率约为 2.76/10 万,以急性白血病多见,男性的发病率略高于女性,各年龄组均可发病。在恶性肿瘤所致的死亡率中,白血病居第6位(男性)和第8位(女性),但在儿童及35岁以下成人中居第1位。

2. **病因及发病机制**　白血病的病因及发病机制较复杂,迄今尚未完全阐明。目前认为与病毒感染、化学因素、电离辐射、遗传因素及其他血液疾病等有关。上述因素促发遗传基因突变或染色体畸变,促使白血病细胞株形成,加上人体免疫功能缺陷,使已形成的肿瘤细胞不断增殖,最终导致白血病的发生。

3. **临床特征**　表现为进行性贫血、反复感染和发热、出血和组织器官浸润等,外周血中出现幼稚血细胞为其特征。

4. **治疗要点**　支持治疗和多药联合化学治疗,是目前白血病治疗的主要方法,也是造血干细胞移植前的基础治疗。急性白血病化疗分为诱导缓解和缓解后治疗两个阶段。白血病细胞复杂,应根据患者个体情况制定化疗方案。

5. **预后**　急性白血病未经特殊治疗者,平均生存期仅3个月左右,有患者甚至在诊断数天后即死亡。随着治疗技术的不断提高,急性白血病的缓解率和生存率明显提高,已有不少患者获得病情缓解以至长期存活。

(二) 护理评估

1. **健康史、致病因素**　询问患者有无反复的病毒感染史;是否接触过放射性物质或化学毒物,如苯、橡胶、油漆、染料或亚硝胺类物质;是否用过易诱发本病的药物,如氯霉素、乙双吗啉、保泰松及抗肿瘤药物等;了解患者的工作环境、职业及家族史,是否患有其他血液系统疾病。

2. **身心状况**

(1) 症状评估:急性白血病起病急缓不一,急性起病者,进展快,病程短,仅为数月,多以突然高热或严重出血起病;缓慢起病者以贫血或轻度出血。少数患者因皮肤紫癜、月经过多或拔牙后出血不止就医后才被发现。

考点提示:急性白血病四大表现

1) 贫血:可为首发症状,呈进行性加重。半数患者就诊时已有严重贫血。其主要原因是由于骨髓中白血病细胞极度增生而抑制正常红细胞生成。

2) 发热:是急性白血病最常见的症状,50%以上的患者以发热起病。发热多由继发感染所致,主要表现为持续高热、甚至超高热,可伴畏寒、寒战及出汗等。但白血病本身也可引起发热,即肿瘤性发热,主要表现为持续低至中度发热,常规抗生素治疗无效。感染可以发生在机体的任何部位,以口腔炎、牙龈炎及咽峡炎最常见,肺部感染及肛周皮肤感染亦常见,严重时可导致败血症。最常见的致病菌为革兰阴性杆菌,近年来革兰阳性杆菌感染的发病率也有所上升,长期应用抗生素者也可出现真菌感染。

考点提示:急性白血病最常见的症状;发热的主要原因;最常见感染部位

3) 出血:几乎所有的急性白血病患者在病程中都有不同程度的出血。出血可发生于全身任何部位,以皮肤瘀点、瘀斑、鼻出血、牙龈出血及女性患者月经过多或持续阴道出血较常见。眼底出血可致视力障碍，严重者发生颅内出血而致死亡，出血主要原因有血小板减少、血小板功能异常、凝血因子减少、白血病细胞浸润、感染及细菌毒素对血管的损伤等。

考点提示：严重出血的部位及危害

4）器官和组织浸润的表现：①肝、脾和淋巴结，可有轻、中度肝、脾大，无痛性淋巴结肿大。②骨骼和关节，骨骼和关节疼痛是白血病常见的症状，胸骨下端局部压痛对白血病的诊断有一定价值。骨骼和关节疼痛尤以儿童多见。③眼部，急性粒细胞白血病患者可在眼眶等部位形成绿色瘤。④口腔和皮肤，可有牙龈增生、肿胀；皮肤出现蓝灰色斑丘疹、皮下结节、多形红斑及结节性红斑等。多见于急性非淋巴细胞性白血病。⑤中枢神经系统白血病（central nervous system leukemia，CNSL），以急性淋巴细胞性白血病最常见，多见于儿童。这是由于化疗药物难以通过血脑屏障，隐藏在中枢神经系统的白血病细胞不能被有效杀灭，因而引起中枢神经系统白血病，成为白血病髓外复发的根源，CNSL可发生在疾病的各个时期，但常发生在缓解期。临床上轻者表现为头痛及头晕，重者可有呕吐、颈项强直、抽搐、昏迷等。⑥睾丸：出现无痛性肿大，多为一侧性。睾丸白血病多见于急淋化疗缓解后的幼儿和青年。是仅次于CNSL的白血病髓外复发的根源。

考点提示：中枢神经系统白血病发生的时期及表现

（2）护理体检：急性白血病患者常表现重度贫血貌，体温升高，心率增快，皮肤黏膜可见瘀点、瘀斑，触诊胸骨下段局部压痛，肝、脾呈轻至中度肿大，浅表淋巴结轻度肿大，无压痛。

（3）心理-社会状况：明确诊断后患者会感到惊讶、恐惧、绝望；治疗效果不佳时，易出现担心、悲观、愤怒；限制探视，使患者感到孤独；化疗药物不良反应引起的身体极度不适常使患者惧怕或拒绝治疗；沉重的精神和经济负担，对患者及家属造成严重的影响。

3．实验室及其他检查

（1）血常规：外周血液中白细胞计数多数在$(10\sim50)\times10^9/L$，少数$<5\times10^9/L$或$>100\times10^9/L$，白细胞过高或过低者预后较差；血涂片分类检查可见数量不等的原始和（或）幼稚细胞（白细胞不增多型除外）；患者有不同程度的贫血，血小板减少。

（2）骨髓象：是急性白血病确诊的主要依据。增生呈明显或极度活跃，细胞分类以原始细胞和（或）幼稚细胞为主。

考点提示：急性白血病确诊的主要依据

（3）其他：免疫学检查、细胞化学、染色体和基因检查等，有助于白血病类型的鉴别；中枢神经系统白血病时，脑脊液检查可发现大量白血病细胞。

（三）护理诊断及合作性问题

1．活动无耐力　与化疗、白血病引起代谢增高及贫血有关。

2．有损伤的危险（出血）　与血小板减少、白血病细胞浸润有关。

3．有感染的危险　与正常粒细胞减少、化疗有关。

4．预感性悲哀　与患急性白血病有关。

5．潜在并发症　出血、中枢神经系统白血病、化疗药物的不良反应。

考点提示：急性白血病的护理诊断

（四）护理目标

1．患者体重维持在正常的范围内，体力恢复，生活自理。

2．患者能采取有效的预防措施，减少或避免出血。

3．患者能说出预防感染的重要性，减少或避免感染的发生。

4．患者能正确对待疾病，悲观情绪减轻或消除。

5．患者能积极应对化疗出现的不良反应。

（五）护理措施

1．心理护理　耐心倾听患者的诉说，鼓励患者表达内心的悲伤情感，给予患者同情、理解和安慰；指导患者进行自我心理调节，如采用娱乐疗法、放松疗法及转移注意力等，使患者保持积极稳定的情绪状态；向患者说明长期情绪低落、抑郁等可致内环境失调，食欲减退、失眠及免疫功能下降从而使病情加重；向患者及家属说明目前白血病治疗技术发展快、效果好，应树立信心；同时向患者介绍已缓解的病例或组织病友之间进行沟通与交流；寻求患者亲友及社会的支持。

2．生活护理

（1）休息与活动：中重度贫血、发热、出血时应卧床休息，指导患者采取舒适体位；同时加强生活护理，协助患者洗漱、进餐、大小便等，以减少患者体力消耗。病情轻或缓解期患者可适当活动。化疗及病情较重者，应绝对卧床休息；对实行保护性隔离的患者，加强生活照顾。

（2）饮食护理：给予高热量、高蛋白质、富含维生素、适量纤维素、清淡易消化的饮食，少量多餐。尽量满足患者的饮食习惯或对食物的要求，以增加食欲。避免化疗前后2小时内进食；饭后避免立即平卧。当出现恶心及呕吐时，暂缓或停止进食，及时清除呕吐物,保持口腔清洁。必要时,按医嘱给予镇吐药物。

3. 病情观察 密切观察生命体征,注意有无口腔、咽喉、肺部感染;观察有无皮肤黏膜、内脏及颅内出血征象。发现异常立即报告医师,协助医师进行处理并积极地采取有效防护措施,预防或减轻出血。观察血常规和骨髓象的变化。

4. 配合治疗

(1) 用药护理

1) 用药前对患者说明所给药物的不良反应,使之对化疗不良反应有一定的思想准备。告知患者脱发是由化疗药物引起,停药后头发可再生。在脱发期间可佩戴假发,消除患者对脱发的顾虑。

2) 用药过程中应密切观察有无恶心、呕吐、食欲减退等胃肠道反应,并积极采取措施使之减轻或消除。静脉滴注时控制滴速,如阿糖胞苷溶于 500ml 液体内,于 3 小时滴完,高三尖杉酯碱 4~6 小时滴完,严重者可按医嘱给镇吐剂。

3) 静脉滴注高三尖杉酯碱、柔红霉素、多柔比星(阿霉素)等,注意听心率、心律,如果患者出现胸闷、心悸时,应做心电图并及时通知医师。甲氨蝶呤引起口腔溃烂时可用 0.5%普鲁卡因含漱,减轻疼痛,鞘内注射甲氨蝶呤后应去枕平卧 4~6 小时,以免头痛。

4) 化疗期间鼓励患者多饮水,保证每日尿量 1500ml 以上,并口服碳酸氢钠碱化尿液,以加快尿酸排泄,预防尿酸性肾病。使用环磷酰胺时,注意有无血尿,告诉患者每日补水在 3000ml 以上,防止出血性膀胱炎,一旦发生血尿,应立即停药。

5) 保护静脉,保证化疗顺利进行:①有计划地由四肢远端向近端依次选择合适的小静脉穿刺,左右交替使用,但不易过细以防药液外渗。②静脉穿刺要准确,穿刺后先注射生理盐水,确保无药物外渗后再给予化疗药物,药物输入速度要慢,以减轻对血管壁的刺激,给药过程中要不断回抽,注射完毕时用少量生理盐水 10~20ml 冲洗后再拔针,拔针后压迫数分钟,以避免药物外渗损伤皮下组织。③一旦发生药液外渗,立即停止注入,边回抽边退针,不宜立即拔针,局部用生理盐水加地塞米松皮下注射或遵医嘱选用相应拮抗剂,也可冷敷。

考点提示:化疗时应注意如何保护血管

(2) 保护性隔离,预防感染:患者在诱导缓解期间很容易发生感染,当粒细胞绝对值≤0.5×10⁹/L 时实行保护性隔离,置患者于单人病房,保证室内空气新鲜,定时消毒空气和地面,谢绝探视,以避免交叉感染。加强口腔、皮肤及肛周护理。一旦有感染,按医嘱应用有效抗生素。

(3) 预防出血:密切观察患者有无出血征兆。注射或抽血后应在局部加压 5 分钟以上,以防出血。嘱患者如有头痛、视力改变立即报告,以便及时处理。

(六) 护理评价

患者是否发生感染;出血是否停止;活动耐力是否增加;患者能否接受患病的现实并能积极应对,情绪是否稳定。

(七) 健康教育

1. 疾病知识指导 指导患者避免接触对骨髓造血系统产生损害的药物、化学毒物及放射线;向患者和家属介绍有关白血病的相关知识特别是目前有效的治疗方法,说明按医嘱用药和坚持治疗的重要性,指导患者减轻恶心、呕吐的方法。定期复查血常规和骨髓象。

2. 生活指导 加强营养,多饮水,多食蔬菜和水果,以保证排便通畅;保证充足的休息和睡眠,适当锻炼身体,提高机体的抵抗力;剪短指甲,避免因搔抓而损伤皮肤;沐浴时水温以 37~40℃为宜,以防水温过高促进血管扩张,加重皮下出血;指导患者注意保暖,避免受凉,少去人群拥挤的场所,学会自测体温;空气干燥时用薄荷油滴鼻腔;勿用手挖鼻孔、勿用牙签剔牙、避免创伤等。

> **链接**
>
> **造血干细胞移植**
>
> 造血干细胞移植目前已广泛应用于恶性血液系统疾病的治疗。
>
> 按造血干细胞的来源可分为异体造血干细胞移植(异基因和同基因移植)和自体造血干细胞移植。按造血干细胞采集部位的不同可分为骨髓移植、外周血干细胞移植和脐血移植。其中外周血干细胞移植以采集造血干细胞较为简便,供者无需住院且痛苦少,受者造血干细胞植入率高、造血重建快、住院时间短等特点,为目前临床上最常用的方法之一,有取代骨髓移植的趋势。
>
> 造血干细胞移植的最佳时机为起病后不久,年龄<45 岁、未接受输血、未发生感染者。

二、慢性白血病患者的护理

(一) 概述

1. 分类 慢性白血病(chronic leukemia,CL)按细胞类型分为慢性粒细胞白血病、慢性淋巴细胞白血病、慢性单核细胞白血病三型。我国以慢性粒细胞白血病(chronic myelocytic leukemia,CML,简称慢粒)

多见,约占白血病的 15%,占慢性白血病中的 90%;慢性淋巴细胞性白血病较少,多见于老年人;慢性单核细胞白血病罕见。

2. 临床特征

(1)慢性粒细胞白血病

1)慢性粒细胞白血病:病程发展缓慢,早期常无自觉症状,随病情发展可出现乏力、低热、多汗或盗汗及体重减轻等代谢亢进的表现。多数患者可有胸骨中下段压痛。巨脾为最突出的体征。自然病程可经历慢性期、加速期和急变期,急性变预后极差,往往在几个月内死亡。

2)慢性淋巴细胞白血病:90%以上的患者在 50 岁以上发病,男性略多于女性。起病缓慢,往往无自觉症状,淋巴结肿大常为就诊的首要原因,以颈部、腋下、腹股沟淋巴结肿大为主。50%~70%患者有肝、脾轻至中度肿大。晚期免疫功能减退易发生出血、贫血、感染,尤其是呼吸道感染。

考点提示:慢性白血病临床特征

3. 治疗要点　羟基脲是目前治疗慢性粒细胞白血病的首选药物,白消安(马利兰)曾是治疗慢粒的首选药物,也可选用。苯丁酸氮芥为慢性淋巴细胞白血病常用而有效的药物。

考点提示:各型慢性白血病治疗首选药物

4. 预后　慢性粒细胞性白血病经化疗后平均生存 3~4 年,5 年生存率 25%~35%。病程后期约 70%患者发生急性变,多数患者于几周或几个月内死亡。异基因造血干细胞移植是目前普遍认可的根治性标准治疗。慢性淋巴细胞性白血病病程长短不一,长者存活 10 余年,平均 3~4 年。

(二)护理评估

1. 健康史、致病因素　可参考急性白血病。

2. 身心状况

(1)症状评估:了解有无乏力、低热、多汗、体重减轻等代谢亢进表现。是否出现原因不明的低热、身体虚弱、体重下降,脾是否迅速肿大;是否逐渐出现骨、关节疼痛以及贫血、出血症状;有无对原来有效的药物发生耐药等急变的表现。

(2)护理体检:重点检查肝脾大及程度,有无压痛;有无淋巴结肿大及胸骨中下段压痛体征。

(3)心理-社会状况:本病多见于中老年人,疾病的慢性期,常因无自觉症状而被忽视,临床表现突出时才引起重视,震惊、否认的心理防卫比较明显,但大多都能配合治疗,对疾病的康复充满信心。

3. 实验室及其他检查

(1)血常规:慢性白血病白细胞显著增加,慢粒患者白细胞计数常超过 20×10^9/L,晚期可高达 100×10^9/L,可出现各阶段的幼稚细胞,以晚幼粒细胞和杆状核粒细胞为主。慢淋患者淋巴细胞持续增多,白细胞计数超过 10×10^9/L,淋巴细胞占 50%以上,晚期可达 90%,以小淋巴细胞为主。慢性白血病晚期红细胞和血小板减少。

(2)骨髓象:慢性白血病骨髓增生明显活跃,细胞分类与血象相似,成熟程度较血象幼稚。慢淋骨髓中淋巴细胞≥40%。

(三)护理诊断及合作性问题

1. 疼痛　与脾大、脾梗死有关。
2. 活动无耐力　与虚弱或贫血有关。
3. 营养失调:低于机体需要量　与机体代谢亢进有关。
4. 有感染的危险　与粒细胞缺乏有关。
5. 潜在并发症　尿酸性肾病,化疗不良反应。

(四)护理目标

1. 患者疼痛缓解,病情稳定。
2. 患者活动耐力增强。
3. 患者营养充分,体重增加。
4. 能减少或避免感染的发生。
5. 患者无尿酸性肾病的发生,化疗不良反应减轻或消失。

(五)护理措施

1. 生活护理　给患者提供安静、舒适的环境卧床休息,取左侧卧位以减轻不适感。尽量避免弯腰和撞击腹部,以防脾破裂。指导患者进食宜少量多餐,以减轻腹胀。

2. 观察病情　每日测量并记录脾的大小、质地。注意脾区有无压痛,观察脾区有无疼痛,有无发热、多汗以致休克等脾栓塞或脾破裂的表现;记录 24 小时出入液量,注意观察有无血尿或腰痛发生;监测白细胞计数及分类、尿量及血尿酸水平等,发现异常,及时报告医师并协助处理。

3. 配合治疗

(1)用药护理:按医嘱用药,观察用药效果及不良反应,不断调整剂量,用药期间定期检查血象和肝功能。

(2)按医嘱协助患者做脾放射治疗,以减轻脾胀痛,必要时按医嘱做好骨髓移植的术前准备和术后护理。

4. 贫血、出血、感染的护理措施　参见"急性白血病患者的护理"中相应内容。

（六）护理评价

患者脾胀痛是否减轻；活动耐力是否提高；能否合理饮食，体重是否增加；有无尿酸性肾病的发生。

（七）健康教育

1. 应向患者及家属讲解疾病的知识、病情的演变过程等 使患者保持情绪稳定，主动配合治疗，延长缓解期；家属应给予患者精神、物质上多方面的支持。缓解后患者可工作和学习，适当锻炼，但不可过度疲劳；生活要有规律，保证充足的休息和睡眠。

2. 饮食指导 应给患者提供高热量、高蛋白、高维生素易消化吸收的饮食，尽量给予易氧化分解的糖类食物以补充消耗的热量，防止体内蛋白质过度分解。

3. 定期门诊复查 定期复查血常规，出现出血、发热或其他感染征象及出现贫血加重、脾大或颈部、腋部、腹股沟等全身性淋巴结肿大及胸骨中下段压痛等体征，要及时到医院就诊。

第8节 淋巴瘤患者的护理

案例 6-8

患者，女性，26 岁。右侧颈部无痛性淋巴结进行性肿大约 2 个月。肝脾不大，血象正常。为进一步明确诊断入院。

问题：该患者最需要做哪项检查？

案例 6-9

患者，男性，41 岁。左颈部肿块进行性肿大 2 个月。淋巴结活检：取淋巴结病理诊断提示滤泡性大细胞性淋巴瘤，血液和骨髓检查可见淋巴细胞增多。

问题：应采取何治疗方案？

（一）概述

1. 概念及分类 淋巴瘤（lymphoma）是原发于淋巴结或其他淋巴组织的恶性肿瘤，分为霍奇金病（hodgkin disease，HD）和非霍奇金淋巴瘤（non-hodgkin's disease lymphoma，NHL）两大类，以 NHL 占多数。HD 多见于青年，儿童少见。NHL 可见于各年龄组，随年龄的增长而发病增多，男性较女性多见。

2. 病因及发病机制 本病病因与发病机制尚不清楚。EB 病毒可能是其重要的病因，该病毒可引起人体 B 淋巴细胞恶变；逆转录病毒已被证实是成人 T 细胞白血病或淋巴瘤的病因。宿主的免疫功能也与淋巴瘤的发病有关。近年来发现遗传性或获得性免疫缺陷伴发淋巴瘤者较多。

3. 临床特征 以无痛性淋巴结肿大为典型表现，晚期常有肝脾大及各系统受浸润的表现，逐渐出现恶病质。淋巴瘤最易累及淋巴结、扁桃体、脾及骨髓等部位。

4. 治疗要点 以化疗为主，化疗与放射治疗相结合的综合治疗是目前淋巴瘤治疗的基本策略。

5. 预后 HD 是化疗可治愈的肿瘤之一，其预后与组织类型及临床分期密切相关。淋巴细胞为主型预后较好，淋巴细胞耗竭型预后较差。

链接

淋巴瘤的治疗

多数患者以化疗为主，HD 常用方案有 MOPP（氮芥、长春新碱、甲基苄肼、泼尼松）、ABVD（阿霉素、博来霉素、长春新碱、甲氮咪胺）方案；NHL 以 COP（环磷酰胺、长春新碱、泼尼松）为基本化疗方案，新一代化疗方案尚有 m-BACOB（博来霉素、阿霉素、环磷酰胺、长春新碱、地塞米松、甲氨蝶呤、亚叶酸钙），更强烈的治疗方案有 COP-BLAM（环磷酰胺、长春新碱、泼尼松、博来霉素、阿霉素、丙卡巴肼）。放疗剂量为 30～40Gy，3～4 周为 1 疗程。有扩大及全身淋巴结照射 2 种方式，部分 HD 疗效较好。其他治疗方法有骨髓移植、干扰素的应用、手术等。

（二）护理评估

1. 健康史、致病因素 了解有无反复病毒感染史，有无干燥综合征、器官移植后长期应用免疫抑制剂等遗传性或获得性免疫缺陷病。

2. 身心状况

（1）霍奇金淋巴瘤

1）淋巴结肿大：以 HD 多见，多以无痛性、进行性颈部或锁骨上淋巴结肿大为首发症状（占 60%～80%），其次是腋下、腹股沟等处的淋巴结肿大。肿大的淋巴结可以活动，也可以相互粘连、融合成块，触诊有软骨样感觉。深部淋巴结肿大可引起压迫邻近器官的症状，如纵隔淋巴结肿大可致咳嗽、胸闷、肺不张及上腔静脉阻塞综合征等。

2）全身症状：30%～40% 的 HD 患者以不明原因的发热为首发症状，可伴有盗汗、疲乏及消瘦等全身症状。部分 HD 患者有局部或全身皮肤瘙痒，多为年轻女性患者。

3）组织器官受累：肝受累可引起肝大和肝区疼痛，少数可发生黄疸。脾大不常见。

（2）非霍奇金淋巴瘤：相对 HD 而言，NHL 有远处扩散和结外侵犯倾向，对各器官侵犯较 HD 多见。常以高热和各系统症状发病，无痛性、进行性颈部或锁骨上淋巴结肿大为首发症状者较 HD 少。一般发展迅速。

考点提示:淋巴瘤症状特点

（3）心理-社会状况:当患者得知自己患上淋巴瘤时,会出现恐惧不安的情绪变化,对今后的学习、生活、工作等失去信心,产生无助感,甚至绝望。

3. 实验室及其他检查

（1）血常规及骨髓象:大多数无特异变化。HD常有轻或中度贫血,骨髓浸润广泛或有脾功能亢进时,全血细胞下降。NHL白细胞多正常。骨髓涂片找到里-斯细胞是 HD 骨髓浸润的依据。

考点提示:找到里-斯细胞临床意义

（2）淋巴结活检:是确诊淋巴瘤及其分型的主要依据。

（3）其他检查:胸部 X 线、腹部超声或 CT 检查有助于对纵隔、肺门淋巴结、腹腔内及胸膜后淋巴瘤的诊断。

（三）护理诊断及合作性问题

1. 体温过高　与淋巴瘤有关。
2. 营养失调:低于机体需要量　与持续高热和放疗或化疗有关。
3. 焦虑　与担心疾病预后不良有关。
4. 有感染的危险　与机体免疫力低下有关。
5. 有皮肤完整性受损的危险　与放疗有关。

（四）护理目标

1. 患者体温逐渐下降至恢复正常。
2. 患者食欲改善,体重增加。
3. 患者能正确应对病情,自我控制情绪变化,焦虑感缓解。
4. 能有效地预防感染的发生。
5. 皮肤完整无损。

（五）护理措施

1. 心理护理　了解患者对疾病的态度、对疾病的认识程度以及恐惧、不安的状况,以诚恳的态度给予患者关怀、鼓励与协助。对于临床的各种检查、治疗和护理,在操作之前先向患者解释,并将放疗或化疗中可能出现的不良反应向患者解释说明,以免患者在治疗期间因不良反应的产生而有不安或退缩的心理和行为。

2. 生活护理

（1）环境与体位:缓解期或化疗结束后,继续保证充分休息,适当参与室外锻炼,如体操、散步、打太极拳等,以提高机体免疫力。

（2）饮食护理:加强营养补充,给予高热量、高蛋白、高维生素易消化的饮食,以提高患者的抵抗力。当患者因化疗出现恶心、呕吐、吞咽困难时,应以静脉途径补充营养。

3. 病情观察　加强自我监测,若身体出现乏力、盗汗、发热、消瘦、咳嗽、腹痛、腹泻、皮肤瘙痒及口腔溃疡等,或者发现肿块应及早就医。

4. 配合治疗

（1）感染的预防及发热护理,参照本章第 2 节的相关内容。

（2）皮肤护理:对放疗患者要加强皮肤保护,防止皮肤受伤。①放疗期间要经常评估患者放疗局部皮肤反应,有无发红、瘙痒、灼热感以及渗液、水疱形成等。②照射区的皮肤易发生二次皮肤损伤,故应避免局部皮肤受到热和冷的刺激,如不要使用热水袋、冰袋和用热水洗澡;外出时避免阳光直接照射;不要用刺激性的化学物品,如肥皂、乙醇、胶布等;放疗期间应穿宽大、质软的棉质内衣,洗浴毛巾要柔软,洗澡时局部皮肤应轻擦,不可用力,减少对放射区皮肤的损伤。保持局部皮肤的清洁干燥,防止皮肤破损。③局部皮肤有发红、痒感时,应及早涂油膏以保护皮肤。如皮肤为干反应(表现为局部皮肤灼痛),可给予 0.2% 薄荷淀粉或氢化可的松软膏外涂;如为湿反应(表现为局部皮肤刺痒、渗液、水疱),可用 2% 甲紫、冰片蛋清、氢化可的松软膏外涂,也可用硼酸软膏外敷后加压包扎 1～2 日,渗液吸收后暴露局部;如局部皮肤有溃疡坏死,应全身抗感染治疗。

考点提示:皮肤护理

（3）用药指导:告知患者应坚持定期巩固强化治疗,可延长淋巴瘤患者的缓解期和生存期。

（4）化疗护理:参照"白血病患者的护理"中的相关内容。

（六）护理评价

体温是否下降或已恢复正常;体重有无增加。不安、无助感和绝望情绪是否好转;有无发生严重感染;有无放射性皮炎的发生。

（七）健康教育

向患者讲解淋巴瘤的有关知识,以及化疗、放疗的不良反应等,阐述近年来由于治疗技术的提高,使淋巴瘤缓解率明显提高。告知患者要保证充分休息、加强营养,保持心情舒畅,适当参与室外锻炼,以提高机体免疫力。指导患者注意个人卫生和饮食卫生,勤洗澡更衣,预防感染发生。冬天注意保暖,防止受凉感冒。有身体不适,如疲乏无力、发热及发现肿块时及早就诊。

小 结

血液系统疾病系指原发或主要累及血液和造血器官的疾病,缺铁性贫血是最常见的贫血类型,慢性失血是成人缺铁性贫血重要而常见的原因,病因治疗是关键,护理要点在于口服铁剂的护理和饮食指导。对再生障碍性贫血患者做好雄激素治疗的用药护理,并对患者及家属进行健康教育,避免服用对造血系统有害的药物。注意全面评估急性白血病患者发热、出血、贫血、器官和组织浸润(肝、脾及淋巴结肿大,胸骨下段局部压痛等)四大表现及心理-社会状况,做好白血病患者联合化疗不良反应的护理,保护静脉,做好患者及家属的心理护理和健康教育。特发性血小板减少性紫癜是一种自身免疫性出血综合症,药物治疗首选糖皮质激素,护理的重点在于预防或避免加重出血及激素治疗不良反应的防治。过敏性紫癜是一种常见的血管变态反应性疾病,避免接触与发病有关的药物和食物是有效预防该病的重要措施。淋巴瘤多以无痛性、进行性颈部或锁骨上淋巴结肿大为首发症状,淋巴结活检有助于确定诊断,做好放疗照射区皮肤的护理。

目标检测

A₁ 型题

1. 贫血最常见和最早出现的症状是( )
   A. 头晕
   B. 心悸
   C. 食欲减退
   D. 气短
   E. 乏力

2. 血液病患者最应警惕发生的情况是( )
   A. 皮肤黏膜血肿
   B. 呼吸道出血
   C. 消化道出血
   D. 颅内出血
   E. 泌尿生殖器官出血

3. 预防和减少血液病患者皮肤黏膜出血的护理措施不包括( )
   A. 勤剪指甲
   B. 不用剃须刀刮胡须
   C. 及时用手指或其他方法剥去鼻腔内血痂
   D. 不用硬牙刷刷牙,不用牙签剔牙
   E. 齿龈及鼻出血时局部用肾上腺素湿润棉片贴敷或填塞

4. 治愈缺铁性贫血的关键措施是( )
   A. 铁剂治疗
   B. 增加营养
   C. 少量输血
   D. 病因治疗
   E. 使用激素

5. 有利于口服铁剂吸收的维生素是( )
   A. 维生素 B₁
   B. 维生素 B₁₂
   C. 维生素 E
   D. 维生素 C
   E. 维生素 K

6. 口服铁剂最常见的不良反应是( )
   A. 过敏反应
   B. 胃肠道反应
   C. 铁中毒
   D. 肝损害
   E. 继发感染

7. 最常见的贫血是( )
   A. 再生障碍性贫血
   B. 缺铁性贫血
   C. 溶血性贫血
   D. 继发感染
   E. 急性失血性贫血

8. 重型再生障碍性贫血早期最突出的表现是( )
   A. 出血和感染
   B. 进行性贫血
   C. 进行性消瘦
   D. 黄疸
   E. 肝、脾、淋巴结大

9. 再生障碍性贫血患者应绝对卧床休息的标准为:血小板数低于( )
   A. 50×10⁹/L
   B. 40×10⁹/L
   C. 30×10⁹/L
   D. 20×10⁹/L
   E. 10×10⁹/L

10. 丙酸睾酮不可能引起( )
    A. 肝功能损害
    B. 毛发增多
    C. 体重增加
    D. 骨髓造血功能抑制
    E. 注射局部硬结

11. 非重型再障最早出现的主要临床表现是( )
    A. 贫血
    B. 出血
    C. 感染
    D. 黄疸
    E. 消瘦

12. 急性白血病最常见的表现是( )
    A. 贫血
    B. 发热
    C. 出血
    D. 骨骼疼痛
    E. 淋巴结大

13. 急性白血病出血的主要原因是( )
    A. 弥散性血管内凝血
    B. 血小板减少
    C. 血小板功能异常
    D. 凝血因子减少
    E. 感染毒素对血管的损伤

14. 急性白血病发热的主要原因是( )
    A. 感染
    B. 白血病本身所致代谢亢进
    C. 坏死组织吸收
    D. 内出血
    E. 体温调节中枢功能失调

15. 慢性粒细胞白血病最突出的临床表现是( )
    A. 程度不等的发热
    B. 反复出血
    C. 进行性贫血
    D. 显著脾大
    E. 广泛的淋巴结大

16. 白血病最重要的护理措施是预防和观察( )
    A. 口腔溃疡
    B. 脑出血
    C. 药物不良反应
    D. 尿道出血
    E. 尿酸性肾病

17. 区别再障与白血病的主要依据是( )
    A. 有无肝、脾、淋巴结大
    B. 血液白细胞的多少
    C. 骨髓增生情况
    D. 周围血中有无原始及幼稚细胞

E. 脑脊液的变化

18. 对有出血倾向患者实施的护理措施中,错误的一项是
（　　）
A. 护理操作宜轻柔
B. 减少或避免肌内注射
C. 少吃坚硬食物
D. 及时剥去鼻腔内血痂
E. 保持鼻黏膜湿润

19. 过敏性紫癜是常见的类型是（　　）
A. 紫癜型　　　　　　　B. 腹型
C. 关节型　　　　　　　D. 肾型
E. 混合型

20. 淋巴瘤的临床典型表现是（　　）
A. 肝脾大　　　　　　　B. 无痛性淋巴结肿大
C. 恶病质　　　　　　　D. 发热
E. 结外组织受累

21. 对淋巴瘤具有确诊价值的实验检查项目是（　　）
A. 血象　　　　　　　　B. 骨髓检查
C. 超声检查　　　　　　D. 淋巴结活检
E. CT 检查

A₂ 型题

22. 一急性白血病患者,突然出现头痛、呕吐、视力模糊,常
提示（　　）
A. 脑膜炎　　　　　　　B. 脑炎
C. 颅内出血　　　　　　D. 失血性休克
E. 中枢神经系统白血病

23. 李先生,32 岁。突然呕血与便血,量约 1500ml,伴烦躁
不安。提示出血仍在继续的临床表现不包括（　　）
A. 意识障碍加重　　　　B. 血压下降
C. 呼吸加快　　　　　　D. 脉率增加
E. 肠鸣音减弱

24. 李先生,18 岁。患慢性白血病 3 年,近日来出现原因不
明的高热、胸骨疼痛难忍,脾迅速增大。此情况需考虑
（　　）
A. 类白血病反应　　　　B. 脾功能亢进
C. 急性白血病　　　　　D. 慢粒急性变
E. 白血病细胞浸润

25. 张先生,48 岁。自己摸到左上腹包块已 6 个月,近 2 周
来面色苍白,牙龈出血。触及脾脐下 3 指。血红蛋白
30g/L。骨髓呈弥漫性增生。应考虑的诊断是（　　）
A. 血吸虫病　　　　　　B. 肝硬化
C. 淋巴瘤　　　　　　　D. 慢粒白血病
E. 再生障碍性贫血

26. 陈女士,20 岁。感冒后持续高热、咳嗽、胸痛、鼻出血、
面色苍白,抗生素治疗无效。体检:胸骨压痛,右中肺
叩诊浊音,闻及湿啰音,肝脾肋下触及。化验:全血细
胞减少。胸片显示右中肺片状渗出性改变。应高度怀
疑患有（　　）
A. 急性白血病　　　　　B. 肺炎
C. 败血症　　　　　　　D. 淋巴瘤

E. 再生障碍性贫血

27. 张先生,22 岁。高热、出血、苍白 1 周,拟诊急性白血
病。最有助于诊断的表现是（　　）
A. 肝、脾、淋巴结大　　　B. 胸骨压痛
C. 四肢关节痛　　　　　D. 皮肤结节
E. 黏膜增生肿胀

28. 李先生,20 岁。阵发性腹痛,黑便 2 日。体检:双下肢
可见散在皮肤淤点,双膝关节肿胀,活动受限,腹软,右
下腹压痛。血象:血小板计数 142×10⁹/L,尿常规:蛋
白(＋),红细胞(＋＋),透明管型 0~3 个/HP。其最可
能患的疾病为（　　）
A. 急性胃肠炎　　　　　B. 上消化道出血
C. 急性肾炎　　　　　　D. 过敏性紫癜
E. 急性阑尾炎

29. 张女士,28 岁。右侧颈部无痛性淋巴结进行性肿大约
2 个月。肝脾不大,血象正常。为进一步明确诊断,最
需要做的检查项目是（　　）
A. 骨髓检查　　　　　　B. 颈部 X 线检查
C. 肝脾超声检查　　　　D. 颈部 CT 检查
E. 右侧颈部淋巴结活检

A₃ 型题

(30~32 题共用题干)

张先生,30 岁。于 2 年前因胃溃疡做过"胃切除术",
近半年来常头晕、心悸、体力逐渐下降,诊断为缺铁性贫血。

30. 该患者贫血的原因可能是（　　）
A. 铁摄入不足　　　　　B. 铁需要量增加
C. 铁吸收不良　　　　　D. 铁不能利用
E. 慢性失血

31. 对诊断缺铁性贫血最有意义的检查结果是（　　）
A. 血涂片见红细胞大小不等
B. 骨髓铁染色检查见细胞外铁减少
C. 血清铁蛋白减低
D. 血清铁减低
E. 血红蛋白减低

32. 患者采取口服铁剂(硫酸亚铁)治疗,错误的护理措施
是（　　）
A. 宜于进餐时或进餐后服用
B. 禁饮茶
C. 如有消化道反应,可与牛奶同服
D. 血红蛋白恢复正常后,仍应继续治疗数月
E. 宜从小剂量开始,逐渐加至全量

(33~36 题共用题干)

李小姐,20 岁。发热、咽痛 1 周入院,诊断为急性淋巴
细胞白血病。

33. 下列属于白血病细胞浸润所致的体征是（　　）
A. 皮肤紫癜　　　　　　B. 扁桃体充血、肿大
C. 胸骨下段压痛　　　　D. 皮肤黏膜苍白
E. 口腔血疱

34. 李小姐体温达 41℃,对其采取的降温措施不当的一项
是（　　）

A. 冷敷　　　　　　　　B. 鼓励饮水

C. 乙醇擦浴　　　　　　D. 退热剂

E. 温水擦浴

35. 静脉注射长春新碱时药液漏出血管外,处理错误的一项是(　　)

　　A. 尽量回抽局部渗液

　　B. 外渗局部以 0.5% 普鲁卡因局部封闭

　　C. 外渗局部热敷

　　D. 抬高患肢

　　E. 局部涂解毒剂或氢化可的松

36. 在化疗期间让其多饮水及口服碳酸氢钠的目的是(　　)

　　A. 预防酸中毒

　　B. 减轻药物的胃肠道反应

　　C. 预防尿酸性肾病

　　D. 促进药物排泄

　　E. 预防骨髓抑制

(37～39 题共用题干)

　　赵女士,33 岁。消化性溃疡病史 4 年,未正规治疗。6 个月来乏力、头晕、心悸,2 个月来出现咽下时有梗阻感。体检:睑结膜苍白、心尖部 2/6 级收缩期吹风样杂音。

37. 目前该患者最主要的护理诊断是(　　)

　　A. 知识缺乏

　　B. 活动无耐力

　　C. 营养失调:低于机体需要量

　　D. 有受伤的危险

　　E. 有感染的危险

38. 彻底治愈本病的关键是(　　)

　　A. 去除病因　　　　　B. 饮食疗法

　　C. 口服铁剂　　　　　D. 输血

　　E. 给予叶酸及维生素 B_{12}

39. 最重要的护理措施是(　　)

　　A. 合理安排患者休息与活动

　　B. 补充营养,纠正缺铁

　　C. 给予心理支持

　　D. 观察病情变化

　　E. 健康教育

(40～41 题共用题干)

　　吴女士,30 岁。1 年多来反复发生双下肢瘀斑,月经量增多。血红蛋白 90g/L,红细胞 3.0×10^{12}/L,血小板 50×10^9/L。既往身体健康。初步诊断"慢性特发性血小板减少性紫癜"。

40. 治疗时应首选(　　)

　　A. 糖皮质激素　　　　B. 脾切除

　　C. 血浆置换　　　　　D. 大剂量丙种球蛋白

　　E. 静脉滴注血小板悬液

41. 与目前病情不符的护理诊断或合作性问题是(　　)

　　A. 组织完整性受损

　　B. 有受伤的危险

　　C. 有感染的危险

　　D. 知识缺乏

　　E. 潜在并发症:颅内出血

(马中霞)

第7章 内分泌与代谢性疾病患者的护理

第1节 概 述

内分泌系统由内分泌器官和内分泌组织两部分构成。内分泌器官包括垂体、甲状腺、甲状旁腺、胸腺、肾上腺、胰岛、性腺及松果体等。内分泌组织是指胃肠道黏膜、脑、肾、心、肺等处分布的散在内分泌组织,或兼有内分泌功能的细胞。

内分泌系统的主要功能是合成、分泌各种激素,与神经系统和免疫系统共同调节人体的新陈代谢、生长发育、脏器功能、生殖和衰老等生命活动,以适应不断变化的外环境,保持机体内环境的相对稳定。

内分泌与代谢性疾病大多为慢性过程,常出现营养失调、水电解质紊乱、体态改变,甚至精神异常等表现。因此,有效的日常生活护理、心理疏导和健康教育在本系统疾病患者的护理中具有重要的意义。

第2节 内分泌与代谢性疾病常见症状和体征的护理

内分泌与代谢性疾病常见症状和体征有肥胖、消瘦及身体外形改变如体态、面容、身高、皮肤及黏膜色素、毛发等。

一、肥胖的护理

肥胖是指体内脂肪堆积过多和(或)分布异常,体重指数(BMI)＞28 或体重超过理想体重的 20%。肥胖是遗传和环境因素共同作用的结果。根据病因不同,肥胖可分单纯性肥胖和继发性肥胖。

考点提示:肥胖的概念

(一)护理评估

1. 健康史 询问患者开始出现肥胖的时间,摄食量及运动量,有无肥胖家族史和内分泌疾病病史。

2. 临床表现

(1)单纯性肥胖是指无明显内分泌和代谢性疾病病因引起的肥胖,属于非病理性肥胖。与生活习惯、年龄及遗传有关。幼年期发病者常引起终身性肥胖,可有外生殖器发育迟缓;成年后发病者治疗效果较前者为佳。

链接

肥胖的分类

单纯性肥胖又可分为体质性肥胖和获得性肥胖两类。

1. 体质性肥胖 患者自出生后半岁左右起,由于食欲好、营养过度,引起脂肪细胞增生肥大,脂肪分布全身,所以又叫脂肪细胞增生肥大型肥胖症,或称为幼年起病型肥胖症。体质性肥胖者部分有家族遗传倾向,饮食控制不易见效。

2. 获得性肥胖 患者在成年(20 岁)以后由于营养过度而引起肥胖,脂肪主要分布于躯干,脂肪细胞肥大而无数量的增生,也称为成年起病型肥胖症。获得性肥胖者与遗传因素也有一定的关系,饮食控制效果较好。

(2)继发性肥胖有明确内分泌异常,包括下丘脑性肥胖、垂体性肥胖、甲状腺功能低下性肥胖、高胰岛素性肥胖、肾上腺皮质功能亢进性肥胖等。继发性肥胖脂肪分布有显著特征,如下丘脑病变表现为肥胖性生殖无能综合征(脂肪分布在面部、腹部及肢体的近端,性器官发育不全,第二性征缺如);肾上腺皮质功能亢进表现为向心性肥胖(脂肪分布以躯干为主)。

(3)心理-社会状况:肥胖者参与社交的能力降低,常感压抑;因代谢紊乱和多脏器功能障碍,产生气急、关节痛、水肿及肌肉酸痛等躯体症状,心血管病、糖尿病等相关疾病可增加,患者常有自卑、焦虑、抑郁等心理问题。

(二)护理诊断及合作性问题

1. 营养失调:高于机体需要量 与遗传、体内激素调节紊乱,饮食习惯不良,活动量少等有关。

2. 自我形象紊乱 与肥胖有关。

(三)护理目标

患者自觉执行饮食计划,体重有效控制或减至正常范围;患者的自我形象得到改善。

(四)护理措施

1. 饮食护理 严格控制糖类和脂肪,保证蛋白质的摄入量,蛋白质应不少于 1g/(kg·d)。为减少饥饿感,可少食多餐,细嚼慢咽,每日5～6餐,多吃蔬菜、水果、高纤维、低热量食物。避免暴饮暴食、甜食、冷饮、高脂快餐、巧克力、软饮料等。晚餐要少食,睡前3小时勿进食。保证摄入量低于消耗量。

2. 运动指导　可选择各种适合自己的运动项目,如步行、慢跑、游泳等有氧运动。

(五)护理评价

患者是否认识到肥胖的危害性;是否正确执行饮食和治疗计划;体重是否恢复正常。

(六)健康教育

宣传肥胖症危害。合理安排饮食,建立良好的进食习惯,达到减肥目的,仍要实行计划饮食。运动锻炼要循序渐进、长期坚持,不能半途而废。

二、消瘦的护理

消瘦是指摄入的营养低于机体需要量,体重低于理想体重的10%以上。表现为皮下脂肪减少,肌肉、骨骼逐渐萎缩,皮下静脉显露,严重消瘦时呈恶病质状态。

考点提示:消瘦的概念

(一)护理评估

1. 健康史　详细询问患者的营养状况,有无引起消瘦的原发疾病,尤其注意询问有无消化系统疾病、内分泌代谢疾病,短期内体重明显下降者应警惕恶性肿瘤病变。

> **链接**
>
> **消瘦常见的原因**
>
> 1. 食欲正常而体重减轻　由于消化及吸收功能异常使体重减轻,如寄生虫病。
>
> 2. 食量增加,但消耗也增加,使体重减轻　如甲状腺功能亢进、糖尿病等。
>
> 3. 食欲减退,机体分解代谢增强而致体重减轻　①消化系统疾病:慢性胃肠疾病,慢性肝病,慢性胰腺疾病等;②全身性疾病(感染、恶性肿瘤、血液病),肾上腺皮质功能减退,垂体前叶功能减退;③精神因素:忧郁症,神经性厌食。
>
> 4. 某些药物　如甲状腺制剂,长期服用泻药等。消瘦特点为:皮肤粗糙而缺乏弹性,肌肉萎缩,皮下脂肪减少,骨骼显露。
>
> 5. 严重创伤与烧伤　常有大量血浆渗出,蛋白质消耗量显著增加等。

2. 身心状况

(1)症状评估:轻者可表现为食欲不振、精神萎靡、记忆力下降、贫血及血压下降等。重者出现劳动能力丧失、对周围事物不感兴趣、反应迟钝,甚至嗜睡,也可有直立性晕厥,皮肤黏膜色素沉着。消瘦患者常伴原发病的表现,如甲状腺功能亢进、糖尿病等。

(2)心理-社会状况:注意观察患者有无焦虑、抑郁、自卑等情绪;能否适应环境,与家庭成员关系是否融洽。

(二)护理诊断及合作性问题

营养失调:低于机体需要量　与各种原因引起的营养摄入不足或消耗过多有关。

(三)护理目标

患者能自觉改变饮食习惯,增加营养素的摄入,体重增加。

(四)护理措施

1. 心理护理　向患者解释消瘦对机体健康的影响,纠正患者对消瘦的错误认识。对神经性厌食者帮助其解除精神、心理上的障碍,建立正确的饮食行为。

2. 饮食护理　提供合理膳食,补充营养,进食高蛋白、高热量、易消化饮食;少量多餐,以后逐渐增加进食量并减少次数,最终过渡到正常饮食;提高烹调技巧,尽量适合患者的口味。不能经口进食者采用鼻饲静脉补充营养液等。

3. 皮肤护理　对极度消瘦者应注意皮肤护理,勤翻身、勤更换、勤按摩,防止压疮发生。

(五)护理评价

患者消瘦是得到改善,能否积极配合治疗和自觉执行饮食计划。

三、身体外形改变的护理

(一)护理评估

1. 健康史　注意询问有无内分泌疾病和代谢疾病,如巨人症、侏儒症、呆小病、甲状腺功能亢进或减退及内分泌腺的恶性肿瘤等;询问患者既往治疗及用药情况;患者的生活方式和饮食习惯、家族史等,女性患者还应询问月经史。

2. 身心状况

(1)症状评估:包括高矮、胖瘦、毛发的浓密、稀疏,有无突眼、甲状腺是否肿大、对称、质地及表面有无结节、有无压痛和震颤、听诊有无血管杂音,有无满月脸、皮肤紫纹、痤疮和色素沉着等。

(2)心理-社会状况:注意评估患者是否由于身体

外形改变而出现自卑感、羞辱感、精神紧张、焦虑、易怒等心理。

3. 辅助检查

（1）激素测定：了解腺体组织功能，包括垂体功能、甲状腺功能、甲状旁腺功能和肾上腺皮质功能有无异常，胰岛素水平是否变化等。

（2）影像学检查：X线检查、B超、CT、MRI检查找病变部位。

（二）护理诊断及合作性问题

自我形象紊乱　与疾病引起身体外形改变等因素有关。

（三）护理目标

患者身体外形改变逐渐恢复至正常，能建立有效的调适机制和良好的人际关系。

（四）护理措施

1. 心理护理　多与患者交谈，建立信任的护患关系；鼓励和协助患者表达对体象改变的感受，并耐心讲解，消除紧张情绪，树立自信心。

2. 饮食护理　针对患者的具体情况，调整摄入的营养成分，制订饮食计划，以改善患者的营养状态。

3. 修饰指导　教会患者适当的自我修饰，以增加患者心理的舒适度和美感。

4. 鼓励社会交往　帮助患者接受身体外观的改变，鼓励患者参加社区与团体活动；指导家属和周围人群主动与患者沟通，尊重患者。

（五）护理评价

患者身体外形改变是否恢复至正常。

第3节　单纯性甲状腺肿患者的护理

案例7-1

患者，女性，32岁。因甲状腺肿大就诊，查甲状腺Ⅱ度肿大，无结节，TSH在正常范围，甲状腺功能正常。

问题： 1. 应诊断为什么病？
　　　 2. 采取怎样的护理措施？
　　　 3. 如何进行健康教育？

（一）概述

1. 概念　单纯性甲状腺肿是机体缺碘、存在致甲状腺肿物质或甲状腺激素合成酶缺陷而引起代偿性甲状腺增生肿大，一般无甲状腺功能异常。根据发病的流行情况，可分为地方性和散发性甲状腺肿两种。前者流行于离海较远，海拔较高的山区，我国西南、西北、华北等地均有分布；后者散发于全国各地。任何年龄均可患病，但以青少年患病率高，女性的发病率是男性的3～5倍。

链接

人体每日碘的摄入量

碘是甲状腺合成甲状腺激素的重要原料之一，缺碘导致甲状腺激素合成不足，引起垂体分泌过量TSH，刺激甲状腺增生肿大。人体碘的基础需要量是60μg/d。WHO推荐12岁以上成年人碘的摄入量为150μg/d，妊娠和哺乳期妇女为200μg/d。

在地方性甲状腺肿流行地区，推行食盐碘化，取得了满意的效果。2002年我国将食盐加碘浓度从原来不低于40mg/kg改为(35±15)mg/kg，食盐加碘应根据地区自然碘环境有区别地推行。

2. 病因及发病机制　常见的原因有：①缺碘，特别在生长发育、妊娠、哺乳期，摄入碘的量不能满足机体对碘的需要，而影响甲状腺激素的合成。②致甲状腺肿物质，某些物质可阻碍甲状腺激素合成，从而引起甲状腺肿，称为致甲状腺肿物质。③先天性甲状腺激素合成障碍，由于某些酶的缺陷影响甲状腺激素合成，而引起甲状腺肿。

3. 临床特征　重度甲状腺肿大者可出现压迫症状。初期甲状腺弥漫性肿大，表面平滑，两侧对称，质软，无压痛，随吞咽上下移动，一般无震颤和血管杂音。T_3、T_4正常，TSH正常或升高。

4. 治疗要点　①生理性甲状腺肿，宜多食含碘丰富的食物如海带、紫菜等。②对20岁以下的弥漫性单纯甲状腺肿患者可给予小量甲状腺素，缓解甲状腺的增生和肿大。③有以下情况时，应及时施行甲状腺大部切除术治疗：巨大甲状腺肿影响生活和工作者；因气管、食管或喉返神经受压引起临床症状者；胸骨后甲状腺肿；结节性甲状腺肿继发功能亢进者；结节性甲状腺肿疑有恶变者。

（二）护理评估

1. 健康史　重点询问患者是否来自于缺碘的地区；是否为青春期、妊娠期及哺乳期女性；是否经常食用黄豆、萝卜和白菜等含致甲状腺肿物质的蔬菜；是否服用抑制甲状腺素合成的药物，如硫氰酸盐、碳酸锂、过氧酸盐、磺胺类、硫脲类、保泰松及对氨基水杨酸等；有无感染、寒冷、创伤和精神刺激等诱因。

2. 身心状况

（1）症状评估：重度肿大者可出现压迫症状。压迫食管导致吞咽困难；压迫气管可引起咳嗽、呼吸困难;压迫喉返神经出现声音嘶哑;胸骨后甲状腺肿压迫导致上腔静脉阻塞征象。

考点提示:压迫症状

(2)护理体检:以局部表现为主。初期可见颈部增粗,颈前触及肿块,甲状腺弥漫性肿大,表面平滑,两侧对称,质软,无压痛,随吞咽上下移动,一般无震颤和血管杂音(图7-1);后期可形成大小不等的结节(结节性甲状腺肿),质硬,生长缓慢,基础代谢率正常。

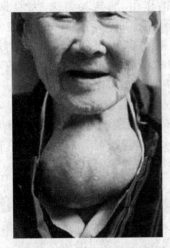

图7-1 单纯性甲状腺肿

考点提示:护理体检

(3)心理-社会状况:由于明显肿大的甲状腺导致颈部外形改变,产生自卑感、挫折感,也可导致焦虑、恐惧。但是在流行地区因患病人数多,人们习以为常,不愿配合治疗。

3. 辅助检查

(1)血液检查:T_3、T_4 正常,TSH 正常或升高。甲状腺球蛋白水平升高。

考点提示:血液检查

(2)^{131}I 摄取率及 T_3 抑制试验:^{131}I 摄取率升高,但无高峰前移,可被 T_3 所抑制。

(3)甲状腺扫描:可见弥漫性甲状腺肿,常呈均匀分布。

(三)护理诊断及合作性问题

1. 自我形象紊乱 与颈部增粗,颈部外形改变有关。

2. 知识缺乏 缺乏单纯性甲状腺肿的防治知识。

3. 潜在并发症 呼吸困难、吞咽困难、声音嘶哑。

(四)护理目标

1. 颈部外观恢复正常,或学会修饰颈部,保持良好的形象。

2. 掌握有关单纯性甲状腺肿的预防和治疗知识,配合治疗和护理。

3. 无并发症出现。

(五)护理措施

1. 心理护理 阐明病因与防治知识,告知补碘等治疗后甲状腺肿可逐渐缩小或消失,消除患者的自卑与挫折感;帮助其修饰,改善其自我形象,树立信心;积极与患者家属沟通,给予患者心理支持。

2. 生活护理 生理性甲状腺肿大者,大多可自行消退。指导患者劳逸结合,适当休息。多食海带、紫菜等海产品及含碘丰富的食物,避免过多食用卷心菜、萝卜、菠菜及花生等抑制甲状腺激素合成的食物。如致甲状腺肿物质所致者,停用后一般可自行消失。

3. 病情观察 观察患者甲状腺肿大的程度、质地,有无结节及压痛,颈部增粗的进展情况及有无局部压迫的表现。

4. 用药护理 碘缺乏者,适量补充碘剂。指导患者遵医嘱准确服药,不可随意增多或减少;观察患者服药后的效果及不良反应。

(六)护理评价

患者能否学会保持颈部良好形象的修饰;能否配合单纯性甲状腺肿的治疗;是否出现并发症。

(七)健康教育

1. 饮食指导 食用碘化食盐,摄取富碘食物,以预防地方性甲状腺肿;避免摄入抑 TH 合成食物。

2. 用药指导 遵医嘱服药,观察药效及不良反应,避免服用抑 TH 合成的药物。

第4节 甲状腺功能亢进症患者的护理

案例7-2

患者,女性,40 岁。怕热、多汗,食量大,但逐渐消瘦,多言好动,失眠,记忆力减退,手抖 3 年。1 天前体温突然达 40℃,恶心、呕吐、腹泻、大汗淋漓、呼吸急促入院,查:心率 150 次/分,FT_3、FT_4 增高。

问题:1. 诊断为什么病?

2. 可提出怎样的护理诊断及合作性问题?

3. 制订怎样的护理措施及健康教育?

(一)概述

1. 概念 甲状腺功能亢进症,简称甲亢,是由多种原因引起甲状腺分泌甲状腺激素增多导致的一组临床综合征。Graves病最常见。

考点提示:甲亢的概念

> **链接**
>
> **甲亢的分类**
>
> 甲亢按病因可分为六大类:①甲状腺性甲亢,包括毒性弥漫性甲状腺肿(Graves病),多结节性甲状腺肿伴甲亢,毒性腺瘤(Plummer病),自主性高功能甲状腺结节,多发性自身免疫性内分泌综合征伴甲亢,甲状腺癌(滤泡性甲状腺癌),新生儿甲亢,碘甲亢,TSH受体基因突变致甲亢。②垂体性甲亢,包括垂体TSH瘤或TSH细胞增生致甲亢,垂体型甲状腺激素不敏感综合征。③伴瘤综合征和(或)HCG相关性甲亢。④卵巢甲状腺肿伴甲亢。⑤医源性甲亢。⑥暂时性甲亢,包括亚急性甲状腺炎和慢性淋巴细胞性甲状腺炎。其中以Graves病最常见。

2. 临床特征 Graves病又称毒性弥漫性甲状腺肿,是一种伴甲状腺激素(TH)分泌增多的特异性自身免疫性疾病。典型表现为甲状腺毒症、弥漫性甲状腺肿、突眼三大症群。本病女性多见,男女之比为1:(4～6),发病高峰年龄为20～50岁。

考点提示:Graves病的定义及典型表现

3. 病因及发病机制 本病已肯定系一自身免疫疾病,但其发病机制尚未完全阐明,其特征之一是在血清中存在针对甲状腺细胞TSH受体的特异性自身抗体(TRAb),导致甲状腺细胞增生、甲状腺激素合成及分泌增加。Graves病还有明显的遗传倾向。此外,精神刺激、感染、应激、性激素和锂剂等因素对本病也有一定的促发作用。

4. 治疗要点 本病治疗初期,予以适当休息和各种支持疗法。主要治疗方法有:①抗甲状腺药物治疗。②放射性131I治疗。③手术治疗。另外中医中药对轻症患者也有一定的效果。

(二) 护理评估

1. 健康史 询问患者有无感染、创伤、精神刺激等诱发因素;了解患者的情绪变化以及对日常生活状况影响,有无急躁易怒,是否易与家人或同事争执;了解有无家族史;女性患者还应了解月经史及生育史。

2. 身心状况

(1) 甲状腺毒症

1) 高代谢综合征:患者怕热多汗,常有低热,多食,但体重下降,疲乏无力。

2) 精神、神经系统:患者易激动,精神过敏,伸舌或双手向前平举时有细微震颤,伴多言好动、注意力不集中、记忆力减退、失眠紧张、多猜疑、焦虑烦躁等,

有时出现幻觉,甚而亚躁狂症。腱反射活跃,反射恢复时间缩短。

3) 心血管系统:心悸、气短、胸闷、持续性心动过速(心率90～120次/分),睡眠和休息时仍高于正常。心搏增强,心尖部第一心音亢进。收缩压升高,舒张压下降和脉压增大为甲亢的特征性表现。甲亢性心脏病表现为明显心律失常(以房颤等房性心律失常多见),心脏扩大和心力衰竭。

4) 消化系统:多数表现为食欲亢进。由于过多甲状腺激素的作用,肠蠕动增快,大便溏稀,次数增加。少数可出现肝功能异常,转氨酶升高甚或黄疸。

5) 血液系统:周围血白细胞总数偏低、淋巴细胞比例增加、单核细胞增多,有时可出现皮肤紫癜。营养不良和铁利用障碍可引起贫血。

6) 皮肤及肢端表现:皮肤光滑细腻,缺少皱纹,触之温暖湿润,颜面潮红,约5%患者有典型的对称性皮肤损害。水肿多见于胫骨前下1/3处,称为胫前黏液性水肿,是本病的特异性表现之一。

7) 肌肉、骨骼系统:有肌肉软弱无力,主要是甲亢性周期性瘫痪;少数患者有甲亢性肌病。

8) 生殖系统:女性患者常有月经减少,甚至闭经。男性可出现阳痿,偶见乳腺发育。

(2) 甲状腺肿:呈弥漫性对称性肿大,质软,吞咽时上下移动,可触及震颤。由于甲状腺的血流量增多,可听到血管杂音。杂音和震颤为本病的较特异性体征,有重要诊断意义(图7-2)。

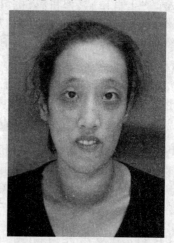

图7-2 甲状腺肿

考点提示:甲亢的症状和体征

(3) 眼征:本病最具特征性表现。可分为两种类型。一类为单纯性突眼,主要系交感神经兴奋眼外肌群和上睑肌所致;另一类为浸润性突眼,与眶后组织自身免疫反应有关。

1) 单纯性突眼:表现为轻度突眼,突眼度≤18mm、上眼睑挛缩、眼裂增宽、瞬目减少、双眼炯炯有

神、眼睛向下看时上眼睑不能及时随眼球向下移动，可在角膜上缘看到白色巩膜、向上看时，前额皮肤不能皱起、两眼内聚减退或不能。

2）浸润性突眼：眼球明显突出，突眼度＞18mm，两侧可不对称。患者有明显的自觉症状，如复视、视力减退、畏光、流泪、异物感、眼部肿痛等。眼睑闭合不全，结膜充血、水肿，角膜外露而引起角膜溃疡等（图7-3）。重者可出现全眼球炎，甚至失明。

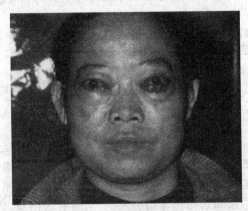

图7-3　浸润性突眼征

(4) 特殊表现

1）甲状腺危象：①发病原因，与血甲状腺激素水平增高、儿茶酚胺激素受体数目增加、敏感性增强有关。②常因感染、手术、放射性碘治疗、药物反应、严重躯体疾病及精神创伤等诱发。③主要表现，原有甲亢症状加重，高热（体温＞39℃），心动过速（140～240次/分），常伴心房颤动或扑动，烦躁不安、大汗淋漓、呼吸急促、厌食、恶心、呕吐及腹泻，严重者导致虚脱、休克、嗜睡、谵妄或昏迷。

考点提示：甲状腺危象的病因、诱因及表现

2）淡漠型甲亢：老年人多见，起病隐袭，高代谢征、眼征及甲状腺肿均不明显。主要表现：明显消瘦、心悸、乏力、表情淡漠、腹泻及厌食等，常易误诊。

3）妊娠期甲亢：主要表现有：①妊娠合并甲亢，高代谢症状较一般孕妇明显。甲状腺肿大，常伴有震颤和血管杂音。②绒毛膜促性腺激素（HCG）相关性甲亢，由于大量HCG刺激促甲状腺激素受体而出现甲亢，妊娠终止或分娩后消失。

(5) 心理-社会状况：由于情绪不稳定，患者在检查、治疗及护理等活动中出现不配合的行为，或在与其他人的交往中出现社交障碍。

3. 辅助检查

(1) 机体代谢状态的测定：基础代谢率（BMR）测定，指清晨患者起床前在完全安静、空腹时测定脉率和血压（mmHg），基础代谢率（％）＝脉率＋脉压－111，心律失常的患者不适用，正常值为±10％，＋

20％～＋30％为轻度甲亢，＋30％～＋60％为中度甲亢，＋60％以上为重度甲亢。

考点提示：基础代谢率的测定

(2) 血清甲状腺激素的测定：是临床诊断Graves病的首选指标。血清总T_3（TT_3）增高，血清总T_4（TT_4）增高。

考点提示：诊断Graves病的首选指标

(3) 垂体-甲状腺轴调节的测定：①甲状腺摄^{131}I率，正常值2小时及24小时摄^{131}I率分别为5％～25％及20％～45％，如3小时＞25％和24小时＞45％，表示摄^{131}I率增高；②甲状腺抑制试验；③血清超敏促甲状腺激素测定（S-TSH）；④促甲状腺激素释放激素兴奋试验（TRH兴奋试验）。

(4) 甲状腺肿大的检查：甲状腺B超检查，甲状腺放射性核素显影检查等。

(5) 甲状腺免疫学检查：甲状腺细胞TSH受体的特异性自身抗体（TRAb）的测定，是诊断Graves病的重要指标之一。

(三) 护理诊断及合作性问题

1. 营养失调：低于机体需要量　与代谢率增高、消化吸收障碍有关。

2. 活动无耐力　与蛋白质分解增加、甲亢性心脏病、肌无力等因素有关。

3. 有组织完整性受损的危险　与浸润性突眼有关。

4. 潜在并发症　甲状腺危象。

(四) 护理目标

患者进食量减少，体重增加；活动量逐步增加，活动时无明显不适；能采用正确的保护眼睛的方法，不发生角膜损伤。

(五) 护理措施

1. 心理护理　告知患者坚持治疗能够改善症状，以解除患者焦虑情绪，积极配合治疗；鼓励患者参与集体活动，避免社交障碍产生焦虑；避免刺激性语言，保持乐观，避免情绪波动，减轻或消除精神紧张等不利因素。

2. 生活护理

(1) 环境和休息：环境舒适，避免嘈杂。依病情指导休息。

(2) 饮食护理：高热量、高蛋白、高维生素及矿物质丰富的饮食，主食足量，多摄取新鲜蔬菜和水果，以纠正本病引起的消耗。避免刺激性及含碘丰富的食物，多饮水。

3. 病情观察　密切观察心率、脉压和基础代谢率变化以及甲亢严重程度；体重、情绪及症状的发展变化，了解治疗反应，脉搏减慢、体重增加是治疗有效的标志；定时监测激素水平；观察甲状腺危象早期表现。

4. 配合治疗

（1）抗甲状腺药物治疗的护理：抗甲状腺药物分硫脲类（丙基硫氧嘧啶）和咪唑类（他巴唑），其作用抑制甲状腺激素的合成。疗程一般为 1.5～2 年。主要的不良反应有：白细胞减少和药疹。用药过程注意监测血象，白细胞低于 $3×10^9$/L 或中性粒细胞低于 $1.5×10^9$/L，应立即停药；症状缓解但甲状腺反增大或突眼加重，应遵医嘱加服甲状腺素片。

考点提示：抗甲状腺药物的主要不良反应

（2）^{131}I 治疗的护理：治疗前、后 1 个月避免服用含碘的药物和食物，^{131}I 空腹服用，服药后 2 小时内不吃固体食物，服药后 24 小时内避免咳嗽，以减少 ^{131}I 的丢失；服药后 2～3 日，饮水 2000～3000ml/d 以增加排尿；服药后第 1 周避免用手按压甲状腺。服用 ^{131}I 后患者的排泄物、衣服、被褥及用具等需单独存放，待放射作用消失后再做清洁处理。

5. 眼部护理　①外出时戴深色眼镜，复视者戴单侧眼罩。②保持眼部湿润，预防感染，勿用手直接揉搓眼睛。③睡眠或休息时抬高头部，减轻球后水肿。④使用免疫抑制剂及左甲状腺素片控制，浸润性突眼。⑤定期眼科角膜检查。

6. 甲状腺危象抢救配合　绝对卧床休息，必要时遵医嘱给适量镇静剂，呼吸困难取半卧位，给氧，迅速建立静脉通路；遵医嘱使用丙硫氧嘧啶（首选）、碘剂、糖皮质激素、β受体阻滞剂；监测生命体征，评估意识状况和心肾功能；高热时先物理降温，必要时施行人工冬眠降温；维持营养与体液平衡；使用血透、腹透或血浆置换等措施降低血甲状腺激素浓度。

考点提示：甲状腺危象抢救首选药物

（六）护理评价

患者能否合理饮食，高代谢症候群是否得到缓解，体重是否恢复正常；活动耐力是否增加；能否保持正常的人际交往，焦虑紧张情绪是否缓解或消失；能否主动保护自己的眼睛。

（七）健康教育

告知疾病知识、学会自我护理；合理安排工作和休息，保持身心愉快，避免刺激和过劳。严禁衣物压迫或用手挤压甲状腺，生育女性宜治愈后再妊娠；要按剂量、疗程服药，不随意减量和停药，监测血象。对

妊娠期甲亢禁用 ^{131}I 治疗。

第5节　糖尿病患者的护理

案例 7-3

患者，男性，51 岁。口渴、多饮、多尿、消瘦 3 个月，突发昏迷 1 日入院。查：血糖 29mmol/L，血钠 132mmol/L，血钾 4.0mmol/L，尿素氮 10.1mmol/L，CO_2 结合力 18.3mmol/L，尿糖、尿酮体强阳性。

问题：1. 该患者最可能的诊断是什么？

2. 该患者存在哪些护理诊断及合作性问题？

3. 制订怎样的护理措施，如何进行健康教育？

（一）概述

1. 概念　糖尿病是由遗传和环境因素相互作用引起的一组以慢性血葡萄糖（简称血糖）水平增高为特征的代谢性疾病。血糖增高是由于胰岛功能减退和（或）胰岛素抵抗等而引发的，同时有蛋白质、脂肪、水和电解质代谢异常。

糖尿病是常见病、多发病。随着人们生活水平的提高、人口老龄化、生活方式的改变，患病率急剧增加，糖尿病已成为继心血管病和肿瘤之后的第三大非传染病，严重威胁人类健康。在我国患病率从 20 世纪 80～90 年代中期增加了 4～5 倍，估计现有糖尿病患者约 3000 万，居世界第 2 位，目前全世界约有糖尿病患者 1.75 亿，预测到 2025 年将上升到 3 亿。

考点提示：糖尿病的概念

2. 临床特征　以高血糖为主要特点，典型病例可出现多尿、多饮、多食、消瘦等表现，即"三多一少"症状。随着病程延长可出现多系统损害，导致眼、肾、神经、心脏、血管等组织的慢性进行性病变，引起功能缺陷及衰竭。

考点提示：糖尿病的典型表现

3. 分类　根据 1997 年美国糖尿病协会提出的诊断和分类标准，糖尿病可分为四大类型：1 型糖尿病、2 型糖尿病，其他特殊类型糖尿病和妊娠期糖尿病。其中 2 型糖尿病所占的比例约为 95%。1 型糖尿病的发生因胰岛素分泌缺乏；2 型糖尿病主要表现为机体对胰岛素不够敏感，即胰岛素抵抗。

4. 治疗要点　早期、长期、综合治疗及治疗方法个体化。综合治疗指糖尿病教育、饮食治疗、运动锻炼、药物治疗和血糖监测五个方面。具体治疗措施以适当的运动锻炼和饮食治疗为基础，根据病情选用口服降糖药物和胰岛素治疗。

考点提示：糖尿病治疗的五个方面

（二）护理评估

1. 健康史 详细询问患者有无糖尿病家族史、饮食习惯、生活方式；了解患者的食量、体力活动等情况，体重变化、妊娠次数、新生儿出生体重等；有无反复病毒感染，尤其是柯萨奇病毒、风疹病毒、流行性腮腺炎病毒等感染史。对于急性发病的应了解有无诱发因素，如胰岛素使用不当、创伤、麻醉、感染、饮食不当、大手术等。

2. 身心状况 1型糖尿病，多在30岁以前的青少年期起病。起病急，症状明显，如不给予胰岛素治疗，有自发酮症倾向，以致出现糖尿病酮症酸中毒。2型糖尿病，多发生在40岁以上成年人和老年人，患者多肥胖，起病缓慢，病情较轻，部分患者可长期无代谢紊乱症状，通过体检而发现，随着病程延长可出现各种慢性并发症。

考点提示：1型糖尿病和2型糖尿病的特点

（1）代谢紊乱综合征：典型患者出现"三多一少"症状，即多尿、多饮、多食和体重下降；女性患者由于尿糖刺激局部皮肤使外阴瘙痒；其他症状可有四肢酸痛、麻木、腰痛、便秘、月经失调、性欲减退、阳痿不育等。

（2）常见的急性并发症有：酮症酸中毒、高渗性昏迷、感染。

1）糖尿病酮症酸中毒（DKA）：是由于各种应激作用，使糖、脂肪、蛋白质代谢紊乱加重时，脂肪分解加速，大量脂肪酸在肝脏产生酮体，超过体内调节能力时，出现酮症酸中毒。①诱因：常见于感染、胰岛素剂量不足或治疗中断、创伤、手术、饮食不当、妊娠和分娩、麻醉及急性心肌梗死等。②临床表现：多数患者在发病前期原有糖尿病症状加重，且疲乏软弱、口渴、四肢无力、多尿、多饮。酸中毒时食欲减退、恶心与呕吐，常伴头痛、烦躁、嗜睡、呼吸深快有烂苹果味。进一步发展出现严重失水、皮肤干燥、弹性差、尿量减少、眼球下陷、脉搏细速及血压下降。最后各种反射迟钝，甚至消失，出现昏迷。也有少数患者表现为腹痛等急腹症的表现。实验室检查血糖、血酮体明显升高，尿糖、尿酮体强阳性。

2）高渗性非酮症糖尿病昏迷（简称高渗性昏迷）：多见于50～70岁老人，约2/3患者糖尿病病史不明显。①诱因：感染、不合理限制水分、急性胃肠炎、胰腺炎、静脉内高营养、严重肾疾患、血液或腹膜透析、脑血管意外，以及某些药物如噻嗪类利尿药、糖皮质激素及免疫抑制剂的应用等。②临床表现：起病时先有多尿、多饮，但多食不明显或食欲减退。失水随病程进展逐渐加重，出现嗜睡、定向障碍、幻觉、偏

盲及偏瘫等，最后陷入昏迷。实验室检查血糖、血钠及血浆渗透压显著升高，尿糖强阳性，多无酮症。

考点提示：糖尿病酮症酸中毒和高渗性昏迷的典型表现和实验室检查

3）感染：表现为反复出现疖、痈等皮肤化脓性感染；足癣、体癣等皮肤真菌感染也较常见，女性患者常合并真菌性阴道炎；肾盂肾炎和膀胱炎为泌尿系最常见感染，尤其多见于女性，常反复发作，多转为慢性肾盂肾炎；肺结核发病率高，进展快，易形成空洞。

考点提示：糖尿病常见的急性并发症

（3）慢性并发症：有大血管和微血管病变。微血管病变是糖尿病的特征性病变。

1）糖尿病大血管病变：有冠状动脉粥样硬化性心脏病、脑供血不足、脑血栓形成、肾动脉硬化和肢体动脉硬化。多数患者死于心、脑血管动脉粥样硬化。

2）微血管病变：主要表现在肾、视网膜、神经及心肌组织，以糖尿病肾病和视网膜病变为常见，可导致尿毒症、失明。糖尿病心脏微血管病变和心肌代谢紊乱可引起心肌广泛性坏死，称糖尿病性心肌病。

3）神经病变：以周围神经病变最常见，呈对称性肢端感觉异常（分布如袜子和手套状），伴痛觉过敏等。自主神经损害较常见，并可较早出现，临床表现为排汗异常、瞳孔改变、胃排空延迟、腹泻或便秘等胃肠功能紊乱，及尿潴留、尿失禁、阳痿和直立性低血压等。

4）糖尿病足：常见的诱因为烫伤、碰撞伤、趾间或足部皮肤瘙痒而搔抓致皮肤溃破、水疱破裂、修脚损伤及新鞋磨破伤等。主要表现为足溃疡与坏疽（图7-4），是糖尿病患者截肢、致残的主要原因之一。

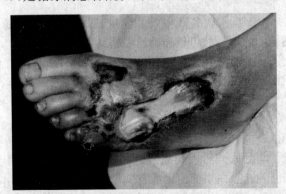

图7-4 糖尿病足

5）其他病变：有白内障、青光眼等。

（4）心理-社会状况：糖尿病是一种慢性代谢性疾病，需终身治疗且须严格控制饮食，容易使患者失去生活乐趣，产生悲观情绪，对康复信心不足，常自诉孤独无助；因糖尿病造成躯体痛苦甚至残疾威胁，产生沮丧、恐惧心理，部分患者持消极态度，不能坚持治

疗；儿童和青少年由于过胖或过瘦，尤其是智力发育受到影响，容易自卑、抑郁。

3. 辅助检查

（1）尿糖测定：尿糖阳性为诊断糖尿病的重要线索，但尿糖阴性不能排除糖尿病的可能。肾糖阈值正常时，当血糖达到 8～10mmol/L 时，尿糖出现阳性。

（2）血糖测定：血糖升高是目前诊断糖尿病的主要依据，血糖测定又是判断糖尿病病情和控制情况的主要指标。空腹静脉血浆葡萄糖正常范围为 3.9～6.1mmol/L。糖尿病诊断标准为：糖尿病症状＋任意时间血浆葡萄糖水平 ≥ 11.1mmol/L；或空腹葡萄糖 ≥ 7.0mmol/L；或口服葡萄糖耐量试验中，2h ≥ 11.1mmol/L。症状不典型者，需另一天再次证实。

考点提示：糖尿病的诊断标准

（3）口服葡萄糖耐量试验（OGTT）：适用于血糖高于正常范围而未达到诊断标准者。WHO 推荐成人口服无水葡萄糖 75g，儿童为 1.75g/kg，总量不超过 75g。应在清晨进行，禁食至少 10 小时。试验前 3 天每天进食糖类量不可少于 150g。试验当天晨空腹取血后将葡萄糖溶于 250～300ml 水中，于 3～5 分钟内服下，服后 30 分钟、60 分钟、120 分钟和 180 分钟取静脉血测葡萄糖。口服葡萄糖耐量试验 2 小时血糖 < 7.8mmol/L 为正常糖耐量；7.8～11.0mmol/L 为糖耐量减低；≥ 11.1mmol/L 考虑糖尿病。

考点提示：口服葡萄糖耐量试验适用范围

（4）糖（基）化血红蛋白 A_1：可反映近 8～12 周内血糖的总水平。

（5）糖化血浆清蛋白测定：与葡萄糖发生糖基化反应形成的果糖胺（FA），可反映近 2～3 周内血糖的总水平。

（6）血浆胰岛素和 C-肽测定：有助于了解胰岛 B 细胞功能。C-肽可较准确反映胰岛 B 细胞功能。

（7）其他：包括体重指数（BMI）、血三酰甘油、总胆固醇、高密度脂蛋白胆固醇、酮体、血浆渗透压等。

（三）护理诊断及合作性问题

1. 营养失调：低于机体需要量或高于机体需要量　与糖尿病患者胰岛素分泌和（或）作用缺陷引起糖、脂肪、蛋白质代谢紊乱有关。

2. 有感染的危险　与血糖增高，脂代谢紊乱，营养不良，微循环障碍等因素有关。

3. 知识缺乏　缺乏糖尿病预防和自我护理知识。

4. 潜在并发症　酮症酸中毒、高渗性昏迷。

（四）护理目标

1. 患者能接受糖尿病饮食，说出糖尿病饮食的

基本要求，自觉参与制订并执行饮食计划，体重、血糖恢复到正常范围。

2. 能采取适当措施预防和控制各种感染。

3. 患者对疾病有足够的认识和了解，掌握药物的使用方法。

（五）护理措施

1. 心理护理　糖尿病是内分泌系统常见的疾病，在疾病的发生、发展、转归过程中，心身相互影响起着重要的作用。长期焦虑易激发或诱发糖尿病。对待糖尿病应保持开朗、乐观的心态，糖尿病目前虽然不能根治，但通过综合治疗，患者能和正常人一样生活和长寿。同时注意加强护患沟通，及时讲解糖尿病基本知识，以解除焦虑、紧张心理，提高治疗的依从性。与患者家属共同商讨制订饮食、运动计划，鼓励亲属和朋友多给予亲情和温暖，使其获得情感上的支持；鼓励患者参加各种糖尿病病友团体活动，增加战胜疾病的信心。

2. 饮食护理　是所有糖尿病治疗的基础，是预防和控制糖尿病必不可少的措施。饮食护理的目的在于维持理想体重，保证未成年人的正常生长发育，纠正已发生的代谢紊乱，使血糖、血脂达到或接近正常水平。

（1）首先根据理想体重和劳动强度估计每日所需总热量：理想体重（kg）＝身高（cm）－105，成人休息状态每日每千克理想体重需要热量为 105～125.5kJ（25～30kcal）/（kg·d）；轻体力劳动者 125.5～146kJ（30～35kcal）/（kg·d）；中度体力劳动者 146～167kJ（35～40）kcal/（kg·d）；重体力劳动者 167kJ（40kcal）/（kg·d）以上。儿童、孕妇、乳母、营养不良和消瘦、伴有消耗性疾病者应该酌情增加，肥胖者酌减。

（2）食物的组成和分配：糖类占 50%～60%，提倡用粗制米面和一定的杂粮。蛋白质一般不超过15%，成人按每日每千克理想体重 0.8～1.2g 计算，儿童、孕妇、乳母、营养不良者或有消耗性疾病者可增至每日每千克体重 1.5～2.0g；脂肪约占 30%。每餐热量合理分配，可按三餐 1/5、2/5、2/5 或 1/3、1/3、1/3；或四餐 1/7、2/7、2/7、2/7。在治疗过程中根据患者的习惯、病情适当调整。三餐饮食内容要搭配均匀，每餐均有糖类、脂肪和蛋白质，且要定时定量，这样有利于减缓葡萄糖的吸收，增加胰岛素的释放。每日饮食中食用膳食纤维 ≥ 40g 为宜。提倡食用绿叶蔬菜、豆类、粗谷物及含糖成分低的水果等。按此食谱食用2～3 周血糖应当下降，若不佳应作必要的调整。

（3）注意事项：①按时进食。②控制总热量。主食提倡用粗制米、面和适量杂粮，忌食葡萄糖、蔗糖、蜜糖及其制品。食用含不饱和脂肪酸的植物油，忌食

动物脂肪减少饱和脂肪酸的摄入,肥胖者予以低脂饮食(<40g/d)。少食胆固醇含量高的食品如肝、脑、肾等动物内脏及鱼子、虾卵、蛋黄等饮食。限制饮酒。③严格限制各种甜食。④不宜空腹锻炼。⑤监测体重。每周体重变化大于 2 千克,应报告医师。

考点提示:饮食护理的重要意义及注意事项

3. 运动锻炼

(1) 适当运动有利于减轻体重、提高胰岛素敏感性,改善血糖和脂代谢紊乱。减轻患者的压力和紧张情绪,心情舒畅。活动适宜,循序渐进和长期坚持。最好做有氧运动,如散步、慢跑、骑自行车、做广播操、太极拳、球类活动等,其中步行活动安全,容易坚持,可作为首选的锻炼方式。时间一般为 20～30 分钟,强度为活动时患者的心率应达到个体 60% 的最大耗氧量。个体 60% 最大耗氧时心率简易计算法为:心率=170－年龄。

(2) 运动的注意事项:①运动前评估糖尿病的控制情况,根据患者具体情况决定运动方式、时间以及运动量。②预防意外发生,随身携带糖果,当出现饥饿感、心慌、出冷汗、头晕及四肢无力或颤抖等低血糖症状时及时食用。身体状况不良时应暂停运动。在运动中若出现胸闷、胸痛、视力模糊等应立即停止并及时处理。③运动时随身携带糖尿病卡,卡上写有本人的姓名、年龄、家庭住址、电话号码和病情,以备急需。运动后应做好运动日记,以便观察疗效和不良反应。

4. 病情观察　定期监测血糖、血压、血脂、糖化血红蛋白、眼底及体重以判断病情。观察有无酮症酸中毒、高渗性昏迷及低血糖等情况发生。要将患者的血糖控制在理想的状态,即空腹 4.4～6.1mmol/L,非空腹 4.4～8.0mmol/L。

5. 用药护理　护士应了解各类降糖药物的作用、剂量、用法、不良反应和注意事项,指导患者正确服用。

(1) 口服降糖药物

1) 促胰岛素分泌剂:①磺脲类,甲苯磺丁脲、氯磺丙脲、格列本脲、格列吡嗪、格列齐特、格列波脲、格列喹酮、格列美脲;②非磺脲类,瑞格列奈、那格列奈。作用机制为与胰岛 B 细胞表面受体结合,促进胰岛素释放,同时提高机体对胰岛素的敏感性。磺脲类降糖药治疗应从小剂量开始,于餐前半小时口服。孕妇及哺乳期妇女、肝肾功能不全禁用。该药的主要不良反应是低血糖。

2) 双胍类:常用药为二甲双胍,作用机制为增加外周组织摄取和利用葡萄糖,减轻胰岛素抵抗。是肥胖或超重的 2 型糖尿病患者第一线药物。不良反应

以胃肠道反应为主,有腹部不适、口中金属味、恶心、畏食、腹泻等,偶有过敏反应,严重者可致乳酸性酸中毒。餐中或餐后服药可减轻不良反应;肝肾功能不全、心力衰竭、缺氧、急性感染、糖尿病酮症酸中毒、孕妇及哺乳期妇女禁用。

3) 葡萄糖苷酶抑制剂:常用的有阿卡波糖、伏格列波糖,作用机制为抑制小肠黏膜葡萄糖苷酶活性而延缓葡萄糖、果糖的吸收,降低餐后高血糖。可致腹胀、腹泻。葡萄糖苷酶抑制剂应与第一口饭同时服用。孕妇及哺乳期妇女禁用。

4) 胰岛素增敏剂:常用的有罗格列酮、吡格列酮、噻唑烷二酮,作用机制为增强靶组织对胰岛素的敏感性,减轻胰岛素抵抗。主要不良反应为水肿,有心力衰竭倾向和肝病者不用或慎用。服药期间监测肝功能,孕妇及哺乳期妇女禁用。

考点提示:各类降糖药的不良反应及使用注意事项

(2) 胰岛素

1) 适应证:①1 型糖尿病。②2 型糖尿病经饮食及口服降糖药治疗未获得良好控制。③糖尿病酮症酸中毒、高渗性昏迷和乳酸性酸中毒伴高血糖时。④合并重症感染、视网膜病变、消耗性疾病、急性心肌梗死、肾病、脑卒中。⑤围手术期、妊娠和分娩。⑥全胰腺切除引起的继发性糖尿病。

考点提示:胰岛素适应证

2) 用药注意事项:①保存,未开封的胰岛素放于冰箱 4～8℃冷藏保存。已开封的胰岛素在常温下(不超过 28℃)使用 28 天,无须放入冰箱。②准确用药,剂型、剂量准确,普通胰岛素于饭前 1/2 小时皮下注射,鱼精蛋白锌胰岛素在早餐前 1 小时皮下注射,用专用注射器,皮下注射为主。③吸药顺序,长、短效胰岛素混合使用时,先抽"短"再抽"长",然后混匀,不可逆行操作,以免将长效胰岛素混入短效内,影响其速效性。④注射部位,皮肤疏松部位如腹部、大腿前侧、上臂三角肌、臀大肌等,注射部位应交替使用。

3) 预防、观察和处理胰岛素不良反应:①低血糖反应,与胰岛素使用剂量过大、饮食失调或运动过量有关,多见于 1 型糖尿病患者。对低血糖反应者,及时检测血糖,根据病情进食糖类食物如糖果、饼干、含糖饮料等或静脉注射 50% 葡萄糖 20～30ml。患者应学会按时和按量进餐,并合理安排每日的运动时间和运动量,若就餐时间推迟,可先食些饼干,是预防低血糖反应的关键。②胰岛素过敏:主要表现为注射局部瘙痒、荨麻疹,全身性皮疹少见。③注射部位皮下脂肪萎缩或增生,可致胰岛素吸收不良,但临床少见。停止该部位注射后多可缓慢恢复。经常更换注射部位,避免 2 周内在同一部位注射两次,可防止注射部

位组织萎缩或增生。

考点提示：胰岛素不良反应

6. 并发症护理

（1）DKA 与高渗性昏迷抢救配合

1）急救护理：①重症监护，绝对卧床休息，保暖，吸氧；②建立两条静脉通路，准确执行医嘱，确保液体和胰岛素的输入。

2）病情监测：①严密观察和记录患者神志、瞳孔、呼吸、血压、脉搏、心率及 24 小时液体出入量等变化；②每 1～2 小时监测并记录血糖、尿糖、血酮、尿酮水平以及动脉血气分析和电解质变化，注意有无水电解质紊乱及酸碱平衡失调，并及时通知医师调整治疗方案。

3）预防措施：①定期监测血糖，保持良好的血糖水平；②在合并应激情况时每天监测血糖；③合理用药，不要随意减量或停用药物；④保证充足的水分摄入，鼓励患者主动饮水，特别是患者发生呕吐、腹泻、严重感染等疾病时应保证足够的水分；⑤需要脱水治疗时，应监测血糖、血钠和渗透压。

（2）感染的预防和护理：指导患者注意个人卫生，保持全身和局部清洁，尤其是口腔、皮肤和会阴部的清洁。注射胰岛素时皮肤应严格消毒，以防感染。若发现感染征象，及时协助医师处理。

（3）足部护理：①促进足部循环，如按摩、运动、保暖，防烫伤；②避免足部受伤，如穿轻巧柔软、宽大鞋子，棉质袜，及时治疗鸡眼、脚癣等；③保持足部清洁、干燥，勤换鞋袜，趾甲不要修剪过短以免伤及甲沟；④指导患者每天检查双足一次，观察足部皮肤颜色、温度改变；⑤如果足部起水疱和疼痛，必须及时到有关专科就诊。

（六）护理评价

能否说出糖尿病饮食的基本要求，能否参与制订并执行饮食计划，血糖是否控制良好，患者多饮、多食、多尿症状得到控制，体重恢复或接近正常；有无感染发生，体温正常，足部无破损、感染等发生，局部血液循环良好；有无糖尿病急性并发症发生或发生后得到及时纠正和控制；是否了解疾病的相关知识，能否掌握药物的使用方法。

（七）健康教育

对糖尿病患者及高危人群进行健康教育是降低糖尿病发病率，减少糖尿病急、慢性并发症和致死率的重要措施。

（1）认识糖尿病是一终身性疾病，目前尚不能根治，必须终身治疗。了解情绪、精神压力对疾病的影响，指导患者正确处理疾病所致的生活压力。

（2）学会尿糖定性测定，有便携式血糖测定仪者，向患者说明并演示血糖仪的使用方法，同时患者应了解尿糖和血糖测定的结果及意义。定期随访，一般每 2～3 个月复查糖化血红蛋白，每 3 周复查果糖胺，以了解病情控制情况，及时调整用药剂量。每年定期全身检查，以尽早防治慢性并发症。

（3）了解饮食治疗在控制病情、防治并发症中的重要作用，掌握饮食治疗的具体要求和措施，长期坚持。

（4）了解体育锻炼在治疗中的意义，掌握体育锻炼的具体方法及注意事项，特别是运动时鞋袜要合适，以防足损伤。

（5）学会正确注射胰岛素，知道药物的作用、不良反应及使用注意事项。

（6）生活规律，戒烟酒，注意个人卫生，每日做好足的护理，预防各种感染及其他并发症的发生。

小　结

本章首先介绍了内分泌与代谢性疾病最常见的症状：消瘦、肥胖及身体外形的改变及其护理措施。单纯性甲状腺肿大最常见的原因是碘缺乏，典型体征为甲状腺肿大，甲状腺功能可基本正常。甲状腺功能亢进最常见的是 Graves 病，典型表现为甲状腺毒症、弥漫性甲状腺肿，突眼三大症群，护理要点为：用药的护理，[131]I 治疗护理及手术护理。糖尿病是以血糖增高为主，累及全身各系统的常见病，多发病，其急、慢性并发症是主要的致死原因，糖尿病的治疗护理包括五个方面：健康教育、饮食护理、运动护理、药物治疗、血糖监测。

目标检测

A₁ 型题

1. 肥胖是指体重至少超过理想体重的多少（　　）

　A. 5%　　　　　　　　　　B. 8%

　C. 10%　　　　　　　　　D. 15%

　E. 20%

2. 下列哪种甲亢最为常见（　　）

　A. Graves 病

　B. 毒性腺瘤

　C. 多结节性毒性甲状腺肿

　D. 碘甲亢

　E. 桥本甲状腺炎

3. 下列哪些不是甲状腺素分泌过多的表现（　　）

　A. 月经减少或闭经

　B. 神经过敏、多言好动

　C. 心尖部第一心音亢进

　D. 黏液性水肿

E. 食欲亢进

4. 下列哪些不是甲亢的特殊眼征（　　）

    A. 近视

    B. 上眼睑挛缩，睑裂增宽

    C. 双眼向下看时，上眼睑不能随眼球下落

    D. 向上看时，前额皮肤不能皱起

    E. 瞬目减少

5. 抗甲状腺药物治疗常用的疗程是（　　）

    A. 半年　　　　　　　　B. 1年

    C. 1年半至2年　　　　　D. 2年至2年半

    E. 3年

6. 甲状腺危象的常见诱因有（　　）

    A. 肥胖　　　　　　　　B. 感染

    C. 出血　　　　　　　　D. 心脏病变

    E. 突眼

7. 甲亢最具特征的临床表现是（　　）

    A. 易激动　　　　　　　B. 怕热、多汗

    C. 多食易饥　　　　　　D. 皮肤温暖

    E. 突眼征

8. 引起甲亢的主要原因是（　　）

    A. 自身免疫　　　　　　B. 病毒感染

    C. 理化因素　　　　　　D. 劳累

    E. 手术

9. 抗甲状腺药物的主要不良反应是（　　）

    A. 粒细胞减少　　　　　B. 血小板减少

    C. 血红蛋白降低　　　　D. 肝功能受损

    E. 过敏反应

10. 甲亢引起的重度浸润性突眼护理不正确的是（　　）

    A. 抬高头部

    B. 鼓励多饮水

    C. 外出时戴眼罩

    D. 生理盐水纱布局部湿敷

    E. 抗生素眼膏涂眼

11. 2型糖尿病最常见的死亡原因是（　　）

    A. 感染　　　　　　　　B. 低血糖

    C. 糖尿病肾病　　　　　D. 酮症酸中毒

    E. 心脑血管意外

12. 有关糖尿病的诊断标准（　　）

    A. 空腹血糖≥6.0mmol/L

    B. 空腹血糖≥7.0mmol/L

    C. 空腹血糖≥7.8mmol/L

    D. 空腹血糖≥11.1mmol/L

    E. 空腹血糖≥3.9mmol/L

13. 糖尿病的治疗基础是（　　）

    A. 饮食治疗　　　　　　B. 口服降糖药

    C. 胰岛素治疗　　　　　D. 对症治疗

    E. 运动治疗

14. 1型糖尿病的发生主要是由于（　　）

    A. 肾小球排糖减少

    B. 糖摄入过多，短期内无法排出

    C. 胰岛素分泌绝对不足

    D. 肝糖原快速分解，释放大量糖入血

    E. 肾小管重吸收糖增多

15. 糖尿病患者使用胰岛素治疗的不正确做法是（　　）

    A. 采用专用注射器

    B. 局部严格消毒

    C. 经常更换注射部位

    D. 在有效期内使用

    E. 胰岛素打开后冷冻保存

16. 关于2型糖尿病的叙述正确的是（　　）

    A. 主要与免疫因素有关

    B. 主要见于年轻人

    C. 胰岛素绝对缺乏

    D. 有家族性发病倾向

    E. 依赖胰岛素治疗

A_2 型题

17. 患者，女性，50岁。糖尿病酮症酸中毒，尿糖阳性，尿液气味呈（　　）

    A. 芳香味　　　　　　　B. 氨臭味

    C. 大蒜味　　　　　　　D. 烂苹果味

    E. 腐臭味

18. 患者，女性，35岁。甲亢病史3年，1天前出现恶心、呕吐、大汗淋漓、嗜睡等症状，查体：体温39.5℃，脉搏150次/分。初步诊断为（　　）

    A. 甲状腺危象　　　　　B. 甲状腺功能低下

    C. 抗甲状腺药物中毒　　D. 急性胃肠炎

    E. 治疗反应

19. 患者，女性，40岁。糖尿病史5年，今日餐前突感到饥饿难忍、全身无力、心慌、出虚汗、神志恍惚。护士应立即采取的措施是（　　）

    A. 配血、备血　　　　　B. 协助患者饮糖水

    C. 进行血压监测　　　　D. 建立静脉通道

    E. 专人护理

20. 患者，女性，25岁。妊娠6个月，体检发现尿糖（＋＋＋），血糖空腹7.9mmol/L，餐后2小时17.1mmol/L。治疗主要选择（　　）

    A. 饮食治疗　　　　　　B. 体育锻炼

    C. 口服降糖药　　　　　D. 胰岛素

    E. 无须治疗

21. 患者，男性，60岁。颜面水肿，空腹血糖12.3mmol/L，尿糖（＋＋），尿蛋白（＋），目前降糖治疗应首选（　　）

    A. 单纯控制饮食

    B. 控制饮食＋双胍类药

    C. 控制饮食＋磺脲类药

    D. 控制饮食＋胰岛素

    E. 控制饮食＋体育锻炼

22. 患者，女性，20岁。因双侧甲状腺肿大住院。甲状腺扫描可见弥漫性甲状腺肿，均匀分布。诊断为单纯性甲状腺肿，支持诊断的辅助检查结果是（　　）

    A. T_3、T_4 升高，TSH 降低

B. T_3、T_4 降低,TSH 升高

C. T_3、T_4 升高,TSH 正常

D. T_3、T_4 降低,TSH 正常

E. T_3、T_4 正常,TSH 正常

23. 患者,女性,25 岁。甲亢 1 年,服用甲基硫氧嘧啶治疗,此药的作用机制是(　　)

A. 抑制甲状腺激素合成

B. 抑制免疫反应

C. 抑制甲状腺激素释放

D. 降低外周组织对甲状腺激素的敏感性

E. 抑制促甲状腺激素分泌

24. 患者,男性,40 岁。兴奋易怒,眼球突出,皮肤潮湿。查体:体温 37.5℃,脉率 110 次/分,呼吸 26 次/分,血压 158/75mmHg,计算其基础代谢率为(　　)

A. 80　　　　　　　B. 81

C. 82　　　　　　　D. 83

E. 84

A₃ 型题

(25～26 题共用题干)

梁先生,62 岁,糖尿病史 10 年,昏迷 1 小时入院,查血糖 33.3mmol/L,尿素氮 20mmol/L,血钠 152mmol/L,血钾 4.5mmol/L,尿酮体(＋＋)。

25. 最可能的诊断为(　　)

A. 尿毒症　　　　　　B. 糖尿病酮症酸中毒

C. 乳酸性酸中毒　　　D. 高渗性昏迷

E. 高钠血症昏迷

26. 对患者不妥的处理是(　　)

A. 立即补液

B. 应用胰岛素

C. 注意纠正水电解质紊乱

D. 寻找并处理诱因

E. 尿酮体消失即停用胰岛素

(李　妍)

第8章 风湿性疾病患者的护理

第1节 概 述

(一) 概念

风湿性疾病(简称风湿病)是指影响骨、肌肉及其相关软组织、血管、脂肪及免疫系统等结缔组织为主要成分的各种组织和器官的疾病。其发病原因复杂,主要与感染、免疫、代谢、内分泌、环境、遗传等因素有关。常见的疾病有系统性红斑狼疮、类风湿关节炎、皮肌炎等。

(二) 分类

根据病因不同,风湿性疾病可分为以下几类:①弥漫性结缔组织病,如系统性红斑狼疮、类风湿关节炎、皮肌炎等。②与脊柱炎相关的关节炎,如强直性脊柱炎。③退行性关节炎。④与感染因素相关的关节炎,包括直接因病原体感染及反应性关节炎,如风湿热。⑤伴风湿病表现的代谢和内分泌疾病,如痛风、软骨钙化症。⑥肿瘤性疾病,如滑膜瘤、软骨瘤、多发性骨髓瘤。⑦神经血管病,如腕管综合征、雷诺现象。⑧骨与软骨病变,如骨质疏松、缺血性骨坏死等。⑨非关节性风湿病,如滑囊炎。⑩其他常伴关节症状的疾病,如间歇性关节积液。

(三) 基本特点

呈现发作与缓解交替的慢性病程;同一疾病发生在不同个体临床表现可有较大差异;多有生化改变和免疫异常;不同个体对治疗的反应差异较大。

第2节 风湿性疾病常见
症状与体征的护理

一、关节疼痛与肿胀的护理

疼痛常是受累关节的首发症状。疼痛的关节均可有肿胀和压痛。

(一) 护理评估

1. 健康史、致病因素　询问发病年龄,关节疼痛

与肿胀的发生时间、疼痛的性质及程度,有无诱因等。

2. 身心状况

(1) 症状评估:疼痛关节的分布及疼痛特点,疼痛性质及持续时间,常伴有发热、乏力等全身症状。

(2) 护理体检:观察患者肿胀的特点及活动情况。

(3) 心理-社会状态:由于关节疼痛肿胀反复发作,病情迁延不愈,影响日常生活和工作,患者可生产焦虑心理。

3. 实验室及其他检查　自身抗体测定,关节腔滑液检查、关节X线检查等。

(二) 护理诊断及合作性问题

疼痛　与关节炎性反应有关。

(三) 护理目标

患者关节炎性反应消退或减轻,疼痛缓解。

(四) 护理措施

1. 一般护理　急性期卧床休息,减少活动。注意防寒保暖,协助日常生活护理。

2. 用药护理　遵医嘱使用非甾体抗炎药,其不良反应是胃肠道反应,故宜饭后服用。也可同服胃黏膜保护剂。

3. 关节护理　置患者于舒适位,尽可能保持关节功能位,避免疼痛关节受压负重。预防关节损害因素,注意关节保暖。预防晨僵,可采用热敷、热水浴、红外线等理疗法,也可局部按摩以减轻疼痛。

(五) 护理评价

患者关节疼痛和红肿、压痛是否减轻。

二、关节僵硬与活动受限的护理

关节僵硬指患者关节静止一段时间后再活动时出现的一种关节局部不适,如胶黏样感,活动后减轻或消失。通常晨起后表现明显,故称晨僵;尤以类风湿关节炎最为典型。关节活动受限随病情发展而加重,即晨僵时间与关节炎症严重程度相关。

（一）护理评估

1. 健康史　有无类风湿关节炎、骨性关节炎、大骨节病等病史，家族中有无类似患者。

2. 身心状况

（1）症状评估：关节僵硬持续的时间、部位、活动受限的程度。

（2）护理体检：观察关节肿胀程度，检查关节活动情况、有无畸形和功能障碍。

（3）心理-社会状态：患者行动不便，生活受到影响，严重者可丧失劳动力，患者及家属对此常缺乏心理准备，易产生焦虑、悲观情绪。

3. 实验室及其他检查　关节X线检查和关节镜检查。

（二）护理诊断及合作性问题

躯体移动障碍　与关节疼痛、僵硬、功能障碍有关。

（三）护理目标

关节僵硬疼痛减轻。关节功能基本恢复，能进行力所能及的活动和工作。

（四）护理措施

1. 夜间睡眠注意病变关节保暖，预防晨僵，如戴手套等。

2. 根据病情进行关节局部理疗，如热敷、温水浴、按摩、红外线照射等，可促进局部血液循环，缩短晨僵时间。

3. 缓解期鼓励患者坚持每日进行关节活动锻炼，如活动后出现不适超过2小时，应减少活动量或休息。并从事力所能及的工作和活动，必要时提供适当的辅助工具，避免长时间不活动而致关节僵硬加重，影响功能。

（五）护理评价

患者关节肿胀，僵硬有无减轻，关节功能是否恢复正常。

三、皮肤受损的护理

风湿性疾病患者多数伴有皮肤受损。其表现多种多样，常见的皮损有皮疹、结节性红斑、网状红斑、水肿、溃疡等。其病理基础是血管炎性反应。

（一）护理评估

1. 健康史　了解皮肤受损的起始部位、时间，有无日光过敏，口眼干燥，有无系统性红斑狼疮、类风湿关节炎等病史。

> **链接**
>
> **风湿性疾病常见皮损表现**
>
> 1. 蝶形红斑　由鼻梁向两侧面颊部展开呈蝴蝶形，为鲜红或紫红色不规则水肿性红斑，是系统性红斑狼疮患者最具特征性的皮损。
>
> 2. 雷诺现象　寒冷、情绪刺激时突然发作，典型表现为指（趾）末端发作性苍白、青紫、潮红的三相反应，伴局部麻木、疼痛，温暖后很快缓解。
>
> 3. 干燥综合征　以泪液、唾液分泌减少为特征的慢性自身免疫性疾病，44～55岁女性多见，表现为口干、眼干、口臭、角膜溃疡、无汗、阴道干燥等。

2. 身心状况

（1）症状评估：了解皮损的部位面积大小、红斑形状，有无口腔、指尖、腿部溃疡，手足皮肤颜色和温度。

（2）护理体检：观察皮损特征，触诊皮肤温度。

（3）心理-社会状态：皮肤损害影响容貌，患者自尊受挫，不愿与人接触，可表现出悲观、抑郁和孤独心理。

3. 实验室及其他检查　皮肤狼疮带试验、肾活检、肌肉活检等。

（二）护理诊断及合作性问题

皮肤完整性受损　与血管炎有关。

（三）护理目标

皮肤受损得到及时修复，无感染发生。

（四）护理措施

1. 保持皮肤清洁　每日用温水擦洗，防止皮肤损伤。外出时采取遮阳措施，忌日光浴。避免使用刺激性化妆品，避免染发、烫发等。

2. 用药护理　皮疹和红斑处遵医嘱使用地塞米松霜或软膏涂搽；感染者遵医嘱使用抗生素治疗并配合进行清创换药。

（五）护理评价

患者皮损范围有无缩小或消失，皮损程度是否减轻。

第3节　系统性红斑狼疮患者的护理

> **案例 8-1**
>
> 患者，女性，35岁，主因"全身关节肌肉疼痛伴发热1个月"就诊。查体：体温38.5℃，面部蝶形红斑，全身肌

肉压痛阳性,全身关节无明显肿胀,实验室检查:抗核抗体滴度为1:640,抗双链DNA抗体阳性。

问题:1. 该患者最可能的临床诊断是什么?
　　　2. 存在的主要护理诊断是什么?

(一) 概述

1. 概念　系统性红斑狼疮(systemic lupus ery-thematosus,SLE)是一种累及全身多系统多器官的自身免疫性疾病。

2. 病因及发病机制　SLE病因不明,可能与遗传、性激素、环境等有关,发病机制尚未完全明确,可能是在各种致病因子作用下引起自身免疫反应,有关自身抗体与抗原结合形成免疫复合物沉积于血管壁,引起血管炎从而导致相应器官的损害。自身抗体中抗核抗体(ANA)对疾病的发生发展尤为重要。ANA中的抗双链DNA抗体与肾小球的DNA相结合形成免疫复合物,固定并活化补体,使中性粒细胞释放炎症性介质,导致肾小球肾炎。免疫复合物也可沉积在各个器官的血管壁,引起血管炎导致该器官的损害,其他自身抗体在SLE的发病中也起了一定作用。

3. 临床特征　主要的临床表现为皮肤、关节和肾损害。以女性多见,尤其是20～40岁的育龄女性。少数患者可无症状,处于长期缓解状态。

4. 治疗

(1) 非甾体抗炎药主要用于发热、关节肌肉酸痛,常用阿司匹林等。

(2) 抗疟药:主要治疗盘状红斑狼疮,常用氯喹等。

(3) 糖皮质激素:目前治疗SLE的主要药物,常用泼尼松。

(4) 免疫抑制剂:常用环磷酰胺等。

(5) 其他:如中药雷公藤等。

链接

SLE患者的预后

大多数早期确诊的SLE患者经过有效治疗后,5年和10年生存率分别可达85%和75%。据统计,死亡病例中,感染、肾衰竭、中枢神经病变各占1/3。

(二) 护理评估

1. 健康史　重点评估家族史、日光照射、妊娠、感染、劳累、精神刺激和用药等。

2. 身心状况

(1) 症状评估:起病呈隐匿性、急性或暴发性,病程迁延,反复发作,发作期大多有乏力、发热、体重下降等全身症状,典型病例有多脏器损害。

1) 皮肤黏膜:约80%患者有皮肤损害,常见于皮肤暴露部位出现对称性皮疹,典型者有蝶形红斑,少数出现盘状红斑,表面脱屑并有反复发作无痛性溃疡,部分患者有脱发、雷诺现象以及光过敏等。

2) 关节与肌肉:关节痛是常见症状之一,出现在指、腕、膝关节,伴红肿者少见,偶有关节畸形;部分患者出现肌痛,5%出现肌炎。

3) 脏器损伤:可出现心包炎、心肌损害、胸膜炎、狼疮性肺炎、胃肠炎等,大脑损伤者可表现神经系统表现,如头痛、呕吐、偏瘫、癫痫、意识障碍等或表现幻觉、妄想、猜疑等精神障碍症状。少数有无痛性淋巴结肿大,正细胞正色素性贫血。

(2) 护理体检:观察患者皮损情况,关节有无压痛、肿胀,触诊有无淋巴结肿大。

(3) 心理-社会状况:病情反复、迁延,患者易产生焦虑、悲观情绪,对治疗丧失信心。

3. 实验室及其他检查

(1) 一般检查:血常规:红细胞、白细胞及血小板减少。红细胞沉降率增快。尿常规:尿蛋白(＋)～(＋＋＋),镜检可见红细胞和异常管型。严重时,可出现肾功能异常。

(2) 免疫学检查:免疫系列检查:抗核抗体(ANA)阳性率高,但特异性低;抗双链DNA抗体阳性率为60%,特异性高;抗Sm抗体为SLE标记性抗体,阳性率为20%～30%。

(三) 护理诊断及合作性问题

1. 皮肤完整性受损　与自身免疫反应及血管炎性反应有关。

2. 焦虑　与病情反复迁延不愈有关。

3. 潜在并发症　肾衰竭。

(四) 护理目标

1. 患者皮损减轻或修复。

2. 学会避免加重肾损害的自我护理方法。

(五) 护理措施

1. 生活护理

(1) 避免日光照射,外出时带遮阳伞、太阳镜等,面部涂防日光照射药物,以减少光过敏。

(2) 保持皮肤清洁,避免接触刺激性化学品。

(3) 急性期卧床休息,给予高热量、高维生素、低蛋白、优质蛋白饮食,水肿者限盐、限水摄入。

2. 心理护理　主动关心患者,说明良好心态对缓解病情的重要性,帮助其树立战胜疾病的信心。

3. 病情观察　观察患者有无皮肤损害及程度;体温变化;有无水肿、少尿、高血压、氮质血症等肾功能不全的表现,记录 24 小时尿量。并注意观察有无心力衰竭及神经精神症状。

4. 用药护理　非甾体抗炎药应在饭后服用,可同时服用胃黏膜保护剂,以减轻胃黏膜损伤;糖皮质激素长期服用可出现满月脸、水牛背、血压升高及诱发感染,应做好皮肤及口腔护理;免疫抑制剂主要不良反应是白细胞减少、脱发、出血性膀胱炎等,在服药期间应定时查血象、观察尿液颜色改变。

(六)护理评价

患者皮损面积是否缩小或消失、有无新的皮损、情况是否稳定等。

(七)健康教育

保持良好心态,避免各种诱因,学会自我护理,育龄妇女应避孕,如及早诊断,坚持治疗,可提高生存率。

第 4 节　类风湿关节炎患者的护理

案例 8-2

患者,女性,35 岁,中学教师。于 5 年前无明显诱因出现双手指关节疼痛、肿胀,病情时重时轻,伴灼热感、僵硬;偶有全身不适、发热、食欲不振。逐渐出现两腕关节疼痛,指关节及腕关节均变形。家族中无类似疾病。患者及家属对所患疾病的有关知识了解较少。

问题:1. 该患者可能的临床诊断是什么?

2. 该患者存在的主要护理诊断、合作性问题有哪些?

3. 如何帮助该患者进行功能锻炼?

(一)概述

1. 概念　类风湿关节炎(rheumatoid arthritis, RA)是一种以慢性、进行性、对称性多关节及其周围组织非化脓性炎症为主的全身性自身免疫性疾病。

2. 病因及发病机制　病因不明,与遗传、激素、环境因素(如病毒、细菌等感染)有关。发病机制是免疫复合物沉积在滑膜组织上,同时激活补体,造成关节和关节外病变。关节腔早期病理变化是滑膜炎,表现为充血、水肿及大量单核细胞、浆细胞、淋巴细胞浸润;逐渐出现新生血管和大量被激活的成纤维细胞,以及形成的纤维组织;晚期造成关节面融合,关节可发生强直、错位,甚至骨化,以致功能完全丧失。

3. 临床特征　可发生于任何年龄,但多见于 30 岁以后,45 岁左右女性最常见,为对称性、周围性、多关节慢性炎性病变。常以手、足关节受累为主;有晨

僵、关节周围出现类风湿结节;关节肿痛呈发作与缓解交替进行,可出现程度不同的关节畸形和功能障碍。少数患者在短期发作后可自行缓解,不留后遗症。本病不直接引起死亡。

4. 治疗原则　目前尚缺乏根治方法,治疗主要是控制炎症,缓解症状,恢复关节功能。

(二)护理评估

1. 健康史、致病因素　询问有无家族史,有无病毒、细菌等感染史。有无寒冷、潮湿、过劳、营养不良等诱因。

2. 身心状况

(1)症状评估:大多患者起病缓慢,在典型关节症状出现前有数周的乏力、低热、纳差、全身不适等前驱症状。

1)关节表现:典型表现为多关节、对称性、游走性关节炎。早期主要累及近端指间关节、掌指关节、腕关节及跖关节等小关节,其次可累及肘、肩、踝、膝及髋关节。表现为:①疼痛,是最早的关节症状。②晨僵,持续时间与关节炎症成正比。③关节肿胀与畸形,因关节腔内积液及周围软组织炎症而引起关节肿胀,病程较长时近端指关节炎性肿大而附近肌肉萎缩,关节呈梭形称为梭状指。晚期可出现手指关节半脱位,如尺侧偏向畸形和天鹅颈畸形等。

2)关节外表现:①类风湿结节,见于部分患者,可出现在病程任何时期。易发生在关节隆突或经常受压部位,如肘关节鹰嘴突附近、足跟腱鞘、膝关节周围等。结节直径数毫米至数厘米不等,质硬、无压痛,对称分布。②类风湿血管炎,出现在患者任何系统,累及多个脏器,以肺间质病变、胸膜炎、心包炎及贫血多见。

(2)护理体检:观察有无关节肿胀及程度,有无关节畸形,触诊有无压痛及类风湿结节。

(3)心理-社会状况:由于关节活动受限,自理能力下降,患者易产生依赖、自卑心理。

3. 实验室及其他检查

(1)血液检查:轻至中度贫血;活动期红细胞沉降率快;70%患者血清类风湿因子阳性。

(2)X线:以手指和腕关节最有价值,早期只有关节周围肿胀,骨质疏松,晚期可有关节半脱位或纤维性和骨性强直。

(三)护理诊断及合作性问题

1. 疼痛　关节痛与滑膜炎症和关节肿胀有关。

2. 自理缺陷　与关节肿痛、畸形、强直有关。

3. 有失用综合征的危险　与关节活动受限、肌肉挛缩有关。

（四）护理目标

1. 患者关节疼痛减轻，肿胀消退。
2. 患者能自理部分或全部日常生活。

（五）护理措施

1. 生活护理　急性期、发热或有内脏损害时应充足休息，关节制动。症状控制后应及时下床逐渐增加活动量。注意补充营养，增强抵抗力。卧床休息时应睡硬板床，不宜取高枕屈颈和膝部屈曲姿势。维持肘、腕呈伸展位，足底置护足板以防足下垂，对晨僵肢体应戴手套保暖，起床后应给予局部热敷、按摩、热水浴，红外线照射等。生活不能自理的要加强护理。

2. 心理护理　加强与患者的沟通，使患者明确及早治疗对预后的影响，鼓励患者参与家庭及社会活动，保持良好心态。

3. 病情观察　主要观察关节肿痛和活动受限的变化，晨僵，关节畸形的进展和缓解情况；注意有无胸痛、发热、咳嗽及呼吸困难等关节外症状。

4. 用药护理

（1）慢作用抗风湿药：常用的有甲氨蝶呤、柳氮磺胺吡啶、金制剂、雷公藤等。注意观察药物不良反应如恶心、口炎、腹泻、发热、出血及肝肾功能受损。

（2）非甾体抗炎药：以口服为主，可有胃肠道反应；长期使用可有肾功能损害。糖皮质激素易出现感染、加重骨质疏松等，遵医嘱用药，不能自行增减或停药。

（六）护理评价

患者关节肿胀是否消退；疼痛是否减轻或消失；能否自行料理日常生活及参加轻微劳动及工作。

（七）健康教育

早期诊断，合理治疗，告知患者在关节软骨尚未破坏时关节炎尚有逆转的可能。避免各种诱发因素，如寒冷、潮湿等。坚持按医嘱服药和进行自我护理，保持良好心态。强调休息与康复锻炼相结合的重要性。定期门诊随访。

小　结

风湿性疾病是一组以损伤关节及其周围软组织为主的慢性病变，该病种类繁多病因复杂，病情反复迁延，有"不死癌症"之称，其顽固性和致残性给患者带来极大痛苦。临床常见的风湿性疾病有系统性红斑狼疮（SLE）、类风湿关节炎。特征性表现为关节肿胀、疼痛，活动受限和不同程度皮肤、内脏功能损害。治疗原则以控制炎症，缓解症状，保持关节功能，防止骨破坏及关节畸形。常用药物有非甾体抗炎药、慢作用抗风湿药及糖皮质激素，但激素不作为首选。护理评估特别注意患者皮损特点，关节疼痛轻重，关节活动受限情况，是否伴畸

形。SLE 主要是皮肤（蝶形红斑等）受损，关节（近端指间关节、腕、足、膝）受累呈对称分布，不伴畸形，损伤脏器主要是肾脏。RA 主要是关节（腔、近端指间、掌指）受累，最早有关节疼痛、压痛、肿胀，进而可发展为关节畸形（梭形指、天鹅颈），因而致残率高。护理措施应注重 SLE 患者的皮肤护理，避免光照，做好心理护理。对 RA 患者注重其生活自理能力的辅助护理，关节活动的锻炼，遵医嘱用药，坚持早期科学用药、治疗的同时，配合关节保暖、温水浴等理疗，同时告知患者要避免各种诱因，保持良好心态，锻炼和休息相结合，定期门诊复查。

目标检测

A₁ 型题

1. 类风湿关节炎最常累及的关节为（　　）
   - A. 肘关节
   - B. 膝关节
   - C. 肩关节
   - D. 四肢小关节
   - E. 脊柱小关节

2. 目前治疗 SLE 的主要药物是（　　）
   - A. 抗疟药
   - B. 肾上腺皮质激素
   - C. 免疫抑制剂
   - D. 非甾体抗炎药
   - E. 雷公藤

3. 类风湿关节炎最早的关节症状是（　　）
   - A. 晨僵
   - B. 关节痛
   - C. 肿胀
   - D. 畸形
   - E. 功能障碍

4. RA 的基本病理改变是（　　）
   - A. 滑膜炎
   - B. 疣状心内膜炎
   - C. 附着端炎
   - D. 唇腺炎
   - E. 狼疮肾炎

5. 类风湿关节炎缓解期护理最重要的是（　　）
   - A. 预防感染
   - B. 避免疲劳
   - C. 避免精神刺激
   - D. 避免寒冷、潮湿
   - E. 指导医疗体育锻炼

6. 风湿性疾病多系统损害中发生率最高的是（　　）
   - A. 肾
   - B. 关节
   - C. 心血管
   - D. 肺和胸膜
   - E. 皮肤

7. 系统性红斑狼疮患者较常见（　　）
   - A. 心包炎
   - B. 狼疮性肾炎
   - C. 消化道出血
   - D. 关节与肌肉疼痛
   - E. 肺部感染

8. 系统性红斑狼疮最常见的死亡原因是（　　）
   - A. 心肌炎
   - B. 颅内高压
   - C. 尿毒症
   - D. 上消化道大出血
   - E. 胸膜炎

9. 系统性红斑狼疮皮肤损害常见于（　　）
   - A. 胸部
   - B. 背部
   - C. 腹部
   - D. 下肢

E. 暴露部位

A₂ 型题

10. 哪项不是系统性红斑狼疮的诱因(　　)

　　A. 药物及手术　　　　B. 妊娠及分娩

　　C. 阳光照射　　　　　D. 寒冷

　　E. 高蛋白饮食

11. 类风湿关节炎活动期的关节护理,错误的是(　　)

　　A. 注意姿势,减轻疼痛

　　B. 预防压疮

　　C. 保持关节功能位

　　D. 禁忌病变关节活动

　　E. 使用支架,避免关节畸形

12. 系统性红斑狼疮的皮肤护理,不妥的是(　　)

　　A. 常用清水清洗

　　B. 每日用10℃的冷水局部湿敷

　　C. 忌用碱性肥皂

　　D. 忌用化妆品

　　E. 避免阳光暴晒

13. 下列哪项不是类风湿关节炎表现的特征(　　)

　　A. 呈对称性　　　　　B. 以小关节为主

　　C. 晨僵明显　　　　　D. 后期关节无畸形

　　E. 急性期关节明显肿胀

14. 急性类风湿关节炎护理措施不正确的是(　　)

　　A. 理疗、热敷　　　　B. 卧床休息

　　C. 遵医嘱用药　　　　D. 同情理解患者

　　E. 避免"晨僵"关节活动

A₃ 型题

(15~17 题共用题干)

　　患者,女性,30 岁。双手及双足关节疼痛 2 年,时重时轻,重时晨起后关节僵硬,活动后减轻。临床诊断类风湿关节炎。

15. 下列描述不正确的是(　　)

　　A. 发病与自身免疫无关

　　B. 基本病理改变是滑膜炎

C. 活动时类风湿因子常阳性

D. 一般不引起脏器损害

E. 全身症状较轻

16. 该关节病变的特点不正确的是(　　)

　　A. 呈对称性、游走性

　　B. 关节可畸形

　　C. 发作时红肿、疼痛

　　D. 关节可融合,活动障碍

　　E. 远端指骨间关节最易受累

17. 以下哪种药物不作为首选(　　)

　　A. 雷公藤　　　　　　B. 布洛芬

　　C. 阿司匹林　　　　　D. 波尼松

　　E. 环磷酰胺

(18~20 题共用题干)

　　患者,女性,20 岁。腕、踝关节疼痛及脱发 1 年,发热 1 周就诊。查体:头发稀疏,面颊及颈部有不规则圆形红斑,口腔溃疡。血涂片见狼疮细胞。

18. 如果血抗 Sm 抗体阳性,应考虑哪个疾病(　　)

　　A. 类风湿性关节炎　　B. 风湿性关节炎

　　C. 系统性红斑狼疮　　D. 痛风

　　E. 皮肌炎

19. 如脱发加重,以下哪项护理措施不妥(　　)

　　A. 烫发可使毛发增生　B. 温水洗发

　　C. 每周洗发两次　　　D. 边洗边按摩

　　E. 头皮针灸

20. 患者出院时健康指导以下哪项不妥(　　)

　　A. 介绍本病基本知识

　　B. 避免日晒、劳累

　　C. 告知有关药物治疗

　　D. 病情缓解亦不能怀孕

　　E. 保持情绪稳定

(陈春菊)

第9章 神经系统疾病患者的护理

第1节 概 述

一、神经系统结构功能

神经系统包括中枢神经系统和周围神经系统。前者由脑和脊髓组成；后者包括脑神经12对，脊神经31对。周围神经分为内脏神经和躯体神经；其中传入神经又称感觉纤维，将神经冲动从感受器传向中枢神经系统；传出神经又称运动纤维，把神经冲动从中枢神经系统传向效应器。内脏神经支配心肌、平滑肌和腺体的活动，又称为自主神经系统。这一完整、统一、和谐的整体指挥和协调躯体的运动、感觉和自主神经功能，感受机体内外环境传来的信息并做出反应，参与人的意识、学习、记忆、综合分析等高级神经活动。

神经系统疾病是指神经系统及骨骼肌由于血管性病变、感染、肿瘤、外伤、变性、中毒、免疫障碍、营养缺陷和代谢障碍等所致的疾病。

考点提示：神经系统疾病的病因

二、护理评估

在全面收集患者的主、客观资料的基础上，对神经系统疾病患者的护理评估重点内容归纳如下：

(一) 健康史

1. 现病史

(1) 起病形式：包括发病的时间、起病急缓、发病形式，(是突发性还是渐进性，是发作性还是持续性、进行性)。

(2) 主要症状特点及演变情况：症状的部位、出现的前后顺序、累及范围、持续时间和严重程度以及症状加重或缓解的因素。

(3) 伴随症状：有无头痛、头晕、恶心、呕吐、发热、大汗、抽搐、麻木等。

(4) 诊疗及护理经过：既往检查、治疗经过及疗效，目前用药情况及疾病恢复情况，有无压疮、感染等发生。

(5) 一般情况：患者发病以来的精神状态、食欲、睡眠、大小便、体重等情况。

2. 既往史 了解有无与神经系统疾病相关的疾病，如高血压、糖尿病、心脏病、高脂血症、肿瘤、血液病等，有无外伤、手术史、感染、过敏及中毒病史等。

(二) 身心评估

1. 一般状况 包括患者的生命体征、意识、精神状态、营养状况、姿势、步态等。

2. 神经系统专科检查 有无语言障碍、感觉异常、运动障碍、腱反射的异常；有无病理反射、脑膜刺激征等。

3. 心理社会情况

(1) 心理状况：了解疾病对日常生活、工作、学习有无影响，患者能否面对现实、适应角色转变，有无焦虑、抑郁、孤独、自卑、绝望等心理反应；性格特点如何，人际关系与环境适应能力如何。

(2) 社会状况：了解患者的家庭组成、经济状况、文化教育背景，家属及其周围环境对本人所能提供的帮助及其支持情况如何。

(三) 实验室及其他检查

1. 脑脊液检查

(1) 脑脊液压力测定：了解颅内压力情况，一般采用腰椎穿刺测量法，正常脑脊液压力为80～180mmH$_2$O；＞200mmH$_2$O 提示颅内压增高；＜80mmH$_2$O 提示颅内压降低。

(2) 脑脊液常规：①正常脑脊液无色透明。均匀血性提示为蛛网膜下隙出血；细菌感染后呈云雾状，严重的化脓性脑膜炎脑脊液呈米汤样；放置后有纤维蛋白薄膜形成时见于结核性脑膜炎。②正常脑脊液白细胞数(0～5)×10^6/L。炎症时白细胞数增加，颅内寄生虫感染可见嗜酸粒细胞增加。

(3) 脑脊液其他检查：生化、细胞学、免疫、病原学等检查，对神经系统疾病，尤其是感染性疾病的诊断和预后具有重要意义。

考点提示：正常脑脊液的压力、颜色、细胞数

2. 脑电图 脑生物电活动的检查，包括普通脑电图、动态脑电图和视频脑电图，对癫痫、颅内占位病变、中枢神经系统感染性疾病等的诊断有重要价值；尤其对癫痫的诊断、分类和定位是最客观的手段，而且可以采用诱发试验提高脑电图的阳性率。检查前24小时需停服镇静剂、兴奋剂及其他作用于神经系统的特殊药物。

3. 肌电图　用同心圆针电极插入肌肉后记录肌肉安静状态下和不同程度收缩状态下电活动，用于脊髓前角细胞及以下病变的检查，即周围神经、神经-肌肉接头和肌肉病变的诊断。

4. 电子计算机 X 线断层扫描摄影（CT）　目前主要用于颅内肿瘤、脑血管病、脑外伤、脑积水、脑萎缩以及脊柱和脊髓病变的诊断。

5. 磁共振成像（MRI）　能清楚显示 CT 不易检出的脑干和后颅窝凹病变，常用于诊断脱髓鞘疾病、脑变性疾病、脑肿瘤、颅脑外伤和颅内感染等；对脊髓疾病的诊断尤为明显。磁共振血管成像（MRA）主要用于脑血管畸形、动脉瘤、颅内血管狭窄或闭塞的检查。

6. 经颅多普勒检查　用于探测血管有无狭窄、闭塞、痉挛、畸形等。

另外，脑神经肌肉活组织检查、基因诊断技术的开展，使神经系统疾病得以更早期、更正确的诊断。

第2节　神经系统疾病常见症状与体征的护理

一、头痛的护理

（一）概述

头痛为临床常见的症状，是指额部、顶部、颞部及枕部的疼痛。头痛的原因很多，有颅脑疾病如感染、血管病变、肿瘤、外伤等；颅外疾病及全身性疾病等均可出现头痛。

（二）护理评估

1. 健康史　了解患者头痛的部位、性质、程度、规律、起始与持续时间，头痛发生的方式与经过，加重、减轻或诱发头痛的因素，伴随症状；了解患者有无发热、头部外伤、高血压等。有些头痛可能是严重疾病的信号，如突发急剧的头痛可提示蛛网膜下腔出血，慢性进行性加重的头痛提示颅内高压增高，多为颅内占位性病变。

2. 身心评估

（1）症状评估：头痛的主要分类如下。

1）偏头痛：偏头痛主要是由颅内外血管收缩与舒张功能障碍引起，多为一侧颞部搏动性头痛，亦可为双侧头痛或由一侧头痛开始发展为双侧头痛，伴恶心呕吐，常反复发作。典型偏头痛在头痛发作前先有视觉症状，但多数偏头痛并无先兆。在暗处休息、睡眠后或服用止痛药物头痛可缓解。患者多有偏头痛家族史。

2）高颅压性头痛：颅内肿瘤、血肿、脓肿、囊肿等占位性病变可使颅内压力增高，刺激、挤压颅内血管、神经及脑膜等疼痛敏感结构而出现头痛。其表现为剧烈的整个头部的胀痛，伴有喷射状呕吐、视力障碍、呼吸减慢、心率减慢、血压升高，严重者两侧瞳孔不等大、意识障碍、呼吸不规则即出现脑疝先兆。

考点提示：颅高压性头痛的特点

3）颅外局部因素所致头痛：此种头痛可以是急性发作，也可为慢性持续性头痛。常见的局部因素有：①眼源性头痛，由青光眼、虹膜炎、视神经炎、眶内肿瘤、屈光不正等眼部疾患引起。常位于眼眶周围及前额，一旦眼部疾患治愈，头痛也将得到缓解。②耳源性头痛，见于急性中耳炎、外耳道的疖肿、乳突炎等耳源性疾病。多表现为单侧颞部持续性或搏动性头痛，常伴有乳突区的压痛。③鼻源性头痛，由鼻窦炎症引起前额头痛、多伴有发热、鼻腔脓性分泌物等症状，以早晨、上午明显。

4）神经性头痛：亦称精神性头痛，无固定部位，多表现为持续性闷痛、胀痛，常伴有心悸、失眠、多梦、多虑、紧张等症状。

（2）护理体检：观察神志、瞳孔及精神状态，注意生命体征变化，眼睑是否下垂、有无颈项强直及凯尔尼格征阳性。

（3）心理-社会状况：患者因长期反复头痛而出现恐惧、忧郁或焦虑心理。

3. 实验室及其他检查　脑脊液检查有无压力增高，是否为血性；CT 或 MRI 检查有无颅内病灶。

（三）护理诊断及合作性问题

疼痛：头痛　与颅内外血管舒缩功能障碍或脑器质性病变等因素有关。

（四）护理目标

1. 患者能叙述引起或加重头痛的因素，从而尽量避免发生。

2. 头痛发作的次数减少或程度减轻。

（五）护理措施

1. 心理护理　长期反复发作的头痛，患者可能出现焦虑、紧张心理，要表示理解和同情，与患者一起分析可能诱发和加重头痛的原因，共同制订减轻和预防头痛的具体方案。耐心解释、解除其思想顾虑，鼓励患者树立信心，积极配合治疗。

2. 生活护理　头痛明显时要注意休息，必要时卧床休息；保持环境安静、舒适、光线柔和、减少刺激。合理安排工作、学习与休息，避免精神紧张，不要乱服药物。

3. 配合治疗

（1）选择减轻头痛的方法：如指导患者作缓慢深呼吸，听轻音乐、练习气功、打太极拳、生物反馈治疗，引导式想象，冷敷、热敷以及理疗、按摩、指压止痛法等。

（2）用药护理：指导患者按医嘱服药，让患者了解药物依赖性或成瘾性的表现。如大量使用止痛剂，滥用麦角胺咖啡因可致药物依赖。

（3）颅内压增高的护理：患者应绝对卧床休息，床头抬高15°~20°，头偏向一侧以防呕吐物导致窒息，并密切观察有无脑疝先兆，一旦发现，配合医师紧急抢救。

（六）护理评价

头痛是否减轻或缓解。

（七）健康教育

向患者介绍头痛的诱因和预防措施。教会患者必要的减轻头痛的方法，积极配合各种检查。使用止痛药时，要按医嘱服用，防止药物的依赖性和成瘾性的出现。

二、感觉障碍的护理

（一）概述

感觉障碍是指机体对各种形式的刺激无感知、感知减退或感知异常。感觉分为一般感觉、内脏感觉（由自主神经支配）和特殊感觉（包括视、听、嗅和味觉，由脑神经支配）。一般感觉由浅感觉（痛、温度及触觉）、深感觉（运动觉、位置觉和振动觉）和复合感觉（实体觉、图形觉及两点辨别觉等）所组成，本节学习一般感觉障碍。感觉障碍是神经系统常见症状和体征，对神经系统病变的定位诊断起着重要作用。

（二）护理评估

1. 健康史　了解患者有无血管病变、神经系统感染、药物和毒物中毒、脑肿瘤、脑外伤以及全身代谢性疾病等可至感觉障碍的疾病；了解感觉障碍出现的时间，发展的过程，加重或缓解的因素。

2. 身心评估

（1）症状：临床上将感觉障碍分为抑制性和刺激性两大类。

1）抑制性症状：感觉传导径路受到破坏或功能受抑制而出现感觉缺失或减退。同一部位各种感觉全缺失称为完全性感觉缺失；同一部位某种感觉缺失而其他感觉存在称为分离性感觉障碍。

2）刺激性症状：是感觉传导径路受到刺激或兴奋性增高所致。表现有：①感觉过敏，是指轻微刺激引起强烈的感觉，甚至难以忍受，见于浅感觉障碍。②感觉过度，是强烈的定位不明确的难以形容的不适感，可向四周扩散，持续一段时间后才消失。③感觉异常，是没有任何外界刺激的情况下，患者出现麻木感、痒感、发重感、针刺感、蚁走感、电击感、紧束感、冷热感、肿胀感等。④感觉倒错，是指热觉刺激引起冷感觉，非疼痛刺激而出现疼痛感觉。⑤疼痛，为临床上最常见的症状。

> **链接**
>
> **疼痛的分类**
>
> 　疼痛可以分为以下几种：①局部疼痛，指病变部位的局限性疼痛。②放射性疼痛，疼痛不仅发生于刺激局部，而且可扩展到受累感觉神经的支配区。③扩散性疼痛，由一个神经分支疼痛扩散到另一个神经分支而产生的疼痛。④灼性疼痛，为一种烧灼样剧烈疼痛，多见于正中神经和坐骨神经受损后。⑤牵涉性疼痛，内脏有病变时，在与患病内脏相当的脊髓段所支配的体表部分出现感觉过敏区、有压痛点或疼痛。临床上多见于心绞痛时引起左胸及左上肢内侧疼痛；肝胆病变可引起右肩痛。

（2）感觉障碍的定位诊断

1）末梢型：表现为四肢远端袜套或手套型深浅感觉减退，见于多发性周围神经病。

2）节段型：脊髓某些节段的神经根病变可产生受累节段的感觉缺失。脊髓空洞症导致的节段性痛觉、温度觉缺失而触觉存在，称为分离性感觉障碍。

3）传导束型：感觉传导束损害时出现受损以下部位的感觉障碍，其性质可为感觉缺失（脊髓横贯性损害），感觉分离（脊髓半切综合征）。

4）偏身型：即对侧感觉缺失或减退，常伴有偏瘫、偏盲，称三偏征，见于内囊病变。

5）交叉型：脑干病变为交叉型感觉障碍，如延髓外侧或脑桥病变时，常出现病变同侧的面部和对侧偏身痛温觉缺失或减退。

6）皮质型：病变损害某一部分，常常产生对侧的一个上肢或一个下肢分布的感觉障碍，称为单肢感觉缺失。皮质型感觉障碍的特点为精细性感觉障碍（形体觉、两点辨别觉、定位觉、图形觉）。

（3）护理体检：评估患者的意识状态与精神状

况,注意有无认知、情感或意识行为方面的异常;注意相应区域的皮肤颜色、毛发分布,有无烫伤或外伤瘢痕,有无肌萎缩、肌无力、瘫痪等。

(4) 心理-社会状况:患者是否因感觉异常而烦闷、忧虑、失眠等。

3. 实验室及其他检查　脑脊液检查,肌电图、诱发电位、CT 及 MRI 检查可以帮助诊断。

(三) 护理诊断及合作性问题

感知改变　与脑、脊髓及周围神经受损有关。

(四) 护理目标

1. 患者感觉障碍减轻或逐渐消失。
2. 不发生损伤。

(五) 护理措施

1. 心理护理　加强与患者沟通,关心、体贴患者,消除和减轻患者的焦虑情绪,使其能正确面对疾病,积极配合治疗和训练。

2. 生活护理　保持衣服柔软,床单整洁、干燥、无渣屑,防止感觉障碍的身体部位受压或机械性刺激;避免高温或过冷刺激,慎用、不用热水袋或冰袋,对感觉过敏的患者尽量避免不必要的刺激。对深感觉减退的患者,活动时要注意保护,避免黑暗中行走,以防跌伤。

考点提示:护理感觉障碍的患者时注意要点

3. 知觉训练　每天用温水擦洗感觉障碍的身体部位,以促进血液循环和刺激感觉恢复;同时可进行肢体的被动运动、按摩、理疗及针灸。

(六) 护理评价

1. 患者感觉障碍减轻或消失,且感觉舒适。
2. 未发生损伤。

(七) 健康教育

指导患者及家属学会对感觉障碍肢体的知觉训练方法和自我防护的方法。

三、运动障碍的护理

(一) 概述

运动障碍是指神经系统执行运动功能的部分发生病变或肌肉本身的病变而引起的骨骼肌活动功能的异常。肌力完全丧失而不能运动者为完全性瘫痪;而保存部分运动者为不完全性瘫痪。按临床表现包括瘫痪、僵硬、不随意运动及共济失调等。

(二) 护理评估

1. 健康史　了解有无脑和脊髓的感染、占位性病变、脑血管病、脑外伤、癫痫、中毒、周围神经病变等。询问患者起病的急缓,运动障碍的性质、分布、程度及伴随症状;注意有无皮肤损伤、发热、抽搐或疼痛;既往有无类似病史。

2. 身心评估

(1) 症状评估

1) 瘫痪:是指随意运动功能减低或丧失。按病变部位可分为上运动神经元性瘫痪及下运动神经元性瘫痪;前者伴肌张力增高者称痉挛性瘫痪(又称硬瘫、中枢性瘫痪);后者不伴有肌张力增高者称弛缓性瘫痪(又称软瘫、周围性瘫痪)。上、下运动神经元性瘫痪的区别见表9-1。

考点提示:瘫痪概念

表 9-1　上、下运动神经元性瘫痪的区别

体征	上运动神经元瘫痪	下运动神经元瘫痪
瘫痪分布	整个肢体(单瘫、偏瘫、截瘫)	肌群为主
肌张力	增高,呈痉挛性瘫痪	降低,呈弛缓性瘫痪
腱反射	增强	减低或消失
病理反射	有	无
肌萎缩	无,或轻度失用性萎缩	明显
肌束颤动	无	可有
肌电图	神经传导正常,无失神经电位	神经传导异常,有失神经电位

考点提示:区别上、下运动神经元性瘫痪

链接

瘫痪的临床类型

1. 局限性瘫痪　为某一神经根支配区域或某些肌群无力。如单神经病变、局限性肌病、肌炎等所致的肌肉无力,如指间肌萎缩。

2. 单瘫　单个肢体的运动不能或运动无力。病变部位在大脑半球、脊髓前角细胞、周围神经或肌肉等,如左上肢瘫痪。

3. 偏瘫　一侧面部和肢体瘫痪,常伴有瘫痪侧肌张力增高、腱反射亢进和病理征阳性等体征。多见于一侧大脑半球病变,如内囊受损后对侧肢体瘫痪。

4. 交叉性瘫痪　指脑干病变时,表现为病变同侧脑神经麻痹和对侧肢体瘫痪。

5. 截瘫　双下肢瘫痪称截瘫,多见于脊髓胸腰段的炎症、外伤、肿瘤、血管病等引起的脊髓横贯性损害。

6. 四肢瘫　四肢不能运动或肌力减退。见于高颈段脊髓病变(如外伤、肿瘤、炎症等)和周围神经病变(如吉兰-巴雷综合征)。

2)僵硬:指肌张力增高所引起的肌肉僵硬、活动受限或不能活动的一组综合征,包括痉挛、强直等。肌张力是肌肉松弛状态的紧张度和被动运动时的阻力。肌张力增高见于锥体系和锥体外系病变,前者表现为折刀样增高,后者表现为铅管样或齿轮样增高。

考点提示:锥体系和锥体外系病变时肌张力的特点

3)不自主运动:由锥体外系病变引起的不能随意控制的不自主运动。表现为震颤、舞蹈样动作、手足搐动、扭转痉挛及投掷动作等。

4)共济失调:指由本体感觉、前庭神经、小脑系统损害所引起的机体维持平衡和协调不良所产生的临床综合征。根据病变部位可分为小脑性、大脑性、脊髓性和前庭性共济失调。

(2)护理体检:检查四肢的营养状况、肌力、肌张力情况,了解有无肌肉萎缩及关节活动受限;检查腱反射是否亢进、减退或消失,有无病理反射;以及姿势、步态;同时注意有无吞咽困难、构音障碍、呼吸的异常、抽搐和不自主运动等。其中,肌力的评估按0～5级划分,具体分级如下:

0级:完全瘫痪。

1级:肌肉可收缩,但不能产生动作。

2级:肢体能在床面上移动,但不能抵抗自身重力即不能抬起。

3级:肢体能抵抗重力离开床面,但不能抵抗阻力。

4级:肢体能作抗阻力动作,但未达到正常。

5级:正常肌力。

考点提示:肌力分级

(3)心理-社会状况:患者是否因肢体运动障碍而产生急躁、焦虑情绪或悲观、抑郁心理。

3.实验室及其他检查 脑脊液检查、CT、MRI、脑血管造影、TCD、放射性核素扫描、肌电图及神经肌肉活检等有助于病因诊断、定位诊断。

(三)护理诊断及合作性问题

1.躯体活动障碍 与运动中枢、运动传导通路、肌肉病变有关。

2.有失用综合征的危险 与肢体运动障碍、长期卧床有关。

(四)护理目标

1.患者能保持身体平衡。

2.能独立或在他人帮助下满足生活需要。

3.不发生运动障碍所致的各种并发症。

(五)护理措施

1.心理护理 医护人员及家属要关心、尊重患者,与患者交谈,使患者愿意表达自己的感受,针对患者所存在的心理问题,做详细、耐心解释,使患者能正确对待疾病,消除忧郁、恐惧心理或悲观情绪。鼓励患者克服困难,增强自我照顾能力与自信心,部分或全部完成日常活动,摆脱对他人依赖的心理,获得自强、自尊。

2.生活护理

(1)休息与活动

1)卧床患者注意患肢保持功能位,护理人员和家属定时给予被动运动,促进血液循环和预防肌肉挛缩。定时翻身、变换体位,增加舒适感;也可以预防坠积性肺炎、压疮形成。

2)指导和协助患者洗漱、进食、如厕、穿脱衣服及个人卫生,保持床单整洁,满足患者基本生活需求;指导患者学会配合和使用便器,要注意动作轻柔,勿拖拉和用力过猛,防止关节脱臼。

3)要防止跌倒,确保安全。床边要有护栏,走廊、厕所要装扶手,呼叫器应置于床头随手可触及,地面要保持平整干燥,防湿、防滑,去除门槛或其他障碍物,穿着防滑的软橡胶底鞋,行走时避免突然呼唤患者,以免分散其注意力,行走不稳或步态不稳者,选用合适的辅助工具,并有人陪伴,防止受伤。

(2)饮食护理:合理搭配饮食结构,给予高热量、高蛋白、高维生素、高纤维素的食物,对有吞咽困难的患者应给予流质、半流质,进食时不要说话,以免发生误吸。不能进食时,遵医嘱给予鼻饲。

3.康复护理

(1)与患者和家属共同制订具有针对性的肢体功能康复训练计划,在患者生命体征平稳时尽早开始肢体功能康复锻炼。做到:被动与主动相结合、床上与床下相结合、肢体功能与其他功能相结合;合理适度,循序渐进,活动量由小到大,时间由短到长。按人类运动发育规律,由简单到繁琐,由易到难,如翻身—坐—坐位平衡—双膝立位平衡—坐到站—站立平衡—步行来进行。包括进行床上锻炼、行走锻炼、手的精细动作锻炼、使用助行器和轮椅的练习。

(2)指导选择性运动:选择性运动有助于缓解痉挛和改善已形成的异常运动模式。包括十指交叉握手的自我辅助运动、桥式运动(选择性伸髋)、垫上运动等。

(六)护理评价

1.患者能否接受和适应运动障碍的事实,能否积极配合和坚持肢体功能康复训练,日常生活活动能力是否逐步增强。

2.是否发生压疮、感染、肌肉萎缩、关节畸形和受伤等并发症。

（七）健康教育

首先帮助建立和谐的家庭氛围及安全的活动环境，告知患者及家属早期康复锻炼的重要性，与患者、家属共同制订康复训练计划，并及时评价和修改；教会家属协助患者锻炼的方法与注意事项，使患者保持正确的运动模式；指导和教会患者使用自助工具，直到患者和家属完全掌握。

第3节　脑血管疾病患者的护理

一、概　述

（一）概念

脑血管疾病是指脑血管病变和（或）全身血液循环紊乱所致的脑组织供血障碍，脑功能或结构破坏的一组疾病。脑血管疾病是神经系统的常见病及多发病，其致死率高、致残率高，是目前人类疾病的三大死亡原因之一。据估计我国每年死于脑卒中的患者约150万人。

（二）脑的结构及血液供应

脑包括了大脑、间脑、小脑和脑干，大脑有两个半球组成，大脑半球分为额叶、顶叶、颞叶、枕叶和岛叶。脑的血液由颈内动脉系统和椎动脉系统供应，颈内动脉系统供应大脑半球的前 3/5 部分的血液（额叶、顶叶、颞叶的一部分和基底节），椎基底动脉系统供应大脑半球的后 2/5 的血液（枕叶、颞叶的一部分）、丘脑、小脑、脑干。两侧大脑前动脉之间有前交通动脉、两侧颈内动脉与大脑后动脉之间有后交通动脉连接起来形成脑底动脉环（Willis 环），通过 Willis 环形成侧枝循环对两组脑供血系统血液供应起到调节和代偿作用。正常脑的血液供应如图 9-1 所示。

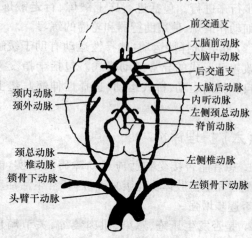

前交通支
大脑前动脉
大脑中动脉
后交通支
大脑后动脉
内听动脉
颈内动脉
颈外动脉
左侧颈总动脉
脊前动脉
颈总动脉
椎动脉
左侧椎动脉
锁骨下动脉
左锁骨下动脉
头臂干动脉

图 9-1　脑的血液供应

（三）脑血管疾病的分类

按起病的缓急，将脑血管疾病分为急性和慢性两种类型。急性脑血管疾病是指急性起病、迅速出现局限性或弥漫性脑功能缺失征象，又称脑卒中。慢性脑血管病是指脑部慢性供血不足，致脑代谢障碍和功能衰退，起病隐袭、进展缓慢。按病变性质不同分为缺血性脑血管病和出血性脑血管病，前者包括：短暂性脑缺血发作、脑血栓形成、脑栓塞。后者包括：脑出血、蛛网膜下腔出血。本节主要学习急性脑血管疾病。

考点提示：急性脑血管病按病变性质的分类

（四）脑血管疾病的危险因素和病因

1. 危险因素

（1）可干预的：高血压、糖尿病、心脏病、高同型半胱氨酸血症、TIA 或脑卒中病史、肥胖、无症状性颈动脉狭窄、酗酒、吸烟、药物滥用、服用避孕药、脑动脉炎等。其中，高血压、心脏病、糖尿病和短暂性脑缺血发作是脑血管病发病的最重要的四大危险因素。

（2）不可干预的：年龄、性别、种族、遗传因素、气候等。

考点提示：脑血管病的危险因素

2. 基本病因

（1）血管壁病变：如高血压性脑细小动脉硬化和脑动脉粥样硬化为最常见；血管先天性发育异常和遗传性疾病；各种感染和非感染性动、静脉炎；中毒、代谢及全身性疾病导致的血管壁病变。

（2）心脏病：风湿性心脏病、先天性心脏病、细菌性心内膜炎、心房颤动、高血压、低血压或血压的急骤变化等。

（3）血液成分和血液流变学改变如高黏血症、白血病、抗凝剂、服用避孕药和 DIC。

（4）其他原因：血管内异物如空气、脂肪、肿瘤、寄生虫等栓子，脑血管受压、外伤、痉挛等。

（五）脑血管疾病防治

脑血管病的预防包括了一级预防和二级预防，前者是指对有脑血管病倾向，但无脑血管病病史的个体进行预防；后者是指对已有脑血管病病史的个体再发脑血管病进行预防；两者均可降低脑血管病的发病率。除了对危险因素进行非药物性干预外，主要的预防性药物有阿司匹林、噻氯匹啶和华法林等；应依据患者的个体情况加以选择，脑血管病的治疗原则为挽救生命，降低致残率，预防复发和提高生活质量。一般的治疗措施是去除病因，促进神经功能恢复，防治并发症。

考点提示：脑血管病的预防

二、短暂性脑缺血发作患者的护理

案例 9-1

患者,男性,60 岁。发作性右侧肢体活动不灵一天入院。每次发作 5~10 分钟,一天内发作 4 次,发作后活动自如。既往糖尿病病史。查体:体温 36℃、脉搏 68 次/分、呼吸 12 次/分、血压 130/80mmHg,意识清楚,神经系统无阳性体征,随机血糖 12.5mmol/L。
问题:1. 患者首选什么检查?
　　　2. 可能的诊断是什么?
　　　3. 生活中应注意什么?

(一) 概述

1. **概念**　短暂性脑缺血发作(TIA)是颈内动脉系统或椎-基底动脉系统历时短暂但反复发作的供血障碍,导致供血区局限性神经功能缺失症状。一般每次发作持续数分钟至数小时,24 小时内完全恢复,但常有反复发作。短暂性脑缺血发作好发于 50~70 岁,男性多于女性。

考点提示:TIA 的概念

2. **病因及发病机制**　尚不完全清楚,多数认为与动脉硬化微栓子形成微栓塞、动脉狭窄、痉挛、血液成分改变及血流动力学变化等多种因素有关。

3. **临床特征**　反复发作的、短暂的局限性神经功能缺失症状。

4. **治疗原则**　去除病因、减少和预防复发、保护脑功能为主,对有明确的颈部血管动脉硬化斑块引起明显狭窄或闭塞者可选用血管内介入治疗或手术治疗。

5. **预后**　未经治疗的病例,约 1/3 发展为脑梗死,1/3 反复发作,1/3 自行缓解。

(二) 护理评估

1. **健康史**　询问患者既往有无动脉粥样硬化、高血压、糖尿病、高脂血症、心脏病及以前类似发作的病史,发病前血压波动情况,本次起病的形式及症状持续时间,生活习惯及家族史等。

2. **身心状况**

(1) 症状评估:短暂性脑缺血发作突然起病,历时短暂,恢复完全,反复发作,每次发作时的症状相对较恒定,临床表现与受累血管有关。①颈内动脉系统的 TIA 常见症状为病灶对侧单肢无力或不完全性瘫痪,对侧感觉障碍,眼动脉缺血时出现短暂的单眼失明,优势半球缺血时可有失语。②椎-基底动脉系统 TIA 则以眩晕、平衡失调为常见症状,其特征性的症状有跌倒发作、短暂性全面遗忘症、双眼视力障碍发作等。

(2) 护理体检:无阳性体征。

(3) 心理-社会状况:多数患者因有神经定位症状而产生恐惧心理,也有部分患者可因反复发作但未产生后遗症而疏忽大意。

3. **实验室和其他检查**

(1) 血常规、血脂、血糖检查有助于明确易患因素。

(2) CT 或 MRI 检查大多正常。

(3) 心脏检查可发现心脏病。

(4) 数字减影血管造影(DSA)或彩色经颅多普勒(TCD)可发现血管狭窄、动脉粥样硬化斑。

(三) 护理诊断及合作性问题

1. **恐惧**　与突发神经定位症状或反复发作有关。

2. **潜在并发症**　脑血栓形成。

(四) 护理目标

1. 患者心理状态稳定,认识并正视疾病。

2. TIA 发作次数减少或不发作。

(五) 护理措施

1. **心理护理**　向患者讲解有关疾病治疗及预后,积极配合治疗。调整好心态,稳定情绪,消除的恐惧心理。

2. **生活护理**

(1) 给予低脂、低糖、低盐饮食,多食蔬菜、水果,忌刺激性及辛辣食物,戒烟酒,生活规律,根据身体情况适当参加体育锻炼。

(2) 应避免各种引起循环血量减少、血液浓缩、血压降低的因素,如大量呕吐、腹泻、高热、大汗等,以防诱发脑血栓形成。

3. **配合治疗**

(1) 确诊 TIA 后应针对病因进行积极治疗,调整血压、控制血糖、治疗心律失常、纠正血液成分异常等。

(2) 遵医嘱用药,服用阿司匹林等抗血小板聚集药时有胃肠道不良反应,餐后服药为好,同时注意大便的颜色变化,一旦出现黑便及时就诊。使用抗凝药物注意观察有无出血倾向,定时测定出凝血时间及凝血酶原时间以调整剂量;钙通道阻滞剂尼莫地平可引起头晕、直立性低血压,在用药期间要注意血压变化。

考点提示:阿司匹林药物的不良反应

4. **病情观察**　频繁发作的患者应注意观察和记

录每次发作的持续时间、间隔时间和伴随症状,尤其要注意生命体征和意识的变化,警惕完全性脑卒中的发生。

(六) 护理评价

患者神经系统缺失症状未发作或发作次数减少,恐惧心理是否减轻、消除。

(七) 健康教育

1. 向患者和家属讲清积极治疗,避免发展为脑梗死的重要性。积极治疗原发病,坚持按医嘱服药,不可随意停药或换药。

2. 指导患者了解肥胖、吸烟、酗酒及饮食因素与脑血管的关系,控制食物热量,保持理想体重。

3. 定期门诊复查,控制好血糖、血脂和血压。

案例 9-1 分析

1. 应行头颅 CT 检查。

2. 短暂性脑缺血发作。

3. 糖尿病是该患者发病的易患因素,故应低糖、低脂饮食,加强锻炼,控制、监测血糖,调整用药。

三、脑梗死患者的护理

脑梗死是由于局部脑组织缺血、缺氧所致的脑组织的缺血性坏死或脑软化。其临床类型有脑血栓形成、腔隙性梗死和脑栓塞。

案例 9-2

患者,女性,67 岁。主因右侧肢体无力伴有言语不清 5 小时入院。既往高血压病史 12 年,糖尿病 8 年。查体:神志清楚,血压 160/80mmHg,混合性失语,右侧唇沟变浅,右侧上下肢肌力 1 级,腱反射减弱,肌张力降低,右侧病理征阳性。头颅 CT 未见异常。

问题:1. 最可能的医疗诊断是什么?

2. 其病因是什么?

3. 首选的治疗方法是什么?

【脑血栓形成患者的护理】

(一) 概述

1. **概念**　脑血栓形成为最常见的脑血管疾病,指脑动脉因各种原因发生血管管腔狭窄或闭塞,进而发生血栓形成,引起该血管供血区的脑组织缺血、坏死,出现相应的神经系统症状和体征。

考点提示:最常见的脑血管疾病

2. **病因**　最常见的病因是脑动脉粥样硬化,其次为各种病因所致的脑动脉炎、红细胞增多症、弥散

性血管内凝血、血管痉挛等。

考点提示:脑血栓形成最常见病因

3. **临床特征**　神经系统定位体征,如瘫痪、感觉障碍、失语、意识障碍等。

4. **治疗原则**　挽救生命、降低致残率、预防复发为目的。除应积极治疗病因外,在脑血栓形成的超早期溶栓治疗(起病 6 小时内),这是治疗的关键;常选用尿激酶、链激酶、组织型纤维酶原激化剂(t-PA)等药物。另外吸氧、抗凝、解聚、降低血黏度、扩张脑血管改善脑供血、改善微循环、保护脑细胞、降低颅高压等综合治疗。常用药物有阿司匹林、肝素、甘露醇、胞二磷胆碱、各种维生素等。

链接

脑血栓形成的溶栓治疗

溶栓适应证:①年龄 18～80 岁;临床明确诊断缺血性卒中。有神经定位体征;发病 6 小时内,进展型卒中可延长到 12 小时。②治疗前收缩压<180mmHg 或舒张压<100mmHg。③卒中症状持续 30 分钟以上。④无出血性疾病和出血倾向。⑤患者或家属同意。

溶栓并发症:①脑梗死病灶继发出血,用药后监测凝血时间及凝血酶原时间。②致命性的再灌注损伤和脑水肿。③再闭塞。

5. **预后**　本病的病死率约 10%,致残率达 50%。存活者中 40%可复发。而且复发次数越多,病死率和致残率越高。

(二) 护理评估

1. **健康史**　注意患者有无动脉粥样硬化、高血压、高脂血症、冠心病、糖尿病等病史;本次起病的方式、发病时间及有无明显的诱因;病前有无头痛、头晕、肢体麻木、无力等前驱症状;患者的生活习惯及有无家族史。

2. **身心状况**

(1)症状评估:本病好发于中年以后,多见于 50～60 岁以上的患者。起病较缓,常在安静或睡眠状态下发病,部分患者在发作前有前驱症状。临床表现取决于脑血管闭塞的部位及梗死的范围,常在发病后 10 多小时或 1～2 日内达到高峰,多数患者无意识障碍及生命体征的改变。①颈内动脉系统的血栓形成,出现病灶对侧单瘫或偏瘫,对侧感觉障碍,同向偏盲即三偏征,优势半球缺血时可有失语。②椎-基底动脉系统血栓形成则以眩晕、平衡失调为常见症状,常伴有交叉性瘫痪、感觉障碍、吞咽困难、饮水反呛、声音嘶哑(延髓麻痹的表现)。基底动脉主干闭塞可出现四肢瘫,延髓麻痹、昏迷,常在短时间死

亡。③部分严重病例可出现各种并发症如：皮肤压疮、坠积性肺炎、泌尿道感染、消化道出血、深静脉血栓，甚至昏迷死亡。

考点提示：脑血栓形成的起病形式、三偏征、交叉性瘫痪 延髓麻痹

链接

脑血栓形成的临床类型

1. 完全性卒中　发病后神经功能缺失症状较重较完全，常与数小时内达高峰。

2. 进展性卒中　发病后神经功能缺失症状在48小时逐渐进展或呈阶梯式加重。

3. 可逆性缺血性神经功能缺失　发病后神经功能缺失症状较轻，持续24小时以上，但可于3周内恢复。

（2）护理体检：瘫痪肢体肌力减退、肌张力增高、病理征阳性，优势半球受损可有失语，大面积梗死的可有意识障碍。

（3）心理-社会状况：因突然出现感觉与运动障碍，患者会出现烦躁、情绪不稳；时间长后恢复不理想，担心今后生活不能自理，患者常表现为情绪不稳、悲观、焦虑，甚至对生活失去信心等。

3. 实验室和其他检查

（1）脑脊液：脑脊液检查多正常，大面积梗死时压力可增高。

（2）血液：血流变学检查，可出现血黏度及血小板聚集性增高。

（3）超声：彩色多普勒超声检查可发现颈动脉及颈内动脉的狭窄、动脉粥样硬化斑块。

（4）CT和MRI：脑CT扫描在24～48小时后可见低密度梗死病灶（图9-2）；MRI可在数小时内检出脑梗死病灶。

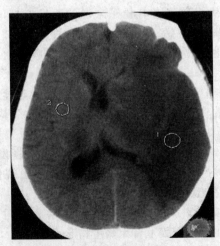

图9-2　低密度梗死病灶

考点提示：脑梗死CT特点、病灶出现时间

（三）护理诊断及合作性问题

1. 躯体移动障碍　与血栓形成，脑组织缺血、缺氧使锥体束受损导致肢体瘫痪有关。

2. 自理能力缺陷综合征　与肢体瘫痪、认知障碍有关。

3. 语言沟通障碍　与病变累及大脑优势半球，语言中枢受损有关。

4. 有失用综合征的危险　与肢体瘫痪未能及时进行肢体康复锻炼有关。

（四）护理目标

（1）患者躯体活动能力逐步增强，生活自理能力逐步提高或恢复原来日常生活自理水平。

（2）能用简短文字或其他方式有效地表达基本需要，保持沟通能力。

（3）坚持进行肢体功能锻炼，无并发症的发生。

（五）护理措施

1. 心理护理　医护人员及家属要关心、理解患者的感受，要做到耐心、关心、爱护患者，在精神上给予支持，让患者要面对现实，正视疾病。配合治疗、护理和功能锻炼，有助于早期恢复。要有战胜疾病的信心，努力做到生活自理，甚至完全恢复，仍能继续正常生活和工作。

2. 生活护理

（1）为患者创造安静、舒适的环境。指导并协助患者用健肢辅助患肢完成日常生活活动。

（2）低盐、低脂、高维生素、高纤维素饮食，糖尿病患者要糖尿病饮食。如有吞咽困难、呛咳者，可予糊状流质或半流质饮食，加强吞咽功能的训练，做好进食护理，防止误吸发生，严重吞咽困难时给予鼻饲，以保证入量及营养。

3. 病情观察　监测患者生命体征，意识状态及瞳孔变化，注意是否出现血压过高或过低的情况，及时发现有无脑缺血加重征象。

4. 用药护理　遵医嘱用药，并注意药物的不良反应。如静脉滴注扩血管药物时，滴速宜慢，并随时观察血压的变化，根据血压情况调整滴速；低分子右旋糖酐应用时须做过敏试验，因可出现发热、荨麻疹等过敏反应，应注意观察；如服用阿司匹林后消化道出血引起黑便，使用抗凝剂和溶栓剂期间，有全身皮肤黏膜出血时，应立即报告医师处理。

5. 康复训练

（1）告知患者康复训练应在病情稳定、心功能良好时及早进行，向患者及家属讲解早期活动的必要性及重要性，并指导功能训练。

（2）训练时不可操之过急，要循序渐进，活动量由小渐大、时间由短到长、被动与主动运动、床上与床下运动相结合，语言训练与肢体锻练相结合。

（3）教会患者及家属锻炼和翻身技巧，训练患者平衡和协调能力，指导患者调动健侧肢体能动性，辅助患侧进行运动。在训练时保持环境安静，使患者注意力集中。

（4）教会患者及家属保持关节功能位置的摆放，避免瘫痪肢体的畸形、挛缩。

（5）鼓励患者做力所能及的活动，培训患者日常生活基本技能，如穿脱衣服、系纽扣、洗脸、漱口，自己动手吃饭，使用各种餐具等。

（六）护理评价

1. 患者的神经系统症状减轻或消失。

2. 无并发症发生。

（七）健康教育

1. 保持良好的生活习惯，按时作息，适量运动，维持正常体重。

2. 保持情绪稳定，避免过度操劳。

3. 保持血压平稳，定期复查血压、血脂、血流变等，坚持在医师指导下正确服药。

4. 积极治疗基础病，如高脂血症、高血压、糖尿病、心脏病等。

5. 用抗凝剂患者定期检查凝血功能，如有牙龈、皮肤出血等出血倾向及时就医。

案例 9-2 分析

1. 患脑血栓形成。

2. 其病因是高血压、糖尿病致动脉硬化。

3. 发病 5 小时，而且 CT 无病灶，故应尽早溶栓治疗。

【脑栓塞患者的护理】

案例 9-3

患者，男性，45 岁。干活中突然出现右侧肢体活动不灵活 1 天，既往风湿性心脏病 10 年，查体：意识模糊，失语，心率 109 次/分、脉搏 88 次/分，心律不齐，右上肢肌力 0 级，右下肢肌力 2 级，病理征阳性。

问题：1. 首先考虑什么疾病？

2. 其病因是什么？

3. 为明确脑的病变性质应做什么检查？

（一）概述

1. 概念 脑栓塞是指各种栓子随血流进入颅内动脉系统使血管腔急性闭塞引起相应供血区脑组织缺血坏死及脑功能障碍。

2. 病因及发生机制 根据栓子的类型不同，可分为：①心源性，最常见，其中大多数为心房颤动，其次心脏瓣膜病、心肌梗死、心房黏液瘤等。②非心源性，动脉粥样硬被斑块脱落、静脉血栓、骨折或手术时的脂肪栓塞、肿瘤栓子、寄生虫栓子、空气栓子等。③来源不明，少数病例找不到栓子的来源。

考点提示：脑栓塞最常见原因

3. 临床特征 神经系统定位体征，如瘫痪、感觉障碍、失语、意识障碍等。

4. 治疗原则 同脑血栓形成。

5. 预后 脑栓塞预后与被栓塞的血管大小、栓子的数目、栓子的性质有关。急性期病死率 5%～15%，存活的患者常遗留严重的后遗症，如栓子不能消除，10%～20%脑栓塞患者可在病后 2 周内再发，再发病死率高。脑栓塞患者急性期死亡原因为严重的脑水肿、脑疝、心力衰竭和肺部感染。

（二）护理评估

1. 健康史 了解患者有无心脏病、动脉粥样硬化、骨折、肿瘤、严重的寄生虫或细菌感染、肺静脉血栓、空气栓子等。

2. 身心状况

（1）症状评估：任何年龄均可发病，以青壮年多见。常在活动中急骤发病，局限性神经缺失症状多在数秒至数分钟内发展到高峰，为脑血管疾病中起病最快的一种。

考点提示：脑栓塞的起病特点

1）常见的脑部症状为局限性抽搐、偏盲、偏瘫、偏深感觉障碍、失语等，意识障碍较轻，个别患者在发病后数天内呈进行性加重，多因栓塞反复发生或继发出血所致。

2）大多数患者有栓子来源的原发疾病，如风湿性心脏病、冠心病、心律失常、长骨骨折等，部分患者伴有其他部位如皮肤、肺、肾、脾、肠系膜等血管栓塞的表现。

（2）护理体检：局限性神经缺失症状与栓塞动脉供血区的功能相对应，如瘫痪、感觉障碍、失语、意识障碍等。

（3）心理-社会状况 因突然发病，反复发作，瘫痪、失语，严重影响生活及工作，使患者出现情绪沮丧、悲观失望，失去信心。

3. 实验室检查 心脏彩超可了解心脏病变和有无附壁血栓或瓣膜上有无赘生物形成等。

（三）护理诊断及合作性问题、护理措施

同脑血栓形成。

案例9-3分析

1. 脑栓塞。
2. 风湿性心脏病房颤。
3. 头颅CT检查。

四、脑出血患者的护理

案例 9-4

患者，男，68岁。6小时前因生气突发头痛、恶心、呕吐、右侧肢体活动障碍，继之出现意识不清，大小便失禁，无抽搐。既往高血压史6年，不规律服用降压药物。查体：体温36℃，脉搏68次/分，呼吸12次/分，血压180/100mmHg，浅昏迷，双侧瞳孔等大等圆，约2mm，对光反射迟钝，右侧唇沟变浅，右侧偏瘫。

问题： 1. 最可能的医疗诊断是什么？
2. 为明确诊断应首选检查是什么？
3. 根据临床症状提出护理诊断，以及应采取的护理措施。

（一）概述

1. **概念** 脑出血是指原发性脑实质血管破裂出血。

2. **病因及发病机制** 高血压合并小动脉硬化是脑出血最常见的病因，约占60%，其次有动脉瘤或动静脉血管畸形、脑动脉粥样硬化、血液病、溶栓、抗凝治疗等。脑出血发生于大脑半球者占80%，在脑干或小脑者约占20%。豆纹动脉自大脑中动脉近端呈直角分支，受高压血流冲击最大，是脑出血最好发部位，故出血多在基底节、内囊和丘脑附近。

考点提示：脑出血常见病因、好发部位、出血的血管名称

3. **临床特征** 可因出血部位的不同，量的不同，出现不同的神经系统局灶体征，如瘫痪、感觉障碍、失语、意识障碍等。

4. **治疗原则** 脑出血急性期治疗的基本原则是防止再出血、控制脑水肿、维持生命体征和防治并发症。①控制血压，防止再出血，是早期治疗的关键，脑出血后降低血压应以脱水降颅压为基础，如血压≥200/110mmHg，应采取降压治疗，使血压维持在略高于发病前水平，但避免使用强降压药，常用卡托普利、美托洛尔、硝苯地平缓释剂；②控制脑水肿、降低颅内压，是脑出血急性期治疗的重要环节，脑出血后48小时水肿达高峰，持续2~3周，常用药物有甘露醇、利尿剂、甘油果糖、人血白蛋白等；③防治并发症等。也可根据病情采用外科治疗如开颅血肿清除术、钻孔扩大骨窗血肿清除术、立体定向血肿引流术、脑室引流术等手术方法治疗。恢复期以肢体的功能锻炼，语音的功能训练为主，减少后遗症的发生。

考点提示：脑出血急性期的治疗原则；什么情况用降压药

5. **预后** 脑出血的致残率和病死率均较高，急性期病死率达30%~40%，脑水肿、颅内压增高和脑疝形成是导致患者死亡的主要原因。

（二）护理评估

1. **健康史** 询问患者有无高血压、动脉粥样硬化、血液病、脑血管畸形等，发病前有无精神紧张、情绪激动、劳累或用力排便等诱发因素，患者的生活习惯、年龄、烟酒嗜好、体重等，有无本病的家族史。

2. **身心状况**

（1）症状评估：好发于50~70岁的中老年人，男性略多于女性，冬春季好发，常常在活动或情绪激动时突然起病，往往在数分钟至数小时内病情发展到高峰。患者突然出现剧烈头痛、头晕、呕吐，随即可出现意识障碍，颜面潮红、呼吸深沉而有鼾声，脉搏缓慢有力、血压升高（收缩压达180mmHg以上）、全身大汗、大小便失禁。

根据出血部位的不同，出现不同的神经系统局灶体征。

1）内囊出血：可分为轻症和重症。除脑出血的一般症状外，此类患者常有头和眼转向出血病灶侧，呈双眼"凝视病灶"状。同时可有典型的"三偏"症状，即出血灶对侧偏瘫、偏身感觉障碍和对侧同向偏盲。如出血灶在优势半球，可伴有失语；累及下丘脑可持续高热、应激性溃疡致消化道出血。轻症患者多意识清楚；而重症患者迅速出现昏迷，且反复呕吐。

2）脑桥出血：小量出血可无意识障碍，表现为交叉性瘫痪，共济失调性偏瘫，双眼向病灶侧凝视；大量出血常破入第四脑室，患者迅即进入昏迷、双侧瞳孔缩小呈针尖样、呕吐咖啡样胃内容物、中枢性高热、中枢性呼吸障碍，病情常迅速恶化，多数在48小时内死亡。

考点提示：脑桥出血的瞳孔变化

3）小脑出血：常表现为枕部剧烈头痛、眩晕、频繁呕吐和平衡障碍，但无肢体瘫痪。当出血量较多时，可有颅神经麻痹、两眼向病变对侧同向凝视，肢体瘫痪及病理反射阳性，重者12~24小时内出现昏迷、脑干受压征象，双侧瞳孔缩小至针尖样，呼吸不规则、死亡。

4）脑室出血：小量出血时，表现为头痛、呕吐、脑膜刺激征阳性，一般无意识障碍和神经系统定位症状，预后良好。大量出血时，患者迅速出现昏迷、频繁呕吐、针尖样瞳孔、四肢弛缓性瘫痪及去大脑强直,预后不良,多迅速死亡。

5)脑叶出血:出血以顶叶最多见,表现为偏身感觉障碍、偏瘫,空间构像障碍;额叶出血可有偏瘫、失语、摸索和强握反射,大小便障碍;颞叶出血可有精神症状、失语、癫痫;枕叶出血可有视野缺损。

6)并发症:坠积性肺炎、尿路感染、消化道出血、癫痫发作、中枢性高热、下肢深静脉血栓等。

考点提示:脑出血常见并发症

(2)心理-社会状况:患者面对运动障碍、感觉障碍、言语障碍等残酷现实,又不能表达自己的情感,容易出现自卑心理,不愿与他人交流,而渐孤僻。患者缺乏自我照顾能力,患者会产生苦闷、急躁心理,对自己的生活能力和生存价值丧失信心。而家属对患者的关心过分照顾会出现患者角色强化。

3. 实验室和其他检查

(1)血液:血常规检查外周血白细胞可出现一过性增高。

(2)脑脊液:脑压升高,脑室出血时脑脊液检查呈均匀血性。为防止脑疝形成,一般不进行腰椎穿刺检查。

(3)CT和MRI:脑CT扫描,是临床确诊脑出血的首选检查,出血部位呈高密度阴影(图9-3),可准确显示脑出血病灶的部位、范围,并可据此计算出血的量及判断其预后;MRI检查有助于区别陈旧性脑出血和脑梗死。

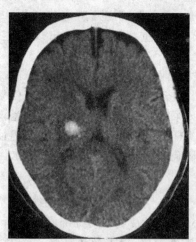

图9-3 脑出血

考点提示:脑出血的CT特点

(三)护理诊断及合作性问题

1. 疼痛:头痛 与脑出血致颅内压增高有关。
2. 急性意识障碍 与脑出血、脑水肿有关。
3. 躯体移动障碍 与肢体瘫痪有关。
4. 自理能力缺陷 与肢体瘫痪、意识障碍有关。
5. 语言沟通障碍 与出血性脑血管病病变累及舌咽、迷走神经及大脑优势半球的语言中枢有关。
6. 有受伤的危险 与意识障碍及感觉障碍有关。
7. 潜在并发症 脑疝、上消化道出血。

(四)护理目标

1. 患者头痛减轻或消失。
2. 患者意识障碍无加重或逐渐清醒。
3. 肌力增加能进行功能锻炼,活动量渐增加。
4. 生活自理能力逐渐增强,能参与进食、穿衣、如厕、沐浴和使用器具等活动。
5. 能与医护人员和家属进行有效沟通,语言功能好转或恢复。
6. 感知有所恢复,未发生外伤。
7. 无严重并发症的发生。

(五)护理措施

1. 心理护理 避免精神紧张、情绪激动、用力排便及过度劳累等诱发因素,指导患者自我控制情绪、保持乐观心态。鼓励患者增强自我照顾的意识,通过康复锻炼,尽可能恢复生活自理能力。

2. 生活护理

(1)休息与体位:急性期应绝对卧床休息 2～4周,尤其是发病后 24～48 小时内避免搬动。头部抬高 15°～20°,以减轻脑水肿。患者取平卧位,头偏向一侧,尤其颅高压频繁呕吐的患者;另外也有利于唾液和呼吸道分泌物的自然流出,防止舌根后坠、窒息。要定时翻身,预防压疮和肺部感染。

考点提示:脑出血患者采取的体位

(2)病室应保持安静,避免声、光刺激,限制亲友探视。各项护理操作如翻身、吸痰、鼻饲等动作均需轻柔,必须搬动患者时需保持身体的长轴在一条直线上。保持患者情绪稳定,避免情绪激动、剧烈咳嗽、打喷嚏等,以防止颅内压和血压增高而导致再出血。病情稳定后,可对瘫痪肢体进行按摩和被动运动,防止肢体肌肉失用性萎缩;康复期功能训练详见脑梗死护理。

(3)饮食护理:频繁呕吐者,需要禁食;如生命体征平稳,给予高蛋白、高维生素、富含纤维素的饮食,热量[105～125.5kJ(25～30kcal)/(kg·d)],限制钠盐摄入(少于 3g/d)。昏迷不能进食者尽早给予鼻饲流质,如给牛奶、豆浆、藕粉、蒸蛋、菜汤、水果汁等,流质要注意温度。恢复期给予清淡、低盐、低脂、适量蛋白、高维生素及高纤维素食物。

（4）大小便护理：保持大便通畅，防止用力排便引起颅内压增高诱发出血；除进食高纤维素食物外，必要时按医嘱给予缓泻剂。对尿失禁或尿潴留患者应及时留置导尿，并做好相应的护理，注意尿路感染。

考点提示：脑出血患者的饮食护理、大小便的护理

3. 病情观察　密切观察生命体征、意识状态、瞳孔变化等，及时判断患者有无病情加重及并发症的发生。意识障碍呈进行性加重，常提示颅内有出血增加；当出现剧烈头痛、频繁喷射性呕吐、烦躁不安、血压进行性升高、脉搏变慢、呼吸不规则、意识障碍加重、双侧瞳孔不等大，常提示脑疝可能，应立即与医师联系。每次鼻饲前抽吸胃液，观察颜色的变化，以及时发现上消化道出血的情况。

考点提示：脑疝的表现

4. 对症护理

（1）如迅速出现的持续高热，常由于脑出血累及下丘脑体温调节中枢所致，应给予物理降温，如头部置冰袋或冰帽，并予以氧气吸入，提高脑组织对缺氧的耐受性。

（2）出现脑疝，迅速建立静脉通路，按医嘱快速静脉滴注20%甘露醇250ml（30分钟内滴注完成），限制每天液体摄入量（一般禁食患者以尿量加500ml液体为宜），避免使颅内压增高的因素（如剧咳、打喷嚏、躁动、用力排便等）。

（3）保持呼吸道通畅，随时给患者吸痰、翻身拍背，做好口腔护理，清除呼吸道分泌物，以防误吸；对昏迷较深患者，口腔放置通气管或用舌钳将舌头外拉，以防舌后坠造成窒息。

（4）准备好气管切开或气管插管包，必要时配合医师进行气管切开或气管插管，做好相应的术后护理。

（5）上消化道出现的护理：注意观察患者的呕吐物、胃液、大便的颜色，发现出血立即通知医师；严密观察血压、脉搏、出血量，建立静脉通路，准确及时地执行医嘱。

考点提示：脑疝时的用药

5. 用药配合　如血压≥200/110mmHg，应采取降压治疗，但避免使用强降压药，常用卡托普利、美托洛尔等；当血压<180/105mmHg时，可暂不使用降压药，待颅压逐渐下降后，血压可逐渐下降。降压治疗中要严密观察血压变化，防止血压降的过快、过低。使用利尿剂、甘露醇脱水时要注意血清电解质、肾功能的变化。

（六）护理评价

患者意识障碍程度是否减轻，神志有无逐渐恢复；肌力是否增加，有无并发症发生；患者情绪是否稳定，能否积极配合治疗及功能锻炼。

（七）健康教育

1. 向患者和家属介绍有关疾病的基本知识，告知积极治疗原发病对防止再次出血的重要性。

2. 告知患者要情绪稳定，避免血压波动；教会患者家属测量血压的方法，发现血压波动较大及时就诊。

3. 生活要规律，饮食宜清淡，戒除烟酒，避免刺激性食物及饱餐，多吃新鲜蔬菜和水果。

4. 向患者及家属介绍康复功能锻炼的具体操作方法，病情稳定后就要开始锻炼并且要坚持。

5. 向患者及家属介绍脑出血的先兆症状，如出现严重头痛、眩晕、肢体麻木、活动不灵、口齿不清时，应及时就诊，告诉家属再次发生脑出血时现场急救处理措施。

五、蛛网膜下隙出血患者的护理

链接

脑和脊髓的被膜

脑和脊髓的表面由外向内包有硬膜、蛛网膜、软膜3层。蛛网膜与软膜间形成蛛网膜下隙，充满脑脊液，其对脑和脊髓起保护、缓冲、营养、运输代谢产物以及维持正常颅内压作用。蛛网膜下隙下部在马尾的周围扩大，称终池。临床上常在第3、4或第4、5腰椎间行腰椎穿刺，即将针刺入终池，避免损伤脊髓。

（一）概述

1. 概念　蛛网膜下隙出血是指由各种原因所致脑底部或脑和脊髓表面血管破裂的，血液直接流入蛛网膜下隙，又称原发性蛛网膜下隙出血。临床上分为自发性和外伤性，自发性又分为原发性和继发性。

2. 病因及发病机制　蛛网膜下隙出血的病因以先天性动脉瘤破裂最常见约占70%，其次是脑血管畸形和高血压动脉硬化。

考点提示：蛛网膜下隙出血最常见的病因

3. 临床特征　蛛网膜下隙出血约占急性脑卒中的10%，占出血性卒中的20%，任何年龄均可发病，青壮年多见。起病急骤，多于活动或激动时发病，最常见的症状是剧烈头痛、频繁呕吐及脑膜刺激征阳性

（最具特征性的体征），一般无明显的神经系统局灶体征。

4. 治疗原则　防止再出血，防治脑血管痉挛，减少并发症，去除病因防止复发。①手术是去除病因、及时止血、预防脑血管痉挛、防止复发的关键，应在发病24～72小时内进行手术；②用药处理基本同脑出血，所不同的是使用大剂量的止血剂以预防早期再出血，常用6-氨基己酸，但要监测肾功能、注意深静脉血栓的形成，也可用氨甲环酸、立止血等；③防治脑血管痉挛，钙通道阻滞剂可减轻脑血管痉挛所致的神经功能缺损症状，常用尼莫地平、西比灵。④脑脊液置换疗法，可降低颅内压，减轻头痛，降低迟发性脑血管痉挛，脑积水的发生率。

5. 预后　急性期动脉瘤破裂的死亡率为30%，存活者1/3复发，且多在2周内。第二次出血死亡率为30%～60%；第三次出血死亡率几乎是100%。脑动静脉畸形引起的蛛网膜下隙出血的死亡率为10%～25%，预后较动脉瘤好，复发率也较低。

（二）护理评估

1. 健康史　询问患者有无先天性动脉瘤、颅内血管畸形和高血压、动脉粥样硬化等病史；有无糖尿病、颅内肿瘤、血液病及抗凝治疗史。发病前有无突然用力、情绪激动、酗酒等诱发因素。患者过去有无类似发作及诊治情况。

2. 身心状况

（1）症状评估：任何年龄均可发病，青壮年多见起病急骤（数秒或数分钟内发生），多有激动、运动、用力排便等诱因。典型表现是突发劈裂样剧烈头痛，可持续数日，2周后渐减轻，头痛再加重常提示再次出血。可伴有喷射性呕吐、面色苍白、出冷汗，半数患者有不同程度的意识障碍。

（2）护理体检：有脑膜刺激征，是蛛网膜下隙出血最具有特征性的体征。少数患者可有短暂性或持久的局限性神经体征，如精神症状、偏瘫、偏盲或失语。

（3）并发症：再出血、脑疝、脑积水。

（4）心理-社会状况：患者多为青壮年，突然发病、接受损伤性检查或手术治疗，可使患者紧张、烦躁不安。

3. 实验室及其他检查

（1）脑脊液检查：具有诊断价值。呈血性、均匀一致，压力增高。

（2）CT检查：显示血管破裂处附近的脑池或脑裂内有凝血块，呈高密度征象，有助于蛛网膜下隙出血的早期确诊，并能提供出血的部位、出血量、脑室大小、有无再出血。

（3）脑血管造影（DSA）：可确定蛛网膜下隙出血的病因，对制定合理外科手术方案有重要价值。

考点提示：明确蛛网膜下隙出血病因的检查手段

（三）护理诊断及合作性问题

1. 急性疼痛：头痛　与脑血管破裂、脑动脉痉挛、颅内压增高有关。

2. 焦虑　与突然发病及损伤性检查、治疗有关。

3. 潜在并发症　再出血、脑疝。

（四）护理目标

1. 患者头痛减轻或消失。

2. 情绪稳定，无再出血的发生。

（五）护理措施

1. 急性期护理　参见脑出血患者的护理。

2. 心理护理　避免精神高度紧张使病情加重，甚至诱发再出血。

3. 生活饮食护理

（1）休息：绝对卧床4～6周，床头抬高15°～20°，避免搬动。病房安静、舒适、光线柔和。避免一切可以引起颅内压及血压增高的诱因如：用力排便、咳嗽、喷嚏、情绪激动、劳累、大幅度翻身、剧烈运动，避免头部过度摆动。

（2）饮食：给予易消化富含纤维素的饮食，避免辛辣刺激食物，戒烟酒。

考点提示：生活饮食护理、绝对卧床4～6周

4. 病情观察　密切观察病情变化，若患者病情稳定后，突然再次出现剧烈头痛、恶心、呕吐、意识障碍加重，或原有局灶性神经系统表现重新出现等，提示再出血，应及时报告医师协助处理。

5. 用药护理　为防止脑血管痉挛常选用尼莫地平、尼群地平等，其可出现皮肤发红、心率加快、血压下降等不良反应，故应控制输液的速度，监测血压，根据血压调整滴速。

（六）护理评价

1. 患者头痛已减轻或消失。

2. 未出现并发症或并发症得到及时控制。

（七）健康教育

1. 指导患者合理饮食、避免诱因。

2. 指导患者积极配合各项检查和治疗，动脉瘤应尽早做血管造影或手术，发现再出血征象及时就诊。

常见急性脑血管疾病的鉴别要点见表9-2。

表9-2　常见急性脑血管病的鉴别要点

	脑梗死	脑栓塞	脑出血	蛛网膜下腔出血
发病年龄	老年多见	青壮年	老年多见	青壮年或老年
常见病因	动脉粥样硬化	风心病房颤	高血压脑动脉硬化	动脉瘤、血管畸形
TIA史	常有	可有	多无	无
起病状况	安静休息	活动	活动,激动	活动,激动
起病速度	较缓	急	急	急
昏迷	常无或轻	短暂	常有	少有
头痛	多无	少有	常有,重	剧烈
呕吐	少	少	多	最多
血压	正常或高	多正常	明显高	高
偏瘫	多见	多见	多见	无
颈强直	无	无	可有	明显
脑脊液	多正常	多正常	压力高,可血性	压力高,均匀血性
CT	低密度影	低密度影	高密度影	高密度影

第4节　癫痫患者的护理

案例9-5

患者,女性,15岁。昨晚突发双眼上吊,口吐白沫,上肢屈曲,下肢伸直。持续约3分钟,神志仍不清,间隔15分钟后再次发作,持续约2分钟,伴有尿失禁,约40分钟后,患者可叫醒。为进一步治疗入院。

问题:1. 患者最可能的医疗诊断是什么?

　　2. 控制发作时的首选药物是什么?

　　3. 本病最具特征性检查手段是什么?

(一) 概述

1. 概念　癫痫是一组由大脑神经元异常放电所引起的以短暂中枢神经系统功能失常为特征的慢性脑部疾病,临床表现具有发作性、短暂性、反复性和刻板性的特点。每次发作或每种发作的过程称为痫性发作(seizure)。流行病学统计年发病率为(50~70)/10万,患病率5‰,死亡率(1.3~3.6)/10万;我国约有600万以上癫痫患者,每年新发病例65万~70万,约25%为难治性癫痫。

2. 病因及发病机制　癫痫不是一个独立的疾病,而是一组疾病或综合征,其共同的病理基础是大脑皮质神经元异常放电。

临床按病因可分为原发性癫痫和继发性癫痫两类。原发性癫痫主要是与遗传因素有关,常在某一特定年龄段起病,具有特征性的临床及脑电图表现;继发性癫痫,又称症状性癫痫,占癫痫的大多数,可发生于各个年龄,主要是由各种脑部疾病(如脑先天性疾病、颅脑外伤、脑血管病、脑肿瘤、中枢神经系统感染、寄生虫等)或全身性疾病(如窒息、一氧化碳中毒、发热惊厥、药物中毒等)等原因造成的脑损伤所致,遗传也可能起一定的作用。1981年国际抗癫痫联盟根据临床和脑电图特点,将癫痫分为部分性发作、全面性发作和不能分类的癫痫发作三大类。

癫痫的发作受遗传和环境因素的影响,有些原发性癫痫与年龄、睡眠有关,部分女患者仅在月经期或妊娠期发作。疲劳、睡眠不足、饥饿、饮酒、便秘、闪光、情绪变化等也可以激发发作。

考点提示:继发性癫痫的病因

3. 临床特征　由于病变累及的大脑部位不同,发作的类型不同,故表现各异,可表现为感觉、运动、意识、行为及自主神经等不同程度的障碍。通常所说的癫痫大发作是以意识丧失和全身抽搐为特征。

4. 治疗原则　癫痫发作时的治疗以终止发作、预防外伤和并发症为原则。发作间歇期除病因治疗外,应按时服用抗癫痫药。癫痫是可治性疾病,大多数患者预后较好。临床上根据不同类型选择不同的药物进行治疗,药物治疗应做到长期、规则、有选择、单一用药的原则,当一种药物出现不良反应或仍不能控制发作时,才考虑换药或增加一种药物。药物减量或停药都必须遵循缓慢和逐渐减量的原则,一般在完全控制发作4~5年后,可考虑停药,但停药的时间须半年至一年。对首次发作的患者在调查病因之前,不宜过早用药。继发性癫痫病因明确者,应及时进行病因治疗。颅内占位性病变引起的癫痫应首选手术治疗,另外对癫痫源能进行精确定位也可根据情况进行手术治疗。

(二) 护理评估

1. 健康史　应询问发病前身体的健康情况,包括有无脑部疾病、药物中毒史、代谢障碍病史、癫痫家族史等;发作时有无前驱症状,了解发作的频率、时间和地点;询问患者的年龄、有无妊娠或正在行经期;发作前有无睡眠不足、疲乏、饥饿、饮酒、便秘、感情冲动、过度换气、过度饮水等诱发因素;有无在某种特定条件下(如闪光、音乐、下棋、刷牙等)发作的情况。

考点提示:癫痫的诱发因素

2. 身心状况

(1) 部分性发作:是一侧大脑半球异常放电向周围正常脑区扩散。根据发作期间是否伴有意识障碍分为:单纯部分性发作、复杂部分性发作、部分性发作继发全面性发作,前者无意识障碍,后两者伴有意识障碍。

1) 单纯部分性发作:发作时间短,一般不超过1

分钟,无意识障碍。表现为:①部分性发作,以某一局部或一侧肢体的强直、阵挛性发作,或感觉异常发作。杰克森(Jack)发作指抽搐从手指—腕部—前臂—肘—肩—口角—面部逐渐发展。发作后患肢可有暂时性瘫痪,称 Todd 麻痹。②感觉性发作,常为肢体的麻木感、针刺感;有的表现为特殊感觉性发作如视觉性、听觉性、嗅觉性、眩晕性。③自主神经性发作。④精神性发作,表现为各种类型的记忆障碍、情感障碍、幻觉、错觉等。

2)复杂部分性发作(精神运动性发作):多有不同程度的意识障碍及明显的思维、知觉、情感和精神运动障碍。常称为精神运动性发作。可有奔跑、夜游症、叫喊、唱歌等自动症表现。有时在幻觉、妄想的支配下可发生伤人、自伤等暴力行为。

3)部分性发作继发全面性大发作。

(2)全面性发作

1)全身强直-阵挛发作(大发作):发作时以意识障碍和全身对称性抽搐为特征;是最常见的发作类型之一。早期出现意识障碍、跌倒,随后的发作分三期。①强直期:患者突然意识丧失,继之全身骨骼肌先强直收缩。常伴尖叫、面色青紫、尿失禁、舌咬伤、口吐白沫或血沫、瞳孔散大,上肢屈曲,下肢伸直。持续 10～20 秒后进入阵挛期;②阵挛期:肌肉交替出现收缩和松弛,阵挛频率减慢,松弛期渐延长,约持续 30～60 秒进入昏睡状态。以上两期均伴有心率加快、血压升高、呼吸停止、瞳孔散大、呼吸道分泌物增多、病理反射阳性。③发作后期:抽搐渐停止,呼吸首先恢复,随后心率、血压、瞳孔恢复正常。意识逐渐清醒,醒后有短时间的头晕、烦躁、疲乏,对发作过程完全无记忆。从发作到意识恢复大致 5～15 分钟。若发作持续不断,一直处于昏迷状态者称大发作持续状态,常危及生命。

考点提示:全身强直-阵挛发作(大发作)的分期、临床表现

2)失神发作(小发作):多见于儿童。突发性意识丧失,患者停止当时的活动,呼之不应,手中持物坠落。一次发作 3～15 秒。每日发作数次或数百次,事后对发作全无记忆。

3)肌阵挛发作:多为遗传性疾病,表现为突然、短暂的快速某一肌肉或肌群收缩,一般无意识障碍。

4)阵挛性发作:仅见于婴幼儿,表现为全身重复性阵挛性抽搐。

5)强直性发作:多见于儿童和青少年,睡眠中发生,表现为全身强直性肌痉挛,恢复较大发作快。

6)失张力性发作:部分或全身肌肉张力降低,表现为垂头、张口、肢体下垂或跌倒,持续 1～3 秒。

(3)癫痫持续状态:是指一次癫痫发作持续 30 分钟以上,或连续多次发作、发作间期意识或神经功能未恢复至正常水平。任何类型癫痫均可出现癫痫持续状态,但通常是指全面强直-阵挛发作持续状态。多由于突然停用抗癫痫药或不规律治疗、饮酒、感染、精神因素、过度疲劳等诱因所致,常伴有高热、脱水和酸中毒、休克,可发生脑、心、肾、肝、肺等多脏器功能衰竭,是癫痫死亡的原因。

考点提示:癫痫持续状态的概念、诱发因素

(4)心理-社会状况:癫痫某些类型发作时有损自身形象,尤其是发作时伴尿失禁,常严重挫伤了患者的自尊心。此外,癫痫反复发作影响正常生活与工作,使患者终日忧心忡忡,害怕及担忧发作,对生活缺乏自信。如家庭、社会对患者抛弃、疏远,更可使其出现自卑、孤独离群的异常心态。

3. 实验室及其他检查

(1)脑电图检查:发作时有特异性的脑电图改变。对本病诊断有重要价值。常见的波形有棘波、尖波、尖慢波、棘慢波等。

考点提示:癫痫的脑电图波形特点

(2)头颅 X 线、脑血管造影、头颅 CT 及 MRI 检查:有助于发现继发性癫痫的病因。

(3)血常规、血糖、血寄生虫检查:可了解患者有无贫血、低血糖、寄生虫病等。

(三)护理诊断及合作性问题

1. 有窒息的危险 与癫痫发作时喉头痉挛、气道分泌物增多有关。

2. 有受伤的危险 与癫痫发作时全身肌肉抽搐发作及突然意识丧失有关。

3. 自我形象紊乱 与抽搐发作时难堪的外观形象,使患者的自尊心被破坏有关。

4. 知识缺乏 缺乏长期正确服药的知识。

5. 潜在并发症 脑水肿。

(四)护理目标

1. 患者呼吸道通畅,未发生窒息情况。

2. 家属能说出发作时的处理措施,受伤的危险减小甚至不受伤。

3. 学会适当的心态调整,能保持良好的心态,参与正常的社交活动。

(五)护理措施

1. 心理护理 向患者解释所患癫痫的类型、临床特征及可能的诱发因素,帮助患者正确面对现实,对待自己的疾病;同情和理解患者,鼓励患者说出害怕及担忧的心理感受,指导患者进行自我调节,以维持良好的心理状态；指导家属耐心的照顾和关心患者，增强其对家庭的责任感和治疗疾病的信心，积极配合治疗；指导患者承担力所能及的社会工作，督促其与社会接触、交往，并在自我实现中体现自身的价值，积极主动地参与各种社交活动，回归社会。

2. 发作时的护理

（1）发现有发作先兆症状时，迅速将患者平卧，避免摔伤。解松领扣和裤带，摘下眼镜、义齿，将手边的柔软物垫在患者头下，移去患者身边的危险物品，以免碰撞。

（2）保持呼吸道通畅，将患者的头放低，偏向一侧，使唾液和呼吸道分泌物由口角流出，床边备吸引器，并及时吸痰。

（3）用压舌板或纱布包裹的压舌板垫在上下磨牙间，以防咬伤舌头及颊部，但不可强行硬塞。抽搐发作时，切不可用力按压肢体，以免造成骨折、肌肉撕裂及脱臼。发作后患者可有短期的意识模糊，禁用口表测量体温。

（4）对精神运动兴奋性发作的患者，防止自伤、他伤或走失。

（5）严密观察生命体征及意识、瞳孔变化，发作的类型，注意发作时有无心率增快、血压升高、呼吸停止、大小便失禁等。

考点提示：癫痫大发作的护理要点

3. 癫痫持续状态患者的护理

（1）保持病室环境安静，避免外界的各种刺激。设专人守护，床旁加床档以保护患者免受外伤。

（2）迅速建立静脉通路，立即按医嘱缓慢静脉滴注地西泮 10～15mg，以每分钟 3～5mg 的速度静脉滴注，15 分钟后如不能终止可重复给药，或用 100～200mg 地西泮溶于 5% 的葡萄糖生理盐水中，于 12 小时缓慢静脉滴注。地西泮为癫痫持续状态的最有效的首选药，但偶然可抑制呼吸，一旦发生，应立即停药。也可以选用异戊巴比妥、苯妥英钠以及水合氯醛保留灌肠等。

（3）用药过程中应密切观察患者呼吸、心律、血压的变化，如出现呼吸变浅、昏迷加深、血压下降，应暂停注射。

（4）在给药的同时，必须保持呼吸道通畅，给予吸氧，吸痰，备好气管切开包。

（5）清醒后及早服用抗癫痫药物，并进一步检查病因、诱因。

考点提示：癫痫持续状态患者的抢救、护理

4. 用药护理　常用的抗癫痫药物有苯妥英钠、卡马西平、苯巴比妥、丙戊酸钠、乙琥胺、扑米酮、氯硝西泮等。在用药时应注意：

（1）指导患者遵医嘱正确服药，强调按医嘱长期正规服药的重要性，不可随意增减剂量、撤换药物、停药。

（2）抗癫痫药物多有胃肠道反应，宜分次餐后口服。可根据患者易发作的时间，适当调整给药时间。

（3）向患者及家属说明抗癫痫药的不良反应，卡马西平可引起共济失调、眩晕、白细胞减少、骨髓抑制；苯妥英钠可致胃肠道症状、毛发增多、齿龈增生；丙戊酸钠可引起食欲不振、恶心呕吐、肝功能障碍。故服药前应做血、尿常规和肝肾功能，服药期间应定期抽血作血常规、肝肾功能检查，必要时作血药浓度的测定，发现异常及时就医。

（六）护理评价

1. 发作时呼吸道分泌物及时清除，有无窒息表现。

2. 发作时的护理措施是否得当，有无受伤和发生意外。

3. 能否保持良好的心态，参与正常的社交活动。

（七）健康教育

1. 向患者及其家属介绍有关本病的基本知识，告知患者应按时服药，不能随意停药、不规律用药，同时注意药物的不良反应；养成良好的生活习惯，注意劳逸结合，避免过度疲劳、睡眠不足等诱发因素。

2. 养成良好的饮食习惯，食物应清淡且富营养，避免辛、辣、咸，不宜进食过饱，多吃蔬菜、水果，戒除烟酒。

3. 鼓励患者参加有益的社交活动，适当参与体力和脑力劳动，以减轻心理负担，保持心情愉快、情绪平稳。

4. 禁止从事带有危险的活动，如攀高、游泳、驾驶、带电作业等，以免发作时对生命有危险。

5. 平时应随身携带病情诊疗卡，注明姓名、地址、病史、联系电话等，以备发作时及时得到有效的处理。

案例 9-5 分析

1. 癫痫持续状态。

2. 地西泮。

3. 脑电图。

第5节　特发性面神经麻痹患者的护理

案例 9-6

患者，男性，20 岁。昨天骑摩托兜风后出现右耳后疼痛，今天发现口角歪斜。查体：右侧额纹消失，右眼不能闭合,右侧唇沟变浅,神经系统检查无阳性体征。头颅 CT 检查正常。

问题:1. 该患者医疗诊断是什么?

2. 闭眼时可能出现什么表现?

3. 发生的原因是什么?

(一)概述

1. **概念** 特发性面神经麻痹(又称面神经炎)是因茎乳孔内面神经急性非特异性炎症导致的周围性面瘫。

2. **病因及发病机制** 常因受凉、病毒感染、自主神经功能不稳等导致局部营养神经的血管痉挛,面神经缺血、水肿,在面神经管内受压而致瘫痪。严重者可出现轴索变性导致永久性瘫痪。

3. **临床特征** 主要表现一侧面部表情肌瘫痪,口角歪斜、眼裂闭合不全。

4. **治疗原则** 治疗在急性期以改善局部血液循环,减轻面神经水肿,促进功能恢复为主,早期使用糖皮质激素和 B 族维生素;恢复期理疗、功能训练。所以尽快积极就医,正确的护理和健康指导,可以减少后遗症的发生。

5. **预后** 约 80% 患者可在数周或 1～2 个月内恢复,完全性面瘫患者需 2～8 个月甚至 1 年时间恢复,可伴有面肌痉挛并发症,且留有后遗症。

(二)护理评估

1. **健康史** 了解患者有无受凉感冒、头面部吹冷风等,有无中耳炎、风湿病病史等,以及既往有无类似发作史。

2. **身心状况**

(1)症状评估:任何年龄都可发病,男性多于女性,往往急性起病,数小时或 1～3 天达到高峰。部分患者有耳后疼痛和乳突区压痛。表现一侧面部表情肌瘫痪,口角歪斜、眼裂闭合不全。

(2)护理体检:额纹消失,不能皱额蹙眉,眼裂不能闭合或闭合不全,闭眼时瘫痪侧眼球向外上方转动,露出白色巩膜,称贝尔征(Bell 征)。鼻唇沟变浅,患侧口角低垂,示齿时口角偏向健侧,鼓腮、吹口哨漏气,进食时食物滞留于患侧齿颊之间。另外在面神经走行的不同部位受损,临床表现不同,鼓索支以上受损可伴有同侧舌前 2/3 的味觉减退;镫骨肌以上受损则同时有同侧舌前 2/3 的味觉减退、听觉过敏;膝状神经节受累时,在以上症状的基础上还有患侧乳突区疼痛、外耳道感觉减退、外耳道或鼓膜疱疹(Hunt 综合征)。

考点提示: Bell 征、Hunt 综合征

(3)心理-社会状况:患者因容貌改变,可出现害羞、自卑、忧虑、焦虑等。

3. **实验室检查** 血常规、脑脊液检查、面神经传导检查。

(三)护理诊断及合作性问题

自我形象紊乱 与面神经麻痹致口角歪斜等有关。

(四)护理目标

1. 能正确面对和接受形象的改变。

2. 不适感减轻或消除。

(五)护理措施

1. **心理护理** 鼓励患者表达对形象改变的自身感受及担心预后的真实想法,并给予正确指导,消除心理障碍。告诉患者疾病的过程、治疗手段及预后,增强患者战胜疾病的信心,积极配合治疗。

2. **生活护理**

(1)为患者提供温暖、安静的休息环境。

(2)协助患者饭后及时漱口,清除口腔滞留的食物,保持口腔清洁。

3. **配合治疗**

(1)对症护理:急性期面部注意保暖,可以局部热敷、红外线照射、短波透热疗法等;只要患侧面肌能活动即应尽早开始自我功能训练,即对镜子做皱眉、举额、闭眼、露齿、鼓腮、吹口哨等动作,每日数次,每次数分钟。也可进行局部按摩,对镜用手紧贴于瘫痪侧面肌上做环形按摩,每日数次;恢复期可配合局部针灸,以促进瘫痪侧早日康复。

(2)预防并发症:患侧眼睑闭合不全,故外出或睡眠时应戴眼罩,睡前应涂眼药膏,防止角膜炎或暴露性结膜炎。

(六)护理评价

1. 是否能正确面对形象的改变,有无害羞、忧虑。

2. 进食是否正常,有无味觉减退、听觉过敏。

3. 耳后疼痛是否减轻。

(七)健康教育

1. 防止受凉、感冒,注意保暖。

2. 积极治疗疾病,树立信心,消除形象紊乱心理,指导患者进行面部的主动和被动运动。

案例 9-6 分析

1. 特发性面神经麻痹。

2. 闭眼时瘫痪侧眼球向外上方转动,露出白色巩膜,称贝尔征(Bell 征)。

3. 原因与受凉有关。

第6节 急性炎症性脱髓鞘性多发性神经病患者的护理

案例 9-7

患者,男性,15岁。3周前腹泻,近1周出现四肢无力,行走困难,并进行性加重,于上午就诊。查体:神志清楚,生命体征平稳,四肢肌力3级,肌张力低下,腱反射消失。

问题:1. 其临床诊断可能是什么?

2. 发病的诱因是什么?

3. 最佳的饮食要求有哪些?

(一) 概述

1. 概念 急性炎症性脱髓鞘性多发性神经病又称吉兰-巴雷综合征,是一种自身免疫介导的周围神经病,常累及脊神经根、脊神经、脑神经。各年龄组均可发病,男性略高于女性,发病率为(0.6～1.9)/10万。

2. 病因及发病机制 目前尚未完全阐明,约70%的患者病前数天至数周有上呼吸道或胃肠道感染史,有的有疫苗接种史,而引起自身免疫性疾病。以空肠弯曲菌多见,其次为巨细胞病毒、EB病毒、乙型肝炎、肺炎、HIV等感染有关。

主要病理改变为周围神经节段性脱髓鞘及炎症反应,部分严重者轴索变性。

3. 临床特征 急性起病,迅速出现四肢对称性弛缓性瘫痪,合并脑神经麻痹、手套袜套样四肢感觉障碍以及自主神经症状。

4. 治疗原则 主要是对症、对因治疗,辅助呼吸及支持疗法,预防和控制并发症的发生。急性期常采用的方法:①血浆置换疗法,在2周内接受此疗法可缩短病程、减少并发症,但需要特殊装置。②大剂量免疫球蛋白治疗:效果同血浆置换疗法,但不需要特殊装置,0.4g/(kg·d),连用5天。③肾上腺皮质激素,对急性无效,并可产生不良反应;对慢性型效果较好。④神经细胞营养药物,如B族维生素、辅酶A、ATP等以助神经功能的恢复。恢复期可用针灸、按摩、运动等方法,促进肢体功能的恢复。

5. 预后 本病具有自限性,其预后良好,大多数患者在6个月至1年基本痊愈,仅有10%患者可留有肢体后遗症。本病的主要危险是呼吸肌麻痹,抢救呼吸肌麻痹是提高治愈率、减少病死率的关键。

(二) 护理评估

1. 健康史 本病急性或亚急性起病,进展迅速,

在数日至2周内达到高峰。应询问患者发病前3周是否有上呼吸道或消化道感染史,或近期是否有水痘、腮腺炎、病毒性肝炎病史及免疫接种史等。

2. 身心状况

(1) 症状评估

1) 运动障碍:四肢呈对称性迟缓性瘫痪,腱反射减退或消失(首发)。瘫痪可始于下肢、上肢或四肢同时发生,下肢常较早出现,可自肢体远端向近端发展或相反,波及躯干,严重者可累及肋间肌和膈肌而致呼吸肌麻痹,患者可由呼吸困难致呼吸衰竭而死亡,是本病的主要死因。

考点提示:吉兰-巴雷综合征的首发症状及其发病特点,严重表现

2) 感觉障碍:肢体远端感觉异常,如烧灼感、麻木、刺痛和不适感,可先于瘫痪或同时出现,呈手套、袜套型分布,个别患者有肌肉压痛,以腓肠肌压痛明显。

考点提示:吉兰-巴雷综合征感觉障碍的分布特点

3) 脑神经、延髓麻痹:脑神经受累以双侧面神经麻痹最多见;其次舌咽、迷走神经,出现延髓麻痹表现如构音障碍、吞咽困难、饮水反呛;累及动眼神经、展神经、舌下神经、三叉神经较少见。

4) 自主神经功能障碍:表现为多汗,皮肤潮红、手足肿胀及营养障碍,严重病例可出现心动过速、心律失常、直立性低血压、高血压和暂时性尿潴留等。

(2) 心理-社会状况:患者可因突然瘫痪、感觉障碍而出现焦虑,如病情进展迅速出现呼吸困难,会导致患者恐惧的心理反应。

3. 实验室和其他检查

(1) 脑脊液检查:蛋白-细胞分离现象即蛋白含量明显增高而细胞数正常,为本病的重要特征之一,以发病第3周增高最明显。

考点提示:急性炎症性脱髓鞘性多发性神经病脑脊液特点

(2) 肌电图检查:早期可正常。当神经髓鞘脱失时,神经传导速度明显减慢。

(三) 护理诊断及合作性问题

1. 低效性呼吸型态 与呼吸肌麻痹有关。

2. 营养失调:低于机体需要量 与延髓麻痹致吞咽障碍有关。

3. 躯体移动障碍 与四肢瘫痪有关。

4. 清理呼吸道无效 与呼吸肌麻痹、呼吸道分泌物引流不畅、饮水反呛致误吸有关。

5. 潜在并发症 心肌炎。

6. 恐惧 与呼吸困难、濒死感有关。

（四）护理目标

1. 患者能进行有效呼吸，皮肤、黏膜无发绀，血气分析值在正常范围。

2. 经鼻饲等方法进食，患者营养得到改善。

3. 瘫痪肢体得到良好护理，无压疮发生。

（五）护理措施

1. 心理护理　本病发病急，进展快，恢复期长，患者会产生焦虑、恐惧、绝望等情绪，护士应积极主动关心患者，帮助患者，鼓励患者进行生活自理和肢体功能锻炼，以逐渐适应回归家庭和社会的需要。

2. 生活护理

（1）休息：提供安静、舒适的环境，保证患者安静休息。病室定时通风、定期消毒，防止院内感染的发生。

（2）饮食护理

1）鼓励进食高蛋白、高热量、高维生素的易消化食物，保证机体足够的营养，维持正氮平衡。

2）吞咽困难者，除静脉补液和静脉高营养外，应及早插胃管给予鼻饲流质饮食，进食时和进食后30分钟内取坐位，以免误入气管而致窒息。

考点提示：吉兰-巴雷综合征饮食护理

（3）加强晨晚间护理，保持皮肤及床单的清洁、干燥，衣着柔软、无皱褶，勤翻身，避免局部受压，预防压疮。

（4）排便障碍患者及时提供护理。如尿潴留患者可行下腹部加压按摩，无效时则需留置导尿；便秘者可用缓泻剂，必要时肥皂水灌肠。

3. 病情观察　观察肢体运动功能、感觉功能的病情变化；有无累及呼吸肌和面神经；严密观察心率、心律、血压等变化，必要时心电监测，静脉输液时应严格控制输液速度，防止心力衰竭的发生；密切观察患者呼吸型态，氧疗效果，缺氧状态是否改善，经常检查呼吸机连接处有无漏气、阻塞，呼吸道有无分泌物阻塞；观察吞咽功能恢复情况。

4. 配合治疗

（1）保持呼吸道通畅，协助选择良好的体位和呼吸姿势，鼓励患者进行缓慢的腹式呼吸和有效地咳嗽、咳痰，同时应准备气管插管、气管切开包、人工呼吸机等抢救设备。

（2）轻度呼吸肌麻痹者，给予鼻导管低流量吸氧（2～3L/min）。

（3）重症患者当缺氧症状加重宜及早使用呼吸机，根据患者的病情及血气分析结果，适当调整呼吸机的通气量和压力。

（4）吸痰时应严格按照无菌技术操作。加强口腔护理，防止口腔感染。

（5）遵医嘱应用抗生素预防呼吸道感染。

（六）护理评价

（1）患者能否进行有效呼吸，皮肤、黏膜发绀有无减轻。

（2）能否经鼻饲等方法进食，营养是否良好，体重有无增减。

（3）瘫痪肢体有无压疮发生。

（七）健康教育

1. 应使患者了解肢体瘫痪的恢复过程，使之安心配合治疗和护理。

2. 应向患者及家属宣传翻身拍背和早期肢体运动的重要性。

3. 病情稳定后，应早期进行肢体功能锻炼，如主动-被动运动、步态训练等；坚持针灸、按摩和理疗，可防止或减轻肢体畸形发生。

4. 保证足够的营养，增强机体抵抗力，避免受凉及感冒。

案例 9-7 分析

1. 急性炎症性脱髓鞘性多发性神经病。

2. 3 周前腹泻为肠道细菌或病毒感染。

3. 高蛋白、高热量、高维生素、易消化的饮食。

第 7 节　重症肌无力患者的护理

（一）概述

1. 概念　重症肌无力是一种神经-肌肉接头传递功能障碍的获得性自身免疫性疾病，以受累骨骼肌极易疲劳，活动后加重，经休息和应用抗胆碱酯酶药物后症状改善为特征。

链接

神经-肌肉冲动传导

支配骨骼肌运动的电冲动由中枢到达运动神经末梢。必须通过神经肌肉接头或突触间的化学传递才能引起骨骼肌的有效收缩而完成自主运动。突触由突触前膜（神经末梢）、突触间隙、突触后膜（肌纤维）组成。突触前膜含有储存乙酰胆碱的囊泡，突触后膜表面有乙酰胆碱受体，突触间隙存在大量的神经递质乙酰胆碱。当神经兴奋从神经轴突传到突触前膜，引起钙离子内流，使部分囊泡释放乙酰胆碱，其与乙酰胆碱受体结合，产生终板电位，累及一定程度时产生肌纤维的动作电位，而引起肌纤维收缩。

2. 病因及发病机制　本病是由乙酰胆碱受体的

抗体介导,在细胞免疫和补体参与下突触后膜的乙酰胆碱受体大量破坏,导致突触后膜传递功能障碍而至肌无力。本病发病率约 50/10 万,女性多于男性,约 1.5:1。可见于任何年龄。发病有两个高峰期,一个为 20~40 岁,女性多见,常伴胸腺增生;另一个为 40~60 岁,以男性为多,多伴胸腺瘤和其他免疫系统疾病,如甲状腺功能亢进、类风湿关节炎、系统性红斑狼疮等。感染、过度疲劳、精神创伤、外伤、妊娠、分娩等常为本病诱因。另外,家族性发病提示与遗传有关。

3. 临床特征　受累肌群肌力减退和肌无力有关的表现。

4. 治疗原则　是去除诱因,坚持药物治疗,条件允许可行胸腺瘤切除术或放疗,血浆置换疗法。药物治疗以抗胆碱酯酶为最基本用药,视病情的不同也可选择糖皮质激素、免疫抑制剂等。

5. 预后　一般预后良好,但肌无力危象的死亡率较高。

(二) 护理评估

1. 健康史　询问有无其他自身免疫性疾病,有无诱发因素如感染、情绪激动、过度疲劳、使用麻醉、镇静药物、妊娠、分娩、手术等。

2. 身心状况

(1) 症状评估

1) 肌无力特点通常呈波动性,"晨轻暮重",活动加重,休息后减轻,病程迁延,可自发减轻或缓解。

考点提示:肌无力的特点

2) 全身所有横纹肌均可受累,眼外肌受累是最常见、最早期或唯一的症状,表现为眼睑下垂、睁眼无力、斜视、复视,重者双眼球固定不动;面肌和口咽肌受累出现表情淡漠、咀嚼无力、吞咽困难、饮水反呛、构音不清,严重者甚至出现窒息;颈肌及四肢肌肉受累表现为抬头无力、上楼困难、易跌倒;但本病感觉无异常。

临床分型如下:

Ⅰ型(眼肌型):病变局限于眼外肌,预后良好。

ⅡA 型(轻度全身型):可累及眼、面、四肢肌肉,生活可自理,对药物敏感。

ⅡB 型(中度全身型):骨骼肌及延髓肌严重受累,但无危象。

Ⅲ型(急性进展型):急性起病常在数周内累及全身骨骼肌和呼吸肌,有肌无力危象,病死率高。

Ⅳ型(迟发重症型):症状同Ⅲ型,但是从Ⅰ型发展ⅡB、ⅡA 型,病程达 2 年以上。

Ⅴ型(伴肌萎缩型):少数患者肌无力伴肌萎缩。

考点提示:重症肌无力最常受累的部位;最早期的症状

重症肌无力危象时呼吸肌受累出现咳嗽无力甚至呼吸困难,需要呼吸机辅助呼吸,是本病的主要死因。诱发因素有呼吸道感染、手术、精神紧张、全身其他疾病等。

考点提示:重症肌无力的主要死因

(2) 护理体检:病变部位肌力减退、肌张力低下、腱反射减弱或消失、病理征阴性,无感觉障碍。

(3) 心理-社会状况:重症肌无力患者因缺乏疾病相关知识,病情反复,呈进行性发展,影响生活自理能力,而且起病后家庭及社会支持系统较差,加之发生身体形象障碍,常出现自卑心理,甚至对生活失去信心。

3. 实验室及其他检查

(1) 重复神经电刺激:为常用的具有确诊价值的方法。

(2) 疲劳试验:令受累肌肉在较短时间内重复收缩后肌无力加重,休息后又恢复正常者为阳性。常嘱患者重复睁闭眼、咀嚼等。

(3) 抗胆碱酯酶药物试验:肌内注射新斯的明,使肌无力症状迅速缓解可明确诊断。

(4) 其他检查:乙酰胆碱受体抗体浓度增高也有助于诊断,胸腺 CT、MRI 检查可发现胸腺增生或肥大。

(三) 护理诊断及合作性问题

1. 生活自理缺陷　与眼外肌麻痹、运动障碍、语言障碍有关。

2. 失用综合征　与神经肌肉障碍导致活动减少有关。

3. 清理呼吸道无效　与咳嗽无力及气管分泌物增多有关。

4. 营养失调:低于机体需要量　与咀嚼无力、吞咽困难,反呛、摄入减少有关。

5. 潜在并发症　重症肌无力危象、呼吸衰竭等。

(四) 护理目标

1. 能够保持最佳活动水平,自理能力基本得到改善。

2. 减轻肌萎缩程度。

3. 维持良好的营养,表现为体重稳定。

(五) 护理措施

1. 心理护理　对待患者要热情、主动与其建立融洽的人际关系,了解患者的思想动态及不稳定的心理因素,进行有效的心理疏导,解除思想负担,使其主动配合医护人员的治疗与护理。

2. 生活护理

(1) 安置患者于清洁、安静的病房,以利充分休息。眼肌型可适当到户外活动;指导患者调整好活动量,以省力和活动后不感到疲劳为原则。

(2)为避免过劳,应对患者的饮食、大小便、卫生处置予以协助。

(3)给予高蛋白、高维生素、高热量、营养丰富的易咀嚼的食物,延髓型患者因吞咽困难,进食呛咳,需要吃半流质食物,必要时应给予鼻饲,严重者可静脉维持营养如输注白蛋白和脂肪乳。

3.病情观察　加强巡视,注意观察病情变化和治疗反应,尤其注意患者的呼吸频率、节律,有无呼吸困难加重,有无发绀、咳嗽无力、腹痛、瞳孔变化、流涎、出汗、分泌物增多等,以便及时发现肌无力危象和胆碱能危象。

4.配合治疗　向患者说明正确的服药方法,并注意观察药物的不良反应,如长期应用糖皮质激素应严密观察是否有消化道出血、骨质疏松、股骨头坏死、感染;在应用抗胆碱酯酶药物时应注意有无出现呕吐、腹泻、腹痛、出汗等。免疫抑制剂可致白细胞减少、肝肾功能损害,故应定期检查血常规、肝肾功能。

5.危象的护理

(1)绝对卧床休息,严密观察病情变化。

(2)急救措施:立即给予氧气吸入,呼吸道管理及保证人工呼吸机良好运转是危象护理的重要环节,也是抢救成败的关键所在。

(3)治疗过程中出现原有症状加重、呼吸肌麻痹、呼吸困难,为肌无力危象;应立即给抗胆碱酯酶药物;治疗过程中出现肌无力加重、瞳孔缩小、流涎、出汗、肌束颤动,为胆碱能危象应立即停用抗胆碱酯酶药物,注射阿托品;同时吸氧、吸痰,做好气管切开准备。

(4)遵医嘱应用激素和免疫抑制剂。

(5)注意纠正水电解质紊乱、酸碱平衡失调。

(六)护理评价

1.患者的活动水平是否有所提高。

2.患者的吞咽功能是否改善,体重有无变化。

(七)健康教育

嘱患者注意休息,避免过度兴奋、激动和感染等各种诱因,各种药物治疗应在医师指导下进行,应用激素治疗的患者注意用药的连贯性,避免突然停药导致病情加重。

第8节　周期性瘫痪患者的护理

(一)概述

1.概念　周期性瘫痪是一组与钾离子代谢有关的疾病。以周期性反复发作的骨骼肌弛缓性瘫痪为特征的一组疾病。发作间期一切正常。按发病时的血清钾浓度和症状可分为低血钾型、高血钾型和正常血钾型三型,其中以低血钾型最多见。本节主要学习低钾性周围性瘫痪。由甲状腺功能亢进、醛固酮增多症、代谢性疾病导致低钾而瘫痪者称为继发性周期性瘫痪。

考点提示:周期性瘫痪的常见类型

2.病因及发病机制　低血钾性周期性瘫痪为常染色体显性遗传性疾病。所以认为与遗传有关。以20~40岁男性多见。其病因及发病机制迄今尚未阐明,可能与骨骼肌细胞内、外钾离子浓度的波动有关。表现为胞内升高,胞外和血清中降低,致肌膜电位超极化状态,使受累肌肉对一切电刺激都不起反应,处于瘫痪状态。本病往往在饱餐或剧烈运动后休息时发病,原因是进食后葡萄糖进入肝和肌肉合成糖原,将钾离子带入细胞内,而致细胞外低钾。内分泌功能障碍与肌无力症状之间亦存在着复杂的联系。其病理变化为肌浆网的空泡化。

3.临床体征　周期性、反复发作的四肢软瘫。

4.治疗原则　寻找并消除诱发因素;针对发作时血清钾离子浓度的异常改变采取相应的处理;加强发作间期的预防工作,以减少发作的频率。低血钾性周期性瘫痪:发作时成人顿服10%氯化钾或枸橼酸钾30~40ml,发作较频繁者可长期口服氯化钾1~2g,每天3次,或氯化钾2g每晚睡前服用。重症病例可用10%氯化钾10~15ml加入500ml葡萄糖溶液中静脉滴注。高血钾性周期性瘫痪:发作时可选用10%葡萄糖酸钙10~20ml静脉滴注和排钾利尿剂。正常血钾性周期性瘫痪:发作期可服用食盐或大量生理盐水静脉滴注;如合并有甲状腺功能亢进或肾上腺皮质肿物者应治疗原发病,进行相应的药物或外科手术治疗。

5.预后　预后良好,发作次数随年龄增加而减少。

(二)护理评估

1.健康史　询问有无反复发作史,是否有家族史,既往有无甲状腺功能亢进症、醛固酮增多症等病史。有无剧烈运动、饱餐、饮酒、寒冷、情绪激动、注射胰岛素、输注葡萄糖等诱发因素。同时要评估患者缺钾程度,血钾监测结果,是否已开始接受补钾治疗。

考点提示:低血钾性周围性瘫痪的诱发因素

2.身心状况

(1)低血钾性周期性瘫痪:最多见。常因受凉、饱餐、疲劳等而诱发;常于夜晚或晨醒时急性发病,肌无力表现为自下肢开始逐渐累及上肢,肢体瘫痪呈对称性,近端重于远端,瘫痪肢体肌张力低,腱反射减弱或消失。脑神经一般不受累,少数严重病例可发生呼吸肌麻痹、尿潴留、血压下降等危及生命。每次发作持续数小时至数天不等,最先受累的肌肉最先恢复。伴发甲状腺功能亢进者发作频率较高,每次持续时间短,甲状腺功能亢进控制后,发作频率减少。

考点提示:低血钾性周围性瘫痪发作的特点

(2)高血钾性周期性瘫痪:甚少见,本病常在10岁前的儿童起病,男性较多。饥饿、剧烈运动后静卧休息,湿冷环境或服用钾盐、螺内酯均可诱发。临床表现与低血钾性周期性瘫痪相似,每次发作持续数分钟至数十分钟极少超过1小时,严重病例可累及眼外肌和颈肌。

(3)正常血钾性周围性瘫痪:亦称钠反应性周期性瘫痪,较罕见,10岁前起病,嗜盐患者常在减少食盐量或补充钾盐后诱发,临床表现同低血钾性周期性瘫痪,持续时间偶可长达10天以上,有的可出现发音不清、呼吸困难。

(4)心理-社会状况:部分患者反复发作,发作频率较高、间期较短,影响正常的学习、工作和生活,极易产生紧张、焦虑等不良心理反应。

3. 实验室检查

(1)血清钾测定:常明显降低;可增高;可正常。

(2)心电图改变:低血钾性周期性瘫痪见T波降低,出现U波;高血钾性周期性瘫痪见T波高而尖。

考点提示:正常血钾浓度、低血钾的指标、低钾血症的心电图改变

(三)护理诊断及合作性问题

活动无耐力 与钾代谢紊乱所致肢体无力有关。

(四)护理目标

肢体无力未发生或发作减少。

(五)护理措施

1. 心理护理 向患者讲解本病的发生原因,如何避免诱因,减少发作,从而解除其思想顾虑,消除紧张、悲观心理,树立治疗的信心和决心以最佳心态接受治疗。

2. 一般护理

(1)病室要保持清洁、安静。急性发作时卧床休息,肌无力症状改善后渐增加活动量。发作频繁者应绝对卧床休息,由专人看护,对不能自理者应做好生活护理如洗漱、进食、排便等,避免外伤,发作间期可正常参加活动和工作。避免诱发因素,减少发作

次数。

(2)患者应少食多餐,进食高钾低钠饮食,含钾高的蔬菜水果,如香蕉、橘子、橙子、山楂、桃子、鲜橘汁、油菜、海带、韭菜、番茄、蘑菇、菠菜等。避免进食多糖食品和高糖类,避免大量输注葡萄糖;忌酗酒、暴饮暴食,避免用排钾药物如噻嗪类利尿剂、糖皮质激素。

3. 病情监测 评估肌无力的程度、范围,注意呼吸节律、频率、脉搏变化,观察有无呼吸困难的现象;注意血清钾浓度变化与肢体肌力恢复情况。

4. 配合治疗

(1)应严格控制药物浓度,静脉滴注氯化钾时浓度≤3‰,滴注速度不宜过快,以免刺激血管。同时要检测血钾浓度,以免血钾急剧增加,影响心脏功能。

(2)肌无力症状改善、临床症状轻而血清钾轻度下降的患者,以口服补钾为主。

考点提示:低钾性周围性瘫痪患者的饮食、用药注意点

(六)护理评价

周期性瘫痪是否减轻或发生次数是否减少。

(七)健康教育

平时应避免过劳、饱餐和受寒等诱因,发作频繁者应限制食盐摄入量,并可服用氯化钾或螺内酯预防发作。告诉患者本病随年龄增长,发作频率会逐渐减少,要树立治疗信心。指导患者养成良好的生活习惯,生活规律,进食高钾、低钠饮食,少食多餐,忌烟酒、浓茶。

小 结

神经系统疾病是指神经系统与骨骼肌由于血管性病变、感染、变性、肿瘤、外伤、中毒、免疫障碍、营养缺陷和代谢障碍等所致的疾病。各种疾病通常有其独特的病理改变及好发部位,神经系统结构不同部位的损害会产生不同的临床表现,如头痛、感觉障碍、运动障碍、自主神经、高级神经中枢的功能障碍。其中脑血管疾病最常见,其按病变性质的不同分为缺血性脑血管病和出血性脑血管病,前者包括:短暂性脑缺血发作、脑血栓形成、脑栓塞。后者包括:脑出血、蛛网膜下腔出血。它们在病因、起病方式、起病速度、颅高压、脑膜刺激征等方面表现各异;可以通过头颅CT、MRI、血管造影、脑脊液检查区别。癫痫是一组由大脑神经元异常放电所引起的以短暂中枢神经系统功能失常为特征的慢性脑部疾病。其临床表现十分复杂,常见类型为全身强直-阵挛性发作、失神性发作,癫痫的诊断依靠详细询问病史、脑电图检查,并应区分是原发性癫痫还是继发性癫痫,同时说明癫痫的治疗原则和用药,不可随意停药或不规律用药。急性炎症性脱髓鞘性多发性神经病是一种自身免疫介导的周围神经病,常累及脊神经根、脊神经、

脑神经。急性起病,迅速出现四肢对称性弛缓性瘫痪,手套袜套样四肢感觉障碍以及自主神经症状。脑脊液检查蛋白-细胞分离现象为本病的重要特征之一。重症肌无力、周期性瘫痪为全身的骨骼肌无力,无感觉和括约肌功能障碍。重症肌无力以眼外肌受累为最常见、最早期或唯一的症状,受累肌群"晨轻暮重"的特点,严重病例致呼吸肌麻痹而死亡;周期性瘫痪以低钾性多见,补钾治疗见效。通过这些常见疾病的学习,评估,提出护理诊断,采取护理措施,对患者进行身心护理,促进患者尽快康复。神经系统疾病慢性迁延、复杂多变,多伴有自理能力缺陷。护理措施除一般护理外,还需强调安全护理。意识障碍、瘫痪、癫痫发作者应加床档防止坠床;对于视力障碍、瘫痪、认知障碍、年老者等应防止碰伤、烫伤、跌伤和走失,不要远离病房或单独外出。瘫痪护理,保持良好肢体功能位置的摆放,各个关节防止过伸或过屈。定时进行体位变换,鼓励主动运动,预防肌肉萎缩及肢体挛缩畸形。心理护理,鼓励患者树立战胜疾病的信心,积极配合治疗和护理。健康教育,向患者及家属介绍家庭护理技术和巩固疗效、预防复发的注意事项。

目标检测

A₁ 型题

1. 上运动神经元瘫痪肌张力改变为(　　)
 A. 折刀样增高　　　　　B. 铅管样增高
 C. 齿轮样增高　　　　　D. 肌张力低下
 E. 扭转痉挛

2. 中枢性瘫痪与周围性瘫痪最有鉴别意义的(　　)
 A. 瘫痪的轻重　　　　　B. 有无肌肉萎缩
 C. 肌张力的改变　　　　D. 腱反射亢进或减退
 E. 有无病理反射

3. 下列哪项属于深感觉(　　)
 A. 痛觉　　　　　　　　B. 温觉
 C. 触觉　　　　　　　　D. 位置觉
 E. 两点辨别觉

4. 头痛患者避免用力排便的主要意义是防止(　　)
 A. 呕吐　　　　　　　　B. 脑血栓形成
 C. 颅内压增高　　　　　D. 心脏负荷增加
 E. 心绞痛发作

5. 神经系统疾病不包括(　　)
 A. 脑　　　　　　　　　B. 脊髓
 C. 周围神经　　　　　　D. 骨骼肌
 E. 平滑肌

6. 感觉障碍患者的护理措施错误的是(　　)
 A. 消除焦虑情绪　　　　B. 预防压疮
 C. 不宜多翻身　　　　　D. 防止肢体受压
 E. 保暖、防冻、防烫

7. 脑血栓形成常见病因是(　　)

A. 高血压　　　　　　　B. 脑动脉粥样硬化
C. 先天性动脉瘤　　　　D. 风湿性心脏病
E. 血管畸形

8. 脑梗死最早出现低密度阴影的时间为(　　)
 A. 4 小时后　　　　　　B. 8 小时后
 C. 12 小时后　　　　　 D. 24 小时后
 E. 72 小时后

9. 高血压脑出血最好发的部位(　　)
 A. 脑室　　　　　　　　B. 基底节区
 C. 脑干　　　　　　　　D. 小脑
 E. 枕叶

A₂ 型题

10. 患者,男性,70 岁。突发右侧肢体活动不灵伴有失语,约持续 20 分钟自行缓解,且反复发作,发作后神经系统无阳性体征,CT 无相应病灶。临床诊断(　　)
 A. 脑血栓形成　　　　　B. 短暂性脑缺血发作
 C. 脑栓塞　　　　　　　D. 局灶性癫痫
 E. 癔症

11. 患者,男性,40 岁。活动中突然出现昏迷,四肢瘫痪,双侧瞳孔针尖样,临床诊断脑出血,其出现部位可能在(　　)
 A. 脑室出血　　　　　　B. 内囊出血
 C. 脑桥出血　　　　　　D. 小脑出血
 E. 额叶出血

12. 患者,女性,70 岁。晨醒后发现右侧肢体活动不灵 5 小时入院。查体:血压 160/100mmHg,神志清楚,失语,右侧上下肢肌力 3 级,感觉减退,病理征阳性,头颅 CT 未见异常,其可能诊断(　　)
 A. 脑出血　　　　　　　B. 脑血栓形成
 C. 脑栓塞　　　　　　　D. 蛛网膜下隙出血
 E. TIA

13. 正常脑脊液的压力为(　　)
 A. 50～100mmH₂O　　　B. 70～120mmH₂O
 C. 80～180mmH₂O　　　D. 100～200mmH₂O
 E. 80～150mmH₂O

14. 我国当前最常见的脑血管疾病是(　　)
 A. TIA　　　　　　　　B. 脑血栓形成
 C. 脑出血　　　　　　　D. 蛛网膜下隙出血
 E. 脑栓塞

15. TIA 其症状持续时间最长不超过(　　)
 A. 2 小时　　　　　　　B. 8 小时
 C. 12 小时　　　　　　 D. 24 小时
 E. 48 小时

16. 蛛网膜下隙出血的护理哪项不当(　　)
 A. 绝对卧床 4～6 周
 B. 避免用力排便、咳嗽
 C. 忌情绪激动
 D. 生命体征平稳即可活动
 E. 减少探视

17. 诊断癫痫最可靠的是(　　)

A. 脑电图异常   B. 有诱发因素

C. 有家族史   D. 脑脊液检查

E. 头颅 CT

18. 护理癫痫持续状态患者的措施不包括（   ）

    A. 患者平卧位头放低，偏向一侧

    B. 立即解开领口、领带、腰带

    C. 按医嘱快速静脉注射地西泮

    D. 及时清除口鼻分泌物，保持呼吸道通畅

    E. 立即服用抗癫痫药

19. 抗癫痫药物治疗原则正确的是（   ）

    A. 大量静脉给药

    B. 按发作类型用药，可随时换药

    C. 按发作类型规则用药

    D. 短期大剂量合并用药

    E. 用药疗效差时可立即停用，换其他药

20. 患者，男性，21 岁。发作性意识不清，四肢抽搐 2 年，今再次发作，1 小时内发作 3 次，每次发作持续 10～20 秒，期间意识不清，伴有瞳孔散大，尿失禁。患者目前处于哪种状态（   ）

    A. 癫痫强直阵挛发作   B. 癫痫持续状态

    C. 癫痫发作后昏睡期   D. 肌阵挛发作

    E. 复杂部分性发作

21. 患儿，男性，6 岁。老师发现上课时出现发呆，呼之不应约持续数秒钟，常常把笔掉地上，脑电图检查诊断癫痫，属于哪种类型（   ）

    A. 癔病   B. 单纯部分性发作

    C. 失神发作   D. 肌阵挛发作

    E. 精神运动性发作

22. 特发性面神经麻痹的临床表现不包括（   ）

    A. 患侧额纹消失   B. 患侧唇沟变浅

    C. 示齿口角歪向患侧   D. 患侧眼睑不能闭合

    E. 鼓腮漏气

23. 吉兰-巴雷综合征何时脑脊液蛋白-细胞分离最明显（   ）

    A. 2 周   B. 3 周

    C. 4 周   D. 5 周

    E. 6 周

24. 吉兰-巴雷综合征的主要死因为（   ）

    A. 营养不良   B. 感染

    C. 呼吸肌麻痹   D. 心力衰竭

    E. 压疮

25. 患者，男性，20 岁。昨天骑摩托兜风后出现右耳后疼痛，今天发现口角歪斜，查体：右侧额纹消失，右眼不能闭合，右侧唇沟变浅，余神经系统检查无阳性体征。头颅 CT 检查正常。其临床诊断为（   ）

    A. 脑血栓形成

    B. 特发性面神经麻痹

    C. 吉兰-巴雷综合征

    D. 重症肌无力

    E. 周期性瘫痪

26. 重症肌无力最早病变的部位（   ）

    A. 表情肌   B. 眼外肌

    C. 呼吸肌   D. 四肢肌

    E. 颈肌

27. 重症肌无力病变特点不包括（   ）

    A. 病情呈波动性，"晨轻暮重"

    B. 眼外肌受累是最常见

    C. 全身所有横纹肌均可受累

    D. 表情淡漠

    E. 无吞咽困难

28. 使重症肌无力病情加重的因素不包括（   ）

    A. 感染   B. 精神刺激

    C. 进食   D. 过度疲劳

    E. 妊娠、分娩

29. 周期性瘫痪的实验室检查多数为（   ）

    A. 低血钾   B. 高血钾

    C. 正常血钾   D. 高血钙

    E. 低血镁

30. 患者，男性，30 岁。主因四肢无力 10 小时入院。发病前曾静脉滴注葡萄糖，既往有类似发作，脑脊液检查正常。查体：四肢肌力 3 级，肌张力下降，腱反射消失，感觉正常，血清钾 2.4mmol/L。可能诊断（   ）

    A. 重症肌无力   B. 周期性瘫痪

    C. 吉兰-巴雷综合征   D. 脊髓灰质炎

    E. 急性脊髓炎

31. 周期性瘫痪的特点不包括（   ）

    A. 常染色体显性遗传性疾病

    B. 病理变化为肌浆网的空泡化

    C. 可伴有甲状腺功能亢进症

    D. 远端重于近端

    E. 脑神经一般不受累

32. 脑出血并发消化道出血时的护理除外（   ）

    A. 观察呕吐物和大便的颜色

    B. 观察生命体征

    C. 鼻饲时先吸取胃液观察

    D. 每天监测大便潜血试验

    E. 出血时暂禁食

33. 护理头痛患者不妥的是（   ）

    A. 指导患者深呼吸

    B. 转移注意力

    C. 病室阳光充足

    D. 病室要安静

    E. 病室温度适宜

34. 脑血栓形成患者的护理哪项是错误的（   ）

    A. 急性期注意保持瘫痪肢体的功能位的摆放

    B. 进行瘫痪肢体的主动和被动运动

    C. 加强语音沟通

    D. 定时翻身拍背

    E. 为防止跌伤应绝对卧床休息

35. 脑梗死患者的饮食指导不正确的是（   ）

A. 低盐、低脂、低糖饮食

B. 尽量减少进食次数,给予肠外高营养

C. 鼓励进食,少食多餐

D. 糊状流质或半流质

E. 吞咽困难时给予鼻饲

36. 患者,女性,40岁。2小时前在搬起重物时突然出现剧烈的头痛,伴有喷射性呕吐,呼吸减慢,心率减慢,血压升高,其发生了(　　)

　　A. 急性颅脑感染　　　B. 颅内压增高

　　C. 牵涉性头痛　　　　D. 神经症

　　E. 紧张性头痛

37. 患者,女性,80岁。以脑出血入院,查体:意识模糊,频繁呕吐,血压210/120mmHg,右侧瞳孔大约5mm,左侧偏瘫,应禁止采用的护理措施是(　　)

　　A. 绝对卧床休息,头偏向一侧

　　B. 脱水降颅压治疗

　　C. 遵医嘱用降压药

　　D. 采用肥皂水灌肠,保持大便通畅

　　E. 置瘫痪肢体功能位

A₃ 型题

（38～40 题共用题干）

　　患者,男性,70岁。右侧肢体活动不灵4小时入院,查体:神志清楚,右侧偏瘫,右侧肢体肌力2级,病理征阳性。有高血压史,曾有短暂性脑缺血发作史。

38. 确诊最有意义的检查(　　)

　　A. 头颅CT 或 MRI　　B. 肌电图

　　C. 脑血管造影　　　　D. 脑脊液检查

　　E. 颈部血管超声

39. 如行CT 检查无高密度阴影,该患者可诊断为(　　)

　　A. 脑出血　　　　　　B. 脑梗死

　　C. 蛛网膜下隙出血　　D. 脑肿瘤

　　E. 脑炎

40. 该病最常见的病因是(　　)

　　A. 高血压　　　　　　B. 动脉粥样硬化

　　C. 动脉瘤　　　　　　D. 肥胖

　　E. 劳累

（郭爱卿）

第10章 传染病患者的护理

第1节 概　　述

传染病是由病原体感染人体后引起的具有传染性的疾病。常见的病原体有病毒、细菌、衣原体、立克次体、支原体、螺旋体、真菌、原虫、蠕虫等。其中由原虫和蠕虫感染人体后引起的疾病又称寄生虫病。传染病属于感染性疾病,但并非所有感染性疾病都具有传染性。传染病护理是传染病防治工作中的重要组成部分,它不仅关系到传染病患者的早日康复,对控制和终止传染病在人群中的流行也十分重要。多数传染病起病急、病情危重、变化快、并发症多,护理人员要具有高度的责任感,掌握常见传染病患者护理的理论知识和技术,严密观察病情变化,迅速配合抢救工作,严格实施消毒隔离制度,依法履行疫情报告职责,积极开展社区宣传教育和做好自身防护,以防止传染病的扩散和交叉感染,最终实现消灭传染病的目的。

一、感染的概念及感染过程的表现

（一）感染的概念

感染是病原体侵入机体后与人体相互作用、相互斗争的过程,此过程与病原体的作用和人体的免疫应答作用有关。

（二）感染过程的表现

病原体感染人体后,由于病原体的致病力和机体免疫功能的不同,因而产生了感染过程的不同表现。感染过程的表现如下:

1. 病原体被清除　病原体侵入人体后,人体通过非特异性免疫或特异性免疫将病原体消灭或排除,不产生病理变化,也不引起任何临床症状。

2. 隐性感染　又称亚临床感染或不显性感染。指病原体进入人体后,仅引起机体发生特异性免疫应答,病理变化轻微,临床上多无症状和体征,只有经免疫学检查才能发现。传染病以隐性感染最常见,感染后可获得对该病的特异性免疫力,病原体被清除。少数转变为病原携带状态,成为病原携带者。

3. 显性感染　又称临床感染,是指病原体进入人体后,不但引起机体发生免疫应答,而且通过病原体本身的作用或机体的免疫反应,使机体发生病理改变,导致组织损伤,出现特有临床表现。显性感染后机体可获得特异性免疫力。

4. 病原携带状态　指病原体侵入人体后,在人体内生长繁殖,并不断排出体外,成为重要的传染源,而人体不出现任何疾病表现的状态。按携带的病原体不同可分为带病毒者、带菌者与带虫者。

5. 潜伏性感染　指病原体感染人体后,机体的免疫功能使病原体局限而不引起机体发病;但又不能将病原体完全清除,病原体潜伏于机体内。当机体免疫功能下降时,可导致机体发病。潜伏性感染期间,病原体一般不排出体外,不会成为传染源。

上述5种感染的表现形式可在一定条件下相互转化,一般而言,隐性感染最多见,其次是病原携带状态,显性感染比例最小,但较容易识别。

二、感染过程中病原体的作用及发病机制

病原体侵入人体后,主要通过其侵袭力、毒力、数量和变异性来发挥致病作用。

（一）侵袭力

侵袭力指病原体侵入机体并在体内扩散的能力。其致病机制主要为病原体直接侵入机体或借其分泌的酶类破坏组织,有些病原体通过其表面成分抑制机体的吞噬作用而促使病原体扩散。

（二）毒力

毒力指侵入机体的病原体分泌产生的外毒素、内毒素和毒力因子(如穿透能力、溶组织能力等)的作用而致病。

（三）数量

同一种病原体入侵的数量与其致病能力成正比;但能引起传染病发生的最低病原体数量因不同的传染病而不同。如伤寒为10万个菌体,痢疾为10个菌体就可致病或使疾病慢性化。

（四）变异性

病原体可因遗传或环境等因素而发生变异，通过抗原变异而逃避机体的特异性免疫而继续引起疾病。

三、感染过程中机体免疫应答的作用

病原体侵入机体后，机体会针对病原体产生免疫应答反应，保护机体免受病原体入侵和破坏，但过度的免疫应答如变态反应，也可以促进疾病的病理生理过程和组织损伤。机体的免疫应答包括以下内容：

（一）非特异性免疫

非特异性免疫又称为先天性免疫，通过遗传获得，无抗原特异性。

1. 天然屏障　外部屏障，如皮肤、黏膜及其分泌物；内部屏障，如血-脑脊液屏障、胎盘屏障等。

2. 吞噬作用　单核-吞噬细胞系统（如中性粒细胞、巨噬细胞等）具有非特异性吞噬功能，可清除体液中的颗粒状病原体。

3. 体液因子　包括补体、溶菌酶和各种细胞因子，如白细胞介素、肿瘤坏死因子、γ-干扰素等，可直接或通过免疫调节作用清除病原体。

（二）特异性免疫

特异性免疫是通过对抗原识别后产生的针对该抗原的特异性免疫应答，为后天获得的主动免疫，包括由 B 淋巴细胞介导的体液免疫和由 T 淋巴细胞介导的细胞免疫。

四、传染病的基本特征及临床特点

（一）传染病的基本特征

1. 有病原体　每种传染病都是由特异性的病原体引起的，如病毒性肝炎的病原体为肝炎病毒，伤寒的病原体为伤寒杆菌，疟疾的病原体为疟原虫，临床上检出病原体对明确传染病诊断有重要意义。

2. 传染性　是传染病与其他感染性疾病最重要的区别。传染性是指病原体由宿主体内排出，经一定途径传染给另一个宿主的特性。传染病患者具有传染性的时期称为传染期；在每一种传染病中传染期都相对恒定，可作为隔离患者的依据。消毒、隔离、人工自动免疫等措施可降低传染病的传染性。

3. 流行病学特征

（1）流行性：在一定条件下，传染病能在人群中广泛传播蔓延的特性称为流行性。按其流行强度、广度可分为散发、暴发、流行、大流行。散发指某传染病发病率在某地区常年的一般发病水平；暴发指在某种传染病的发病时间分布高度集中于一个短时间之内；流行是指某种传染病的发病率显著高于当地常年发病率（一般 3～10 倍）；大流行是指某种传染病在一定时间内迅速蔓延，波及范围广泛，超出国界或洲界者。

（2）季节性：某些传染病在每年一定季节出现发病率升高的现象称为季节性。如冬春季节呼吸道传染病发病率高，而夏秋季节消化道传染病发病率高，虫媒传染病则与媒介节肢动物活跃季节相一致。

（3）地方性：由于受地理气候等自然因素或社会因素的影响，某些传染病仅局限在一定地区内发生，称为地方性传染病。以野生动物为主要传染源的疾病称为自然疫源性传染病，如鼠疫、钩端螺旋体病。存在这种疾病的地区称为自然疫源地，人进入这个地区就有受感染的可能。自然疫源性传染病也属于地方性传染病。

4. 感染后免疫　人体感染病原体后，无论是显性或隐性感染，均能产生针对该病原体及其产物的特异性免疫。感染后免疫属于主动免疫，感染后所生成的特异性抗体通过胎盘转移给胎儿，使胎儿获得被动免疫。不同病原体的感染后免疫持续时间长短和强弱不同，如麻疹感染后免疫力可保持终生。蠕虫感染后一般不产生保护性免疫，易重复感染。

考点提示：传染病的基本特征

（二）传染病的临床特点

1. 传染病发展的阶段性　传染病的发生、发展和转归一般分为 4 个阶段。

（1）潜伏期：从病原体侵入人体到出现临床症状为止的一段时期。了解潜伏期对传染病的诊断、确定检疫期限和流行病学调查有重要意义。

（2）前驱期：从起病至出现明显症状为止的一段时期。此期症状通常是非特异性全身反应，为许多传染病所共有，多数传染病在本期有传染性。

（3）症状明显期（发病期）：指前驱期后，病情逐渐加重而达到高峰，出现某种传染病特有的症状、体征的时期。本期分为上升期、极期和缓解期，传染性较强且易产生并发症。

（4）恢复期：指机体的免疫力增加到一定程度，体内病理生理过程基本终止，患者的症状、体征逐渐消失，血清中抗体效价亦逐渐上升到最高水平，临床上称为恢复期。此期患者体内可能还有残余病理改变及生化改变，病原体尚未完全清除，患者的传染性还可持续一段时间，恢复期结束后，机体功能仍长期未能恢复正常工作者称为后遗症，多见于中枢神经系统传染病。

（5）复发与再燃：复发指某些传染病患者进入恢复期后，由于潜伏于体内的病原体再度繁殖至一定程度，使初发病的症状再度出现。再燃指当病情进入恢复期时，体温未稳定下降至正常，又再度发热。

2. 传染病的临床类型　依据传染病临床过程的长短可分为急性、亚急性和慢性；依据病情轻重可分为轻型、中型、重型和暴发型；依据临床特征可分为典型和非典型传染病。临床分型对治疗、隔离、护理等具有重要指导意义。

五、传染病的流行过程及影响因素

（一）流行过程

流行过程是指传染病在人群中发生、发展和转归的过程。流行过程的发生必须具备传染源、传播途径和易感人群三个基本条件。

1. 传染源　指病原体已在体内生长繁殖并能够将其排出体外的人或动物。

（1）患者：是重要的传染源，患者通过其排泄物或呕吐物等引起病原体的播散；慢性患者可长期污染环境。

（2）隐性感染者：隐性感染者由于无任何症状和体征而不易被发现，因此在某些传染病中是重要的传染源。

（3）病原携带者：尽管病原携带者不出现症状，但其能排出病原体，因而也是重要的传染源。

（4）受感染的动物：动物源性传染病可由动物体内排出病原体，导致人类发病，如鼠疫、狂犬病等；还有一些传染病如血吸虫病，动物如牛、猪储存宿主也是传染源的一部分。因此，受感染的动物亦是重要的传染源。

2. 传播途径　指病原体离开传染源后，到达另一个易感者的途径。

（1）呼吸道传播：主要通过空气、飞沫、尘埃等传播，如麻疹、白喉等。

（2）消化道传播：主要通过水、食物等传播，如伤寒、痢疾等。

（3）日常生活接触传播：主要通过手、用具、玩具等传播。可传播消化道、呼吸道疾病。

（4）虫媒传播：蚊、蝇、蚤、虱、螨等主要通过叮咬吸血传播，如蚊传播疟原虫、乙脑病毒等。

（5）血液、血制品、体液传播：易感者通过输入被病原体污染的血液、血制品或性交等接触患者的体液而感染；如乙肝、艾滋病等。

（6）母婴传播：病原体通过母亲胎盘、分娩、哺乳等方式感染胎儿或婴儿。

（7）土壤传播：易感者通过接触被病原体的芽孢、幼虫、虫卵等污染的土壤而感染。

3. 易感人群　对某一传染病缺乏特异性免疫力的人称为易感者。

考点提示：传染病流行过程的三个条件

（二）流行过程的影响因素

1. 自然因素　传染病的发生和流行有地区性和季节性。自然环境中的各种因素包括地理、气候和生态环境等对流行过程的发生、发展有重要影响。自然环境既可影响病原体在外界环境中的生存能力，又可影响传播途径和机体的免疫力，尤其是寄生虫病和虫媒传染病受自然因素影响更明显。

2. 社会因素　社会因素（社会制度、经济发展水平、文化水平、风俗习惯及宗教信仰等）对传染病的流行过程有决定性的影响，其中社会制度最为重要。新中国成立后，我国贯彻以预防为主的方针，全面开展卫生防疫工作，大力推行计划免疫等，使某些传染病（如天花、脊髓灰质炎）被消灭或得到控制（如霍乱、血吸虫病等）。

六、传染病的治疗

1. 治疗目的　要与隔离、消毒、检疫、流行病学调查、卫生宣传教育等各项防疫措施紧密结合进行，控制其蔓延，达到未病先防，已病早治，彻底治愈的目的。

2. 治疗原则　早期治疗，防治结合。

3. 治疗方法

（1）一般及支持治疗：一般治疗包括隔离、护理和心理治疗。支持治疗包括加强营养、应用各种血液和免疫制品。

（2）病原或特效治疗：清除体内病原体、抗生素、化学治疗制剂、血清免疫制剂等。

（3）对症治疗：减轻患者痛苦，调整各系统功能，减少机体消耗，保护重要器官。

（4）康复治疗：对某些传染病致后遗症可选择理疗、功能训练等方法，促进患者康复。

（5）中医中药治疗：对某些传染病（如麻疹、病毒性肝炎等）治疗有肯定价值。

七、传染病的护理

传染病的护理是传染病防治工作的重要组成部分。由于传染病具有起病急、病情重、变化快、并发症多,具有传染性等特点,这就要求护理工作者不但要掌握传染病患者护理的理论知识和操作方法,更要有高度的责任感和同情心,严密、细致地视察病情,迅速、准确地配合抢救工作,还要实施严格的消毒隔离制度和管理方法、履行疫情报告职责等,对患者进行健康教育等。

(一)传染病护理工作的内容

1. 严格执行消毒隔离制度 护士应了解各种传染病的病原体性质、流行过程,在工作中严格执行消毒隔离制度,防止传染病的传播。

2. 准确及时报告疫情 护士是传染病的责任报告人,应按照《中华人民共和国传染病防治法》的有关要求,准确、及时地报告疫情。一般要求甲类传染病的报告时限为城镇于发现后 6 小时内上报,农村不超过 12 小时;乙类传染病要求发现后城镇于 12 小时内,农村于 24 小时内上报;丙类传染病应当在 24 小时内上报当地疾病预防控制机构。

考点提示:传染病上报时间

3. 按护理程序进行身心护理 传染病患者除有疾病本身引起的躯体表现外,常有焦虑、恐惧、孤独、自卑等不良心理反应,护士应按护理程序要求进行身心护理,有利于患者早日康复。

4. 密切观察病情 护士应深入病房,加强巡视,密切观察患者的病情变化,积极配合医师对患者进行救治。

5. 开展健康教育工作 护士应做好传染病防治知识的宣传教育指导患者及家属遵守隔离、探视等管理制度,做好消毒隔离工作。

(二)传染病的隔离

传染病的隔离是将处于传染期间的传染病患者或病原携带者安置在指定的地方,使其与健康人和非传染患者分开,便于集中治疗和护理,以防止传染和扩散。隔离可分为 A 系统和 B 系统两类。A 系统是以类别为特点分类的隔离方法,B 系统是以疾病分类的隔离方法,目前我国大多医院采用 A 系统隔离法。

1. 呼吸道隔离(蓝色标志) 适用于呼吸道分泌物引起空气传播的呼吸道传染病,如麻疹、流行性脑脊髓膜炎等。

2. 消化道隔离(棕色标志) 适用于消化道传染病,如细菌性和阿米巴痢疾、伤寒、传染性腹泻。

3. 严密隔离(黄色标志) 适用于有高度传染性及致死性传染病,防止空气传播和接触传播,如水痘、肺鼠疫。

4. 接触隔离(橙色标志) 适用于预防高度传染

性及有重要流行病学意义的感染,但不要求严格隔离的疾病,如大面积烧伤、新生儿感染等。

5. 血液(体液)隔离(红色标志) 适用于防止直接或间接接触感染的血液或体液引起的传染。如乙型肝炎、艾滋病、登革热等。

6. 脓汁(分泌物)隔离(绿色标志) 适用于防止因直接或间接接触感染部位的脓液或分泌物引起的传染。

7. 结核病隔离(灰色标志) 适用于肺结核患者痰涂片结核杆菌阳性者;痰涂片阴性,但 X 线检查证实为活动性结核者。

考点提示:A 系统隔离法的不同标志代表的意义

八、传染病的预防

我国控制传染病的总方针是"预防为主、防治结合",主要针对传染病流行过程的 3 个基本环节采取综合性预防措施。

(一)管理传染源

1. 对患者的管理 早发现、早诊断、早报告、早隔离、早治疗是预防传染病传播的重要措施。根据《中华人民共和国传染病防治法》及其细则将传染病分为甲、乙、丙三类共 37 种(表 10-1)。甲类为强制管理传染病,乙类为严格管理传染病,丙类为监测管理传染病。

考点提示:传染病的分类

表 10-1 我国法定传染病的分类

分类	种类	疾病名称	向当地卫生防疫机构报告的时间
甲	2	鼠疫、霍乱	为强制管理传染病,城镇要求发现后 6 小时内上报,农村不超过 12 小时
乙	25	传染性非典型肺炎、艾滋病、病毒性肝炎、脊髓灰质炎、人感染高致病性禽流感、麻疹、流行性出血热、狂犬病、流行性乙型脑炎、登革热、炭疽、细菌性和阿米巴性痢疾、肺结核、伤寒和副伤寒、流行性脑脊髓膜炎、百日咳、白喉、新生儿破伤风、猩红热、布鲁菌病、淋病、梅毒、钩端螺旋体病、血吸虫病、疟疾	为严格管理传染病,要求于发现后 12 小时内上报

续表

分类	种类	疾病名称	向当地卫生防疫机构报告的时间
丙	10	流行性感冒、流行性腮腺炎、风疹、急性出血性结膜炎、麻风病、流行性和地方性斑疹伤寒、黑热病、包虫病、丝虫病,除霍乱、细菌性和阿米巴性痢疾、伤寒和副伤寒以外的感染性腹泻病	为监测管理传染病,要求于发现后 24 小时内上报

注:对乙类传染病中传染性非典型肺炎、炭疽中的肺炭疽和人感染高致病性禽流感,采取甲类传染病的预防、控制措施。

2. 对接触者的管理 对接触者采取的防疫措施叫检疫。检疫期限是从最后接触之日算起,至该病的最长潜伏期。在检疫期间根据所接触的传染病和接触者的健康状况,分别进行医学观察、留验、卫生处理、预防服药或免疫接种。

链接

医学观察和留验

医学观察指对接触者的日常活动不加限制,但每天进行必要的诊查,以了解有无早期发病征象;适用于乙类传染病的接触者。留验又称隔离观察,是对接触者的日常活动加以限制,并在指定场所进行医学观察,确诊后立即隔离治疗。对集体单位的留验又称集体检疫。适用于甲类传染病接触者。

3. 对病原携带者的管理 早期发现。应做好登记,加强管理,并定期随访观察,并要适应调整工作岗位,隔离治疗等。

4. 对动物传染源的管理 应根据动物的病种和经济价值,予以隔离、治疗或杀灭。在流行地区对家禽、家畜进行预防接种,可减少发病率。患病动物的分泌物、排泄物要彻底消毒。

(二) 切断传播途径

切断传播途径是以消灭被污染的环境中的病原体及传递病原体的生物媒介为目的的措施。根据各种传染病的不同传播途径,采取不同措施。消毒是杀灭或消除外界环境中的病原体以切断传播途径,防止传染病扩散的重要措施。

(三) 保护易感人群

保护易感人群可以提高人体对传染病的抵抗力和免疫力,从而降低传染病的发病率。

1. 增强机体非特异性免疫力 主要措施有:加强体育锻炼、改善生活及居住条件、调节饮食,养成良好卫生习惯、良好的人际关系、保持愉快的心情等。

在传染病流行期间,加强个人防护,避免到公共场所,减少与患者的接触,亦可预防性服药。

2. 增强特异性免疫力 有计划的预防接种是提高人群的特异性免疫力的关键,特别是儿童计划免疫接种对传染病预防起非常重要的作用(表 10-2)。

表 10-2 儿童计划免疫程序表

起始免疫月(年)龄	接种的疫苗
出生	卡介苗;乙肝疫苗
1 月龄	乙肝疫苗
2 月龄	脊髓灰质炎三价糖丸疫苗
3 月龄	脊髓灰质炎三价糖丸疫苗;百白破混合制剂
4 月龄	脊髓灰质炎三价糖丸疫苗;百白破混合制剂
5 月龄	百白破混合制剂
6 月龄	乙肝疫苗

考点提示:传染病预防的三个环节

第2节 传染病常见症状与体征的护理

一、发热的护理

(一) 概述

发热是传染病共有的、最常见的症状;热型是传染病的重要特征之一。常见热型有:①稽留热,见于伤寒、斑疹伤寒等;②弛张热,见于伤寒缓解期、流行性出血热、败血症等;③间歇热,见于疟疾、败血症等;④回归热,又称波浪热,见于布鲁菌病等。传染病的发热过程可分为 3 个阶段,即体温上升期、极期、体温下降期。

(二) 护理评估

1. 健康史 应注意患者发病的地区、季节、接触史等流行病学特点。询问发热的起始时间,起病的缓急,可能的病因或诱因,治疗经过;近期有无到过疫区或接触过传染病患者。

2. 身心状况

(1) 症状评估:评估时应注意患者发热前有无畏寒、寒战、体温的高低及变化,发热持续时间及热型,退热过程中有无大量出汗等。询问有无发疹、黄疸、咳嗽、胸痛、咯血、食欲减退、恶心、呕吐、腹痛、腹泻,以及头痛、乏力、肌肉酸痛、意识障碍等伴随症状。

(2) 护理体检:主要检查生命体征、意识状态、皮肤黏膜色泽、皮肤是否完整、有无发疹、肝脾淋巴结是否肿大、是否有脑膜刺激征及病理反射等。

（3）心理-社会状况：观察患者有无紧张、焦虑、恐惧和被约束、孤独感等心理反应。

3. 辅助检查　应做血、尿、便常规和病原学检查；结合病史做脑脊液、血清学检查；必要时做活体组织病理检查、X线检查、B超检查、CT检查等。长期持续高热伴呕吐、进食减少的患者，应注意有无水电解质紊乱、酸碱平衡失调。

（三）护理理诊断及合作性问题

体温过高　与病原体释放的各种内、外源性致热源作用于体温调节中枢、导致体温中枢功能紊乱有关。

（四）护理目标

1. 患者及家属了解发热的相关知识，能配合处理发热。

2. 体温得到控制并逐渐恢复正常。

（五）护理措施

1. 心理护理　向患者及家属讲解发热有关知识，帮助患者解除痛苦，树立战胜疾病的信心。

2. 生活护理

（1）环境和休息：给患者安排在环境安静、温、湿度适宜，空气清新流通的病房；及时更换床单、被罩、衣服，保持干燥、卫生。患者应卧床休息，尤其高热患者应绝对卧床休息。寒战时注意保温。

（2）饮食护理：鼓励患者多饮水，保证每日摄入量≥2000ml；可进食高热量、高维生素、营养丰富的流质或半流质饮食；必要时遵医嘱给予静脉滴注。

3. 观察病情　严密监测并记录体温变化，根据病种、病情确定测量体温的间隔时间，密切观察生命体征及病情变化。

4. 配合治疗

（1）积极采取有效降温措施：可冷敷头部或大动脉、32～36℃温水或25%～50%乙醇溶液擦浴、冷温盐水灌肠等。应避免持续长时间冷敷同一部位，以防局部冻伤。注意观察周围循环状况，有脉搏细数、面色苍白、四肢厥冷者，禁用冷敷和乙醇擦浴，全身发疹者禁用乙醇擦浴。必要时遵医嘱使用退热药物，注意剂量及出汗情况，避免大汗导致虚脱；应用亚冬眠疗法者，用药之前先补足血容量，用药期间避免搬动患者，注意血压变化，保持呼吸道通畅。

考点提示：有效降温的措施

（2）做好皮肤、口腔护理：患者体温下降期大量出汗时应及时温水擦浴、更换内衣，保持皮肤清洁、干燥，使患者有舒适感；病情严重或昏迷患者，应协助改变体位，防止压疮出现。发热患者易发生口腔感染，应指导并协助患者做好口腔护理，病情严重或昏迷患者，给予特殊口腔护理。

（六）护理评价

能否说出发热的相关知识，能否正确配合降温治疗，体温是否正常。

（七）健康教育

向患者及家属讲解发热的相关知识，学会降温方法和注意事项。说明坚持体育锻炼，养成良好卫生习惯的重要性。传染病流行期间尽量不去公共场所，出现发热症状应及时去医院就诊。发热期间多饮水，注意口腔卫生。

二、发疹的护理

（一）概述

许多传染病在发热期间同时可伴有发疹，包括皮疹和黏膜疹。疹子出现的时间、先后顺序和分布、形态对传染病诊断和鉴别诊断具有重要的参考价值。①皮疹出现的时间：第1天出现见于水痘、风疹；第2天出现见于猩红热；第3天出现见于天花；第5天出现见于斑疹伤寒；第6天出现见于伤寒。②皮疹的分布：皮疹主要分布于躯干，常见于水痘；皮疹主要分布于面部及四肢常见于天花。③皮疹的分类：斑丘疹见于麻疹、风疹、斑疹伤寒、猩红热等；出血疹见于流行性出血热、登革热、恙虫病、败血症等；疱疹见于水痘、天花、单纯疱疹、立克次体等；荨麻疹见于血清病、病毒性肝炎等。

（二）护理评估

1. 健康史　注意询问皮疹出现时间、形态、出疹顺序及分布部位等，出疹后的处理情况；可能的原因或诱因，近期有无接触类似传染病发疹患者等。

2. 身心状况

（1）症状评估：应注意皮疹部位有无瘙痒、疼痛，有无发热、乏力、食欲减退、恶心、呕吐、意识障碍等伴随症状。

（2）护理体检：重点检查目前皮疹的状况，有无红肿、破溃或感染和皮疹消退后的色素沉着以及生命体征、意识状态、浅表淋巴结和心、肺、腹部等情况。

（3）心理-社会状况：皮疹患者常可出现紧张、焦虑等心理反应。

3. 辅助检查　应做血、尿、便常规和病原学检查,必要时血清学检查。

（三）护理诊断及合作性问题

组织完整性受损 与病原体及代谢产物引起的皮肤黏膜损伤、毛细血管炎症有关。

（四）护理目标

1. 患者了解导致发疹的相关因素。
2. 受损的皮肤组织逐渐恢复正常。

（五）护理措施

1. 心理护理 向患者及家属讲解导致皮疹和黏膜疹的相关知识,提高防病治病意识,消除患者顾虑,保持良好的心理状态。

2. 生活护理 患者应卧床休息,环境安静清洁,避免强光刺激及对流风。忌食辛辣、刺激性食物。保持皮肤清洁干燥,床铺清洁、平整,衣着宽松、柔软。

3. 观察病情 观察皮疹、黏膜疹消长情况以及与全身症状的关系,退疹时是否伴有脱屑、脱皮、结痂、色素沉着等变化。

4. 对症护理 瘙痒重时可用炉甘石洗剂、碳酸氢钠溶液局部洗浴。口腔黏膜疹患者宜每日用温水或朵贝液漱口 2～3 次,每次进食用温水清洁口腔;合并溃疡时局部用 3% 过氧化氢溶液清洗,洗后涂以冰硼散。眼结膜充血、水肿的患者,应注意保持眼部清洁,防止继发感染,可选用 4% 硼酸溶液或生理盐水清洁眼痂,滴 0.25% 氯霉素眼药水或其他抗生素眼膏。

考点提示:出疹期的护理

（六）护理评价

能否说出有关发疹的相关知识;能否主动配合治疗和护理;出疹局部能否保持清洁干燥;发疹处有无发生破溃、感染;皮疹是否已消退;受损的组织是否已恢复正常。

（七）健康教育

指导患者保持皮肤清洁,保护受损的皮肤和黏膜。告诉患者不能搔抓患处,以防继发感染和色素沉重。皮疹消退、脱皮等时,不能用手撕扯,以免导致出血或继发感染。

第3节 流行性乙型脑炎患者的护理

（一）概述

1. 概念 流行性乙型脑炎,简称乙脑,是由乙型脑炎病毒引起的以脑实质炎症为主要病变的中枢神经系统急性传染病。蚊虫是主要传播媒介,流行于夏秋季,是人畜共患的自然疫源性疾病。当人体被带病毒的蚊虫叮咬后,病毒即侵入人体,在单核-吞噬细胞内繁殖,继而进入血液循环引起病毒血症,呈隐性或轻型感染,少数情况下如机体免疫力低下、病毒量多、毒力强时,病毒才通过血-脑脊液屏障进入中枢神经系统引起脑炎。

2. 临床特点 主要表现为高热、意识障碍、抽搐、脑膜刺激征、呼吸衰竭,重症患者可留有后遗症,死亡的主要原因呼吸衰竭。

3. 治疗及预后 本病目前无特效疗法,以对症治疗、护理为主,处理好高热、惊厥和呼吸衰竭是乙脑患者抢救成功的关键,同时积极预防并发症。恢复期和后遗症期应注意进行康复训练和治疗。本病轻型和普通型患者多预后良好,但重型患者病死率可高达 20%～50%,主要死因为中枢性呼吸衰竭。

考点提示:乙脑主要的传播媒介

（二）护理评估

1. 健康史

（1）传染源:人或动物感染后出现病毒血症,成为传染源,其中猪是本病最主要的传染源。

（2）传播途径:通过蚊虫叮咬而传播。蚊类是主要传播媒介,库蚊、伊蚊和按蚊的某些种类都能传播本病,其中以三带喙库蚊最重要。

（3）人群易感性:普遍易感,隐性感染最常见,感染后可获持久免疫力。

（4）流行特征:我国多数地区有本病流行,有严格的季节性,80%～90% 的病例集中在 7 月、8 月、9 月 3 个月,均与蚊虫密度曲线相一致。发病多见于 10 岁以下儿童,以 2～6 岁儿童发病率最高。近年来由于儿童和青少年广泛接种乙脑疫苗,故成人和老人发病相对增多,病死率也高,男性较女性多。

考点提示:乙脑的流行特点

2. 身心状况

（1）症状评估:感染乙脑病毒后,潜伏期一般为 10～15 天,大多无症状或症状较轻,仅少数患者出现中枢神经系统症状,表现为高热、意识变化、惊厥等。典型的病程可分为下列 4 期:

1）初期:病初 3 天即病毒血症期,起病急,体温在 39℃ 左右,伴头痛、恶心、呕吐、嗜睡,少数患者出现神志淡漠、激惹或颈项强直。

2）极期:病程 4～10 天,此期患者除全身毒血症状加重外,突出表现为脑实质损害症状明显。①高热,体温持续升高达 40℃ 以上,并持续不退直至极期结束,高热持续7~10天,一般发热越高,热程越长,临床症状越重。②意识障碍,为乙脑的主要症状,表现不同程度意识障碍,如嗜睡、昏睡、昏迷等,发生率50%~94%,昏迷的深浅及持续时间长短与病情轻重和预后相关。持续时间大多1周左右,重症者可达1个月以上。③惊厥或抽搐,发生率40%~60%,是病情严重的表现,频繁抽搐可加重缺氧、脑实质损伤,导致呼吸衰竭。也可出现锥体束症状及四肢不自主运动。④神经系统症状和体征,神经系统症状多在病程10天内出现,第2周后出现新的神经症状者少见。常见的有浅反射减退或消失,深反射先亢进后消失;病理反射阳性;脑膜刺激征;吞咽困难、肢体瘫痪、精神异常、大小便失禁或尿潴留等。⑤呼吸衰竭,发生在极重型病例,发生率15%~40%,可出现中枢性呼吸衰竭,表现为呼吸节律不规则及幅度不均,可为双吸气、叹息样呼吸、潮式呼吸等,最后呼吸停止。

高热、惊厥、呼吸衰竭是乙脑极期的严重症状,三者相互影响,呼吸衰竭是乙脑最主要的死亡原因。

考点提示:乙脑的典型表现和死亡的主要原因

3)恢复期:多数患者在发病10日后进入恢复期;体温可在2~5天逐渐下降及恢复正常,症状逐日好转,一般于2周左右可完全恢复;部分患者恢复较慢,需达1~3个月,重症患者因脑组织病变重,经过积极治疗大多在半年后恢复。

4)后遗症期:6个月后如仍有神经精神症状称后遗症,给予积极治疗也可有不同程度的恢复,癫痫后遗症可持续终生。

(2)护理体检:重点检查生命体征和神经系统体征。

(3)并发症:以支气管肺炎最多见,其次为肺不张、败血症、尿路感染、压疮等。重型患者可因应激性溃疡而发生上消化道大出血。

(4)心理-社会状况:患者和家属因起病突然、症状明显、担心病情恶化而出现紧张、焦虑不安、急躁等不良情绪。患者因疾病后期出现功能障碍或后遗症而产生抑郁、消极、悲观情绪。因此应评估患者及家属对疾病的认知程度,了解患者家庭和社会支持情况,患者所能得到的社区保健资源和服务等。

3.辅助检查

(1)血常规:白细胞计数增高,一般为(10~20)×10^9/L,中性粒细胞占80%以上。

(2)脑脊液:压力增高,外观无色透明或微浊,白细胞计数轻度增加,一般为(50~500)×10^6/L,中性粒细胞稍多,糖正常或偏高,氯化物正常,蛋白质轻度增加。

(3)血清学检查:病后3~4天血清中可出现特异

性IgM抗体,2周时达高峰,有助于早期诊断;补体结合抗体、中和抗体和血凝抑制抗体出现较晚。

(4)病原学检查:脑脊液和血中一般分离不到乙脑病毒,在第1周内死亡者的脑组织中可分离出病毒。

(三)护理诊断及合作性问题

1.体温过高　与病毒血症及脑部炎症有关。

2.意识障碍　与中枢神经系统、脑实质损害、抽搐、惊厥有关。

3.营养失调:低于机体需要量　与高热、呕吐、吞咽困难、昏迷不能进食有关。

4.气体交换受损　与呼吸衰竭有关。

5.躯体移动障碍　与意识障碍、感觉运动缺失、瘫痪、长期卧床有关。

6.有皮肤完整性受损的危险　与昏迷、长期卧床有关。

7.有受伤的危险　与脑实质炎症、脑水肿、高热、惊厥、抽搐或意识障碍等有关。

8.焦虑、悲观　与知识缺乏、担心预后有关。

(四)护理目标

1.患者体温降至正常,意识逐渐恢复正常。

2.营养状况、气体交换得到改善,躯体感觉、运动好转。

3.皮肤完整,无外伤发生。

4.焦虑、悲观等不良情绪减轻或消失。

(五)护理措施

1.心理护理　与患者和家属多沟通并解释疾病相关知识,护理过程中尽量避免各种不良刺激,解除患者焦虑、紧张等不良情绪,对有功能障碍或后遗症者,要帮助患者适应环境,给予患者关心和照顾,鼓励患者积极配合治疗,同时引导其家属和亲友给患者心理支持和帮助,积极协助患者取得社会的支持。

2.一般护理

(1)环境与体位:将患者置于安静、光线柔和、有防蚊设备的病房,室温控制在30℃以下,患者卧床休息,避免声音和强光刺激,意识障碍者需专人看护,减少对患者的刺激,以免诱发惊厥或抽搐。

(2)生活和饮食护理:做好眼、鼻、口腔的清洁护理,每天用漱口液清洁口腔2次,口唇涂以液体石蜡以防干裂;定时翻身、拍背、按摩,改善局部血液循环,防止压疮形成;早期鼓励患者多进食清淡易消化的流质饮食,有吞咽困难或昏迷不能进食者给予少量多次鼻饲,必要时按医嘱静脉补充营养和水分;恢复期患者应逐步增加高营养、高热量的饮食,防止继发感染。

卧床时间较长者宜高纤维素饮食,以防便秘。

3. 病情观察 密切观察患者的生命体征变化,尤其是呼吸、血压、意识状态、对光反射、瞳孔变化,神经系统症状与体征的变化,观察有无惊厥或抽搐发作及严重程度;如果发现颅内高压、脑疝、呼吸衰竭等先兆表现,及时与医师联系,积极配合抢救;观察心理和情绪反应;对恢复期的患者要注意观察各项生理功能和运动功能恢复情况。

4. 配合治疗

(1) 体温 39℃以上者,可采用戴冰帽、冰袋冷敷、温水或乙醇擦浴、冷盐水灌肠等物理降温措施,必要时遵医嘱采用药物降温或亚冬眠疗法。

(2) 惊厥或抽搐发作时,将患者置于仰卧位,头偏向一侧,保持呼吸道通畅,注意患者安全,防止坠床等意外发生,必要时用床档或约束带约束。去除诱因,遵医嘱给予镇静药物,密切观察治疗效果。

(3) 有呼吸道分泌物者,应及时给予翻身、拍背、吸痰、体位引流、雾化吸入等保持呼吸道通畅的措施;缺氧明显时给患者吸氧,遵医嘱应用呼吸兴奋剂,必要时配合医师行气管插管或气管切开,使用人工呼吸器辅助呼吸,并做好相应的护理。

(4) 遵医嘱应用药物治疗,注意观察药物疗效和不良反应。应用镇静止痉药物如地西泮、水合氯醛等必须严格掌握药物剂量和用药间隔时间,并注意观察患者的呼吸和意识状态;应用呼吸兴奋剂如洛贝林、尼可刹米等要注意大剂量可诱发惊厥,必须遵医嘱严格掌握药物剂量;应用脱水剂如 20% 甘露醇、25% 山梨醇等应在 30 分钟内快速静脉滴注,并注意监测患者的心功能状况。

(5) 中医药治疗:白虎汤加减、清温败毒饮等。成药可用安宫牛黄丸等。

(6) 恢复期及后遗症处理:应注意进行功能训练包括吞咽、语言、肢体功能,可理疗、针灸、体疗、高压氧治疗等。

(六) 护理评价

患者体温是否在正常范围内;意识是否清楚;气体交换、营养状况、躯体功能有无改善;有无皮肤完整性受损及受伤;有无并发症发生;能否说出预防疾病的措施。

(七) 健康教育

1. 宣传乙脑的预防知识 防蚊、灭蚊、疫苗接种是预防乙脑的关键措施。加强家禽、家畜的管理,搞好环境卫生,流行季节前对猪等家禽、家畜进行疫苗接种,流行季节做好防蚊、灭蚊措施,对 10 岁以下儿童和初进入流行区的人员进行疫苗接种。

2. 向患者及家属讲解疾病的相关知识 阐明积极防治后遗症的重要意义,恢复期鼓励患者坚持康复训练和治疗、定期复诊,教会家属切实可行的护理措施和康复疗法,如鼻饲、按摩、肢体功能锻炼、语言训练等,协助患者恢复健康。

第4节 病毒性肝炎患者的护理

案例 10-1

患者,男性,20 岁。起病急,发热,体温 38℃,3 天后下降,伴全身乏力、食欲减退、恶心、呕吐,近 2 日,尿液颜色深如酱油,巩膜、皮肤中度黄染,肝区叩击痛,肝肋下 1.0cm 可触及,质软,脾侧卧未及,胆囊区无压痛。胆红素明显升高,抗 HBs 阳性,抗-HAVIgM 阳性。

问题: 1. 最可能的医疗诊断是什么?
2. 如何收集资料,对患者进行护理评估?

(一) 概述

1. 概念及分类 病毒性肝炎是由多种肝炎病毒引起的一组传染病。目前肝炎病毒有甲型、乙型、丙型、丁型、戊型五型,以甲型和乙型肝炎最多见。

考点提示:肝炎分型

2. 流行病学特征

(1) 传染源:甲型和戊型肝炎是急性期患者和亚临床感染者,亚临床感染者是最重要的传染源,乙型、丙型、丁型肝炎为急慢性患者和病毒携带者。

(2) 传播途径:甲型和戊型肝炎主要经粪-口传播,水源或食物严重污染可引起暴发或流行;其中甲型肝炎侧重于经污染的食物传播,戊型肝炎侧重于经污染的水源传播。乙型、丙型、丁型肝炎主要经血液、体液传播。

考点提示:各型肝炎的传播途径

(3) 易感人群:各型肝炎之间无交叉免疫。甲型肝炎以儿童、青年人易感,感染后免疫力可持续终生;乙型肝炎以婴幼儿、青少年易感,感染后可产生牢固免疫力;丙型肝炎普遍易感;丁型肝炎普遍易感,但未发现对病毒的保护性抗体;戊型肝炎普遍易感,尤以孕妇易感染,感染后免疫力不持久。

(4) 流行特征:病毒性肝炎的分布遍及全世界,我国属于甲型及乙型肝炎的高发地区。甲型肝炎全年均可发病,如水源被污染或生吃污染水中养殖的贝壳类动物食品,可在人群中引起暴发流行。乙型肝炎我国人群 HBsAg 携带率约 10%,患者及 HBsAg 携带者男多于女;一般散发,但常见家庭聚集现象。丙型肝炎见于世界各国,主要为散发,易转为慢性。丁型肝炎在世界各地均有发现,在我国各省市亦均存在;戊型肝炎的发病与饮水习惯及粪便管理有关。多发生于雨季或洪水泛滥之后,发病者以青壮年为多,儿童多为亚临床型。

3.临床特征　虽然各型病原不同,但临床表现相似,主要症状为乏力、食欲不振、肝功能异常,部分患者可有发热及黄染等,有的病程迁延或反复发作成为慢性;少数人发展成为重症肝炎。重症肝炎病情凶险,死亡率高。死亡原因主要为肝昏迷、肝衰竭、电解质紊乱及继发性感染。

> **链接**
>
> ### 肝炎的发病机制
>
> 甲肝经口感染后,可能先侵入肠道黏膜繁殖。发病前有一短暂的病毒血症期,然后 HAV 侵入肝细胞,在肝细胞内复制过程中,可导致肝细胞损伤,引起炎症和坏死。
>
> 乙肝的组织损伤并非 HBV 复制的直接结果,而是机体一系列免疫反应所致;其中细胞毒性 T 细胞和自身免疫反应在肝损伤过程中起重要作用。乙肝的肝外损伤主要由免疫复合物引起。
>
> 丙型、丁型、戊型肝炎的发病机制目前尚不清楚,可能与宿主免疫反应有关。

4.治疗原则　病毒性肝炎的治疗应根据不同病原、不同临床类型及组织学损害区别对待。各型病毒性肝炎的治疗原则均为综合性治疗,以足够的休息、营养为主,辅以适当药物,避免饮酒、过劳和使用损害肝脏药物等。急性甲型、戊型肝炎一般为自限性,多可完全康复。

(二)护理评估

1.健康史　应询问有无肝炎病史,父母双方有无肝炎患者,有无和肝炎患者接触史,有无输血史等危险因素;有无身体过劳、精神刺激、营养不良、妊娠、感染、饮酒及应用损害肝脏的药物等诱因;了解疫苗接种情况、饮食习惯、生活习惯、工作性质等情况。

2.身心状况

(1)症状评估:各型之间无交叉免疫,可同时或先后感染,混合感染或重叠感染,使症状加重。甲型和戊型病毒性肝炎常呈急性经过,罕见迁延成慢性;乙型、丙型、丁型病毒性肝炎易迁延发展成慢性,甚至肝硬化。病毒性肝炎按病程和病情演变情况可分为:

1)急性肝炎:①急性黄疸型肝炎,起病急,有乏力、食欲减退、厌油、恶心、呕吐等症状,约1周后尿色深黄,继而巩膜及皮肤出现黄疸,肝脾均可肿大,肝区可有触痛、叩击痛,经2～3周后黄疸逐渐消退,精神、食欲好转,肝大逐渐消退,病程1～2个月。②急性无

黄疸型肝炎,起病稍缓,一般症状较轻,大多不发热、无黄疸、其他症状和体征与急性黄疸型肝炎相似,但发病率高。

考点提示:急性黄疸型肝炎的临床表现

2)慢性肝炎:病程超过半年者。①慢性迁延性肝炎:急性肝炎病程达半年以上而病情未明显好转。②慢性活动性肝炎:病程超过1年,症状和体征及肝功能检查均有明显异常,主要症状为乏力、纳差、腹胀、肝区痛等,且有肝病面容、肝掌、蜘蛛痣、黄疸,肝质地较硬、脾大等体征,治疗后部分患者可恢复或稳定,部分发展为肝硬化。

3)重症肝炎:①急性重症,骤起高热,来势凶险,黄疸出现后迅速加深,肝脏缩小,伴明显肝臭,肝功能显著减退,常有出血或出血倾向、腹水、下肢水肿、蛋白尿、管型尿等,并可出现烦躁不安、谵妄、狂躁等精神症状,随后进入肝昏迷状态,抢救不及时可导致死亡。病程不超过3周。②亚急性重症,急性黄疸性肝炎起病3周以上而出现上述症状者。病程可达数周到数月,容易发展为坏死性肝硬化。

考点提示:急性重症肝炎的表现

(2)并发症:出血、肝性脑病、继发感染、肾衰竭。

(3)护理体检:急性肝炎可触及肝大、质地充实,有明显压痛、叩击痛,部分患者伴轻度脾大,可伴巩膜、皮肤黄染;慢性肝炎肝大、质地如触鼻尖,可伴蜘蛛痣、肝掌、毛细血管扩张、肝病面容、进行性脾大等;重型肝炎可出现扑击样震颤、黄疸加深、肝进行性缩小、肝臭、明显出血倾向、腹水等。

(4)心理-社会状况:病程长,有传染性,可发展为慢性、肝硬化、肝癌,可产生紧张、焦虑、悲观等心理,因此应评估患者及家属对疾病的认知程度,了解患者家庭和社会支持情况,患者所能得到的社区保健资源和服务等。

3.辅助检查

(1)肝功能检查

1)血清酶:丙氨酸氨基转移酶(ALT)是判定肝细胞损害的重要指标,急性黄疸型肝炎常明显升高;慢性肝炎可持续或反复升高;重症肝炎时下降出现胆-酶分离;ALT 升高时,AST 亦升高;其他酶类如ALP、γ-GT 在肝炎时亦升高。

2)血清蛋白:慢性肝病时白蛋白(A)下降、球蛋白(G)升高,A/G 比值下降或倒置。

3)血清胆红素及尿胆红素:黄疸型肝炎尿胆原、尿胆红素增加、直接和间接胆红素升高;淤胆型肝炎尿胆红素增加,而尿胆原减少或阴性,直接胆红素升高为主。

4)凝血酶原时间(PT):与肝损害程度成正比,重

型肝炎 PT<40%，PT 越低，预后越差。

5）血氨浓度：若并发肝性脑病，可升高。

考点提示：判断肝细胞损害的指标

（2）肝炎病毒标记物检测

1）甲型肝炎：当血清抗-HAV IgM 阳性时，提示有 HAV 急性感染。抗-HAV IgG 阳性时见于疫苗接种后、处在恢复期、既往感染、已产生免疫力。

2）乙型肝炎：HBsAg 阳性表示体内有乙肝病毒；抗-HBs 阳性表示对 HBV 已经产生保护性免疫，阴性说明对 HBV 易感；HBeAg 阳性表示 HBV 复制活跃、传染性强，持续阳性易转为慢性肝炎。抗-HBe 阳性表示病毒复制减弱、传染性降低；HBcAg 阳性是 HBV 存在的直接证据，但一般不易在血液中检出。抗-HBc IgM 阳性提示是 HBV 的近期感染和 HBV 在体内持续复制的指标；血液中 HBV-DNA 阳性表示有 HBV 复制，传染性强。

3）丙型肝炎：抗-HCV 不是保护性的抗体，而是 HCV 感染的一种标志。

4）丁型肝炎：急性感染时期 HDV 和抗-HDV 持续时间较短。慢性感染时抗-HDV IgG 可持续增高。

5）戊型肝炎：抗-HEVIgM 和抗-HEVIgG 两种抗体持续时间不超过 1 年，可作为近期感染的标记。

考点提示：各型肝炎病毒标记物的临床意义

（三）护理诊断及合作性问题

1. 体温过高　与肝炎病毒感染、继发感染、重型肝炎大量肝细胞坏死有关。

2. 营养失调：低于机体需要量　与患者食欲下降、呕吐、腹泻、消化吸收功能障碍等因素有关。

3. 焦虑　与患病不适和担心传染给家人有关。

4. 潜在并发症　出血、肝性脑病、继发感染、肝肾综合征、肾衰竭。

（四）护理目标

1. 患者体温降低。

2. 厌食、呕吐、腹胀等症状消失，患者保持良好的营养状况。

3. 减少传播的机会和可能性。

4. 降低并发症发生率。

（五）护理措施

1. 心理护理　向患者与家属讲解疾病有关知识，为患者提供帮助，解决具体问题，与患者多沟通，指导患者保持乐观、豁达心境等，使其能积极配合治疗，必要时遵医嘱使用抗焦虑药。

2. 生活护理

（1）环境与休息：根据患者不同的病情，要采取不同的隔离措施。如甲型肝炎要消化道隔离，乙型肝炎、丙型肝炎要进行体液隔离等。急性肝炎、慢性肝炎活动期、重型肝炎应卧床休息，以降低机体代谢率，增加肝脏血流量，有利于肝细胞恢复。症状好转、黄疸减轻、肝功能改善后，逐渐增加活动量，以不感疲劳为度。肝功能正常 1～3 个月后可恢复日常活动及工作，但还应避免过度劳累及重体力活动。

（2）饮食护理：急性期患者宜清淡、低脂肪、易消化、富含维生素的流质或半流质饮食，少食多餐；慢性患者适当增加优质蛋白质的摄入；合并腹水、少尿者宜低盐或无盐饮食；有肝性脑病先兆表现者限制或禁食蛋白质；恶心、呕吐严重者可在饭前服用止吐药，必要时静脉补充能量、维生素。

考点提示：肝炎急性期饮食护理

3. 病情观察　密切观察生命体征、神志、黄疸、出血；观察患者食欲与饮食关系，及时调整饮食；每周测体重 1 次，定期监测血清白蛋白。

4. 配合治疗

（1）严格按医嘱使用抗病毒药物，注意剂量、疗程及不良反应。

1）干扰素联合使用利巴韦林可提高疗效，干扰素一般用于 10～65 岁患者，有严重心肾功能不全、肝硬化失代偿期禁用，其不良反应与剂量密切相关。常见不良反应有：发热反应、胃肠道反应、脱发、肝功能损害、神经精神症状、白细胞及血小板减少、局部触痛性红斑。如果白细胞计数在 $3.0\times10^9/L$ 以上应坚持治疗，低于 $3.0\times10^9/L$ 或中性粒细胞<$1.5\times10^9/L$ 或血小板<$40\times10^9/L$ 可减少剂量甚至停药。

2）核苷类药物，如拉米夫定对 HBV 的 DNA 复制有强力抑制作用，但易诱发 HBV 变异产生耐药性，且使用不当，停药后病毒大量复制可诱发重型肝炎。

（2）按医嘱使用保肝药物及支持疗法，急性肝炎病情轻者可口服维生素类、葡醛内酯（肝泰乐）等；进食少或胃肠症状明显如呕吐、腹泻等可静脉补充葡萄糖及维生素 C 类；慢性肝炎可补充 B 族维生素如复合维生素 B；促进解毒功能药物如还原型谷胱甘肽（TAD）；促进能量代谢药物如肌酐、ATP、辅酶 A 等；促进蛋白代谢药物如肝氨；改善微循环药物如低分子右旋糖酐、山莨菪碱，输注白蛋白或血浆。

（3）重型肝炎原则是以支持和对症疗法为基础的综合性治疗，强调卧床休息；减少饮食中的蛋白，以减少肠道内氨来源；促进肝细胞再生，预防和治疗各种并发症。对于难以保守恢复的病例，有条件时可采用人工肝支持系统，争取行肝移植。

（六）护理评价

患者及其家属是否能够叙述治疗方法和隔离措施的知识并能予以配合；患者厌食、呕吐、腹胀等症状是否消失，并保持良好的营养状况；患者是否在进行日常活动时不感到疲乏，是否掌握了交替休息和活动的方法；患者焦虑程度是否减轻，情绪是否稳定；是否减少各种并发症的发生率。

（七）健康教育

1. 加强疾病预防知识宣传教育　控制传染源，切断传播途径，保护易感人群。甲肝和戊肝重点切断粪-口传播途径，搞好环境卫生，保护水源，加强个人卫生，注意饮食卫生；乙型、丙型、丁型肝炎重点是防止通过血液、体液传播，做好血源检测；生活用具专用，严格消毒制度；新生儿出生后 24 小时内立即接种乙肝疫苗。

2. 对患者及家属进行疾病有关知识教育　说明休息、合理饮食对患者康复的重要性，避免劳累、营养不良、吸烟、饮酒、感染、情绪不稳定、不合理用药等使病情加重的危险因素，强调彻底治愈的意义和重要性，指导患者、家属配合治疗。向患者、家属讲解早期隔离的必要性，介绍隔离方法、措施，指导患者、家属进行家庭护理、自我保健。慢性乙肝、丙肝患者，无症状 HBV 和 HCV 携带者应进一步检查各项传染性指标。

第 5 节　流行性感冒患者的护理

（一）概述

1. 概念　流行性感冒（influenza）简称流感，是由流感病毒感染后引起的急性呼吸道传染病。

2. 发病机制　流感病毒借助血凝素侵入呼吸道的纤毛柱状上皮细胞，并在细胞内进行复制，新增殖的病毒颗粒从细胞膜上芽生，借神经氨酸酶的作用释放出来，再侵入其他细胞。受病毒感染的细胞变性、坏死、脱落，主要病变损害部位为呼吸道上部和中部气管。临床表现为局部炎症及病毒引起的突出的全身急性感染中毒反应，一般不形成病毒血症，2周后病变组织恢复；当病毒侵袭全部呼吸道，整个呼吸道发生病变，导致流感病毒性肺炎，气管、支气管内有血性液体，黏膜充血、水肿，肺泡内有纤维蛋白、水肿液，肺泡间质增厚，肺泡与肺泡管中可有透明膜形成。

3. 生物学特性　流感病毒是有包膜的 RNA 病毒，属于正黏病毒科。根据病毒核蛋白（NP）和基质蛋白（MA）的抗原性的不同，可分为甲型、乙型和丙型。流感病毒的最大特点是极易发生变异，尤其是甲型流感病毒。抗原性变异是指 H 和 N 抗原结构的改变，甲型流感病毒的抗原变异较快，2～3 年可发生一次；乙型流感病毒的抗原变异很慢。H 和（或）N 都发生了较大的变异，产生新的亚型称为抗原转变，可引起世界大流行。

4. 临床特征　为急起高热、疲乏无力、全身肌肉酸痛等中毒症状和呼吸道症状。具有高度的传染性，潜伏期短，突然暴发，迅速蔓延，波及面广，季节性强。治疗原则以抗病毒、对症治疗为主，病程短，有自限性，一般预后良好。

（二）护理评估

1. 健康史

（1）传染源：主要是患者和隐性感染者，传染期约 1 周，以病初 2～3 天传染性最强。

（2）传播途径：主要经呼吸道飞沫传播，密切接触亦可传播，传播速度和广度与人口密度有关。

（3）人群易感性：普遍易感。

> **链接**
>
> **流感为何反复流行**
>
> 流感病毒的特性是有不同类型（甲、乙、丙等），同型病毒又分若干亚型，且极易发生变异，每 10 年左右便会出现新的病毒品种。同型免疫力通常不超过一年，病毒不同亚型间无交叉免疫性，病毒变异后，人群重新易感，故可反复发病。

（4）流行特征：突然发生、迅速蔓延、发病率高、流行过程短是其流行特征。流行沿交通线传播，从大城市向中小城市、农村扩散，流行以冬春季多见。大流行主要由甲型流感病毒引起，当甲型流感病毒出现新亚型时，人群普遍易感而发生大流行，一般每 10～15 年可发生一次世界性大流行，每 2～3 年可有一次小流行。

考点提示：流感的流行病特征

2. 身心状况

（1）症状评估：潜伏期为数小时至 4 天，一般为 1～2 天。

1）单纯型流感：急性起病，体温 39～40℃，伴畏寒、乏力、头痛、肌肉关节酸痛等全身症状明显，呼吸道卡他样症状轻微，可有流涕、鼻塞、干咳等。发热多于 1～2 天内达高峰，3～4 天内退热，上呼吸道症状常持续 1～2 周。

考点提示：单纯型流感的表现

2）肺炎型流感：较少见，多发生于老人、小孩、原有心肺疾患的人群。发病 1～2 天内病情迅速加重，高热持续不退,剧烈咳嗽、咳血痰,可因呼吸循环衰竭而死亡,病死率高。

3)中毒性流感:以中枢神经系统及心血管系统损害为特征。

4)胃肠炎型流感:少见,以腹泻、腹痛、呕吐为主要临床表现。

(2)护理体检:可出现高热、面色潮红、咽部充血红肿而无分泌物、肺部可闻及干湿啰音、呼吸急促、发绀,中毒型可出现血压下降、谵妄、惊厥、脑膜刺激征等脑炎脑膜炎表现。

(3)心理-社会状况:起病急,发热、咳嗽、胸闷、腹泻等影响休息、睡眠,若症状重,担心预后致紧张、焦虑、恐惧等心理。评估患者及家属对疾病的认知程度及患者生病前后的生活方式;了解患者家庭和社会支持情况如何,患者所能得到的社区保健资源和服务如何。

(4)并发症

1)呼吸系统:细菌性气管炎、细菌性支气管炎、肺炎。

2)Reye综合征、中毒性休克、中毒性心肌炎。

链接

Reye 综合征

Reye 综合征是甲型和乙型流感的引起肝和神经系统的并发症,发病年龄为 12～16 岁,退热后出现恶心、呕吐、继之嗜睡、昏迷、惊厥等神经系统症状,肝大,无黄疸,脑脊液检查正常。可能与服用阿司匹林有关。

3.辅助检查

(1)血常规:白细胞总数减少,淋巴细胞相对增加,嗜酸粒细胞消失。合并细菌性感染时,白细胞总数和中性粒细胞增多。

(2)免疫荧光或免疫酶染法检测抗原:快速、灵敏度高,有助于早期诊断。

(3)多聚酶链反应(PCR)、RT-PCR 测定流感病毒 RNA:直接、快速、敏感、特异性高。

(4)病毒分离:将急性期患者的含漱液进行病毒分离,是确诊的重要依据。

(5)血清学检查:应用血凝抑制试验、补体结合试验等测定急性期和恢复期血清中的抗体,如有 4 倍以上增长,则为阳性。应用中和免疫酶试验测定中和滴度,可检测中和抗体,这些都有助于回顾性诊断和流行病学调查。

(三)护理诊断及合作性问题

1.体温升高 与病毒感染有关。

2.疼痛 与病毒感染有关。

3.气体交换受损 与肺炎型流感或继发细菌性肺炎有关。

4.焦虑、抑郁 与疾病不适,知识缺乏有关。

5.潜在并发症 细菌性支气管炎、肺炎、Reye 综合征、中毒性休克、中毒性心肌炎。

(四)护理目标

1.患者体温降至正常,患者自诉舒适感增加。

2.患者疼痛减轻。

3.患者胸闷、咳嗽、气急等症状减轻或消失。

4.焦虑、抑郁等不良心理减轻或消失。

5.无并发症发生。

(五)护理措施

1.心理护理 由于患者高热、胸闷、疲乏无力等全身症状突出,易产生焦虑、抑郁、恐惧等悲观心理,要向患者及家人讲解疾病有关知识,减轻患者痛苦,做好心理安慰、疏导。

2.生活护理 及早卧床休息,多饮水,清淡、易消化、营养丰富的流质或半流质饮食,保证热量、矿物质、维生素的摄入,及时清理呼吸道分泌物,协助患者翻身、拍背等。

3.病情观察 监测体温、呼吸、脉搏、血压、尿量、意识等生命体征,观察有无胸闷、咳嗽、咯血痰、发绀等肺炎症状,及时报告医师。

4.配合治疗

(1)按呼吸道隔离1周至主要症状消失。保持鼻咽及口腔清洁,补充维生素 C、维生素 B_1 等,预防并发症。

(2)咽喉症状较重者,予以雾化吸入;39℃以上者给头部冷敷等物理降温,必要时遵医嘱药物降温,可用解热镇痛药物,酌情选用安乃近、苯巴比妥等,但不宜使用含有阿司匹林的退热药,尤其是 16 岁以下患者,因为该药可能与 Reye 综合征的发生有关;高热、食欲不振、呕吐者应予以静脉补液。

(3)遵医嘱早期抗病毒治疗

1)离子通道 M_2 蛋白阻抑剂金刚乙胺或金刚烷胺,只对甲型流感病毒有效;口服可在一两天内减轻发热,缓解全身性症状及呼吸道症状。有肾功能不全的患者金刚烷胺需慎用或减少剂量。金刚烷胺和流感疫苗的联合应用能在一定程度上减少耐药病毒株的传代和传播。

2)对甲型、乙型流感病毒均有效的神经氨酸酶抑制剂扎那米韦、奥塞米韦(奥司他韦、达菲)等,能特异性地抑制甲型、乙型流感病毒的神经氨酸酶活性,其中活性最强的是扎那米韦。

3)鼻内给予大颗粒气溶胶干扰素 α 等。

（4）继发细菌感染应根据送检标本（如痰液）细菌培养和药敏试验结果，选择有效的抗菌药物。

（5）中西医结合治疗：病情轻者，选用一两种中成药或中西药复合制剂或以简易验方治疗。病情重者，按辨证分型服用汤剂，同时加用抗病毒药物。

（六）护理评价

患者全身中毒症状是否减轻或消失；患者胸闷、咳嗽、气急等症状是否减轻或消失；有无并发症发生；能否说出预防疾病的措施。

（七）健康教育

1. 锻炼身体，增强对各种疾病的抵抗力。流感流行季节要根据天气变化增减衣服。少去甚至不去，更不要带儿童去拥挤不卫生的公共场所和正在患类流感疾病者的家中，必要时外出戴口罩。节假日娱乐要适度，不能暴饮暴食，房间要经常通风换气，保持清洁。

2. 免疫预防是减少流感危害的一种重要措施和手段，对高危人群、易感人群接种流感疫苗是预防流感的有效方法。

3. 必要时，在医师指导下，服用抗流感病毒药物。

4. 向患者及家人讲解疾病有关知识，室内要通风换气，患者使用过的食具应煮沸，衣物、手帕等可用含氯消毒液消毒或阳光下暴晒 2 小时消毒。体温恢复正常后，隔离方可解除。患者要注意休息，必要时应卧床或住院治疗。多饮开水，在医师指导下进行对症治疗，要严防细菌继发性感染。患者住房可用 0.5％漂白粉进行喷洒消毒。

第 6 节　艾滋病患者的护理

案例 10-2

患者，男性，45 岁。国外居住多年，1 年前回国，近半年持续低热伴乏力，周围淋巴结肿大，口腔黏膜反复感染，大量抗生素治疗效果不佳。否认吸毒史，出生于中国，16 年前到美国定居，5 年前离婚，无子女，有同性恋史。近来体检，体重减轻，白细胞下降，血红蛋白降低。

问题：1. 该患者可能得了什么病？
　　　2. 应如何进行健康教育？

（一）概述

1. **概念**　艾滋病，即获得性免疫缺陷综合征（acquired immune deficiency syndrome，AIDS），是人体感染人类免疫缺陷病毒（human immunodeficiency virus，HIV）后导致免疫缺陷，并发一系列机会性感染及肿瘤，严重者可导致死亡的综合征。目前，艾滋病已成为严重威胁世界人民健康的公共卫生问题。1983 年，人类首次发现 HIV。目前，艾滋病已经从一种致死性疾病变为一种可控的慢性病。

2. **生物学特性**　艾滋病病毒属反转录病毒，单链 RNA 病毒，现已知有 2 型。其抵抗力不强，不耐酸，对紫外线不敏感；对热、消毒剂敏感，如 56℃煮沸 30 分钟，75％乙醇溶液、0.2％次氯酸等均可使其灭活。

3. 流行病学特点

（1）传染源：患者和 HIV 无症状病毒携带者是传染源，后者尤为重要。病毒主要存在于血液、精液、子宫、阴道分泌物中。其他体液如唾液、眼泪、乳汁也有传染性。

（2）传播途径：通过性接触、注射及血源、母婴传播、用 HIV 感染者的器官移植或人工授精、被污染的针头刺伤或破损皮肤受感染等途径传播，其中性接触为主要传播途径。

链接

浅吻、握手、蚊虫叮咬不会传播艾滋病病毒

因为在这些浅吻、握手等日常接触中不会有足量艾滋病病毒从感染者体内排出又有机会进入另外一个人体内，而且艾滋病病毒的传播必须有足够量的病毒从感染者体内排出，并且很快进入另一个人体内。蚊虫的叮咬可能传播其他疾病如疟疾，但是不会传播艾滋病病毒。蚊子传播疟疾是因为疟原虫进入蚊子体内并大量繁殖，带有疟原虫的蚊子再叮咬其他人时，便会把疟原虫注入另一个人的身体中，令被叮者感染。蚊虫叮咬一个人的时候，它们并不会将自己或者前面那个被吸过血的人血液注入。它们只会将自己的唾液注入，这样可以防止此人的血液发生自然凝固。他们的唾液中并没有艾滋病病毒。而且喙器上仅沾有极少量的血，病毒的数量极少，不足以令下一个被叮者受到感染。而且艾滋病病毒在昆虫体内只会生存很短的时间，不会在昆虫体内不断繁殖。昆虫本身也不会得艾滋病。

（3）易感人群：人群普遍易感，青壮年发病率高。男性同性恋者、多个性伴侣者、静脉药物依赖者、血制品使用者是高危人群。

（4）流行概况：HIV 感染及艾滋病发病地区由原来的北美、西欧为主转向亚洲、非洲、拉丁美洲等人口众多地区并流行蔓延。我国疫情仍呈低流行状态，但感染率呈上升趋势，局部地区和重点人群已呈高流行，疫情正在从高危人群向一般人群扩散。

链接

艾滋病发病机制

艾滋病毒HIV本身并不会引发任何疾病,但可终生传染。作为一种能攻击人体免疫系统的病毒,把人体免疫系统中最重要的T_4淋巴细胞作为攻击目标,大量吞噬、破坏T_4淋巴细胞,从而破坏人的免疫系统,最终使免疫系统崩溃,使人体因丧失对各种疾病的抵抗能力而发病并死亡。

4. 治疗原则　至今无特效疗法,治疗以抗病毒、应用免疫调节剂、治疗机会性感染和肿瘤、对症、支持、中医中药等综合治疗。

(二) 护理评估

1. 健康史　应询问有无与艾滋病患者或无症状病毒携带者密切接触史,有无使用被污染的血液制品等。

2. 身心状况

(1) 症状评估:潜伏期长,一般认为2～10年可发展为艾滋病,多与机会性感染或肿瘤有关。感染早期可有急性感染表现,然后在相当长的时间内,可长达10年无任何症状,或仅有全身淋巴结肿大,常因发生机会性感染及肿瘤而发展为艾滋病。临床上可分为4期。

1) 急性感染期:为感染HIV后2～4周,部分患者出现发热、全身不适、厌食、恶心、肌肉关节痛及淋巴结肿大等,持续3～14日自然消失。此期症状轻微,易被忽略。

2) 无症状感染期:由原发感染或急性感染症状消失后延伸而来,临床上无任何症状、体征,但能检出HIV及HIV抗体,有传染性;此期持续2～10年或更长。

3) 持续性全身淋巴结肿大期:除腹股沟淋巴结外,全身另有两处或以上淋巴结肿大,质韧、无压痛、无粘连、能活动,3个月至1年后消散,同时伴持续性疲乏、发热、盗汗、体重减轻、腹泻。

4) 艾滋病期:是艾滋病病毒感染的最终阶段,因免疫功能严重缺陷,易发生机会性感染及恶性肿瘤,可累及全身各个系统及器官,且常有多种感染和肿瘤并存,出现各种严重的综合征。

考点提示:艾滋病的分期及主要表现

(2) 护理体检:可出现淋巴结肿大、发绀、肺部啰音、肝大、进行性痴呆、肢体瘫痪、痉挛性共济失调、体重减轻等。

(3) 心理-社会状态:患者易出现恐惧、焦虑、抑郁、悲观等不良心理;由于AIDS病晚期患者健康状况迅速恶化、病情重、预后差、无特殊治疗方法、易遭社会歧视、药物价格高、难以得到亲友关心照顾等,少数患者可出现报复、自杀等心理倾向。

3. 辅助检查

(1) 血常规:外周血淋巴细胞显著减少。红细胞、血小板减少、红细胞沉降率加快。

(2) 免疫学检查:主要是中度以上细胞免疫缺陷包括:$CD4^+T$淋巴细胞耗竭,T淋巴细胞功能下降,B淋巴细胞功能失调,多克隆性高球蛋白血症,循环免疫复合物形成和自身抗体形成。

(3) 血清学检查:抗HIV检测方法有酶联免疫吸附法(ELISA)、明胶颗粒凝集试验(PA)、免疫荧光检测法(IFA)、免疫印迹检测法(western blot,WB法)、放射免疫沉淀法(RIP),其中前三项用于筛选试验,后两者用于确诊试验。

(4) HIV-RNA检测:PCR法检测。

(5) 各种致病性感染的病原体检查:如PCR检测法;组织学证实的恶性肿瘤如卡波氏肉瘤(KS)。

(6) 病毒分离:从血浆、单核细胞、脑脊液中分离。

(三) 护理诊断及合作性问题

1. 有感染的危险　与免疫功能受损有关。

2. 活动无耐力　与HIV感染、并发各种机会性感染和肿瘤有关。

3. 营养失调:低于机体需要量　与纳差、慢性腹泻、艾滋病期并发各种机会性感染、肿瘤消耗有关。

4. 社交孤立　与实施强制性管理、受歧视有关。

5. 恐惧　与疾病折磨、无特效治疗、预后不良、易受歧视等有关。

6. 有传播感染的危险　与知识缺乏、人群普遍易感有关。

(四) 护理目标

1. 患者免疫功能增强,能有效降低感染发生。

2. 患者各种感染及肿瘤得到控制,活动耐力增加。

3. 能摄入足够营养物质,营养状况得到改善。

4. 能获得必要的社会信息,得到亲友关心,消极自卑心理减轻或消失,社会联络增加。

5. 可以正视现实,增强应对能力,恐惧感消失。

6. 能说出艾滋病的传播方式,并能采取预防措施,未发生艾滋病的传播。

(五) 护理措施

1. 心理护理　与患者多沟通,了解患者心理状态,及时、有效地进行心理疏导;在治疗、护理操作时既要严格执行消毒隔离措施,又不应表现出怕被感染的恐惧心理,并注意保护患者隐私,使患者树立战胜疾病的信心,积极配合治疗;鼓励患者珍爱生命、遵守性道德,充分利用社会资源及信息,积极地融入社会;教育患者家属、亲友正确对待患者,并增加其与患者沟通的机会,帮助患者增加必要的社会联络,获取社会支持,帮助他们树立生活的信心,同时注意自我防护,防止 HIV 的进一步传播。

2. 生活护理

(1) 环境与体位:安置患者于清新、安静、舒适的隔离病室内,采取严格的血液、体液隔离措施,实施保护性隔离,以防各种机会性感染。急性感染期、艾滋病期应绝对卧床休息;无症状感染期者可从事正常工作、学习,但应避免劳累;症状明显的患者应卧床休息,并协助患者做好生活护理,症状减轻后可逐步起床活动,动静结合,适当进行一些力所能及的活动,使活动耐力逐步提高。

(2) 生活饮食护理:创造良好的进食环境,鼓励患者摄取高热量、高蛋白、高维生素、清淡易消化饮食。呕吐可在饭前 30 分钟给止吐药,腹泻但能进食者应给予少渣、少纤维素、高蛋白、高热量、易消化的流质或半流质饮食;鼓励患者多饮水或果汁、肉汁等;不能进食、吞咽困难者给予鼻饲或遵医嘱静脉高营养;每周测体重一次。

3. 病情观察　观察生命体征、神志、营养状况、体重等;密切观察发热的程度、有无肺部、胃肠道、中枢神经系统、皮肤黏膜等机会性感染表现和恶性肿瘤等。及早发现,及时治疗。

4. 配合治疗

(1) 早期抗病毒治疗可减少机会性感染,HIV 在抗病毒治疗过程中易发生突变,产生耐药性,主张联合用药。通常采用核苷类似物反转录酶抑制剂(齐多夫定)、非核苷类似物反转录酶抑制剂、蛋白酶抑制剂三类药物联合或使用两种不同核苷类似物反转录酶抑制剂加上一种蛋白酶抑制剂。使用齐多夫定(ZDV)时,应注意其严重的骨髓抑制作用,可出现全血细胞减少,亦可出现恶心、呕吐、头痛、肌炎等症状。定期查血常规。中性粒细胞$<0.5×10^9/L$ 时,应及时报告医师,且配合做好相应治疗。

(2) 对腹泻患者遵医嘱给予抗生素、止泻剂,严重者静脉补液,以维持水电解质平衡;同时做好肛周护理。对发热患者,做好相应的护理。对呼吸困难、发绀者,给予吸氧,协助安置患者取舒适体位以利呼吸,遵医嘱使用有效抗生素。因口腔、食管念珠菌感染致咽痛、食欲减退者,遵医嘱给予抗真菌药及相应护理。

(3) 注意观察抗肿瘤药物的疗效、不良反应;长期用药应注意是否出现耐药性,停药或换药有无反跳现象等。

(4) 加强皮肤、口腔护理,预防继发感染。床铺应平整、干燥、清洁,对卧床不起的患者定时翻身、拍背以防压疮发生和肺部感染;注意口腔黏膜破损或继发感染,必要时遵医嘱给予抗生素,口唇干裂时可涂润滑剂。

(六) 护理评价

能否减少感染的发生、体质改善、摄入足够营养;各种机会性感染及肿瘤能否得到控制;能否正视现实并获得必要的社会信息;能否有效预防、控制艾滋病的传播。

(七) 健康教育

1. 加强预防疾病的宣教　目前最主要的预防措施是切断传播途径,使群众知道采取自我防护措施及其重要性,加强性健康教育,洁身自好;远离毒品、医疗器械使用操作中提倡一人一针一管,严格血源管理,严格检查 HIV 抗体;加强国境检疫。

2. 对无症状 HIV 感染者的知识教育　应注意个人卫生,适当限制活动范围,预防继发感染;育龄妇女应避免妊娠,哺乳期应人工喂养婴儿;正确处理污染物品;定期或不定期进行家庭访视及医学观察,定期做临床及免疫学检查,出现症状及时隔离、治疗,延缓病程进展。

3. 向患者及家属讲解疾病有关知识　机会性感染是患者最常见死亡原因,应向患者及其家属介绍感染时的表现、预防和减少感染的措施;向患者及家属说明治疗及其注意事项、定期复查;鼓励患者勇敢面对疾病,积极配合治疗。

考点提示:艾滋病的健康教育

第 7 节　狂犬病患者的护理

案例 10-3

患者,男性,8 岁。手部被狗轻咬,出现无出血的轻微抓伤,但不能确定该致伤狗的健康状态。

问题:对该男孩的轻微抓伤该如何处理?

(一) 概述

1. 概念　狂犬病又称为恐水症,是由狂犬病病毒引起的,以侵犯中枢神经系统为主的自然疫源性急性人畜共患传染病。本病流行性广,病情重,进展迅速,病死率几乎 100%。中国的发病人数仅次于印度,居世界第 2 位。特别是近几年来,部分地区疫情上升十分明显,发病和死亡人数不断增多。

2. 生物学特征 狂犬病病毒属于弹状病毒科,为 RNA 病毒,对外界的抵抗力不强,对紫外线、碘液、乙醇等一般的理化消毒方法敏感,但可耐受低温。

3. 发病机制 狂犬病病毒自皮肤或黏膜破损处侵入人体后,对神经组织有强大亲和力,可累及伤口局部、末梢神经、中枢神经、各器官组织神经。主要病理变化为急性弥漫性脊髓炎。预后极差。

4. 流行病学特征

(1) 传染源:主要是病犬,其次是猫、猪、狼等家畜和兽类。

(2) 传播途径:主要通过咬伤传播,也可由带病毒的唾液经伤口、抓伤、舔伤的黏膜和皮肤侵入,少数可通过对病犬宰杀、剥皮等受感染。

(3) 易感人群:普遍易感,被病犬咬伤后发病率为 15%～30%,当咬伤部位为头面部、颈部及手部等神经血管分布丰富的部位;咬伤程度严重;伤口未及时清创;咬伤后未全程注射狂犬病疫苗;被咬着免疫功能低下发病率增高。兽医、动物饲养者与猎手尤易遭感染。一般男性多于女性。冬季发病率低于其他季节。

5. 临床特征 主要表现为特有的恐水、怕风、恐惧不安、流涎和咽肌痉挛、进行性瘫痪等。根据临床症状分为狂躁型和麻痹型。

6. 治疗要点 本病目前无特效药,重在预防;及时正确处理伤口,出现临床症状,以对症治疗为主。

(二) 护理评估

1. 健康史 应询问是否接触过病犬,有无被病犬或其他动物咬伤史,有无接种过疫苗等。

2. 身心状况

(1) 症状评估:潜伏期为 5 天至 19 年或更长,一般为 1～3 个月。典型患者有三期经过,全程一般不超过 6 天。

1) 狂躁型(典型):最常见。①前驱期:感染者开始出现全身不适、低热、头痛、恶心、疲倦,继而恐惧不安,烦躁失眠,对声、光、风等刺激敏感而有喉头紧缩感。在愈合的伤口及其神经支配区有痒、痛、麻及蚁走等感觉异常症状。本期持续 2～4 天。②兴奋期:表现为高度兴奋,突出为极度的恐怖表情、恐水、怕风。体温升高(38～40℃)、恐水为本病的特征。典型患者虽极渴而不敢饮,见水、闻水声、饮水或仅提及饮水时也可以引起咽喉肌严重痉挛;外界刺激如风、光、声也可引起咽肌痉挛,可有声音嘶哑,说话吐词不清,呼吸肌痉挛可出现呼吸困难和发绀;交感神经功能亢进可表现为大量流涎、大汗淋漓,心率加快,血压升高。但患者神志多清楚,可有精神失常及幻觉出现

等。本期 13 天。③麻痹期:肌肉痉挛持续 6～18 小时,全身弛缓性瘫痪,逐渐进入昏迷状态,本期患者深度昏迷;但狂犬病的各种症状均不再明显,大多数进入此期的患者最终衰竭而死。患者亦可因咽喉部痉挛而窒息死亡。

2) 麻痹型(静型):较少见。以脊髓或延髓受损为主,该型患者无兴奋期和典型的恐水表现,常以高热、头痛、呕吐,腱反射消失、肢体软弱无力、共济失调和大、小便失禁,继之出现各种瘫痪,如肢体截瘫、上行性脊髓瘫痪等;最后常死于呼吸肌麻痹,本型病程较长,7～10 日。

考点提示:狂犬病的临床表现

(2) 心理-社会状况:患者因症状明显、病情发展迅速而出现紧张、恐惧不安、焦虑等不良情绪,应评估患者及家属对疾病的认识程度,了解患者家庭和社会支持情况如何,患者所能得到的社区保健资源和服务等。

3. 辅助检查

(1) 血常规:白细胞计数正常或轻、中度增多,中性粒细胞占 80% 以上。

(2) 脑脊液检查:脑脊液细胞数及蛋白质稍增高,糖及氯化物正常。

(3) 免疫学检查:检测脑组织、唾液和尿沉渣中的病毒抗原,阳性率约 40%;检测血液或脑脊液中的中和抗体,对未接种疫苗者有诊断价值。

(4) 病原学检查:取患者的唾液、脑脊液、泪液接种鼠脑分离病毒,对狂犬病动物及患者死后脑组织进行切片染色镜下找内格里小体,或用反转录 PCR 检测狂犬病病毒 RNA。

链接

狂犬病十日观察法

十日观察法是世界卫生组织推荐的狂犬病防治办法之一,即被有疾病症状的或与健康猫(犬)行为有异常的犬(猫)等温血动物咬伤后,要尽快去注射狂犬病疫苗,同时观察咬人的猫(犬),如果 10 天内,这个猫或狗还没有因狂犬病发病死亡,就可以终止狂犬病预苗注射,同时可判定被咬人根本没有被传染上狂犬病。

十日观察法可以节约很多不必要使用的免疫制剂,使更多人的生命得到保护。

(三) 护理诊断及合作性问题

1. 皮肤完整性受损 与病犬、病猫等动物咬伤或抓伤有关。

2. 有受伤的危险 与患者兴奋、狂躁、出现幻觉等精神异常有关。

3. 体液、营养失调 与吞咽困难、不能进食饮水导致低于机体需要量有关。

4. 有窒息的危险　与病毒损害中枢神经系统导致呼吸肌痉挛有关。

5. 恐惧　与疾病引起死亡的威胁,患者失去应对能力有关。

6. 潜在并发症　呼吸循环衰竭、昏迷、继发感染等。

(四) 护理目标

1. 局部伤口得到及时彻底冲洗、清创等相应处理。

2. 未发生意外伤害。

3. 营养得到改善,病情好转。

4. 呼吸得到改善。

5. 患者情绪稳定,恐惧等不良心理减轻或消失。

6. 无并发症发生。

(五) 护理措施

1. 心理护理　向患者和家属讲解疾病相关知识,支持、安慰患者和家属,帮助家属逐渐适应情况变化,使患者避免各种不良刺激,为患者、家人提供帮助,减少患者痛苦,减少患者独处机会,以减轻恐惧等不良心理。

2. 生活护理

(1) 环境与体位:将患者安置于安静、避光的单人房间,由专人护理,保持患者安静,绝对卧床休息,减少风、光、声等刺激,对患者实施严密接触隔离。

(2) 生活饮食护理:预防患者在痉挛发作中抓伤咬伤。医护人员如有皮肤破损,应戴乳胶手套。被患者唾液沾染的用品均应消毒。有恐水及吞咽困难者应禁食禁饮,在痉挛发作的间歇期或应用镇静剂后可鼻饲高热量流质饮食,必要时予以静脉输液,保证每日摄入量及维持水电解质平衡,准确记录出入量。

3. 病情观察　密切观察患者的生命体征,尤其是呼吸节律、频率的改变;注意有无呼吸困难、发绀,记录抽搐部位、发作次数、持续时间;注意有无水电解质紊乱、酸碱平衡失调;及时遵医嘱留取标本,记录出入量。一旦发现病情变化,及时与医师联系,积极配合抢救。观察患者的心理和情绪反应等。

4. 配合治疗

(1) 处理伤口:咬伤后尽快用20%肥皂水或0.1%苯扎溴铵(两者不能合用)反复冲洗,至少30分钟;尽量除去狗涎、污血,再用生理盐水冲洗;然后局部用70%乙醇溶液和2%碘酊消毒。伤口较深者清创后应在伤口底部和周围行抗狂犬病免疫球蛋白或抗狂犬病病毒免疫血清局部浸润注射;注射前需做过敏试验,皮试阳性者要进行脱敏疗法。伤口一般不宜缝合包扎,以便排血引流,注意预防破伤风和细菌感染。另外,凡被咬伤、抓伤或皮肤破损处被带病毒的唾液沾染者,均需进行疫苗接种,国内多采用地鼠肾疫苗5针免疫方案,接种时间为咬伤后第0、3、7、14、30天各肌内注射1次(2ml);严重咬伤者,疫苗应加至全程10针,即咬伤后第0、1、2、3、4、5、10、14、30、90天各肌内注射1次。

考点提示:被犬咬伤后应如何处理伤口?　对不同的伤口又应如何规范接种疫苗

(2) 控制惊厥或抽搐:对狂躁、恐怖、激动或幻视、幻听患者应加床档保护或适当约束,防止坠床、外伤。在使用镇静剂后有计划地集中进行医疗、护理操作,程序要简化,动作要轻快。避免一切不必要的刺激,尤其是与水有关的刺激,如病房内避免放置盛水容器,避免让患者闻及水声,避免提及"水"字,适当遮蔽输液装置等。

(3) 保持呼吸道通畅:及时清除唾液及口鼻分泌物,遵医嘱给予氧气吸入和镇静解痉剂,备好各种急救药品及器械;若有严重呼吸衰竭、不能自主呼吸者,应配合医师行气管插管、气管切开或使用人工呼吸机辅助呼吸,并做好相应的护理。

(4) 在遵医嘱使用苯巴比妥等镇静药物时,应注意观察患者有无呼吸抑制现象。

(5) 有脑水肿时可遵医嘱给予脱水剂治疗。

(6) 抗病毒治疗:试用干扰素 α、胸腺肽、阿昔洛韦等抗病毒治疗。

(六) 护理评价

患者伤口是否得到及时、正确处理;是否及时接种疫苗;有无意外伤害发生;营养、呼吸等状况能否得到改善;不良情绪是否减轻或消失。

(七) 健康教育

1. 加强预防疾病宣传教育　宣传狂犬病可防可治有关知识,强化预防的重要性,预防的关键是消灭狂犬、野犬和对家犬进行预防接种。加强犬的管理,接触狂犬病的工作人员、兽医、山洞探险者、动物管理人员等高危人群暴露前要进行疫苗接种,于暴露前第0、7、21天接种3次,每次肌内注射2ml,2～3年加强注射1次。若被犬、猫等动物咬伤或抓伤,应进行全程预防接种。接种期间应戒酒、多休息。疫苗只能保护一次,接种超过半年以上通常需全程注射。

2. 加强疾病知识教育　向群众宣传狂犬病的发病特点及临床表现、伤口的处理方法以及注意避免水的刺激等护理知识。如患者伤口愈合处及其相应的神经支配区有痒、痛、麻及蚁走感等异样感觉应及时入院诊治。

考点提示:狂犬病的健康教育

第8节 伤寒患者的护理

案例 10-4

患者,女性,20岁。持续发热8天,体温38.3～39℃,腹泻3～4次/日,稀便,肝肋下1cm,脾肋下2cm,WBC $5.0×10^9$/L,肥达"O"1:160,"H"1:80,1周后复查,肥达"O"1:320,"H"1:80。

问题:1. 该患者可能的医疗诊断是什么?

2. 此时该如何护理?

(一) 概述

1. 概念 伤寒是由伤寒杆菌引起的一种急性全身性细菌性肠道传染病。典型的临床表现包括持续高热、腹部不适、肝脾大、白细胞减少,部分患者有玫瑰疹和相对缓脉。

2. 发病机制 伤寒杆菌只感染人类,在自然条件下不感染动物。在伤寒杆菌菌体裂解时可释放强烈的内毒素,对本病的发生和发展起着较重要的作用。伤寒杆菌的菌体("O")抗原鞭毛("H")抗原和表面("Vi")抗原均能产生相应的抗体,但这些并非保护性抗体。由于"O"及"H"抗原性较强故常用于血清凝集试验(肥达反应)以辅助临床诊断,亦可用以制做伤寒菌苗供预防接种。"Vi"抗原见于新分离(特别是从患者血液分离)的菌株能干扰血清中的杀菌效能和吞噬功能,是决定伤寒杆菌毒力的重要因素。伤寒的临床表现主要系病原菌经血播散至全身各器官,而并非肠道局部病变所引起。本病以持续菌血症、网状内皮系统受累、回肠远端微小脓肿及溃疡形成为基本病理特征。预后与病情、年龄、有无并发症、治疗早晚、治疗方法、过去曾否接受预防注射以及病原菌的因素等有关,老年人、婴幼儿预后较差;明显贫血、营养不良者预后较差;并发肠穿孔、肠出血、心肌炎、严重毒血症等病死率较高;曾接受预防接种者病情较轻,预后较好。

3. 流行病学特征

(1) 传染源:伤寒患者及带菌者。

(2) 传播途径:主要经消化道传播。伤寒杆菌随粪便排出体外,通过污染的水、食物、日常生活接触、苍蝇和蟑螂等机械性携带而传播。其中食物被污染是主要传播途径,水源和食物污染可引起暴发流行;散发病例的主要传播方式是以日常生活接触、苍蝇和蟑螂为媒介的传播。

(3) 易感人群:普遍易感,病后可产生持久免疫力,第二次发病者少见。伤寒和副伤寒之间无交叉免疫力。

(4) 流行特征:世界各地均可发病,以热带、亚热带地区多见,在卫生条件差的地区是常见传染病。常年可发病,流行多在夏秋季,散发为主。儿童及青壮年发病率高,无明显性别差异。

4. 治疗要点 以抗菌、对症治疗为主。抗菌药物首选喹诺酮类药物,目前常用的有氧氟沙星、环丙沙星等。第二、第三代头孢菌素在体外对伤寒杆菌有强大抗菌活性,不良反应低,尤其适用于孕妇、儿童、哺乳期妇女以及氯霉素耐药菌所致伤寒。

(二) 护理评估

1. 健康史 应询问有无不洁饮食史,居住地周围环境是否良好,个人卫生习惯是否良好,有无与伤寒患者接触史、既往伤寒病史、有无接种疫苗等。

2. 身心状况 潜伏期长短与感染细菌量及机体免疫状态有关。一般为10～15天,食物型暴发流行可短至48小时,水源型暴发流行可长达30天。典型伤寒的自然病程为4～5周。

(1) 症状评估:典型伤寒临床经过可分为4期。

1) 初期:也称侵袭期,相当于病程第1周。起病大多缓慢。发热最早出现,常伴全身不适、乏力、食欲减退、头痛、腹部不适等。病情逐渐加重,体温呈阶梯形上升,可在5～7天内达到39～40℃。发热前可有畏寒,寒战少见,出汗不多。此期末常能触及增大的脾与肝。

2) 极期:病程的第2～3周,出现伤寒特征性表现。可出现肠出血与肠穿孔等并发症。①高热:稽留热为典型的热型,少数可呈弛张型或不规则热型。高热常持续2周左右,高峰可达39～40℃,亦有超过40℃者。②消化道症状:食欲缺乏、腹胀、腹部不适或有隐痛,多呈便秘,少数可有腹泻表现。③神经精神系统症状:与病情轻重成正比。患者可出现耳鸣、听力下降、表情淡漠、反应迟钝。重者可有谵妄、昏迷或出现脑膜刺激征。④循环系统症状:常有相对缓脉(脉搏加快与体温上升不相称)。如并发心肌炎,则相对缓脉不明显。重症患者出现脉细速、血压下降,循环衰竭。⑤肝脾大:本期常可触及增大的肝脾,随病情恢复逐渐回复正常。如并发明显的中毒性肝炎时,可见黄疸,丙氨酸转氨酶上升等肝功能异常。⑥皮疹:病程第7～12天,部分患者皮肤出现淡红色的小斑丘疹(玫瑰疹),分批出现,2～4天后消退,但可再发。⑦其他:高热期间可有蛋白尿,后期出汗较多的患者可见水晶型汗疹(白痱)。

3) 缓解期:病程第3～4周,体温逐渐下降,各种症状逐渐减轻,食欲开始恢复,腹胀减轻,增大的肝脾开始回缩,压痛减退。本期还有可能出现各种并发症,如肠出血、肠穿孔等。

4）恢复期：病程第 5 周，体温恢复正常，症状消失，约 1 个月完全康复。

上述经过是典型伤寒的自然病程。临床表现可轻重不一，本病可分为轻型、暴发型（重型）、迁延型、逍遥型、顿挫型、小儿伤寒、老年伤寒等多种临床类型。

少数患者退热后 1～3 周，临床症状再现，血培养再次阳性，称为再发。部分缓解期患者体温下降还未恢复正常时，又重新上升，血培养阳性，持续 5～7 天退热，称为再燃。

（2）护理体检：典型伤寒体温呈梯形上升，1 周左右升至 39～40℃。脉搏缓慢是伤寒患者特征性的表现。肝脾大，质软，轻压痛，右下腹可有轻压痛。部分患者在前胸和上腹部出现玫瑰疹，压之退色，一般在 10 个左右。

考点提示：伤寒病的临床表现

（3）心理-社会状况：患者因起病急、症状重、出现并发症等易出现焦虑、抑郁、烦躁、恐惧等不良心理。应评估患者及家属对疾病的认知程度，了解患者家庭和社会支持情况，患者所能得到的社区保健资源和服务等。

3. 辅助检查

（1）常规检查：血白细胞大多为（3～4）×10⁹/L 伴中性粒细胞减少和嗜酸粒细胞消失。高热时可有轻度蛋白尿。粪便潜血试验阳性。

（2）细菌学检查

1）血培养是确诊的依据。

2）骨髓培养阳性率较血培养高，尤适合于已用抗生素药物治疗，血培养阴性者。

3）粪便培养从潜伏期起即可获阳性。

4）尿培养：病程后期阳性率可达 25%。

5）玫瑰疹的刮取物或活检切片也可获阳性培养。

（3）免疫学检查：血清凝集试验即肥达反应阳性者对伤寒、副伤寒有辅助诊断价值。

考点提示：伤寒患者的辅助检查

🔍 链接

肥达反应

肥达反应是用已知伤寒菌的 H（鞭毛）和 O（菌体）以及甲型（A）与乙型（B）副伤寒沙门菌的标准液与患者血清做凝集试验，用于伤寒副伤寒的辅助诊断或用于流行病学调查的免疫凝集试验。

一般当 H≥1∶160，O≥1∶80，副伤寒凝集价≥1∶80 时，才有诊断意义。病程中应每周复查一次，如患者 H 与 O 的凝集价均高于参考值或较原凝集价升高 4 倍以上，则患伤寒的可能性很大。若 H 凝集价高于正常值而 O 低于正常值，则可能是以往预防接种疫苗的结果或非特异性回忆反应所致。

（三）护理诊断及合作性问题

1. 体温过高　与细菌感染有关。

2. 便秘、腹泻　与内毒素释放致肠道功能紊乱、低钾血症、长期卧床有关。

3. 营养失调　与呕吐、腹痛、腹泻、纳差导致低于机体需要量有关。

4. 有感染的危险　与长期卧床、机体抵抗力低下有关。

5. 焦虑、抑郁　与知识缺乏有关。

6. 潜在并发症　肠出血、肠穿孔。

（四）护理目标

1. 患者体温恢复正常。

2. 便秘、腹泻等不适症状减轻或消失。

3. 患者能接受合理饮食，营养状况得到改善，病情得到好转。

4. 无感染发生。

5. 患者焦虑、抑郁等不良情绪减轻或消失。

6. 无并发症发生。

（五）护理措施

1. 心理护理　向患者及家人讲解伤寒病有关知识，是可以治愈但可复发。与患者多沟通，使患者充满战胜疾病的信心，帮助患者解决实际问题，积极配合治疗。

2. 生活护理

（1）环境与体位：保持病房空气清新，温湿度适宜，安静舒适。患者按消化道传染病隔离，临床症状消失后每隔 5～7 天送检粪便培养，连续 2 次阴性可解除隔离。发热期患者需卧床休息至热退后 1 周。恢复期无并发症者可逐步增加活动量。

（2）饮食护理：极期患者应给予营养丰富、清淡的流质或细软无渣饮食。少量多餐，避免过饱。肠出血时应禁食，静脉补充营养。缓解期给予易消化的高热量、高蛋白、高维生素、少渣或无渣的流质或半流质饮食，避免刺激性和产气的食物，并观察进食后胃肠道反应。恢复期患者食欲好转，可逐渐恢复至正常饮食，但此时仍可能发生肠道并发症，应注意节食，密切观察进食后反应。腹胀者给予少糖低脂饮食，禁食牛奶，注意补充钾盐。

3. 病情观察　密切观察生命体征、意识状况；观察有无肝脾大及质地变化；观察皮疹变化；及早识别肠道并发症征象，发现异常时，及时通知医师并配合处理。

4. 配合治疗

（1）遵医嘱使用抗生素：注意观察用药后疗效及

不良反应。

（2）有明显毒血症者：可在适量有效抗菌治疗药物配合下使用糖皮质激素；对显著鼓肠或腹泻患者，应慎重使用激素，以免发生肠出血及肠穿孔。

（3）对症护理：适当应用物理降温，如乙醇擦浴或头部放置冰袋，尽量避免应用发汗退热药，以防体温骤降，大汗虚脱；擦浴时避免在腹部加压用力，以免引起肠出血或肠穿孔。兴奋狂躁者可遵医嘱适量应用镇静药物如地西泮等。便秘严重者可用开塞露外用或生理盐水低压灌肠，禁用泻剂。腹泻患者严重者可施行腹部冷敷。腹胀者除调节饮食外，可用松节油腹部热敷及肛管排气或生理盐水低压灌肠。保持皮肤清洁，定期改换体位，以防压疮及肺部感染。每天早晨及每次饮食后清洁口腔以防口腔感染及化脓性腮腺炎。

（4）保证液体入量：鼓励患者少量、多次饮水，成人液体入量 2000～3000ml/d，儿童 60～80ml/(kg·d)，口服不足可静脉补充。

（5）肠出血患者：绝对卧床休息，暂禁饮食或只进少量流质饮食；烦躁患者可适当使用抗焦虑药物；视便血量多少而用止血药物，如出血严重时应酌情输血；肠穿孔应早期诊断及早处理，在密切监测生命体征的同时，积极准备手术治疗。

（6）慢性带菌者：可选择氨苄西林 3～6g/d，丙磺舒 1～1.5g/d，分次口服，联合用药，疗程 4～6 周；或磺胺甲噁唑/甲氧苄啶（复方磺胺甲噁唑）2 片/次，2 次/天，疗程 1～3 个月；对胆道疾患的慢性带菌者，同时处理胆道疾病才能获得较好的效果。

考点提示：伤寒病的护理措施，尤其应如何配合治疗

（六）护理评价

患者体温是否恢复正常；腹痛、腹泻等不适及营养状况是否好转；有无感染发生；患者不良情绪能否减轻或消失；有无并发症发生。

（七）健康教育

1. 加强疾病宣传教育　加强公共饮食卫生管理、水源管理、粪便管理，养成良好的卫生习惯，消灭蚊蝇、蟑螂，搞好"三管一灭"；高危人群定期普查、普治；伤寒流行期间可注射伤寒菌苗或应急性预防服药；易感人群可预防接种。

2. 向患者及家属讲解疾病　注意急性期对患者有效隔离，鼓励患者积极配合治疗和护理；教育患者养成良好的卫生与饮食习惯；伤寒恢复过程慢，痊愈后仍需检查其粪便，以防转为带菌者；若有发热等不适，应及时随诊；若粪便或尿液培养阳性持续 1 年或

以上者，不可从事饮食服务业，仍需抗生素治疗。

第9节　细菌性痢疾患者的护理

案例 10-5

患者，男性，28 岁。腹泻 2 天，黄色水样便，少许黏液，伴有下腹痛及里急后重。2 天前曾生食未洗黄瓜。大便常规：黄色黏液便。RBC2～8 个/HP，WBC10 个/HP。

问题：1. 该男子最可能的诊断是什么？

2. 此时该如何护理？

3. 应如何健康教育？

（一）概述

1. 概念　细菌性痢疾（简称菌痢）是由痢疾杆菌引起的常见急性肠道传染病。常年散发，但以夏秋季为主。临床主要表现为发热、腹痛、腹泻、里急后重和黏液脓血便，严重者可发生感染性休克和（或）中毒性脑病，预后凶险。本病急性期一般数日即愈，少数患者病情迁延不愈，可发展成为慢性菌痢，反复发作。

2. 生物学特征　痢疾杆菌分 4 群（A 群：痢疾志贺菌；B 群：福氏志贺菌；C 群：鲍氏志贺菌；D 群：宋内志贺菌）和 47 个血清型，是一类没有芽胞、荚膜，不能运动的杆菌。它生活在人体肠道内，靠吸收人体内营养物质进行寄生生活。痢疾杆菌的致病物质有菌毛和内毒素，致病因素主要是菌毛的侵袭力和内毒素的毒性作用，有些菌株尚能产生外毒素；该菌能分解葡萄糖，产酸不产气，VP 试验阴性，不分解尿素，不形成硫化氢，不能利用枸橼酸盐作为碳源。本菌对理化因素的抵抗力较其他肠道杆菌为弱。对酸敏感，在外界环境中的抵抗力能以宋内菌最强，福氏菌次之，志贺菌最弱。一般 56～60℃经 10 分钟即被杀死。在 37℃水中存活 20 天，在冰块中存活 96 天，蝇肠内可存活 9～10 天，对化学消毒剂敏感，1‰苯酚 15～30 分钟死亡。

链接

VP 试验

由 Voges 和 Proskauer 两位学者创建，故有此学名。它是微生物检验中常用的生化反应之一。某些细菌在葡萄糖蛋白胨水培养基中能分解葡萄糖产生丙酮酸，丙酮酸缩合，脱羧成乙酰甲基甲醇，后者在强碱环境下，被空气中氧气氧化为二乙酰，二乙酰与蛋白胨中的胍基生成红色化合物，称 VP(＋)反应。大肠埃希菌 VP 试验阴性，产气肠杆菌 VP 试验阳性。

3. 病因及发病机制　痢疾杆菌经口进入消化道后，在健康人可被胃酸杀灭及肠道菌群排斥。当人体抵抗力降低时，感染少量痢疾杆菌也可发病。各型痢

疾杆菌均可产生内毒素导致全身毒血症状；痢疾志贺菌还产生外毒素，具有神经毒素、细胞毒素、肠毒素作用产生严重的临床表现。中毒性菌痢的发病机制可能是特异性体质对细菌内毒素的超敏反应，产生儿茶酚胺等多种血管活性物质引起急性微循环障碍、感染性休克、DIC等，导致重要脏器功能衰竭，以脑组织受累较重。

病变主要为结肠化脓性溃疡性炎症，以乙状结肠、直肠病变为主。病变限于固有层，呈弥漫性浅表溃疡，很少引起肠穿孔和大量出血。中毒型菌痢结肠局部病变轻，全身病变重。

4. 流行病学特征

(1) 传染源：已经感染发病的患者和不发病的带菌者。

(2) 传播途径：经消化道传播。病原菌通过污染食物、水源、生活用品或手经口传播，亦可通过苍蝇污染食物传播。以污染手为媒介的传播是散发病例的主要传播途径，食物、水源被污染引起食物型暴发流行或水源性暴发流行。

(3) 易感人群：普遍易感，学龄前儿童、青壮年发病率高。病后免疫力短暂而不稳定，不同菌群、型之间无交叉免疫，易复发及重复感染。

(4) 流行特征：主要集中在温带、亚热带国家，我国各地全年均可发病，夏秋季多发。

5. 临床类型及预后　临床类型根据病情的轻重缓急可分为"二期六型"。急性菌痢（急性期）分为普通型、轻型和中毒型3个类型；慢性菌痢（慢性期）包括慢性迁延型、急性发作型及慢性隐匿型3个类型。急性菌痢经治疗后于1周左右痊愈，少数转为慢性菌痢。中毒型菌痢预后差，病死率高。

考点提示：菌痢的临床类型及预后

6. 治疗要点　治疗原则为胃肠道隔离、抗菌、对症治疗。急性期抗生素选用磺胺类、喹诺酮类等，尽量口服给药。同时做好抗高热、抗惊厥、抗休克、强心、纠正水电解质紊乱等对症治疗。慢性菌痢需长期、系统治疗，应足量、长疗程联合应用两种不同种类的抗菌药物，应尽可能地多次进行大便培养及细菌药敏试验，必要时进行乙状结肠镜检查，作为选用药物及判断疗效的参考。

考点提示：菌痢的治疗要点

(二) 护理评估

1. 健康史　应询问有无不洁饮食史，与患者及带菌者接触史，周围环境是否卫生清洁、个人卫生习惯是否良好，有无疾病导致免疫力低下，以往痢疾病史及治疗情况等。

2. 身心状况

(1) 症状评估：潜伏期1～2天，潜伏期长短、临床症状的轻重与患者年龄、抵抗力、感染细菌的数量、菌群毒力有关。根据病程长短和临床表现分为急性、慢性两型。

1) 急性菌痢：①普通型，此型具有较典型的症状，如起病急，高热、畏寒、寒战，体温可高达39℃以上，可有头痛、乏力、食欲不振等全身不适症状。早期恶心、呕吐，继而出现阵发性腹痛、腹泻、里急后重感，大便次数每天10多次至数十次不等，量少，粪便性状由稀便迅速转变为脓血便。发热一般于2～3天后自行消退，腹泻常持续1～2周缓解或自愈，少数转为慢性。②轻型，全身中毒症状轻，里急后重不明显，稀便有黏液，常无脓血。③中毒型，多见于2～7岁体质较好的儿童。常突然高热，体温可达40℃，全身毒血症明显，迅速出现循环衰竭和呼吸衰竭的表现；而肠道症状较轻，可无腹泻和脓血便。除上述症状外，若出现休克症状的称为休克型。出现脑部症状者称为脑型，主要表现为烦躁、嗜睡、血压正常或增高，可剧烈头痛、频繁呕吐，有时出现呼吸暂停，叹息样呼吸或双吸气，很快进入昏迷状态，双侧瞳孔大小不等或忽大忽小，常因呼吸衰竭而死亡。

2) 慢性菌痢：病程超过2个月者，称为慢性菌痢。①慢性迁延型：长期反复腹痛、腹泻，或腹泻与便秘相交替。大便常有黏液或脓血，伴有营养不良、贫血等症状。②急性发作型：病前6个月内有菌痢病史，因受凉、劳累等诱因而出现腹痛、腹泻、脓血便的急性发作，但发热及全身毒血症状不明显。③慢性隐匿型：1年内有急性菌痢病史，临床无明显症状，但大便培养有痢疾杆菌，乙状结肠镜检查有炎症甚至溃疡等病变。

考点提示：菌痢的类型及典型表现

(2) 护理体检：中毒型患者可有高热；血压明显降低，脉搏细速难以触及；烦躁不安、嗜睡、惊厥、昏迷；呼吸节律不齐、深浅不均等呼吸衰竭的表现。急性期患者有左下腹压痛，肠鸣音亢进等。慢性期患者左下腹可扪及增粗的乙状结肠，亦可有营养不良、贫血等体征。

(3) 心理-社会状况：患者因起病急、发展快、症状重、担心迁延不愈转为慢性，可出现紧张、恐惧等心理反应；如果是慢性菌痢，病程迁延不愈，且有时而加重的表现，会使患者产生焦虑、烦躁等不良心理。

3. 辅助检查

(1) 血常规：急性期白细胞总数轻至中度增高，以中性粒细胞增高为主。慢性患者可有轻度贫血。

(2) 粪常规：外观多为黏液脓血便，量少，无粪质。镜检有大量脓细胞、白细胞、红细胞、巨噬细胞。

（3）病原学检查

1）细菌培养：培养可检出致病菌并作药敏试验。

2）特异性核酸检测：灵敏度高、特异性强、简便、快速。

（4）其他检查：光抗体染色技术为快速检查方法之一，较细胞培养灵敏；乙状结肠镜检查可提高检出率；X线钡剂检查；葡萄球菌协同凝集试验作为菌痢的快速诊断手段，具有良好的敏感性和特异性。

（三）护理诊断及合作性问题

1. 腹痛、腹泻 与肠道感染致蠕动增强、肠痉挛有关。

2. 体温过高 与痢疾杆菌毒素作用有关。

3. 营养失调：低于机体的需要量 与呕吐、腹泻致体液丢失，胃纳差摄入量不足有关。

4. 组织灌注量改变 与痢疾杆菌内毒素致循环障碍有关。

5. 潜在并发症 营养不良、脱肛、中枢性呼吸衰竭等。

6. 焦虑 与知识缺乏、疾病不适有关。

考点提示：菌痢的主要护理诊断

（四）护理目标

1. 体温恢复正常。

2. 患者腹痛、腹泻、里急后重等不适减轻或消失，粪便恢复正常。

3. 患者体重恢复正常，营养状况得到改善。

4. 患者微循环障碍得到改善，生命体征稳定。

5. 患者无并发症发生。

6. 焦虑等不良心理减轻或消失。

（五）护理措施

1. 心理护理 向患者及家人讲解疾病有关知识，关心、帮助患者，减轻患者痛苦，使其消除心理顾虑，积极配合治疗。同时引导其家属和亲友给患者心理支持和帮助，积极协助患者取得社会的支持。

2. 生活护理

（1）环境与体位：严格执行消化道隔离，急性期、全身症状明显者应卧床休息，频繁腹泻、高热、疲乏无力、严重脱水者应协助患者床边排便，减少体力消耗。同时应调节室温、避免噪声。注意个人卫生，饭前便后洗手。注意腹部保暖。慢性患者适当休息，避免劳累，保证睡眠时间，积极参加体育活动，增强体质。

（2）生活饮食护理：能进食者应给予高热量、高蛋白、高维生素、少渣、少纤维素易消化清淡流质或半流质饮食；严重腹泻伴呕吐者可暂禁食，静脉补充所需营养；禁饮牛奶、豆浆等产气食品；禁食辛辣刺激性食物；少量多餐，多饮糖盐水，病情好转后逐渐过渡到正常饮食。

3. 病情观察 密切观察排便次数、量、性状及伴随症状；腹痛性质、程度、持续时间等；如出现面色苍白、四肢冰冷、血压下降、尿少、烦躁、嗜睡、抽搐、瞳孔异常、对光反应迟钝、呼吸频率及节律异常等征象应立即报告医师并积极配合抢救。

4. 配合治疗

（1）高热时及时物理降温或按医嘱使用退热药物，高热惊厥者可遵医嘱采用冬眠疗法或亚冬眠疗法，反复惊厥者可用镇静剂如地西泮、水合氯醛等。患者大量出汗后可用温水擦拭，及时更换衣裤，保持皮肤清洁、干燥，防止感染。高热患者易发生口腔炎，可用生理盐水于餐前、餐后、睡前漱口；病情重者，做好口腔护理。

（2）腹痛剧烈可遵医嘱用解痉药：如阿托品、颠茄合剂等，伴里急后重严重者应嘱其不要长时间过度用力排便，以防脱肛，若发生应带橡胶手套还纳，必要时用2%冷（温）盐水低压灌肠，以清除肠内积粪、降温、减轻里急后重感；做好肛周皮肤护理，便后清洗臀部，保持肛周清洁干燥；每日可用1：5000高锰酸钾溶液坐浴以防感染，肛周涂凡士林以防糜烂。

（3）按医嘱使用抗菌药物：常用有喹诺酮类、磺胺类、呋喃唑酮等。注意观察胃肠道、肾毒性、过敏、粒细胞减少等不良反应。急性菌痢原则上疗程不宜短于5天，以减少恢复期带菌。喹诺酮类是成人首选药物，常用有环丙沙星、氧氟沙星，因影响骨骺发育，孕妇、儿童、哺乳期妇女慎用。若毒血症状明显，可酌情小剂量应用肾上腺皮质激素。慢性菌痢可联合应用2种不同类型抗菌药物，亦可用药物保留灌肠疗法；中毒性菌痢应用有效抗菌药物静脉滴注，亦可两类药物联合应用，病情好转后改为口服用药。疾病早期禁用止泻剂，便于毒素排出。

（4）根据每天出入量情况及血液生化检查结果，补充水电解质，避免发生水电解质紊乱。轻者可口服补充盐溶液，严重者静脉补液。积极抗休克，改善组织灌注。

（5）积极防治脑水肿：可用20%甘露醇脱水，及时应用血管扩张剂改善脑血管痉挛，亦可应用肾上腺糖皮质激素。防治呼吸衰竭，吸氧；如出现呼吸衰竭可用呼吸兴奋剂，必要时气管切开及应用人工呼吸机。

考点提示：菌痢的护理措施

（六）护理评价

患者体温能否恢复正常；腹痛、腹泻、里急后重等不适能否得到控制；营养状况、微循环障碍等能否改善；焦虑、烦躁等不良心理是否好转；有无并发症发生；能否说出疾病预防措施。

(七)健康教育

1. 加强菌痢的预防宣传教育　搞好饮水、食品、粪便的卫生管理及防蝇、灭蝇工作，改善环境卫生条件。指导建立良好的个人卫生习惯，饭前便后要洗手，杜绝不洁饮食，保持家居环境卫生。流行期间可口服多价痢疾减毒活疫苗，提高机体免疫力。

2. 向患者及家属讲解疾病有关知识　严格执行消化道隔离，患者要遵医嘱按时、按量、按疗程坚持服药，争取急性期彻底治愈，以防转为慢性。慢性菌痢患者应自觉执行休息、饮食计划，避免生冷食物、暴饮暴食、过度紧张、劳累、情绪波动等诱发因素。养成良好的个人卫生习惯、加强体育锻炼，保持生活规律，复发时及时就诊。

考点提示：菌痢的健康教育

第10节　流行性脑脊髓膜炎患者的护理

案例10-6

5岁男孩，畏寒、发热、剧烈头痛、喷射性呕吐2天。查体：躁动不安，全身有散在性出血点。血压正常，对光反应好，瞳孔等大，颈硬，克氏征、布氏征(＋)，病理征(－)；医疗诊断考虑为流脑。

问题：此时该如何护理？

(一)概述

1. 概念　流行性脑脊髓膜炎(简称流脑)是由脑膜炎双球菌引起的急性化脓性脑膜炎。其主要临床表现为突发高热、剧烈头痛、频繁呕吐、皮肤黏膜瘀点、瘀斑及脑膜刺激征，严重者可有败血症、休克和脑实质损害，常可危及生命。部分患者暴发起病，可迅速导致死亡。

2. 病因及发病机制　脑膜炎双球菌属奈瑟氏菌属，为革兰染色阴性球菌，常成双排列。该菌自鼻咽部侵入血液循环，播散到脑脊髓膜引起化脓性炎症。表现脑膜刺激征和化脓性脑膜炎的脑脊液变化。细菌释放的内毒素引起皮肤瘀点、瘀斑，激活凝血系统，休克早期便出现弥散性血管内凝血，及继发性纤溶亢进，进一步加重微循环障碍、出血和休克，最终造成多器官功能衰竭。

3. 流行病学特征

(1)传染源：是带菌者和患者。本病隐性感染率

高，感染后细菌寄生于人的鼻咽部，若不发病则成为带菌者，因无症状不易被发现。

(2)传播途径：经呼吸道传播，病原菌借咳嗽、喷嚏、说话等由飞沫传播，对于婴幼儿，也可以通过怀抱、喂乳、接吻、密切接触等途径传播。

(3)易感人群：人群普遍易感，人群易感性与抗体水平密切相关。新生儿有来自母体的IgG抗体，不易患本病，发病年龄从2～3个月开始，6个月至14岁儿童发病率最高。以后随年龄增长在多次流行过程中经隐性感染获得免疫，发病率逐渐下降。

(4)流行特征：全年均可发病，冬春季多见，发病从前一年11月开始，次年3、4月达高峰，5月开始下降。中小城市、乡镇发病率高，山区、偏僻农村可呈暴发流行。本病呈周期性流行，一般每3～5年小流行，7～10年大流行。

4. 临床类型及预后　临床分型有普通型、暴发型、轻型、慢性型。以普通型多见，预后良好；暴发型预后差，死亡率高；如能早期诊断，及时抢救，可显著降低死亡率。

5. 治疗要点　治疗原则为按呼吸道传染病隔离措施、早期足量抗菌治疗、对症治疗。抗菌药首选磺胺类药，注意降颅压、抗休克、保护脑的功能治疗。对有后遗症或功能障碍者注意功能锻炼。

(二)护理评估

1. 健康史　应询问有无与患者接触，有无经常到人群聚集的地方，有无到过疫区等。

2. 身心状况

(1)症状评估

1)普通型：最常见，占全部病例的90％以上。①前驱期(上呼吸道感染期)：1～2天可有低热、咽痛、咳嗽等上呼吸道感染症状，多数患者无此期表现。②败血症期：起病急，突发寒战、高热伴头痛、肌肉酸痛、食欲减退及精神萎靡等毒血症症状；此期皮肤可出现瘀点、瘀斑。幼儿则有哭闹不安，因皮肤感觉过敏而拒抱以及惊厥等，多数于1～2天后进入脑膜炎期。③脑膜炎期：败血症期症状、体征还持续存在，高热持续不退，出现明显的中枢神经系统症状，剧烈头痛、频繁呕吐、狂躁以及脑膜刺激征，血压可升高而脉搏减慢；重者谵妄、神志障碍及抽搐，通常在2～5天后进入恢复期。④恢复期：经治疗后体温逐渐降至正常，皮肤瘀点、瘀斑消失，症状逐渐好转，神经系统检查正常，患者一般在1～3周内痊愈。

2)暴发型：起病急骤，病情凶险，如得不到及时治疗可在24小时内死亡。儿童多见，可见如下各型：①败血症休克型，突发寒战、高热，严重者体温不升，伴呕吐、头痛及全身毒血症状，循环衰竭是本型的特

征,易并发DIC,但脑膜刺激征大都缺如,脑脊液改变不明显。②脑膜脑炎型,主要以脑膜脑实质严重损害为特征,除高热、全身毒血症状、瘀点、瘀斑外,颅高压为本型突出症状,严重者可发生脑疝,迅速出现呼吸衰竭、循环衰竭而死亡。③混合型,为最严重的类型,兼有上述两型的临床表现,同时或先后出现病情极严重,病死率高。

3) 轻型:多发生于流脑流行后期。病变轻微,临床表现为低热,轻微头痛及咽痛等轻微上呼吸道症状,皮肤可有少数细小出血点和脑膜刺激征,无意识改变,脑脊液多无明显变化,咽拭子培养可有病原菌。

4) 慢性败血症型:极少见。

(2) 护理体检:普通型可见患者高热,口唇疱疹,皮肤有瘀点、瘀斑,脾大;暴发型休克型患儿寒战、高热、短期内出现广泛皮肤黏膜瘀点或瘀斑且迅速扩大融合成大片伴中央坏死,循环衰竭是本型的特征。脑膜脑炎型颅内高压为本型突出症状,严重者出现瞳孔改变,发生脑疝,可压迫延髓呼吸中枢致中枢性呼吸衰竭。

(3) 心理-社会状况:因起病急,症状重,患者疾病后期出现功能障碍或后遗症而产生抑郁、消极、悲观情绪。

3. 辅助检查

(1) 血常规:白细胞总数及中性粒细胞明显升高。有DIC者,血小板减少。

(2) 脑脊液检查:压力高,外观混浊或脓性,细胞数明显增多,以中性粒细胞为主,蛋白增多,糖、氯化物减少。

(3) 细菌学检查:脑脊液沉淀物或瘀点组织液涂片可找到革兰阴性双球菌,血培养及脑脊液培养可获病原体。

(4) 血清免疫学检查:脑膜炎奈瑟菌抗原、抗体检测是近年来开展的流脑快速诊断方法。

(5) 脑膜炎奈瑟菌的DNA特异性片段检测。

链接

正确接种流行性脑脊髓膜炎疫苗

流行性脑脊髓膜炎疫苗是A群脑膜炎球菌多糖疫苗,系用A群脑膜炎球菌体培养,甲醛杀菌后,从上清液中提取荚膜多糖抗原,经冻干而成。接种对象为6个月至15周岁儿童。初免年龄从6月龄开始,3岁以下接种2针,间隔3个月。3岁以上接种1针,接种应于流脑流行季节前完成。正确接种方法为用所附缓冲生理盐水溶解干燥疫苗后,摇匀,立即于上臂外侧三角肌附着处皮肤经消毒后皮下注射30μg/0.5ml。

使用时应注意:

(1) 仔细检查疫苗,安瓿不应有裂纹。发现过期或变质应弃去。

(2) 多糖抗原遇高温易降解,故注射现场必须严格避开热源。

禁忌证:有神经-精神疾病如癫痫、癔症、脑炎后遗症、抽搐等或有上述疾病既往史及有过敏史者;有严重疾病,如肾脏病、心脏病、活动性结核等;急性传染病及发热者禁止使用。

(三) 护理诊断及合作性问题

1. 体温升高 与败血症和颅内感染有关。

2. 营养失调 与高热、呕吐致机体丢失过多,昏迷导致摄入减少有关。

3. 组织灌注量不足 内毒素致微循环障碍有关。

4. 有受伤的危险 与意识障碍、惊厥有关。

5. 有皮肤受损的危险 与皮肤瘀点、瘀斑使局部抵抗力下降,昏迷、卧床、局部受压有关。

6. 焦虑、恐惧 与疾病不适、知识缺乏有关。

7. 潜在并发症 惊厥、脑疝、呼吸衰竭、继发感染等。

(四) 护理目标

1. 患者体温降至正常。

2. 患者体重正常,营养状况得到改善。

3. 患者重要生命器官组织灌注量正常,生命体征正常、平稳。

4. 患者无受伤。

5. 患者皮肤保持完整,无破损。

6. 不良心理减轻或消失。

7. 无并发症发生。

(五) 护理措施

1. 心理护理 向患者及家属讲解疾病有关知识,消除紧张、焦虑、恐惧等不良心理,予以心理支持。对有功能障碍或后遗症者,要帮助患者适应环境,给予患者关心和照顾,鼓励患者积极配合治疗,同时引导其家属和亲友给患者心理支持和帮助,积极协助患者取得社会的支持。

2. 生活护理

(1) 环境与体位:按呼吸道隔离要求隔离患者至体温正常后3日,病室安静清洁,空气新鲜流通,患者卧床休息,注意保暖。呕吐时,头偏向一侧;颅高压患者需抬高头部15°~30°;行腰椎穿刺术后患者应去枕平卧6小时。

(2) 生活饮食护理:予以营养丰富、易消化的流质、半流质饮食,多饮水;高热、频繁呕吐者适当增加摄入量,进食不足者静脉补液,昏迷者给予鼻饲。口腔护理每日早晚1次。

3. 病情观察　每4小时测体温、脉搏、呼吸1次，并做好记录。密切观察神志、血压、脉搏、呼吸、瞳孔、皮肤色泽、温度、瘀点、瘀斑等变化及患者是否有颅高压及脑膜刺激征的表现；记录24小时出入量；及时发现、处理早期休克，密切观察休克症状改善情况；密切观察心功能，及时调整输液速度。

4. 配合治疗

(1) 高热护理：体温＞38.5℃，可选择冰敷、冷盐水灌肠等降温方法，不宜用乙醇擦浴；头痛可酌情用可待因、阿司匹林或用高渗葡萄糖静脉滴注；惊厥时可用镇静剂如地西泮每次10mg肌内注射，或用10%水合氯醛灌肠，必要时可用亚冬眠疗法。

(2) 吸氧、保持呼吸道通畅，维持呼吸功能。必要时遵医嘱使用呼吸兴奋剂、气管切开和人工辅助呼吸。

(3) 做好安全护理：昏迷患者注意有无尿潴留，及时给予排尿，以防患者躁动加重颅高压；烦躁不安者应加床档或约束四肢，以防坠床，必要时遵医嘱给予镇静剂。

(4) 遵医嘱使用药物时应注意其用法、剂量、不良反应：①按医嘱使用有效抗菌药物，应用磺胺类药，应鼓励患者多饮水；遵医嘱使用碱性药物以碱化尿液，避免出现肾损害，每日或隔日复查尿常规；如应用青霉素，鞘内无须同用，应注意过敏反应等；如应用氯霉素，应注意其对骨髓的抑制作用。②应用甘露醇等脱水剂时，应注意监测血电解质；颅高压者行腰椎穿刺前应先脱水治疗，以免诱发脑疝。③应用强心剂时观察心率、心律变化。④应用肝素治疗DIC时，观察有无过敏反应及出血情况。

(5) 做好皮肤护理：①在瘀点、瘀斑部位，病变局部不宜穿刺；瘀斑破溃后，以消毒生理盐水洗净后涂抗生素软膏，或遵医嘱理疗，以促进愈合。瘀点、瘀斑吸收过程中，常有痒感，应剪短患者指甲，避免抓破皮肤。若皮肤瘀点不断增多且有融合成瘀斑的趋势，不论有无休克，均可应用肝素，肝素静脉滴注时滴速要缓慢，且不能与其他药物混合。②昏迷患者每2小时翻身1次，翻身时避免推、拉、拽等动作，防止擦伤皮肤。定时按摩受压部位，也可用气垫、空心圈等保护，以防压疮形成。床褥保持清洁、平整，勤换洗内衣内裤，以防大小便浸渍。

考点提示：流行性脑脊髓膜炎的护理措施

(六) 护理评价

患者体温能否恢复正常；患者营养状况能否得到改善，体重恢复正常；器官组织灌注量能否得到改善，生命体征能否正常平稳；患者皮肤能否保持完整，有无破损及受伤；不良心理是否减轻或消失；有无并发症发生。

(七) 健康教育

1. 加强预防流脑的宣传教育　控制传染源，切断传播途径，保护易感人群。搞好环境、个人卫生，保持室内通风，勤晒衣被，儿童玩具保持清洁，避免到人多拥挤的公共场所，流行季节前进行广泛预防接种。流行期间重点宣讲流脑的主要临床表现，鼓励及时就医，密切接触者可按医嘱服用磺胺药物并进行医学观察7日。

2. 向患者及家属讲解疾病有关知识　按呼吸道隔离至症状消失后3天，以防止疫情扩散。对留有神经系统后遗症的患者，应指导患者和家属坚持进行功能锻炼、按摩，提高患者自我管理能力，以提高患者生活质量。

考点提示：流行性脑脊髓膜炎的健康教育

小　结

传染病护理是传染病防治工作中的重要组成部分，它不仅关系到传染病患者的早日康复，对控制和终止传染病在人群中的流行也十分重要，即通过管理传染源、切断传播途径、保护易感人群等措施预防传染病的流行。

本章重点学习了传染病的概念、基本特征、常见症状和常见传染病的流行特征、临床特点、治疗原则及其整体护理。即传染病是由病原微生物和寄生虫感染人体后引起的能在人群中相互传播的疾病。其基本特征为有病原体、有传染性、有流行病学特征及感染后免疫；常见症状有发热、皮疹等。治疗原则为综合治疗，隔离、消毒、治疗护理并重，一般治疗、对症治疗、特效治疗并重。①根据病原体不同，病毒感染性疾病常见的有流行性感冒、病毒性肝炎、狂犬病等；细菌感染性疾病常见的有细菌性痢疾、伤寒、流行性脑脊髓膜炎等。②根据疾病的发生、发展、转归可分为潜伏期、前驱期、发病期、恢复期。③根据临床过程长短分为急性、亚急性、慢性。④根据病情轻重可分为轻型、中型、重型、爆发型。⑤根据临床特征可分为典型、非典型。

在护理程序中，运用系统化整体护理的理念，根据临床表现及辅助检查如三大常规、细菌培养、细菌分离、免疫学检查、X线、B超、CT、磁共振等护理评估内容，依次作出主要护理诊断如体温过高、意识障碍、营养失调、气体交换受损、躯体移动障碍、有皮肤完整性受损的危险、有受伤的危险、焦虑、悲观等，并制订相应护理目标和护理措施。通过做好心理疏导，提高战胜疾病的信心，做好隔离防护，指导合理休息与锻炼、合理饮食，密切观察病情变化，正确配合医师治疗、做好健康教育等以达到护理评价的目的。

目标检测

A₁ 型题

1. 传染病的基本特征是（　　）
   A. 有传染性、传播途径、免疫性
   B. 有病原体、流行性、传染性
   C. 有病原体、传染性、流行性、地方性、季节性、免疫性
   D. 有传染性、免疫性、流行性、地方性、季节性
   E. 有传染性、免疫性、流行性

2. 关于隐性感染的说法不正确的是（　　）
   A. 病理变化重
   B. 临床无任何症状
   C. 大多数传染患者以隐性感染最常见
   D. 隐性感染后可获得对该病的特异性免疫
   E. 少数患者可成为病原携带者

3. 传染病在某一地区流行后，人群感染状态的一般规律是（　　）
   A. 显性感染多
   B. 隐性感染多
   C. 潜在性感染多
   D. 健康带菌者多
   E. 病原体被清除

4. 下列出疹性传染病最早出疹的疾病是（　　）
   A. 麻疹
   B. 天花
   C. 风疹
   D. 水痘
   E. 百日咳

5. 关于传染病患者的皮肤护理哪项不正确（　　）
   A. 观察皮疹的特点，如形态、大小、分布部位等
   B. 出疹期可用肥皂水擦洗皮肤
   C. 将患者指甲剪短，切勿抓破皮肤
   D. 瘙痒较重者，可用炉甘石洗剂等涂擦局部
   E. 皮肤保持清洁干燥

6. 传染病区别于其他疾病的最基本特征是（　　）
   A. 有病原体
   B. 有传染性
   C. 有流行性
   D. 有地方性和季节性
   E. 有免疫性

7. 下列方法中，能将 HAV 彻底杀灭的是（　　）
   A. 60℃，4 小时
   B. 100℃，5 分钟
   C. 20%乙醚，3 分钟
   D. 100℃，3 分钟
   E. 70%乙醇，3 分钟

8. 乙型肝炎患者血液污染的针头刺破某人的皮肤后，宜采取的措施是（　　）
   A. 注射丙种球蛋白
   B. 应用干扰素
   C. 立即注射乙肝疫苗
   D. 碘酒消毒
   E. 注射高价乙肝免疫球蛋白

9. 目前预防乙型病毒性肝炎的主要措施是（　　）
   A. 定期体检筛查慢性乙肝病毒携带者
   B. 做好血制品的管理
   C. 隔离患者
   D. 乙肝疫苗预防接种
   E. 丙种球蛋白被动免疫

10. 病毒性肝炎急性期患者最恰当的饮食是（　　）

A. 低蛋白、高糖饮食
B. 高热量、低脂饮食
C. 高蛋白、少盐饮食
D. 高糖、高维生素饮食
E. 清淡、易消化的饮食

11. 流行性乙型脑炎的主要传染源是（　　）
    A. 牛
    B. 蚊虫
    C. 猪
    D. 流行性乙型脑炎患者
    E. 牛奶

12. 流行性乙型脑炎的主要传播途径是（　　）
    A. 牛
    B. 蚊虫
    C. 猪
    D. 流行性乙型脑炎患者
    E. 牛奶

13. 流行性乙型脑炎最主要的 3 种凶险症状是（　　）
    A. 高热、意识障碍、呼吸衰竭
    B. 意识障碍、呼吸衰竭、循环衰竭
    C. 高热、抽搐、呼吸衰竭
    D. 高热、抽搐、循环衰竭
    E. 抽搐、呼吸衰竭、循环衰竭

14. 流行性乙型脑炎最主要的死亡原因是（　　）
    A. 高热
    B. 惊厥抽搐
    C. 循环衰竭
    D. 呼吸衰竭
    E. 支气管肺炎

15. 预防流行性乙型脑炎的主要措施是（　　）
    A. 症状护理
    B. 加强猪的管理
    C. 疫苗接种
    D. 保护易感人群
    E. 防蚊、灭蚊

16. 艾滋病的主要传播途径是（　　）
    A. 性接触传染
    B. 共用针头注射
    C. 人工授精
    D. 被污染的针头刺伤
    E. 同性恋

17. 下列关于 HIV 的描述，错误的是（　　）
    A. 对外界的抵抗力弱
    B. 对热敏感
    C. 对化学消毒剂敏感
    D. 对紫外线敏感
    E. 干燥暴露 2 小时即灭活

18. 目前预防艾滋病的关键措施是（　　）
    A. 加强患者的管理，早期进行抗病毒治疗
    B. 及时发现患者
    C. 及时发现病毒携带者
    D. 切断传播途径
    E. 保护易感人群

19. 结核病最主要的传播途径是（　　）
    A. 飞沫
    B. 尘埃
    C. 食物和水
    D. 皮肤接触
    E. 毛巾或餐具

20. 确诊肺结核的重要依据为（　　）
    A. 典型的症状体征
    B. 结核菌素试验
    C. 贫血
    D. 痰中找到结核杆菌
    E. X 线检查找到病灶

21. 急性细菌性痢疾患者出现里急后重感提示病变侵及

（　　）

  A. 乙状结肠   B. 直肠

  C. 回盲部   D. 升结肠

  E. 降结肠

22. 慢性细菌性痢疾是指病程超过（　　）

  A. 1 周   B. 2 周

  C. 1 个月   D. 3 个月

  E. 6 个月

23. 急性细菌性痢疾的首选药物是（　　）

  A. 青霉素   B. 四环素

  C. 阿奇霉素   D. 喹诺酮类

  E. 头孢菌素类

24. 脑膜炎球菌的主要致病因素是（　　）

  A. 内毒素   B. 直接致组织细胞坏死

  C. 神经毒素   D. 外毒素

  E. 变态反应致细胞病变

25. 流行性脑脊髓膜炎（流脑）的主要传播途径是（　　）

  A. 空气、飞沫传播   B. 接触传播

  C. 动物传播   D. 食物和水传播

  E. 蚊子传播

26. 普通型流脑的临床分期为（　　）

  A. 初期、极期、恢复期

  B. 前驱期、极期、缓解期、恢复期

  C. 前驱期、败血症期、脑膜炎期、恢复期

  D. 脑膜炎期、恢复期

  E. 前驱期、脑膜炎期、恢复期

A_2 型题

27. 患者，女性，44 岁。主因"发热、尿黄 3 天"，门诊以"病毒性肝炎（甲型）"收治入院。对于该患者应采取的隔离是（　　）

  A. 严密隔离   B. 消化道隔离

  C. 呼吸道隔离   D. 虫媒隔离

  E. 接触隔离

28. 患者，女性，39 岁。因发热 2 天，伴乏力、尿黄，诊断为"急性黄疸型肝炎"。该患者目前最主要的治疗措施是（　　）

  A. 卧床休息   B. 保肝药物治疗

  C. 抗病毒治疗   D. 消化道隔离

  E. 免疫治疗

29. 患者，男性，26 岁。低热、盗汗、乏力，诊断为"肺结核"，患者的临床治疗原则是（　　）

  A. 早期、联合、规律、适量、全程

  B. 早期、单一、规律、适量、全程

  C. 早期、联合、规律

  D. 早期、联合、适量、全程

  E. 联合、规律、适量、全程

30. 患儿，男性，5 岁。诊断为"原发型肺结核"，原发综合征典型的 X 线胸片表现是（　　）

  A. 云雾状阴影   B. 团块状阴影

  C. 哑铃状"双极影"   D. 斑点状阴影

  E. 粟粒状阴影

31. 患儿，男性，5 岁。诊断为"水痘"，关于水痘的叙述，以下哪项不正确（　　）

  A. 水痘是由水痘带状疱疹病毒引起的疾病

  B. 以全身出现水疱疹为特征

  C. 感染水痘后一般可持久免疫，但可发生带状疱疹

  D. 水痘只通过飞沫传染

  E. 四季可发病，以冬春季为高

32. 患者，男性，9 岁。因突起高热 2 天，昏迷、抽搐 3 小时收治入院，诊断为"流行性乙型脑炎"。该患者最关键的护理措施是（　　）

  A. 密切观察病情   B. 遵医嘱给予药物降温

  C. 保持呼吸道通畅   D. 保持室内空气清新

  E. 减少光声刺激

33. 患者，男性，24 岁。主因发热、腹痛、腹泻、脓血样便 2 天，以"细菌性痢疾"收入院。患者每日排便 5 次以上，下列有关肛周皮肤的护理措施，不恰当的是（　　）

  A. 用柔软纸擦   B. 用温水坐浴

  C. 用乙醇消毒肛周皮肤 D. 内衣柔软清洁

  E. 局部涂以凡士林软膏

34. 患者，男性，7 岁。在街边进食后出现发热、腹痛、腹泻，以"细菌性痢疾"收入院。下列各项饮食护理，不恰当的是（　　）

  A. 少量多餐

  B. 少纤维饮食

  C. 高蛋白、高脂肪饮食补充能量

  D. 忌食生冷

  E. 忌食刺激性食物

35. 患儿，女性，9 岁。畏寒、高热、头痛、呕吐 3 小时以"流行性脑脊髓膜炎"收入院，查体可见：体温 39.8℃，脉搏 104 次/分，全身广泛性瘀点。该患者皮肤护理措施中不当的是（　　）

  A. 用海绵垫保护瘀点、瘀斑处皮肤

  B. 避免压迫瘀点、瘀斑处皮肤

  C. 按摩瘀点、瘀斑处皮肤，促进血液循环

  D. 防止尿液浸渍瘀点、瘀斑处皮肤

  E. 定期观察瘀点、瘀斑处皮肤

36. 患者，男性，20 岁。8 小时前骤起腹泻稀水样便数十次入院，体温 36.8℃，脉细数，血压 30/0mmHg，眼窝凹陷，声音嘶哑，少尿，大便镜检 WBC 0～2/HP，治疗应首先考虑（　　）

  A. 病原治疗   B. 纠正低钾血症

  C. 快速静脉补液   D. 肾上腺皮质激素

  E. 血管活性药物

37. 患儿，3 岁。高热 10 小时，头痛，频繁呕吐。查体：体温 39℃，血压 100/70mmHg，精神不振，睑结膜充血，咽赤，心肺正常，全身散在大小不等瘀点。CSF 检查：细胞数 $1.5×10^9$/L。蛋白增高，糖 2.2～3.9mmol/L，应紧急采取的措施为（　　）

  A. 血培养   B. 大量青霉素静脉滴注

C. 快速静滴甘露醇　　　　D. 地西泮肌内注射

E. 使用抗凝剂

38. 患者,女性,12 岁。2 天前突起畏寒发热,体温39℃。全身肌肉痛,乏力。头痛,呕吐一次,于 5 月 3 日入院。查体:神志清,胸前有米粒大小的暗红色皮疹,压之不退色,颈有抵抗感,克氏征阳性,布氏征及巴氏征阴性。血 WBC10.4×10⁹/L,N 0.86,L 0.14。尿蛋白微量。脑脊液检查:外观微混。蛋白 10g/L,糖 0.45mmol/L,氯化物 173mmol/L。WBC 8.5×10⁹/L,多核 0.96,单核 0.4,应首先考虑( )

A. 肾综合征出血热　　　B. 流行性脑脊髓膜炎

C. 流行性乙型脑炎　　　D. 结核性脑膜炎

E. 败血症合并急性脑膜炎

39. 患者,男性,3 岁。于 6 月份发病。畏寒高热 6 小时,病后 4 小时抽搐一次,呕吐三次。查体:T39.6℃,意识朦胧,颈软,心肺正常,腹软,肠鸣音活跃。四肢冷,末梢发绀。血 WBC18.8×10⁹/L,N 0.85,出现哪种表现提示病情严重,预后差( )

A. 高热不退　　　　　　B. 惊厥

C. 呼吸衰竭　　　　　　D. 末梢循环衰竭

E. 昏迷

40. 患者,男性,20 岁。7 月 15 日进城在饭馆吃海蟹并饮酒。7 月 16 日晨,突起腹泻不止,难以计数,初为黏液便,后为清水样便。并伴有频繁呕吐,无发热、腹痛及里急后重。查体:体温 36℃,脉细,血压 60/40mmHg,神志淡漠,声音嘶哑,眼窝内陷,心肺正常,腹平软,无明显压痛,四肢微凉。下列哪项检查对确诊本病有重要意义( )

A. 大便玻片直接悬滴检菌

B. 大便细菌涂片染色检查

C. 大便碱性蛋白胨增菌培养

D. 血清凝集试验

E. 血清固相放射免疫检测

41. 患者,男性,20 岁。突然发病恶心、呕吐、腹泻水样便、无腹痛、无里急后重,不发热,体检:脱水状,血压 70/50mmHg,皮肤干燥,余(一),应在多长时间内向有关部门报告疫情( )

A. 8 小时内　　　　　　B. 6 小时内

C. 12 小时内　　　　　 D. 24 小时内

E. 4 小时内

42. 患者,女性,25 岁。8 月中旬持续高热伴腹痛、腹泻 10 天,大便每日 3～4 次,偶有右下腹隐痛,纳呆,乏力,体温 40℃,脉搏 85 次/分,胸前有 15 个充血性皮疹,直径 5mm。血 WBC 5.7×10⁹/L,N 0.72,L 0.28,大便镜检 WBC 少许,大便培养无细菌生长,最可能的诊断是( )

A. 急性细菌性痢疾　　　B. 副伤寒

C. 急性阿米巴痢疾　　　D. 斑疹伤寒

E. 急性病毒性肠炎

43. 关于痢疾杆菌,下列哪项是正确的( )

A. 为革兰阴性杆菌,有鞭毛

B. 对化学消毒剂不敏感

C. 在外界生存时间甚短

D. 对理化因素抵抗力强

E. 产生外毒素和内毒素

44. 伤寒常用的确诊依据是( )

A. 血培养和骨髓培养　　B. 大便培养

C. 尿培养　　　　　　　D. 肥达反应

E. 胆汁培养

45. 急性菌痢的肠道病变及脓血便主要是由什么引起的( )

A. 痢疾杆菌侵入肠黏膜固有层,引起固有层小血管痉挛,上皮细胞坏死,形成溃疡

B. 内毒素引起肠壁坏死

C. 外毒素引起肠黏膜坏死

D. 迟发型变态反应

E. 痢疾杆菌所产生的溶组织酶

46. 急性传染病的发生、发展和转归,通常分为( )

A. 潜伏期、前驱期、症状明显期、恢复期

B. 前驱期、出疹期、恢复期

C. 初期、极期、恢复期

D. 体温上升期、极期、体温下降期

E. 早期、中期、晚期

47. 肥达反应阳性率最高的时期是( )

A. 病后第 1 周　　　　 B. 病后第 2 周

C. 病后第 3～4 周　　　D. 病前 1 周

E. 病后第 5 周

48. 菌痢的病变部位主要位于( )

A. 乙状结肠与直肠　　　B. 结肠

C. 回盲部　　　　　　　D. 回肠

E. 结肠和空回肠

49. 某男,6 岁,突然寒战、高热、面色青灰,四肢冷,人事不省,抽搐而就诊。应首先采取的诊断措施是( )

A. 腰椎穿刺　　　　　　B. 血培养

C. 灌肠直肠拭子送验　　D. 查尿常规

E. 查血常规

50. 病原携带者按病原体种类不同可分为( )

A. 潜伏期、急性、病后病原携带者

B. 急性、慢性、"健康"原携带者

C. 慢性、潜伏期、病后病原携带者

D. 病后、慢性、急性病原携带者

E. 带病毒者、带菌者、带虫者

51. 小儿伤寒特点不正确的是( )

A. 发热以弛张型为多　　B. 胃肠道症状不明显

C. 肝脾大较常见　　　　D. 易并发支气管肺炎

E. 病死率较低

52. 患者,男性,38 岁。发热、咳嗽 2 周,伴胸痛、气短、极度乏力,拟诊为艾滋病。体格检查:体温 38℃;双侧颊黏膜散在溃疡,并有白色分泌物;两肺听诊可闻及湿啰音。血白细胞 4.0×10⁹/L,CD4⁺/CD8⁺<1,X 线提示

双肺质性肺炎。不恰当的护理是( )

A. 严格执行消毒隔离措施

B. 多与患者沟通,鼓励患者树立战胜疾病的信心

C. 给予高热量、高蛋白、高纤维的清淡、易消化食物

D. 提高患者与家属、亲友沟通的机会,获得更多心理支持

E. 安置患者于隔离室内,病室外挂黄色标志进行严密隔离

53. 属于甲类法定传染病的是( )

A. 鼠疫、炭疽　　　B. 霍乱、炭疽

C. 鼠疫、霍乱　　　D. 霍乱、艾滋病

E. 鼠疫、艾滋病

54. 确诊流脑最重要的依据是( )

A. 突起高热,全身中毒症状明显,血白细胞及中性粒细胞升高

B. 剧烈头痛,频繁呕吐,神志变化

C. 皮肤黏膜出血点,脑膜刺激征

D. 脑脊液检查呈颅压升高及化脓性改变

E. 细菌学检查阳性

55. 伤寒首选治疗药物是( )

A. 喹诺酮类　　　B. 氯霉素

C. 头孢菌素类　　　D. SMZ

E. 氨苄西林

56. 确诊菌痢最可靠的依据是( )

A. 典型脓血便　　　B. 明显里急后重

C. 大便培养阳性　　　D. 免疫检查阳性

E. 大便镜检发现大量脓细胞、吞噬细胞

57. 暴发休克型流脑患者,瘀斑迅速扩大,并融合成片,对于此类患者的治疗,下列哪项是最具有针对性的措施( )

A. 迅速扩充血容量　　　B. 纠正酸中毒

C. 血管活性药物　　　D. 肝素抗凝治疗

E. 输入新鲜血

58. 下列各项中,对于中毒性痢疾脑型和乙脑的鉴别最有意义的是( )

A. 起病急　　　B. 大便检查有无炎性成分

C. 高热、昏迷、抽搐　　　D. 早期休克

E. 呼吸衰竭

59. 患儿,男性,7岁。因突然高热,惊厥一次就诊。体温39.5℃,面色苍白,四肢厥冷,意识模糊,便常规有脓细胞。护士考虑该患儿是( )

A. 中毒型细菌性痢疾　　　B. 水痘并发脑炎

C. 腮腺炎脑炎　　　D. 麻疹脑炎

E. 高热惊厥

60. 患儿,3岁。以突然高热,进行性呼吸困难入院,怀疑为中毒型痢疾。为早日检出痢疾杆菌,护士留取大便正确的做法是( )

A. 标本多次采集,集中送检

B. 可用开塞露灌肠取便

C. 患儿无大便时,口服泻剂留取大便

D. 如标本难以采集,可取其隔日大便送检

E. 选取大便黏液脓血部分送检

A_3/A_4 型题

(61～62题共用题干)

患儿,7岁。因发热、耳垂下肿痛1天就诊。查体:体温38.5℃,患儿腮腺以耳垂为中心向前、后、下肿痛,局部皮肤紧张发亮、灼热和触痛,但不发红。初步诊断:流行性腮腺炎。

61. 对该患儿实施隔离直至( )

A. 体温退至正常　　　B. 腮腺肿胀消退后3日

C. 腮腺疼痛消失　　　D. 食欲好转

E. 咽拭子培养3次阴性

62. 对该班学生检疫的时间是( )

A. 1周　　　B. 2周

C. 3周　　　D. 4周

E. 5周

(63～64题共用题干)

患儿,女,4岁。2日前在幼儿园未洗手吃水果后出现恶心、呕吐、腹痛、腹泻,伴里急后重感,1日前腹泻加重,达8次/日,呈黏液脓血便,查体:脱水貌,体温38.8℃,右下腹压痛阳性。

63. 如粪检结果为脓细胞0～8/HP。护士考虑该患儿是( )

A. 中毒型细菌性痢疾　　　B. 水痘并发脑炎

C. 腮腺炎脑炎　　　D. 麻疹脑炎

E. 高热惊厥

64. 目前患儿临床症状好转出院,解除隔离返回幼儿园的时间为( )

A. 目前即可　　　B. 临床症状消失

C. 1次便培养阴性　　　D. 连续2次便培养阴性

E. 连续3次便培养阴性

(65～69题共用题干)

患者,女性,23岁。8月去西安旅游,在宾馆住宿时被蚊虫叮咬,第二天出现发热、头痛、恶心、呕吐,症状逐渐加重,因神志不清1天急诊入院,经查后确诊为流行性乙型脑炎。

65. 患者体温40.3℃,脉搏94次/分,呼吸30次/分,颈强直(+),球结膜水肿,肺部呼吸音粗,可闻及痰鸣音,下列处理措施错误的是( )

A. 吸氧,必要时气管切开

B. 翻身拍背、体位引流

C. 遵医嘱给予安乃近快速降温

D. 遵医嘱给予甘露醇脱水治疗,30分钟内脱水完毕

E. 保持室内空气新鲜

66. 患者如果治疗无效死亡,死亡的原因最可能的是( )

A. 高热　　　B. 惊厥

C. 心力衰竭　　　D. 颅内压增高

E. 呼吸衰竭

67. 该患者确诊为流行性乙型脑炎的最主要依据是( )

A. 血培养　　　B. 骨髓培养

C. 脑脊液常规检查　　　　D. 脑脊液涂片检查

E. 特异性 IgM 抗体

68. 该患者最易出现的并发症是(　　)

A. 呼吸衰竭　　　　　　B. 循环衰竭

C. 支气管肺炎　　　　　D. 窒息

E. 应激性溃疡

69. 护士对患者及家属进行乙脑的健康教育不正确的是(　　)

A. 流行季节使用驱蚊剂

B. 加强对猪的管理

C. 恢复期有瘫痪症状的患者应进行康复训练

D. 乙脑流行性季节出现高热、头痛应考虑乙脑的可能性

E. 患者感染一次后不可能获得持久免疫

(70～72题共用题干)

　　患儿,男性,6岁。突然发热、腹痛、腹泻2天,每天排便15次以上,粪便为黏液脓血便。入院查体:体温39.9℃,血压110/70mmHg,神清,双侧瞳孔等大等圆,左下腹压痛。

入院诊断为"细菌性痢疾"。

70. 该患儿此次患病的主要传播途径为(　　)

A. 呼吸道传播　　　　　B. 消化道传播

C. 血液传播　　　　　　D. 飞沫传播

E. 接触传播

71. 该患者目前的临床分型为(　　)

A. 急性轻型　　　　　　B. 急性普通型

C. 急性重型　　　　　　D. 中毒型菌痢休克型

E. 中毒型菌痢脑型

72. 病程中该患者突然出现呼吸不规则,体温40.2℃,双侧瞳孔不等大,且忽大忽小,连续惊厥两次,惊厥后神志不清,此时应立即采取的措施为(　　)

A. 加快补液速度

B. 遵医嘱给予20%甘露醇静脉滴注

C. 加大抗菌药剂量

D. 给予退热剂降温

E. 严密隔离

(崔效忠　江景芝　崔　燕)

实 训 部 分

实训1 呼吸系统常用诊疗技术及护理

一、纤维支气管镜检查术患者的护理

（一）适应证

（1）原因不明的咯血、支气管阻塞、肺部肿块、喉返神经麻痹或膈神经麻痹等病因诊断。

（2）用于治疗引流呼吸道分泌物、作支气管肺泡灌洗、去除异物、摘除息肉、局部止血及用药、扩张狭窄支气管及肺癌局部瘤体的放射治疗和化学治疗等。

（3）能作为气管插管的引导，用于急诊抢救。

（二）禁忌证

（1）对麻醉药过敏者以及不能配合检查的受检者。

（2）心肺功能不全，严重高血压或心律失常、近期频发心绞痛者。

（3）全身状态极度衰竭者。

（4）主动脉瘤有破裂的危险者。

（5）新近有上呼吸道感染或高热，哮喘大发作。大咯血者需待症状控制后再考虑做纤维支气管镜检查。

（三）护理配合

1. 术前准备

（1）向患者说明检查的目的、意义、操作过程及有关配合的方法，以消除患者紧张情绪，取得合作。

（2）检测血小板和出凝血时间，拍摄胸片，对心肺功能不佳者必要时做心电图和血气分析。

（3）术前受检者禁食4小时，术前半小时按医嘱肌内注射阿托品0.5mg和地西泮10mg。

（4）用物准备：注射器、2%利多卡因、阿托品、肾上腺素、50%葡萄糖液、生理盐水；必要时准备氧气和心电监护仪等。

2. 术中配合

（1）用2%利多卡因行咽喉喷雾麻醉。

（2）取仰卧位，根据病情选择经口或鼻插管，并

经纤维支气管镜滴入麻醉剂作黏膜表面麻醉。

（3）按需要配合医师做好吸引、活检、治疗等措施。

3. 术后护理

（1）禁食2小时，以防误吸入气管。2小时后，以进温凉流质或半流质饮食为宜。

（2）密切观察患者是否有术后发热、出血、气胸、喉痉挛、麻醉药反应等。

（3）出血量多时应及时通知医师，发生大咯血时及时抢救。

（4）必要时按医嘱常规应用抗生素，预防呼吸道感染。

（5）鼓励患者轻轻咳出痰液和血液，如有声音嘶哑或有咽喉疼痛，可给雾化吸入。及时留取痰标本送检。

二、胸腔穿刺术患者的护理

胸腔穿刺的目的是抽取胸腔积液送检，以明确胸腔积液性质，有助于诊断；清除胸腔积液和积气，以缓解压迫症状，避免胸膜粘连增厚；胸腔内注射药物，辅助治疗。

（一）适应证

（1）凡有胸腔积液或气胸者，抽取积液或气体，以改善压迫症状。

（2）凡胸腔积液性质不明者，抽取积液作化验，以明确诊断。

（3）脓胸或恶性胸腔积液，需胸腔内注入药物。

（二）护理配合

1. 术前护理

（1）向患者说明穿刺目的和术中注意事项，如术中不能移动位置、勿深呼吸和咳嗽。对精神紧张者，可于术前半小时给地西泮10mg以镇静。

（2）穿刺部位可根据胸部叩诊选择实音最明显部位进行，必要时经超声或X线检查确定。一般胸腔积液的穿刺点在肩胛下角线第7～9肋间隙或腋中线第6～7肋间隙。气胸者取锁骨中线第2肋间隙进针。

（3）做好普鲁卡因皮试，并将结果记录于病历上。

（4）准备好用物和药物：常规消毒治疗盘一套；无菌胸腔穿刺包，1%普鲁卡因注射液或2%利多卡因注射液，1∶1000肾上腺素注射液，无菌手套，无菌试管，量杯等。

（5）治疗气胸者准备闭式引流瓶。

2. 术中配合

（1）嘱患者反坐靠背椅上，双臂平放于椅背上缘。危重者可取半卧位，患者上臂支撑头颈部，使肋间隙增宽。

（2）常规消毒后，术者戴手套、铺洞巾，以普鲁卡因或利多卡因逐层浸润麻醉直达胸膜。

（3）术者左手示指、中指固定穿刺处皮肤，右手持穿刺针（针栓胶管用血管钳夹紧），沿下位肋骨上缘缓慢刺入胸壁直到胸膜，有突破感后，停止进针。将注射器接上针栓胶管，然后在护士的协助下，抽取胸腔积液或气体。

（4）每次抽液、抽气时，不宜过快、过多，以防纵隔摆动发生意外。首次抽液量不宜超过600ml，以后每次不超过1000ml，以防纵隔复位太快，引起循环障碍。

（5）按需要留取胸腔积液标本，如治疗需要，可注射药物。术毕拔出穿刺针覆盖无菌纱布，胶布固定。

（6）术中密切观察患者有无头晕、面色苍白、出冷汗、心悸、胸部剧痛、刺激性咳嗽等情况，一旦发生立即停止抽液，并作相应处理，如协助患者平卧，必要时按医嘱皮下注射1∶1000肾上腺素。

（7）应避免在第9肋间以下穿刺，以免穿透膈肌损伤腹腔脏器。恶性胸腔积液，可在胸腔内注入抗肿瘤药或硬化剂诱发化学性胸膜炎，促使脏层与壁层胸膜粘连，闭合胸腔。

3. 术后护理

（1）嘱患者平卧位或半卧位休息，观察患者呼吸、脉搏等情况。

（2）注意穿刺点有无渗血或液体漏出。

（3）注入药物者嘱患者稍活动，以便药物在胸腔内混匀，并观察注入药物的反应，如发热、胸痛等。

（4）记录抽出液的色、质、量，标本及时送检。

实训2　消化系统常见诊疗技术及护理

一、腹腔穿刺术患者的护理

腹腔穿刺术是临床上为了诊断和治疗疾病，对有腹腔积液的患者进行腹腔穿刺，抽取积液或注入药物的一项诊疗技术。

（一）适应证

（1）腹腔积液病因不明，抽液检查协助诊断。

（2）大量腹水者，适当放液缓解症状。

（3）腹腔内注射药物以配合治疗。

（4）施行腹水浓缩回输术。

（二）禁忌证

（1）肝性脑病先兆者。

（2）广泛性腹膜粘连。

（3）大量腹水伴严重电解质紊乱。

（4）妊娠。

（三）护理配合

1. 术前护理

（1）向患者解释穿刺的目的、方法及穿刺过程中可能出现的不适。

（2）嘱患者排空尿液，以免损伤膀胱。

（3）放液前测量腹围、脉搏、血压及腹部体征，以便动态观察病情变化。

（4）做麻醉药过敏试验。

（5）环境清洁、温度适宜，用屏风遮挡患者。

（6）准备好用物和药物：常规消毒治疗盘一套；无菌腹腔穿刺包，1%普鲁卡因注射液或2%利多卡因注射液，1∶1000肾上腺素注射液，无菌手套，无菌试管，量杯等。

2. 术后护理

（1）术后嘱患者平卧8～12小时，或对侧卧位，使穿刺针孔位于上方以免腹水继续漏出。如有腹水漏出，可用蝶形胶布粘贴或火棉胶涂抹，并及时更换浸湿的敷料和腹带。

（2）测量腹围，观察腹水消长情况。

（3）并发症的观察及护理：密切观察血压、神志、尿量及其他不良反应，有无腹部压痛、反跳痛及肌紧张等腹膜感染的征象，对肝硬化放腹水患者应警惕诱发肝性脑病。

（四）注意事项

（1）严格无菌操作，防止腹腔内继发感染。

（2）放液时若液体引流不畅，可稍变动患者的体位或将穿刺针稍作移动。

（3）如腹水较多，腹内压过高，为防止漏出，在穿刺时应注意勿使自皮肤至腹膜壁层的针眼位于一条直线上，穿刺针垂直进入皮下后，可改变针头方向再刺入腹腔。

（4）放液不宜过多或过快，一般每次放腹水不超 3000ml。

二、上消化道内镜检查术患者的护理

上消化道内镜检查亦称纤维胃镜检查，包括食管、胃、十二指肠的检查，通过此检查可直接观察食管、胃、十二指肠的炎症、溃疡、肿瘤等的性质、大小、部位及范围，对急性胃出血者行内镜直视下止血，摘除小息肉等，并可进行组织学或细胞学的病理检查，是临床协助诊断和治疗的一项重要技术。

（一）适应证

（1）有明显上消化道症状或上消化道出血，但原因不明者。

（2）疑有上消化道肿瘤，但 X 线检查不能明确者。

（3）需要随访观察的病变，如胃手术后、溃疡病、萎缩性胃炎以及药物治疗前后的对比观察等。

（4）需做内镜治疗者，如异物（息肉）摘取、内镜直视下止血、食管静脉曲张硬化剂治疗、食管静脉套扎术、食管狭窄的扩张治疗等。

（二）禁忌证

（1）各种原因所致的休克、昏迷等危重状态。

（2）食管、胃、十二指肠急性穿孔、腐蚀性食管炎的急性期。

（3）神志不清、精神失常不能配合检查者。

（4）严重咽喉部疾病、主动脉瘤以及严重颈胸段脊柱畸形等。

（5）急性传染性肝炎或胃肠道传染病暂缓检查。

（6）慢性乙型、丙型肝炎、艾滋病、病原携带者应有严格特殊的消毒措施。

（7）严重心肺疾病，如心力衰竭、严重心律失常、呼吸衰竭、支气管哮喘发作等。

（三）护理配合

1. 术前护理

（1）术前向患者说明检查的目的、意义、方法、如何配合及可能出现的不适，以消除其紧张情绪，取的配合。

（2）了解有无麻醉药物过敏史。

（3）仔细询问病史和体格检查，排除检查禁忌证，如检测乙型、丙型肝炎、艾滋病病毒标志，阳性者用专门胃镜检查，防治医源性传播。

（4）检查前禁食 8 小时，如有胃排空延缓者，需禁食更长时间，有幽门梗阻者应先抽尽胃内容物，必要时需洗胃。

2. 术后护理

（1）饮食护理：术后因患者咽喉部的麻醉作用尚未消退，嘱其不要吞咽唾液，以免呛咳；待麻醉作用消失后，可先饮少量水，如无呛咳可进饮食。当天以流质或半流质饮食为宜，行活检的患者应进温凉饮食。

（2）咽喉部护理：少数患者检查后出现咽痛、咽部异物感，嘱患者避免用力咳嗽，以免损伤咽喉部黏膜。

（3）若患者出现腹胀，多为术中注入胃内的气体进入小肠所致，可进行腹部按摩以促进排气。

三、结肠镜检查术患者的护理

纤维结肠镜检查主要用以诊断炎症性肠病、大肠肿瘤、出血及息肉等，并可行切除息肉或钳取异物等治疗。

（一）适应证

（1）原因不明的慢性腹泻、便血及下腹疼痛，怀疑有结肠、直肠、末端回肠病变者。

（2）炎症性肠病的诊断及随访。

（3）钡剂灌肠有可疑病变需进一步明确诊断者。

（4）结肠癌的术前诊断、术后随访。

（5）需作止血、结肠息肉摘除及术后随访。

（6）大肠肿瘤的普查。

（二）禁忌证

（1）心、肺功能严重不全者、休克及精神病患者。

（2）肛门、直肠严重狭窄者。

（3）急性弥漫性腹膜炎、腹腔脏器穿孔、多次腹腔手术腹内广泛粘连及大量腹水者。

（4）急性重度结肠炎，如急性重症溃疡性结肠炎、急性细菌性痢疾等。

（5）月经期及妊娠妇女。

（三）护理配合

1. 术前护理

（1）向患者讲解检查目的，方法、注意事项，以解除其顾虑，取得配合。

（2）嘱患者检查前一天进流质饮食，当天早晨禁食。

（3）做好清洁肠道准备。口服 20% 甘露醇 250ml，之后口服 5% 葡萄糖生理盐水 1000ml 混合液，导致渗透性腹泻，该法对肠黏膜无刺激作用。

（4）遵医嘱术前肌内注射地西泮 5～10mg，因药物会使患者对疾病的反应性降低。发生肠穿孔等并发症时腹部症状可不明显,应特别注意。术前半小时遵医嘱肌内注射阿托品 0.5mg 或山莨菪碱 10mg。

2. 术中配合

(1) 协助患者穿上检查裤后取左侧卧位,双腿屈曲,嘱患者在检查中保持身体不要摆动。

(2) 术者先作直肠指检,了解有无肿瘤、狭窄、痔、肛裂等,并扩张肛门。助手将镜前端涂上润滑剂后,嘱患者张口呼吸,放松肛门括约肌,右手持镜,示指按物镜头,使镜头滑入肛门,然后循腔缓缓进镜,进行检查。

(3) 检查过程中,护士应严密观察患者的反应,如患者出现腹胀不适、可嘱其缓慢深呼吸;如出现面色、呼吸、血压、脉搏等改变,应立即停止插镜,同时快速建立静脉通道以备抢救和用药。

(4) 根据内镜观察到的情况进行摄像,取活组织进行细胞学检查。检查结束退镜时,应尽量抽气以减轻腹胀。

3. 术后护理

(1) 检查结束后,患者稍休息,观察 15～30 分钟再离去。嘱患者注意卧床休息,做好肛门清洁护理,术后 3 天进少渣饮食。如行息肉摘除、止血治疗者,应给予抗生素治疗,以防感染,半流质饮食,适当休息 3～4 天。

(2) 注意观察病情变化,及时发现并发症,如腹胀、腹痛及排便情况。如腹胀明显者,可进行内镜下排气;观察粪便颜色,必要时进行粪便潜血试验检查,腹痛明显或排血便者应留院继续观察。如患者出现剧烈腹痛、腹胀、面色苍白、心率增快、血压下降、粪便次数增多且呈黑色,提示并发肠穿孔或肠出血,立即通知医师,配合抢救。

(3) 做好纤维内镜的清洗消毒工作,避免医源性交叉感染,妥善保管。

实训 3　循环系统常用诊疗技术及护理

冠状动脉介入性诊断及治疗

冠心病的介入治疗是用心导管技术疏通狭窄至闭塞的冠状动脉管腔,从而改善心肌的血流灌注的方法。是心肌血流重建术中创伤最小的一种。1977 年在临床最早应用的是经皮冠状动脉腔内成形(percutaneoustransluminalcoronary angioplasty, PTCA),其后还发展了经冠状动脉内旋切术、旋磨术和激光成形术等。1987 年开发了冠状动脉内支架置入术(intracoronary stenting),2002 年又应用药物洗脱支架降低了再狭窄发生率。这些技术统称为经皮冠状动脉介入治疗(percutaneous coronary intervention, PCI)。目前,PTCA 加上支架置入术已经成为治疗本病的重要手段。

(一) 适应证

(1) 心绞痛经内科治疗不易缓解而影响正常工作和生活,经冠脉造影发现冠状动脉主干或主要分支管腔狭窄≥70%。

(2) 心肌梗死后心绞痛内科治疗无效者。

(3) 左冠脉主干病变,其狭窄≥50% 者。

(4) 急性 ST 段抬高心肌梗死发病 12 小时内;或发病 12～24 小时以内,并且有严重心力衰竭和(或)血流动力学或心电不稳定和(或)有持续严重心肌缺血证据者可行急诊 PCI。

(二) 护理配合

1. 术前护理

(1) PCI 术前检查血小板计数、出凝血时间、凝血酶原时间、肝肾功能。

(2) 术前备皮,检查双下肢足背动脉搏动的强度和部位并做好记号和记录,遵医嘱做抗生素皮试和碘过敏试验。

(3) 手术当日清晨可少量进食、饮水,术前 6 小时禁食水。左上肢或左下肢建立静脉通路并根据需要补液,遵医嘱术前给予苯海拉明 20mg 或地西泮 10mg 肌内注射。

(4) 择期手术者,术前 3～5 天开始服用氯吡格雷 75mg/d,阿司匹林 100～150mg/d;如为急诊手术,术前未用抗凝药者,应于术前嚼服阿司匹林 300mg,口服氯吡格雷 300mg。

2. 术后护理

(1) 术后卧床休息,监测生命体征的变化、有无胸痛发作或憋气症状,及时通知医师处理。

(2) 观察足背动脉搏动情况及鞘管留置部位有无出血、血肿,术后第一小时应 15 分钟观察一次,第二小时 30 分钟观察一次,以后每小时观察至 6 小时。嘱患者适当饮水,同时遵医嘱予以静脉补液。

(3) PCI 术后 3 小时检测 APTT,若小于 100 时拔除动脉鞘管,加压压迫 30 分钟后给予弹力绷带加压包扎,并给予沙袋压迫;8～10 小时后如无渗血可取下沙袋,包扎 24 小时后可拆除绷带,拆除绷带之后可适当活动。

(4) 拔管备好除颤器、抢救药品,准备好拔管用品,拔管前测血压,检查足背动脉搏动。

(5) 拔管过程中严密观察血压、心律、心率的变化,如发现异常,及时配合医师处理。嘱患者 2 小时内勿抬头,勿用力咳嗽,以免增加腹压引起出血。

（6）术后给予低盐、低脂、易消化的食物,少食多餐,不宜过饱。同时少食用奶制品、豆制品,以免引起腹胀。

（7）PCI 术后继续服用抗血小板制剂。

实训 4　泌尿系统常用诊疗技术及护理

透析疗法是一种能够从身体内清除内源性或外源性毒物,纠正内环境紊乱的血液净化疗法,包括血液透析、腹膜透析和胃肠透析等。

一、血液透析患者的护理

（一）概述

血液透析（hemodialysis,HD）简称血透,是目前临床最常用、最重要的血液净化方法,能代替部分肾功能,清除血液中的有害物质,纠正体内电解质紊乱,维持酸碱平衡。血液透析主要用于急、慢性肾衰竭患者的治疗,亦适用于抢救可透析性毒物中毒。

（二）原理

血液透析主要是利用弥散对流作用来清除血液中的毒性物质。弥散是在布朗运动作用下,溶质从半透膜浓度高的一侧向浓度低的一侧移动,最后达到两侧浓度的平衡。同时还可通过半透膜两侧压力差产生的超滤作用来去除肾衰竭时体内过多的水分。血液透析的半透膜是人工合成膜。

（三）适应证

（1）急性肾衰竭主张早期频繁透析。其指征有:①血肌酐>442μmol/L 或血尿素氮>28.6mmol/L。②高钾血症（血钾>6.0mmol/L）。③二氧化碳结合力<15mmol/L。④无尿 2 天或少尿 4 天以上。⑤血压升高超过基础血压的 30mmHg,体重进行性增长超过 2~3kg,有急性左心衰竭、肺水肿的先兆。

（2）慢性肾衰竭尿毒症晚期需长期接受透析治疗。一般内生肌酐清除率下降接近 5~10ml/min,开始透析,重度高血钾、严重代谢性酸中毒、左心衰竭等,立即透析治疗。

（3）急性药物或毒物中毒,凡分子量小、不与组织蛋白结合的毒物,在体内分布比较均匀,且能通过透析膜被析出者,应采取透析治疗,争取在 8~16小时内紧急进行。

（四）禁忌证

严重低血压、休克、心肌梗死、心力衰竭、心律失常、严重出血或感染、恶性肿瘤晚期等。

（五）护理配合

1. 术前护理

（1）饮食护理:透析患者的营养极为重要,应注意补充。蛋白质摄入量为 1.2~1.4g/（kg·d）,50%以上为优质蛋白;能量的供应≥125.5kJ/（kg·d）;并注意补充锌及多种维生素等。指导透析期间的生活和饮食,特别要限制摄入水量,透析间期患者的体重增长不能超过 2.5kg。

（2）心理护理:向患者及家属充分解释血液透析治疗的原理及效果,尽量消除患者的紧张、恐惧心理,与医务人员密切配合,以保证透析的充分性。

（3）熟练掌握透析机的操作常规及各种穿刺技术,严格无菌观念,戴帽子、口罩,操作时戴消毒手套等;待血液透析机器开机后各项指标如透析液温度、电导度、流量及监护指标等稳定后开始透析。

2. 术中护理

（1）穿刺血管时动作要轻巧、熟练,尽量减少患者的疼痛。

（2）各种管道连接要紧密,不能有空气进入。

（3）透析血流速度要从慢逐渐增快,开始 50ml/min,约 15 分钟后才能达到 200ml/min 以上。待血流量稳定后,设置好各种报警阈值。

（4）密切观察血流量,血路压力,透析液流量、温度、浓度、压力等各项指标;严密观察血压、脉搏、呼吸、体温的变化。

（5）准确记录透析时间、脱水量及肝素的用量等,注意机器的报警及排除故障等。

（6）常见并发症

1）低血压:是常见并发症之一,可伴有恶心、呕吐、胸闷、面色苍白、出汗甚至一过性意识丧失,与脱水过多过快、心源性休克、过敏反应有关。

2）失衡综合征:严重高氮质血症患者开始透析时易发生,表现为头痛、恶心、呕吐、高血压、抽搐、昏迷等。处理:应缩短第一次透析时间;采用高钠、碳酸氢盐透析液;静脉输注葡萄糖、新鲜血液等。

3）热原反应:由于内毒素进入体内所致,表现为寒战、发热等,多发生在透析开始后 1 小时左右。处理:严格无菌操作,严格清洗和消毒透析管道、透析器,保持透析液无菌;立即肌内注射异丙嗪或静脉注射地塞米松;注意保暖。

4）出血:多由于肝素应用不当、高血压、血小板功能不良等所致,表现为牙龈出血、消化道出血、甚至颅内出血等。处理:减少肝素用量,静脉注射鱼精蛋白,改用无抗凝剂透析。

3. 术后护理

(1) 检查透析时间是否符合规定,是否达到脱水要求;留取血标本进行生化检查,了解透析效果,同时为下一次制订透析方案做准备。

(2) 局部压迫止血,特别对动脉穿刺压迫时间要长,压迫点要准,以彻底止血。

(3) 测量生命体征,称体重,教会患者常见并发症的应急处理措施。同时安排好下次透析时间。

二、腹膜透析

腹膜透析(peritoneum dialysis,PD)简称腹透,是向患者腹腔内输入透析液,利用腹膜作为透析膜,使体内潴留的水、电解质与代谢废物经超滤和渗透作用进入腹腔,而透析液中的某些物质经毛细血管进入血液循环,以补充体内的需要,如此反复更换透析液,达到清除体内代谢产物和多余水分的目的。腹膜透析方法有间歇性腹膜透析(intermitent peritoneal dialysis,IPD)、持续性非卧床式腹膜透析(continous ambulatory peritoneal dialysis,CAPD)、持续循环式腹膜透析等。本节以CAPD为重点进行介绍。

(一) 适应证

同血液透析。

(二) 禁忌证

腹膜炎、腹膜广泛粘连、腹部大手术后等。

(三) 护理配合

1. 饮食护理 由于腹膜透析会丢失体内大量的蛋白质及其他营养成分,应通过饮食补充,要求蛋白质的摄入量为 1.2~1.5g/(kg·d),其中 50% 以上为优质蛋白。能量的供给与血液透析相同,并注意补充锌、铁及多种维生素等。水的摄入应根据每日的出入量来决定,如出入量在 1500ml 以上,患者无明显高血压、水肿等,可正常饮水。如果出入量减少,则要限制入水量。

2. 心理护理 向患者及家属介绍腹膜透析的相关知识,提高患者对腹膜透析的认识,取得合作以保证透析的充分性。

3. 术前护理 腹膜透析管安置术前常规备皮、肌内注射阿托品 0.5mg、苯巴比妥 0.1g 或哌替啶50mg;并嘱患者排大小便。

4. 术中护理

(1) 分离和连接各种管道前要注意消毒和严格无菌操作。

(2) 透析液输入腹腔前要加热至 37℃,掌握好各种连接系统,如"O"形管或双联管的应用。

(3) 观察腹膜透析管出口处皮肤有无渗血、漏液、红肿等。

(4) 患者淋浴前可将透析管用塑料布包扎好,淋浴后将其周围皮肤轻轻拭干,消毒后重新包扎。

(5) 准确做好透析液每次进出腹腔的时间、液量的记录,定期送引流液做各种检查,测量生命体征的变化。

(6) 常见并发症及处理

1) 腹膜炎:是腹膜透析的主要并发症,大部分感染来自透析管道的皮肤出口处,主要由革兰阳性球菌引起。表现为腹痛、寒战、发热、腹部压痛、反跳痛、透析液混浊等。处理方法:用透析液 1000ml 连续冲洗 3~5 次;暂时改作 IPD;腹膜透析液内加入抗生素及肝素等;全身应用抗生素,若经过 2~4 周后感染仍无法控制,应考虑拔除透析管。

2) 引流不畅或腹膜透析管堵塞:为常见并发症,一旦发生将影响腹透的正常进行。常见原因有腹膜透析管移位、受压、扭曲、纤维蛋白堵塞、大网膜的粘连等。处理方法:①改变患者的体位;②排空膀胱;③服用导泻剂或灌肠,促使患者的肠蠕动;④腹膜透析管内注入肝素、尿激酶、生理盐水、透析液等可使堵塞透析管的纤维块溶解;⑤可在 X 线透视下调整透析管的位置或重新手术置管。

(7) 腹痛:常见原因:可能有透析液的温度、酸碱度不当,渗透压过高,透析液流入或流出的速度过快,腹膜炎等。处理方法:调节好透析液的温度,降低透析液的渗透压以及透析液进出的速度,积极治疗腹膜炎等。

(8) 其他并发症:如脱水、低血压、腹腔出血、透析液渗漏等。

5. 术后护理 术后腹部每天换药一次,并告诉患者不能牵拉腹膜透析管,以免滑脱,一旦滑脱不能再送入腹腔。出院前对患者及家属进行无菌操作培训,教会他们熟练掌握腹膜透析操作方法、常见并发症的处理。在家进行透析时要注意房间定期消毒,指导患者从事适当的活动或工作。

实训5 血液系统常用诊疗技术及护理

一、骨髓穿刺术

骨髓穿刺术是一种采集骨髓液常用的诊疗技术,

骨髓液检查包括细胞学、寄生虫和细菌学等方面,以协助诊断血液病、传染病和某些寄生虫病;观察疗效、判断预后;骨髓移植时采集骨髓液。

(一)适应证

协助诊断各种贫血、造血系统肿瘤、血小板减少性紫癜、粒细胞减少症、疟疾或黑热病等。

(二)禁忌证

血友病等出血性疾病。

(三)护理配合

1. 术前准备

(1)患者准备:①向患者解释穿刺目的、操作过程及注意事项,消除顾虑和恐惧,以取得患者的配合。②术前按医嘱做血小板、出凝血时间测定。③术前24小时做普鲁卡因皮肤过敏试验,并将结果记录于病历。④术前清洁穿刺部位皮肤。

(2)环境准备:清洁、安静、温度适宜。

(3)用物准备:无菌骨髓穿刺包、消毒物品、干燥玻片、培养皿等。

2. 术中配合

(1)选择穿刺部位:①髂前上棘穿刺点,位于髂前上棘后1~2cm。该部位骨面较平,易于固定,操作方便,无危险性。②髂后上棘穿刺点,位于骶椎两侧、臀部上方突出的部位。③胸骨穿刺点,位于胸骨柄或胸骨体相当于1~2肋间隙的位置。胸骨较薄(约1.0cm),其后方为心房和大血管,应严防穿透胸骨发生意外,小儿及不合作的患者不宜做胸骨穿刺。④腰椎棘突穿刺点,位于腰椎棘突突出处。

(2)体位:根据穿刺部位协助患者采取适宜的体位,胸骨、髂前上棘穿刺者取仰卧位,前者还需用枕头垫于背后,以使胸部稍突出;髂后上棘穿刺者取侧卧位或俯卧位;取棘突穿刺点则需坐位,尽量弯腰,头俯屈于胸前,使棘突暴露。

(3)消毒、铺孔巾、局部麻醉:常规消毒穿刺部位皮肤。打开骨髓穿刺包,术者带无菌手套、铺孔巾。护士打开1%普鲁卡因或2%利多卡因安瓿供术者抽吸,术者在穿刺点自皮肤、皮下及骨膜逐层进行局部麻醉。

(4)协助穿刺:术者将骨髓穿刺针固定器固定在一定长度,左手绷紧皮肤,右手持针向骨面垂直刺入,当针尖接触骨膜后将穿刺针左右旋转,缓缓钻刺骨质,当感到阻力消失,且穿刺针已能固定在骨内时,表示已进入骨髓腔。穿刺过程中,护士嘱患者保持固定姿势勿翻动,并注意观察患者术中的反应。

(5)留取标本:穿刺针进入骨髓腔后拔出针芯,接上干燥的10ml或20ml注射器,抽吸骨髓液0.1~0.2ml滴于玻片上,立即制成均匀薄片。如需做细菌培养,可再抽取骨髓液1~2ml,并将注射器针座及培养基开启处火焰灭菌。

(6)协助拔针:抽吸完毕重新插入针芯,用无菌纱布置于针孔处,拔出穿刺针,按压数分钟,胶布固定纱布。

(7)整理:清理用物,及时送检标本。

3. 术后护理 平卧休息4小时。观察穿刺部位有无出血,如有渗血,立即更换无菌纱布,压迫伤口直至无渗血为止。穿刺后3日内禁止淋浴,防止创口感染。

4. 注意事项

(1)注射器和穿刺针必须干燥,以免发生溶血。

(2)抽取骨髓液时,压力不应过大,量不宜过多,以免混入血液而稀释,影响结果判断。吸出骨髓液应立即涂片,以免发生凝固。

(3)严格无菌技术操作,防止骨髓感染。

二、造血干细胞移植术患者的护理

(一)概念

造血干细胞移植(hematopoietic stem cell transplant,HSCT)是指对患者进行超剂量的放疗、化疗和免疫抑制预处理后,将正常供体或自体的造血干细胞经血管输注给患者,使之重建正常的造血和免疫功能。

(二)适应证

1. 恶性疾病 血液系统恶性疾病,如急性白血病、慢性白血病、恶性淋巴瘤、多发性骨髓瘤、骨髓异常增生综合征等。其他实体瘤,如乳腺癌、卵巢癌、睾丸癌等。

2. 非恶性疾病 如急性再障、先天性免疫缺陷病、先天性造血异常症、地中海贫血及镰形红细胞贫血等。

(三)移植前准备

1. 供者准备 异基因骨髓移植应选择供者,供、受者抽血作组织配型,混合淋巴细胞培养,选择组织相容的亲属为供者来源。采集外周血造血干细胞者,为进一步扩增外周血中造血干细胞的数量。常需于造血干细胞采集前5~7天始,给予供体皮下注射造血生长因子,如粒-巨噬细胞集落刺激因子。

2. 无菌层流室的准备 患者入室前4天,采用甲醛40ml/m³、高锰酸钾30g/m³熏蒸,封闭2日后通风排气1~2日,再用1‰氯己定或0.5‰过氧乙酸擦洗全室。在患者入室前,应开窗净化30~60分钟,室内一切用物均需严格消毒、灭菌处理。室内不同空间采样,行空气细菌学监测,合格后方可进患者。

3. 患者准备

(1)心理准备:向患者解释造血干细胞移植的有关知识、无菌层流室的基本环境及规章制度,以消除患者疑虑、恐惧感,使其处于接受治疗的最佳生理、心理状态。

(2)身体准备:①移植前应对患者进行全面身体检查。②入室前3天开始服用胃肠不吸收的抗生素,进食消毒饮食,五官给药。③入室前1天,剪指(趾)甲、剃毛发(头发、腋毛、阴毛)、洁脐;入室当天清洁灌肠,沐浴后用0.05‰氯己定药浴30~40分钟,再行眼、外耳道、口腔和脐部清洁后,穿换无菌衣裤、鞋袜进入层流室,同时对患者皮肤进行多个部位,尤其是皱褶处的细菌培养,作为移植前对照。④移植前1天行颈外静脉或锁骨下静脉置管术备用。

(3)预处理:目的是清除受者(患者)外周血液和(或)骨髓中的免疫活性细胞,使之失去排斥外来细胞的能力,从而允许供者的造血干细胞植入而使其骨髓的造血功能重建。预处理方案主要有大剂量化疗和放疗或同时使用免疫抑制剂。

(四)操作过程与护理配合

1. 骨髓液采集 在无菌条件下,给供者行硬膜外麻醉。自其髂前、髂后上棘等1个或多个部位抽取骨髓。采集量以受者(患者)的体重为依据,单个核细胞数为$(2\sim4)\times10^8/kg$。采集的骨髓经无菌不锈钢网或尼龙网过滤,以清除内含的脂肪颗粒后装入血袋。自体骨髓液在患者预处理前采集,采集后加入保护液放于4℃冰箱内保存。骨髓液输注在无菌层流室进行。

(1)异体骨髓输注:输注前遵医嘱应用抗过敏药物,如异丙嗪、地塞米松,应用呋塞米,以利尿、预防肺水肿。输注时,用无滤网的输液器由静脉插管处输入,速度要慢,观察15~20分钟,无反应,再调整滴速,约100滴/分,一般要求在30分钟内将300ml骨髓输完,但需余少量(约5ml)弃去,以防脂肪栓塞。同时经另一静脉通道同步输入适量鱼精蛋白,以中和骨髓液内的肝素。输注过程中,密切观察有无肺水肿、溶血现象及栓塞等。

(2)自体骨髓回输:一般于72小时内待预处理结束后,提前取出自体骨髓液于室温下放置0.5~1小时,再回输,方法同异体骨髓输注。

2. 外周血造血干细胞采集 外周血造血干细胞是通过血细胞分离机经多次采集而获得。对于异体供者,外周血造血干细胞采集的时机是影响采集效果的重要因素。一般宜参考造血因子动员剂作用的峰值时间(多为使用后的6~8天),结合白细胞总数的监测或经流式细胞仪检测CD34$^+$的结果,选择开始采集的时间和最佳采集时间。若要获得较多的外周血造血干细胞,宜选用上午时段进行采集。采集量以受者(患者)的体重为依据,单个核细胞数达到$5\times10^8/kg$。采集过程要做好低血压、枸盐酸反应、低钙综合征等并发症的预防、观察与处理。

(五)移植后护理

1. 饮食护理 提供无菌饮食;维持水电解质平衡,保证热量和各种营养素的供给。

2. 感染的预防和护理 感染是最常见的并发症之一,也是移植成败的关键。

(1)无菌环境的保持:①控制入室人员,医护人员入室前应淋浴,穿无菌衣裤、戴帽子、口罩,用快速皮肤消毒剂消毒双手,穿无菌袜套、换无菌拖鞋、穿无菌隔离衣、带无菌手套后才可进入风淋室,经风淋30分钟后进入层流室。②病室内桌面、墙壁、所用物品表面及地面每天用消毒液擦拭两次。③定期细菌监测。

(2)患者的无菌护理:①每日用0.05‰氯己定全身擦浴1次,女性患者每天冲洗会阴一次;便后、睡前用1‰氯己定坐浴;女性患者月经期间增加外阴冲洗次数。②庆大霉素或卡那霉素、0.1‰利福平、阿昔洛韦眼药水交替滴眼,每天2~3次。③用0.05‰氯己定或0.05‰碘伏擦拭鼻前庭和外耳道。④每天口腔护理3~4次,进食前后用0.05‰氯己定、3‰碳酸氢钠交替漱口。⑤各种食物需经微波炉消毒后食用;水果需用0.5‰氯己定浸泡15分钟后削皮方可进食。

3. 病情观察 ①观察有无移植后并发症,如感染、肝静脉闭塞病、间质性肺炎、移植物抗宿主病。②观察血象和骨髓象,移植后每日或隔日做血常规检查,通常第2周开始血象上升,第4~6周血象迅速恢复,骨髓象转为正常。

4. 静脉导管的护理 大静脉插管是保证治疗和维持正常营养的有效途径。应每日局部消毒换药,检查导管有无裂隙进气或接头滑脱,嘱患者勿用手触摸伤口表面,防止感染和空气栓塞。导管一般在迁出层流室前3~5日拔出。

5. 用药护理 遵医嘱使用环孢素和甲氨蝶呤,以预防急性移植物抗宿主病。

6. 心理护理 移植后患者心理压力和精神负担均较重,常有恐惧。应鼓励、安慰和体贴患者,向其讲解造血干细胞移植的先进性和可靠性,介绍成功病例,使其坚定信心,尽可能减轻患者痛苦,增强安全感和舒适感,帮助患者渡过移植关。

实训 6　神经系统常用诊疗技术及护理

腰椎穿刺术

腰椎穿刺术是神经科常用的检查方法之一,对神经系统疾病的诊断和治疗有重要意义、简便易行,亦比较安全。

(一)腰椎穿刺目的

(1)获取脑脊液,测脑压及检查椎管有无阻塞,有利于中枢神经系统疾病的病因诊断。

(2)经腰椎穿刺术作鞘内注射药物,治疗中枢神经系统白细胞、结核性脑膜炎、恶性肿瘤等。

(二)护理配合

1. 术前护理

(1)用物准备:包括常规消毒治疗盘一套,无菌腰穿包一个。其他物品包括1%普鲁卡因2ml或利多卡因、无菌手套、无菌试管及培养管、乙醇灯、火柴、胶布、所需药物及氧气等。

(2)患者准备:向患者说明穿刺目的、过程及注意事项,穿刺时所采取的特殊体位,消除其恐惧,以取得充分合作;穿刺前嘱患者排尿便,在床上静卧15~30分钟。

(3)做好普鲁卡因皮试。

2. 术中护理

(1)体位:取侧卧位,患者背部接近床沿,背部与床面垂直;头部垫低枕,使脊柱成一条直线;头及双下肢屈曲至最大限度,双手抱住膝部;这样使椎间隙增大,便于穿刺。协助患者时动作应轻柔。

(2)穿刺点:一般取腰3、4或4、5椎间隙作穿刺点(相当于两髂前上嵴连线的稍上或稍下)。

(3)操作方法:常规消毒穿刺部位皮肤,打开无菌包,术者戴无菌手套,铺上消毒洞巾,行局部逐层麻醉。穿刺针进针方向应与床面平行、与椎管垂直,不能向左右或上下偏斜。当感到有突破感时,表明已穿过硬脊膜,此时将针芯拔出一部分,观察有无脑脊液流出;如见脑脊液滴出,立即插上针芯。如需测脑脊液压力,应嘱患者全身放松,自然侧卧,然后协助术者接上测压管进行测压;如压力明显增高,则针芯不应完全拔出,使脑脊液缓慢滴出,以防脑疝形成。若脑压不高,可拔出针芯放出脑脊液3~5ml备做检查;如需作培养时,应采用无菌操作法留标本。如怀疑椎管梗阻,可协助术者作脑脊液动力学检查。

(4)检查完毕,将针芯插入,并一起拔出穿刺针,局部按压1~2分钟,覆盖纱布,用胶布固定。

(5)病情观察:在整个操作过程中应随时观察患者面色、呼吸及脉搏等,如有异常立即告知医师做出处理。

3. 术后护理

(1)患者宜去枕平卧4~6小时,最好24小时内勿下床活动,以防穿刺后反应(如头痛、恶心、眩晕等)发生。

(2)颅内压较高者则不宜多饮水,严格卧床的同时应密切观察意识、瞳孔及生命体征的变化,以及早发现脑疝前驱症状,如意识障碍、剧烈头痛、频繁呕吐、呼吸加深、血压上升、体温升高等。

(陈春菊)

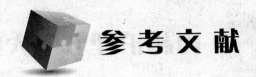

参考文献

蔡晋. 2007. 内科护理学. 案例版. 北京:科学出版社
陈文彬,潘祥林. 2004. 诊断学. 北京:人民卫生出版社
侯恒. 2003. 内科学. 北京:人民卫生出版社
贾建平. 2011. 神经病学. 第6版. 北京:人民卫生出版社
蒋渝. 2009. 内科护理学. 西安:第四军医大学出版社
金中杰,林梅英. 2008. 内科护理. 北京:人民卫生出版社
李丹. 2005. 内科护理. 北京:高等教育出版社
李秋萍. 2008. 内科护理学. 第2版. 北京:人民卫生出版社
马秀芬,孙建勋. 2008. 内科护理. 北京:人民卫生出版社
王建华. 2008. 流行病学. 第7版. 北京:人民卫生出版社
夏泉源. 2004. 内科护理学. 北京:人民卫生出版社
夏泉源. 2004. 内科护理学学习指导. 北京:人民卫生出版社
叶任高,陆再英. 2004. 内科学. 北京:人民卫生出版社
尤黎明,吴瑛. 2012. 内科护理学. 北京:人民卫生出版社

内科护理教学大纲

一、课程性质和目的

1. 课程性质　本课程是护理学专业的专业必修课、综合特色课程。

2. 课程目的　学习内科护理有助于学生适应现代护理发展的需要,建立整体护理观念和科学的思维方式;有助于培养学生对基础护理知识以及各专科理论知识的综合运用,使学生系统掌握内科护理学的基本理论、常用内科护理技术及各种临床常见疾病的护理知识,熟悉内科护理的工作范围与特点,为今后从事和发展内科护理工作奠定基础。

本课程在第三、四学期开设,总时数为116学时,理论讲授106学时,实践10学时。

二、课程教学目标

1. 基本知识教学目标

(1) 掌握内科常见疾病的基本知识和主要特点。

(2) 掌握各种常见疾病的识别和救护原则。

2. 能力培养目标

(1) 掌握操作规程,正确进行常用护理技术操作以及特殊检查前后的护理。

(2) 掌握对常用药物的疗效和不良反应的观察和处理。观察危重患者的病情变化,并做出应急处理和配合抢救。

(3) 熟悉预防保健知识和人际沟通技巧,协助和指导患者进行自我保健,并进行常见病的家庭和社区护理。

三、教学时间分配

序号 (章)	教学内容	学时		
		理论	实践	合计
1	绪论	1	0	1
2	呼吸系统疾病患者的护理	15	2	17
3	消化系统疾病患者的护理	20	2	22
4	循环系统疾病患者的护理	14	2	16
5	泌尿系统疾病患者的护理	8	0	8
6	血液及造血系统疾病患者的护理	10	0	10
7	内分泌与代谢性疾病患者的护理	8	0	8
8	风湿性疾病患者的护理	4	0	4
9	神经系统疾病患者的护理	14	2	16
10	传染病患者的护理	12	2	14
	总学时	106	10	116

四、教学内容和要求

教学内容	教学要求			教学内容	教学要求		
	了解	理解	掌握		了解	理解	掌握
第1章　绪论				第3节　急性呼吸道感染患者的护理			
一、内科护理的范围和内容	√			一、急性上呼吸道感染患者的护理			
二、学习内科护理的目的和方法	√			(一) 概述	√		
三、内科护士的素质要求	√			(二) 护理评估		√	
第2章　呼吸系统疾病患者的护理				(三) 护理诊断及合作性问题	√		
第1节　概述	√			(四) 护理目标	√		
第2节　呼吸系统疾病常见症状与体征的护理				(五) 护理措施			√
一、咳嗽、咳痰的护理			√	(六) 护理评价	√		
二、咯血的护理			√	(七) 健康教育	√		
三、肺源性呼吸困难的护理			√	二、急性气管-支气管炎患者的护理			

续表

教学内容	了解	理解	掌握	教学内容	了解	理解	掌握
（一）概述	√			（一）概述		√	
（二）护理评估			√	（二）护理评估			√
（三）护理诊断及合作性问题		√		（三）护理诊断及合作性问题		√	
（四）护理目标	√			（四）护理目标	√		
（五）护理措施		√		（五）护理措施			√
（六）护理评价	√			（六）护理评价	√		
（七）健康教育		√		（七）健康教育		√	
第4节　肺部感染性疾病患者的护理				第9节　肺结核患者的护理			
（一）概述				（一）概述		√	
1.肺炎概述		√		（二）护理评估			√
2.肺炎链球菌肺炎概述		√		（三）护理诊断及合作性问题		√	
3.葡萄球菌肺炎概述		√		（四）护理目标	√		
（二）护理评估		√		（五）护理措施			√
（三）护理诊断及合作性问题		√		（六）护理评价	√		
（四）护理目标	√			（七）健康教育			√
（五）护理措施		√		第10节　呼吸衰竭和呼吸窘迫综合征患者的护理			
（六）护理评价	√			一、呼吸衰竭患者的护理			
（七）健康教育		√		（一）概述		√	
第5节　支气管哮喘患者的护理				（二）护理评估			√
（一）概述	√			（三）护理诊断及合作性问题		√	
（二）护理评估			√	（四）护理目标	√		
（三）护理诊断及合作性问题		√		（五）护理措施			√
（四）护理目标		√		（六）护理评价		√	
（五）护理措施			√	（七）健康教育		√	
（六）护理评价	√			二、急性呼吸窘迫综合征患者的护理			
（七）健康教育		√		（一）概述	√		
第6节　支气管扩张症患者的护理				（二）护理评估			√
（一）概述		√		（三）护理诊断及合作性问题		√	
（二）护理评估			√	（四）护理措施			√
（三）护理诊断及合作性问题		√		（五）护理评价	√		
（四）护理目标	√			（六）健康教育	√		
（五）护理措施			√	第3章　消化系统疾病患者的护理			
（六）护理评价	√			第1节　概述			
（七）健康教育		√		第2节　消化系统疾病常见症状与体征的护理			
第7节　慢性支气管炎、阻塞性肺气肿患者的护理				一、恶心和呕吐的护理			
（一）概述		√		（一）护理评估	√		
（二）护理评估			√	（二）护理诊断及合作性问题		√	
（三）护理诊断及合作性问题		√		（三）护理目标	√		
（四）护理目标	√			（四）护理措施		√	
（五）护理措施		√		（五）护理评价	√		
（六）护理评价	√			（六）健康教育	√		
（七）健康教育		√		二、腹痛的护理			
第8节　慢性肺源性心脏病患者的护理				（一）护理评估		√	

续表

教学内容	了解	理解	掌握	教学内容	了解	理解	掌握
（二）护理诊断及合作性问题		✓		第5节　肠结核与结核性腹膜炎患者的护理			
（三）护理目标	✓			一、肠结核			
（四）护理措施		✓		（一）概述	✓		
（五）护理评价	✓			（二）护理评估		✓	
（六）健康教育	✓			（三）护理诊断及合作性问题		✓	
三、腹泻的护理				（四）护理目标	✓		
（一）护理评估			✓	（五）护理措施		✓	
（二）护理诊断及合作性问题		✓		（六）护理评价	✓		
（三）护理目标	✓			（七）健康教育	✓		
（四）护理措施			✓	二、结核性腹膜炎			
（五）护理评价	✓			（一）概述	✓		
（六）健康教育	✓			（二）护理评估	✓		
四、黄疸的护理				（三）护理诊断及合作性问题	✓		
（一）护理评估			✓	（四）护理目标	✓		
（二）护理诊断及合作性问题		✓		（五）护理措施		✓	
（三）护理目标	✓			（六）护理评价	✓		
（四）护理措施	✓			（七）健康教育	✓		
（五）护理评价	✓			第6节　溃疡性结肠炎患者的护理			
（六）健康教育	✓			（一）概述	✓		
第3节　胃炎患者的护理				（二）护理评估			✓
一、急性胃炎患者的护理				（三）护理诊断及合作性问题		✓	
（一）概述	✓			（四）护理目标	✓		
（二）护理评估		✓		（五）护理措施		✓	
（三）护理诊断及合作性问题		✓		（六）护理评价	✓		
（四）护理目标	✓			（七）健康教育	✓		
（五）护理措施			✓	第7节　肝硬化患者的护理			
（六）护理评价	✓			（一）概述			✓
（七）健康教育	✓			（二）护理评估			✓
二、慢性胃炎患者的护理				（三）护理诊断及合作性问题		✓	
（一）概述			✓	（四）护理目标	✓		
（二）护理评估		✓		（五）护理措施			✓
（三）护理诊断及合作性问题	✓			（六）护理评价	✓		
（四）护理目标	✓			（七）健康教育		✓	
（五）护理措施		✓		第8节　肝性脑病患者的护理			
（六）护理评价	✓			（一）概述			✓
（七）健康教育	✓			（二）护理评估			✓
第4节　消化性溃疡患者的护理				（三）护理诊断及合作性问题		✓	
（一）概述			✓	（四）护理目标	✓		
（二）护理评估			✓	（五）护理措施		✓	
（三）护理诊断及合作性问题		✓		（六）护理评价	✓		
（四）护理目标	✓			（七）健康教育	✓		
（五）护理措施			✓	第9节　急性胰腺炎患者的护理			
（六）护理评价	✓			（一）概述			✓
（七）健康教育	✓			（二）护理评估			✓

续表

教学内容	了解	理解	掌握
（三）护理诊断及合作性问题		✓	
（四）护理目标	✓		
（五）护理措施			✓
（六）护理评价	✓		
（七）健康教育	✓		
第10节　上消化道大出血患者的护理			
（一）概述			✓
（二）护理评估			✓
（三）护理诊断及合作性问题		✓	
（四）护理目标	✓		
（五）护理措施			✓
（六）护理评价	✓		
（七）健康教育	✓		
第4章　循环系统疾病患者的护理			
第1节　概述			
第2节　循环系统疾病常见症状与特征的护理			
一、心源性呼吸困难的护理			
（一）概述		✓	
（二）护理评估			✓
（三）护理诊断及合作性问题		✓	
（四）护理目标	✓		
（五）护理措施			✓
（六）护理评价	✓		
（七）健康教育	✓		
二、心源性水肿的护理			
（一）概述		✓	
（二）护理评估			✓
（三）护理诊断及合作性问题		✓	
（四）护理目标	✓		
（五）护理措施			✓
（六）护理评价	✓		
（七）健康教育	✓		
三、心悸的护理			
（一）概述	✓		
（二）护理评估	✓		
（三）护理诊断及合作性问题	✓		
（四）护理目标	✓		
（五）护理措施		✓	
（六）护理评价	✓		
（七）健康教育	✓		
四、心前区疼痛的护理			
（一）概述	✓		
（二）护理评估		✓	
（三）护理诊断及合作性问题		✓	
（四）护理目标	✓		
（五）护理措施		✓	
（六）护理评价	✓		
（七）健康教育	✓		
第3节　心力衰竭患者的护理			
一、慢性心力衰竭患者的护理			
（一）概述		✓	
（二）护理评估			✓
（三）护理诊断及合作性问题		✓	
（四）护理目标		✓	
（五）护理措施			✓
（六）护理评价	✓		
（七）健康教育	✓		
二、急性心力衰竭患者的护理			
（一）概述		✓	
（二）护理评估			✓
（三）护理诊断及合作性问题		✓	
（四）护理目标		✓	
（五）护理措施			✓
（六）护理评价	✓		
（七）健康教育		✓	
第4节　心律失常患者的护理			
一、心律失常的分类		✓	
二、常见心律失常患者的护理			
（一）概述			✓
（二）护理评估	✓		
（三）护理诊断及合作性问题		✓	
（四）护理目标	✓		
（五）护理措施		✓	
（六）护理评价	✓		
（七）健康教育	✓		
第5节　风湿性心脏病患者的护理			
（一）概述		✓	
（二）护理评估			✓
（三）护理诊断及合作性问题		✓	
（四）护理目标	✓		
（五）护理措施		✓	
（六）护理评价	✓		
（七）健康教育	✓		
第6节　感染性心内膜炎患者的护理			
（一）概述		✓	
（二）护理评估			✓
（三）护理诊断及合作性问题		✓	
（四）护理目标	✓		

教学内容	教学要求			教学内容	教学要求		
	了解	理解	掌握		了解	理解	掌握
（五）护理措施			√	第10节　心包疾病患者的护理			
（六）护理评价	√			一、急性心包炎患者的护理			
（七）健康教育	√			（一）概述	√		
第7节　冠状动脉粥样硬化性心脏病患者的护理				（二）护理评估		√	
一、心绞痛患者的护理				（三）护理诊断及合作性问题	√		
（一）概述			√	（四）护理目标	√		
（二）护理评估			√	（五）护理措施		√	
（三）护理诊断及合作性问题		√		（六）护理评价	√		
（四）护理目标	√			（七）健康教育	√		
（五）护理措施			√	二、缩窄性心包炎患者的护理			
（六）护理评价	√			（一）概述	√		
（七）健康教育		√		（二）护理评估			√
二、急性心肌梗死患者的护理				（三）护理诊断及合作性问题	√		
（一）概述			√	（四）护理目标	√		
（二）护理评估			√	（五）护理措施		√	
（三）护理诊断及合作性问题			√	（六）护理评价	√		
（四）护理目标	√			（七）健康教育	√		
（五）护理措施			√	第5章　泌尿系统疾病患者的护理			
（六）护理评价	√			第1节　概述			
（七）健康教育		√		第2节　泌尿系统疾病常见症状与体征的护理			
第8节　原发性高血压患者的护理				一、肾性水肿的护理			
（一）概述			√	（一）概述	√		
（二）护理评估			√	（二）护理评估			√
（三）护理诊断及合作性问题		√		（三）护理诊断及合作性问题		√	
（四）护理目标	√			（四）护理目标	√		
（五）护理措施			√	（五）护理措施		√	
（六）护理评价	√			（六）护理评价	√		
（七）健康教育	√			（七）健康教育	√		
第9节　心肌疾病患者的护理				二、肾性高血压的护理			
一、心肌病患者的护理				（一）概述	√		
（一）概述	√			（二）护理评估			√
（二）护理评估		√		（三）护理诊断及合作性问题		√	
（三）护理诊断及合作性问题	√			（四）护理目标	√		
（四）护理目标	√			（五）护理措施		√	
（五）护理措施		√		（六）护理评价	√		
（六）护理评价	√			（七）健康教育	√		
（七）健康教育	√			三、尿液异常的护理			
二、病毒性心肌炎患者护理				（一）概述		√	
（一）概述		√		（二）护理评估			√
（二）护理评估		√		（三）护理诊断及合作性问题		√	
（三）护理诊断及合作性问题	√			（四）护理目标	√		
（四）护理目标	√			（五）护理措施	√		
（五）护理措施		√		（六）护理评价	√		
（六）护理评价	√			（七）健康教育	√		
（七）健康教育	√						

续表

教学内容	教学要求			教学内容	教学要求		
	了解	理解	掌握		了解	理解	掌握
四、膀胱刺激征的护理				（三）护理诊断及合作性问题		✓	
（一）概述		✓		（四）护理目标	✓		
（二）护理评估			✓	（五）护理措施			✓
（三）护理诊断及合作性问题		✓		（六）护理评价	✓		
（四）护理目标	✓			（七）健康教育	✓		
（五）护理措施		✓		第6章 血液及造血系统疾病患者的护理			
（六）护理评价	✓			第1节 概述			
（七）健康教育	✓			第2节 血液及造血系统疾病常见症状与体征的护理			
第3节 慢性肾小球肾炎患者的护理							
（一）概述	✓			一、贫血的护理			
（二）护理评估			✓	（一）概述			✓
（三）护理诊断及合作性问题		✓		（二）护理评估			✓
（四）护理目标	✓			（三）护理诊断及合作性问题		✓	
（五）护理措施			✓	（四）护理目标	✓		
（六）护理评价	✓			（五）护理措施			✓
（七）健康教育		✓		（六）护理评价	✓		
第4节 肾病综合征患者的护理				（七）健康教育		✓	
（一）概述	✓			二、出血倾向的护理			
（二）护理评估			✓	（一）概述	✓		
（三）护理诊断及合作性问题		✓		（二）护理评估			✓
（四）护理目标	✓			（三）护理诊断及合作性问题		✓	
（五）护理措施		✓		（四）护理目标	✓		
（六）护理评价	✓			（五）护理措施			✓
（七）健康教育	✓			（六）护理评价	✓		
第5节 尿路感染患者的护理				（七）健康教育	✓		
（一）概述		✓		三、发热和继发感染的护理			
（二）护理评估			✓	（一）概述		✓	
（三）护理诊断及合作性问题		✓		（二）护理评估			✓
（四）护理目标	✓			（三）护理诊断及合作性问题		✓	
（五）护理措施		✓		（四）护理目标			
（六）护理评价	✓			（五）护理措施			
（七）健康教育		✓		（六）护理评价	✓		
第6节 肾衰竭患者的护理				（七）健康教育			✓
一、急性肾衰竭患者的护理				第3节 缺铁性贫血患者的护理			
（一）概述		✓		（一）概述			✓
（二）护理评估			✓	（二）护理评估			✓
（三）护理诊断及合作性问题		✓		（三）护理诊断及合作性问题		✓	
（四）护理目标	✓			（四）护理目标	✓		
（五）护理措施		✓		（五）护理措施			✓
（六）护理评价	✓			（六）护理评价		✓	
（七）健康教育	✓			（七）健康教育			✓
二、慢性肾衰竭患者的护理				第4节 再生障碍性贫血患者的护理			
（一）概述		✓		（一）概述	✓		
（二）护理评估			✓	（二）护理评估		✓	

教学内容	教学要求			教学内容	教学要求		
	了解	理解	掌握		了解	理解	掌握
（三）护理诊断及合作性问题		√		（五）护理措施		√	
（四）护理目标	√			（六）护理评价	√		
（五）护理措施		√		（七）健康教育	√		
（六）护理评价	√			第7章　内分泌与代谢性疾病患者的护理			
（七）健康教育	√			第1节　概述	√		
第5节　特发性血小板减少性紫癜患者的护理				第2节　内分泌与代谢性疾病常见症状和体征的护理			
（一）概述		√		一、肥胖的护理			
（二）护理评估			√	（一）护理评估		√	
（三）护理诊断及合作性问题		√		（二）护理诊断及合作性问题		√	
（四）护理目标	√			（三）护理目标	√		
（五）护理措施			√	（四）护理措施		√	
（六）护理评价	√			（五）护理评价	√		
（七）健康教育		√		（六）健康教育	√		
第6节　过敏性紫癜患者的护理				二、消瘦的护理			
（一）概述		√		（一）护理评估	√		
（二）护理评估			√	（二）护理诊断及合作性问题		√	
（三）护理诊断及合作性问题		√		（三）护理目标		√	
（四）护理目标	√			（四）护理措施		√	
（五）护理措施		√		（五）护理评价	√		
（六）护理评价	√			三、身体外形改变的护理			
（七）健康教育		√		（一）护理评估	√		
第7节　白血病患者的护理				（二）护理诊断及合作性问题	√		
一、急性白血病患者的护理				（三）护理目标	√		
（一）概述		√		（四）护理措施	√		
（二）护理评估			√	（五）护理评价	√		
（三）护理诊断及合作性问题		√		第3节　单纯性甲状腺肿患者的护理			
（四）护理目标	√			（一）概述	√		
（五）护理措施			√	（二）护理评估		√	
（六）护理评价	√			（三）护理诊断及合作性问题		√	
（七）健康教育		√		（四）护理目标	√		
二、慢性白血病患者的护理				（五）护理措施		√	
（一）概述	√			（六）护理评价	√		
（二）护理评估			√	（七）健康教育	√		
（三）护理诊断及合作性问题		√		第4节　甲状腺功能亢进症患者的护理			
（四）护理目标	√			（一）概述		√	
（五）护理措施			√	（二）护理评估			√
（六）护理评价	√			（三）护理诊断及合作性问题		√	
（七）健康教育	√			（四）护理目标	√		
第8节　淋巴瘤患者的护理				（五）护理措施			√
（一）概述	√			（六）护理评价	√		
（二）护理评估		√		（七）健康教育		√	
（三）护理诊断及合作性问题		√		第5节　糖尿病患者的护理			
（四）护理目标	√			（一）概述		√	

续表

教学内容	教学要求			教学内容	教学要求		
	了解	理解	掌握		了解	理解	掌握
（二）护理评估			✓	第1节 概述	✓		
（三）护理诊断及合作性问题		✓		第2节 神经系统疾病常见症状与体征的护理			
（四）护理目标	✓			一、头痛的护理			
（五）护理措施		✓		（一）概述	✓		
（六）护理评价	✓			（二）护理评估			✓
（七）健康教育			✓	（三）护理诊断及合作性问题		✓	
第8章 风湿性疾病患者的护理				（四）护理目标	✓		
第1节 概述	✓			（五）护理措施			✓
第2节 风湿性疾病常见症状与特征的护理				（六）护理评价	✓		
一、关节疼痛与肿胀的护理				（七）健康教育	✓		
（一）护理评估		✓		二、感觉障碍的护理			
（二）护理诊断及合作性问题		✓		（一）概述	✓		
（三）护理目标	✓			（二）护理评估			✓
（四）护理措施		✓		（三）护理诊断及合作性问题		✓	
（五）护理评价	✓			（四）护理目标	✓		
二、关节僵硬与活动受限的护理				（五）护理措施		✓	
（一）护理评估		✓		（六）护理评价	✓		
（二）护理诊断及合作性问题		✓		（七）健康教育		✓	
（三）护理目标	✓			三、运动障碍的护理			
（四）护理措施		✓		（一）概述	✓		
（五）护理评价	✓			（二）护理评估			✓
三、皮肤受损的护理				（三）护理诊断及合作性问题		✓	
（一）护理评估		✓		（四）护理目标	✓		
（二）护理诊断及合作性问题		✓		（五）护理措施			✓
（三）护理目标	✓			（六）护理评价	✓		
（四）护理措施		✓		（七）健康教育		✓	
（五）护理评价	✓			第3节 脑血管疾病患者的护理			
第3节 系统性红斑狼疮患者的护理				一、概述			✓
（一）概述	✓			二、短暂性脑缺血发作患者的护理			
（二）护理评估			✓	（一）概述			✓
（三）护理诊断及合作性问题		✓		（二）护理评估			✓
（四）护理目标	✓			（三）护理诊断及合作性问题		✓	
（五）护理措施		✓		（四）护理目标	✓		
（六）护理评价	✓			（五）护理措施		✓	
（七）健康教育		✓		（六）护理评价	✓		
第4节 类风湿关节炎患者的护理				（七）健康教育		✓	
（一）概述		✓		三、脑梗死患者的护理			
（二）护理评估			✓	脑血栓形成患者的护理			
（三）护理诊断及合作性问题		✓		（一）概述			✓
（四）护理目标	✓			（二）护理评估			✓
（五）护理措施		✓		（三）护理诊断及合作性问题		✓	
（六）护理评价	✓			（四）护理目标	✓		
（七）健康教育			✓	（五）护理措施			✓
第9章 神经系统疾病患者的护理							

续表

教学内容	了解	理解	掌握	教学内容	了解	理解	掌握
（六）护理评价	✓			（五）护理措施			✓
（七）健康教育			✓	（六）护理评价	✓		
脑栓塞患者的护理				（七）健康教育		✓	
（一）概述		✓		第7节　重症肌无力患者的护理			
（二）护理评估			✓	（一）概述	✓		
（三）护理诊断及合作性问题、护理措施		✓		（二）护理评估			✓
四、脑出血患者的护理				（三）护理诊断及合作性问题			✓
（一）概述			✓	（四）护理目标	✓		
（二）护理评估			✓	（五）护理措施			✓
（三）护理诊断及合作性问题		✓		（六）护理评价	✓		
（四）护理目标	✓			（七）健康教育	✓		
（五）护理措施			✓	第8节　周期性瘫痪患者的护理			
（六）护理评价	✓			（一）概述	✓		
（七）健康教育			✓	（二）护理评估		✓	
五、蛛网膜下隙出血患者的护理				（三）护理诊断及合作性问题		✓	
（一）概述		✓		（四）护理目标	✓		
（二）护理评估			✓	（五）护理措施		✓	
（三）护理诊断及合作性问题		✓		（六）护理评价	✓		
（四）护理目标	✓			（七）健康教育	✓		
（五）护理措施			✓	第10章　传染病患者的护理			
（六）护理评价	✓			第1节　概述			
（七）健康教育			✓	一、感染的概念及感染过程的表现		✓	
第4节　癫痫患者的护理				二、感染过程中病原体的作用及发病机制	✓		
（一）概述		✓		三、感染过程中机体免疫应答的作用	✓		
（二）护理评估		✓		四、传染病的基本特征及临床特点			✓
（三）护理诊断及合作性问题		✓		五、传染病的流行过程及影响因素			✓
（四）护理目标	✓			六、传染病的治疗		✓	
（五）护理措施			✓	七、传染病的护理			✓
（六）护理评价	✓			八、传染病的预防			✓
（七）健康教育			✓	第2节　传染病常见症状与体征的护理			
第5节　特发性面神经麻痹患者的护理				一、发热的护理			
（一）概述	✓			（一）概述		✓	
（二）护理评估			✓	（二）护理评估			✓
（三）护理诊断及合作性问题		✓		（三）护理诊断及合作性问题		✓	
（四）护理目标	✓			（四）护理目标	✓		
（五）护理措施		✓		（五）护理措施			✓
（六）护理评价	✓			（六）护理评价	✓		
（七）健康教育	✓			（七）健康教育			✓
第6节　急性炎症性脱髓鞘性多发性神经病患者的护理				二、发疹的护理			
（一）概述		✓		（一）概述	✓		
（二）护理评估			✓	（二）护理评估		✓	
（三）护理诊断及合作性问题		✓		（三）护理诊断及合作性问题		✓	
（四）护理目标	✓			（四）护理目标	✓		
				（五）护理措施		✓	

教学内容	教学要求			教学内容	教学要求		
	了解	理解	掌握		了解	理解	掌握
（六）护理评价	√			（七）健康教育			√
（七）健康教育	√			第7节　狂犬病患者的护理			
第3节　流行性乙型脑炎患者的护理				（一）概述		√	
（一）概述		√		（二）护理评估			√
（二）护理评估			√	（三）护理诊断及合作性问题		√	
（三）护理诊断及合作性问题		√		（四）护理目标	√		
（四）护理目标	√			（五）护理措施			√
（五）护理措施			√	（六）护理评价	√		
（六）护理评价	√			（七）健康教育		√	
（七）健康教育		√		第8节　伤寒患者的护理			
第4节　病毒性肝炎患者的护理				（一）概述		√	
（一）概述			√	（二）护理评估			√
（二）护理评估			√	（三）护理诊断及合作性问题		√	
（三）护理诊断及合作性问题		√		（四）护理目标	√		
（四）护理目标	√			（五）护理措施			√
（五）护理措施			√	（六）护理评价	√		
（六）护理评价	√			（七）健康教育		√	
（七）健康教育			√	第9节　细菌性痢疾患者的护理			
第5节　流行性感冒患者的护理				（一）概述		√	
（一）概述		√		（二）护理评估			√
（二）护理评估			√	（三）护理诊断及合作性问题		√	
（三）护理诊断及合作性问题		√		（四）护理目标	√		
（四）护理目标	√			（五）护理措施			√
（五）护理措施			√	（六）护理评价	√		
（六）护理评价	√			（七）健康教育		√	
（七）健康教育			√	第10节　流行性脑脊髓膜炎患者的护理			
第6节　艾滋病患者的护理				（一）概述		√	
（一）概述		√		（二）护理评估			√
（二）护理评估			√	（三）护理诊断及合作性问题		√	
（三）护理诊断及合作性问题		√		（四）护理目标	√		
（四）护理目标	√			（五）护理措施			√
（五）护理措施			√	（六）护理评价	√		
（六）护理评价	√			（七）健康教育		√	

目标检测选择题参考答案

第2章

1. A 2. B 3. D 4. A 5. D 6. B 7. C 8. C
9. D 10. B 11. E 12. E 13. B 14. D 15. D
16. A 17. A 18. E 19. C 20. D 21. C 22. D
23. E 24. D 25. C 26. E 27. A 28. C 29. D
30. B 31. D 32. D 33. C 34. D 35. B 36. A
37. B 38. A 39. A 40. C 41. E 42. B 43. B
44. D

第3章

1. C 2. A 3. C 4. D 5. D 6. D 7. B 8. D
9. B 10. B 11. A 12. B 13. A 14. D 15. A
16. C 17. C 18. E 19. E 20. E 21. B 22. D
23. A 24. A 25. A 26. D 27. D 28. C 29. B
30. A 31. B 32. B 33. D

第4章

1. A 2. B 3. E 4. B 5. C 6. E 7. E 8. B
9. A 10. D 11. B 12. A 13. C 14. B 15. A
16. D 17. E 18. A 19. C 20. C 21. D 22. C
23. C 24. A 25. A 26. D 27. E 28. A 29. A
30. C 31. D 32. D 33. C 34. D 35. D 36. A
37. C 38. E 39. B 40. E 41. D 42. C 43. C
44. E 45. B

第5章

1. C 2. E 3. A 4. B 5. D 6. A 7. D 8. B
9. A 10. D 11. D 12. B 13. C 14. A 15. D
16. D 17. E 18. B 19. A 20. A 21. B 22. B
23. C 24. B 25. C 26. A 27. D 28. C 29. E
30. C 31. E 32. C 33. B 34. D 35. A 36. B
37. C 38. D

第6章

1. E 2. D 3. C 4. D 5. D 6. B 7. B 8. A
9. D 10. D 11. A 12. B 13. B 14. A 15. D

16. B 17. C 18. D 19. A 20. B 21. D 22. C
23. E 24. D 25. D 26. A 27. B 28. D 29. E
30. C 31. D 32. C 33. C 34. C 35. C 36. C
37. C 38. A 39. B 40. A 41. E

第7章

1. E 2. A 3. D 4. A 5. C 6. B 7. E 8. A
9. A 10. B 11. E 12. B 13. A 14. C 15. E
16. D 17. B 18. C 19. B 20. D 21. D 22. E
23. A 24. C 25. B 26. E

第8章

1. D 2. E 3. C 4. A 5. D 6. A 7. D 8. C
9. E 10. E 11. B 12. B 13. D 14. E 15. A
16. E 17. B 18. C 19. A 20. D

第9章

1. A 2. E 3. D 4. C 5. E 6. C 7. B 8. D
9. B 10. B 11. C 12. B 13. C 14. B 15. D
16. D 17. A 18. E 19. C 20. B 21. C 22. C
23. C 24. C 25. B 26. B 27. E 28. C 29. A
30. B 31. D 32. D 33. C 34. E 35. B 36. B
37. D 38. E 39. B 40. B

第10章

1. C 2. A 3. D 4. C 5. B 6. B 7. B 8. E
9. D 10. E 11. C 12. B 13. C 14. D 15. A
16. D 17. A 18. A 19. D 20. B 21. A 22. B
23. A 24. A 25. C 26. B 27. A 28. A 29. C
30. C 31. C 32. C 33. C 34. C 35. E 36. C
37. B 38. B 39. E 40. E 41. E 42. B 43. A
44. A 45. A 46. C 47. A 48. E 49. D 50. B
51. B 52. C 53. E 54. A 55. C 56. D 57. B
58. A 59. C 60. E 61. C 62. A 63. A 64. E
65. C 66. E 67. E 68. C 69. E 70. B 71. B
72. B